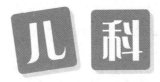

治疗药物监测与合理用药

U0295019

主编 王 丽

副主编 王 刚 张华年 杨丽华 李智平

常务编委（以姓氏笔画为序）

王 刚　王 丽　王 珏　王晓玲　石 晶　刘恩梅　李智平
杨丽华　吴 晔　张 健　张华年　陈燕惠　赵 维　姜德春
葛卫红　廖建湘　魏敏吉

编 委（以姓氏笔画为序）

丁 媛　卜书红　王 刚　王 军　王 丽　王 诚　王 珏
王君燕　王晓玲　韦 臻　石 晶　叶炜剑　叶继峰　丘宏强
任榕娜　刘茂柏　刘建梅　刘泉波　刘恩梅　刘雪雁　江翊国
祁俊华　许 静　孙 芳　阳利龙　李 琴　李智平　杨丽华
吴 晔　何大可　何艳玲　张 春　张 洁　张 健　张 慧
张华年　张祯祯　陈英才　陈瑞杰　陈燕惠　罗雪梅　周 佳
赵 维　赵立波　胡绍燕　姜德春　高培平　郭艳华　唐勇擘
黄 榕　黄成坷　黄慧桃　商丽红　葛卫红　谢晓丽　廖建湘
熊励晶　薄 涛　魏敏吉

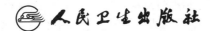

人民卫生出版社

图书在版编目（CIP）数据

儿科治疗药物监测与合理用药 / 王丽主编. —北京：
人民卫生出版社，2019
ISBN 978-7-117-27314-5

Ⅰ.①儿… Ⅱ.①王… Ⅲ.①小儿疾病－用药法
Ⅳ.①R720.5

中国版本图书馆 CIP 数据核字（2018）第 191657 号

人卫智网	www.ipmph.com	医学教育、学术、考试、健康，购书智慧智能综合服务平台
人卫官网	www.pmph.com	人卫官方资讯发布平台

儿科治疗药物监测与合理用药

主　　编：王　丽
出版发行：人民卫生出版社（中继线 010-59780011）
地　　址：北京市朝阳区潘家园南里 19 号
邮　　编：100021
E - mail：pmph @ pmph.com
购书热线：010-59787592　010-59787584　010-65264830
印　　刷：三河市博文印刷有限公司
经　　销：新华书店
开　　本：710×1000　1/16　　印张：35
字　　数：647 千字
版　　次：2019 年 9 月第 1 版　2019 年 9 月第 1 版第 1 次印刷
标准书号：ISBN 978-7-117-27314-5
定　　价：75.00 元

打击盗版举报电话：010-59787491　E-mail：WQ @ pmph.com
（凡属印装质量问题请与本社市场营销中心联系退换）

编写作者与所在单位

（以姓氏笔画为序）

丁　媛（重庆医科大学附属儿童医院）

卜书红（上海交通大学医学院附属新华医院）

王　刚（重庆医科大学附属儿童医院）

王　军（温州医科大学附属第二医院）

王　丽（北京大学第一医院）

王　诚（苏州科技城医院）

王　珏（浙江大学医学院附属儿童医院）

王君燕（浙江大学医学院附属儿童医院）

王晓玲（首都医科大学附属北京儿童医院）

韦　臻（深圳市妇幼保健院）

石　晶（四川大学华西第二医院）

叶炜剑（温州医科大学附属第二医院）

叶继峰（温州医科大学附属第二医院）

丘宏强（福建医科大学附属协和医院）

任榕娜（南京军区福州总医院）

刘茂柏（福建医科大学附属协和医院）

刘建梅（南方医科大学深圳医院）

刘泉波（重庆医科大学附属儿童医院）

刘恩梅（重庆医科大学附属儿童医院）

刘雪雁（中国医科大学附属盛京医院）

江翊国（苏州科技城医院）

祁俊华（广州市妇女儿童医疗中心）

许　静（南京医科大学附属儿童医院）

孙　芳（南京医科大学附属儿童医院）

阳利龙（湖南省儿童医院）

李　琴（复旦大学附属儿科医院）

李智平（复旦大学附属儿科医院）

杨丽华（南方医科大学珠江医院）

吴　晔（北京大学第一医院）

何大可（上海交通大学医学院附属新华医院）

何艳玲（广州市妇女儿童医疗中心）

张　春（上海交通大学医学院附属新华医院）

张　洁（湖南省儿童医院）

张　健（上海交通大学医学院附属新华医院）

张　慧（温州医科大学附属第二医院）

张华年（华中科技大学同济医学院附属武汉儿童医院）

张祯祯（重庆医科大学附属儿童医院）

陈英才（天津医科大学中新生态城医院）

陈瑞杰（温州医科大学附属第二医院）

陈燕惠（福建医科大学附属协和医院）

罗雪梅（南京大学医学院附属鼓楼医院）

周　佳（上海交通大学医学院附属新华医院）

赵　维（山东大学药学院）

赵立波（首都医科大学附属北京儿童医院）

胡绍燕（苏州大学附属儿童医院）

姜德春（首都医科大学附属宣武医院）

高培平（泰安市中心医院）

郭艳华（中南大学湘雅二医院）

唐勇擘（湖南省儿童医院）

黄　榕（中南大学湘雅医院）

黄成坷（温州医科大学附属第二医院）

黄慧桃（大庆油田总医院）

商丽红（成都市妇女儿童中心医院）

葛卫红（南京大学医学院附属鼓楼医院）

谢晓丽（成都市妇女儿童中心医院）

廖建湘（深圳市儿童医院）

熊励晶（成都市妇女儿童中心医院）

薄　涛（中南大学湘雅二医院）

魏敏吉（北京大学医学部临床药理研究所）

Preface

Therapeutic Drug Monitoring (TDM) represents one of the earliest attempts to 'personalize' therapy based on recognition that a dosage regimen that is effective and tolerated in the majority of patients with a specific disease will be ineffective in some yet excessive in others, and that much of this variability can be identified and used to adjust dosing through proper interpretation of measured drug concentrations.

Children are especially likely to require such dosage individualization for many reasons. Less is known about proper pediatric dosing; especially in prematures, newborns and younger children, in part because fewer drugs are developed for or tested in pediatric populations, but also because of developmental changes in both pharmacokinetics (PK) and pharmacodynamics (PD). As a result, there is a need for greater understanding and training in Pediatric TDM. Finally, many of the factors that control the PK and PD of drugs are genetically determined making it important that population specific differences be considered.

This book therefore offers an important contribution to the understanding the history and foundations of TDM as well as the current and future 'best practice' dosing of children; not only in China but throughout the world. It should be of use to anyone who wishes to provide rational, maximally effective, minimally toxic treatment of children.

The Editor, Professor Li Wang, is a pioneer in Chinese pediatric clinical pharmacology, she has earliest published widely in both pediatric clinical pharmacology and pediatric TDM. She has recruited a number of distinguished deputy editors and contributing authors who helped author and edit the content. The book includes discussion of an extensive list of topics including basic TDM concepts and theory, pediatric differences in physiology and pharmacology, drug transporters, protein binding, drug interactions, enzyme induction/inhibition, implementation of TDM services, interpretation of results, quality control, PK/PD modeling, individualized dosing, analytical methods, population PK, pharmacogenetics, toxicology, as well as chrono-, biochemical, receptor, free-radical, ion channel and immune-pharmacology. Finally, there are in-depth discussions of a large number of specific drug classes and compounds where the use of TDM is either always or could be useful.

The various chapters of this book cover both theoretical and clinical aspects of pediatric TDM and were written by individuals who are experts the specific areas discussed. In my personal opinion the theoretical benefits of properly performed TDM in pediatric as well as adult patients has been limited by the 'free-market' aspects of pharmaceutical industry marketing approaches which have promoted the 'one dose fits all' approach to drug use or even to actively discourage attempts to identify individual differences in drug responses that are the basis of TDM. Importantly, recognition of the importance and unique aspects of pediatric patients is occurring at the same time that the importance and unique aspects of China and its huge population are increasingly acknowledged. This book therefore has the potential to improve the care provided by Chinese practitioners who care for such a large proportion of the children in the world as well as Chinese scientists who perform the studies needed to advance our knowledge and practice of pediatric TDM throughout the world. I expect that many future, updated editions of this book will be used to educate all of us who care for and about children.

Philip D. Walson, M.D., FAAP, FACCT, FACCP, FABCP

Professor (retired), Pediatrics, Pharmacology, Pharmacy and Allied Health Services, Founder and Division Chief, Clinical Pharmacology/Toxicology, Columbus Children's Hospital, The Ohio State University, Columbus, Ohio, USA

Founder and past President of the International Association of Therapeutic Drug Monitoring and Clinical Toxicology (IATDMCT)

Currently, Visiting Professor of Clinical Pharmacology, University Medical School, Goettingen, Germany

December 28, 2018

治疗药物监测（therapeutic drug monitoring，TDM）是 20 世纪临床医学 / 药物治疗学上划时代的重大进展之一，是临床合理用药提高医疗服务质量的有效途径。TDM 指在药代动力学原理指导下，应用现代先进的分析技术定量测定患者血液或其他体液中的药物及其代谢产物浓度，用计算机专业软件求算 PK 参数，针对病人临床情况做合理解释，从而设计或调整个体化给药方案，以提高疗效，避免或减少毒性反应，提高病人生活质量。

随着计算机软件、分子生物学、人类基因测序及大数据存储分析技术的不断发展，TDM 方法和内涵不断被拓宽和延伸，TDM、群体药代动力学（population pharmacokinetics，PPK）、群体药代 / 药效动力学（PPK/PPD）、药代 / 药效 / 遗传药理学（PK/PD/PG），直至最近的热点精准医学（precision medicine，PM）等，都可归属于个体化医学领域药物（或基因）个体化治疗进程中的不同接点、模式、发展阶段或方向。

国外儿科临床 TDM 始于 20 世纪 70 年代初，TDM 最先强调了其核心是药物个体化治疗。国际 TDMCT 学会成立于 1995 年，国际 TDMCT 大会自 1988 年始至今已召开 16 届。在儿科临床试验设计和建模方面有许多令人鼓舞的新进展；用细胞游离 DNA（cf DNA）作为器官移植排斥损伤的标志物，来识别患者特定的最低药物有效浓度而非模糊的总体参考范围，将是 TDM 领域更精准治疗的新项目。

儿童是 TDM 的重点人群，儿科 TDM 是儿科药学和儿科临床药理学重要内容之一。我国儿科 TDM 的实施始于 1978 年北京大学第一医院，当时我作为小儿神经专业研究生，在左启华教授的带领下，我们率先建立方法学，开展研究室与临床相结合的 TDM，将小儿癫痫完全控制率由 39.2% 提高到 78.9%（中英文论著）；并于 1982 年主办了卫生部委托的第一个全国 TDM 学习班。北京、上海、西安、重庆等各大城市有条件的儿童医院和综合医院儿科都相继开展了这项工作，为儿科 TDM 与合理用药作出了应有的贡献。本人自 1987 年始走出国门参与导师 Walson 教授及 Oellerich 教授等的国际 TDMCT、PPK/PPD 及分子药理学等临床科研项目，1990 年坚决回国拓展该领域工作，2002 年与药学同道创建了北京大学 TDMCT 中心，并于 2003 年当选为国际 TDMCT 学会首位中国理事。2010 年我们成功主办北京首届国际 TDMCT 学术大会和德国 2011 年第 12 届国际 TDMCT 大会儿童专场等。

儿科 TDM 的践行推动了儿科临床药理学的不断发展，如首例儿童药物 RCT 评价（中英文论著）、儿科定量药理学的大力开展、首部儿科药理学和药物治疗学专著出版（2002 年）、首届全国儿科临床药理大会主办（2009年）、中华医学会儿科学分会临床药理学组成立（2011 年）等。40 年来的不懈坚守，儿科医师、药师、检验师、药理学家及携手共进的相关同道们在TDMCT 进程中一直起着重要的先锋和铺路作用。2011 年中国药理学会TDM 研究专业委员会宣告成立，2016 年其下属儿童 TDM 学组相继成立。儿科 TDM 队伍在不断成长壮大，相信今后儿科 TDM 会继续深入开展并与时俱进。

国家相关管理部门早就强调三甲医院必须开展 TDM，但至今 TDM 在全国范围内开展得还很不平衡，标准 TDM 实验室不多，训练有素的 TDM 专业人员太少，服务质量参差不齐，方法学和临床实践等都亟待规范；虽已有吴来文、陈刚、李金恒教授的 TDM 专著，但仍急需一部儿科 TDM 专业参考书以指导儿科临床用药。学组成立后曾多次主办儿科临床药理学术会议及TDM 研讨会，编写儿科 TDM 指南手册、专家共识及相关专著等；同时组织人力结合国内外文献学习，将多年来积累的 TDM 临床经验加以总结，努力完成了这部临床急需而国内尚无的《儿科治疗药物监测与合理用药》专著。本书特点如下：

1. **目的**　编撰具有儿科特点、科学性和实用性并重的儿科 TDM 专著，帮助儿科医师和药师们制订和调整药物个体化治疗方案，提高日常合理用药水平和医疗服务质量；不断拓展 TDM-PPK-PK/PD/PG-PM 等临床研究新领域，开展精准治疗；培养我国儿科 TDM 专业骨干。

2. **内容**　全书分为上下两篇，上篇 9 章，下篇 10 章。上篇为总论，系统介绍儿科 TDM 的概念、基本理论和相关原理、质量控制、发展历程、国内外现状与新理论、新方法、新进展等。下篇为各论，根据儿科系统疾病的用药进行分类，系统介绍了具有 TDM 特点的代表药物及其 TDM 的方法学、结果解释和临床应用等；结合临床实践精选典型案例，详细介绍如何基于TDM 制订与调整药物治疗方案，使读者通过案例分析能够快速读懂和掌握PK/PD 规律与参数，以及如何将之应用于临床实际病例的方法与技巧；对方案实施后的病例进行有效的临床药学监护和评估，充分实践个体化精准医疗，这也是本书的特色。

3. **风格**　医药结合、理论与实践结合，力求概念清晰准确、内容翔实新颖、语言简明易懂，便于临床医师对 TDM 全过程的理解和临床应用；案例来自儿科临床实践，便于激发医师对 TDM 方法与相应结果的学习研究，也便于药师对临床诊断和治疗效果的深入领悟；编排方式结合儿科医师对临床用药的阅读习惯，以便临床急需时快速查阅与参考。

4. **作者**　医学与药学结合、临床医师与临床药师结合；选择对儿科

TDM 工作有扎实理论基础和丰富实践经验的优秀专家王刚、张华年、杨丽华、李智平教授作为副主编；常务编委和编委选自本学组委员，包括儿科各专业知名临床医学专家和药学专家，还有知名的临床药理学家魏敏吉教授、法国药学博士赵维教授等；他们优势互补地将自己的成功经验和点滴体会融入书中，相信对读者大有裨益。

5. **读者**　本书适合于临床医师、临床药师，特别是儿科各专业的医师、儿科药师，以及 TDM 实验室科研人员、临床检验学同道、临床药理或儿科临床药理工作者、医学生、研究生和进修医生等阅读。也适于与儿童合理用药相关的临床医疗、教学、科研和管理工作者学习。

最后，对积极参与本专著出版的所有编委和责任编辑致以最诚挚的敬意和感谢！对恩师左启华教授致以最崇高的敬意和感激！对为本书写序的学术导师（对中国十分友好的国际 TDMCT 学会首届主席）Philip Walson 教授致以最崇高的敬意和感谢！鉴于 TDM 领域科技飞速发展，学海无涯，我们的知识和时间有限，遗漏和错误难免，敬请读者不吝指教，以便今后再版时修正和完善。

王　丽

北京大学第一医院儿科

2019.5.26

目录

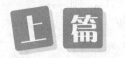

第一章　绪论

第二章　儿童药代动力学特点

第三章　儿童药效动力学特点

第四章　儿科 TDM 的实施

第五章　儿科 TDM 质量控制

第六章　儿科 TDM 常见方法

第七章　基于 TDM 的儿科给药方案设计

第八章　遗传药理学与儿科 TDM

第九章 新理论、新技术与儿童 TDM 进展

下篇

第十章 儿童神经系统疾病常用药物 TDM

第十一章　儿童精神疾病常用药物 TDM

第十二章　儿童抗细菌感染常用药物 TDM

第十六章　儿童心血管系统常用药物 TDM

第十七章　儿童免疫调节类药物 TDM

第十八章　儿童抗肿瘤常用药物 TDM

上篇

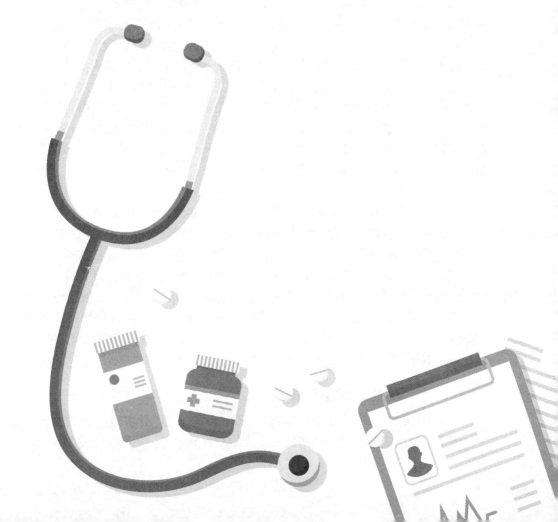

第一章 绪 论

第一节 概 述

目前全球儿童用药都不同程度缺乏临床试验与研究资料，如美国儿童广泛使用的药物中仅 30% 获得 FDA 批准，欧洲儿童使用的药物有 50% 未经儿童临床研究或未经许可，我国儿童的超说明书用药情况则更加突出，由此导致儿童的药物不良反应发生率明显高于成人，儿童合理用药面临巨大挑战。

传统的儿科用药都是根据患儿年龄、体重、体表面积或按成人剂量进行比例换算等方法进行，此方法实际上都把小儿当作按比例缩小的"小大人"对待，没有考虑患儿的生理功能和病理等方面的个体差异。儿童的器官组织及其生理功能都处于不断生长发育的过程中，从解剖结构到生化机能都经历着一系列迅速和连续的变化，并随着年龄的增长趋向成熟。因此，大多数药物在儿童的体内过程和不良反应与成人有显著差异，即使在不同年龄组儿童中也有不同程度的差异。

除了年龄，个体差异的影响因素还有很多，如疾病状况、性别、种族、环境、饮食、机体的血浆蛋白、药物代谢酶、联合用药等都会对血药浓度产生影响。其次，同种药物不同剂型的药代动力学也不同，儿童通常选择易于接受的颗粒剂、糖浆剂、滴剂、口服液等，而成人则通常选择片剂，这会造成应用相同的剂量，有的患者达不到疗效，而有的患者已出现了毒性反应。

长期以来，人们一直希望能实现儿童给药方案个体化（individualization of drug therapy），治疗药物监测（therapeutic drug monitoring，TDM）作为一种有效技术和手段可以帮助实现这一愿望。

一、治疗药物监测的相关概念

1. TDM 系指在药代动力学原理指导下，应用现代分析技术手段和方法，测定患者用药后体液中的药物及其代谢产物的浓度，从而设计或调整给药方案，以实现个体化治疗，提高疗效，减少或避免药物毒副反应。

TDM 不仅包括血药浓度监测，最重要的是结合血药浓度监测结果，以及患者的具体情况，设计最合适的给药治疗方案。临床工作中，经常会发现，两个诊断相同、病情相同的患者用同一药物治疗，疗效却大相径庭，用传统的药代动力学原理很难解释这种现象。随着人类基因组计划的完成和后基因组时代的到来，研究发现基因变异是出现任何表型变化的根本因素，遗传因素是导致药物反应个体化差异的源头，社会和环境因素是这种个体化差异的调节剂。真正意义上的个体化用药，应包括利用先进的分子生物学技术（包括基因芯片技术）对不同个体的药物相关基因（药物代谢酶、转运体和受体基因）进行解读，临床医生可以根据患者病情、基因型资料，结合药代动力学参数实施给药方案，以提高药物的疗效，降低药物的毒副反应，同时减轻患者的痛苦和经济负担，达到精准治疗目的。

2. 药物暴露（drug exposure）狭义描述为机体接触药物的程度，包括时间和强度，可以用剂量、AUC、C_{max}、C_{min} 和稀疏点的浓度数据等自变量加以描述。

3. 效应（response）指标除药物效应外，还可以选择药物安全性有关的指标或一系列的测定或反应终点，包括临床终点、替代终点、生物标志物等，同时这些指标也可以是单一指标或多个指标多维度来反应。另外，需考虑不同指标所反映的问题也会不一样，如选择一种疾病的早期生物学标志物的量 – 效关系，快速反映疾病的进程，可对药物是否有效做出快速的决策，而不必等待漫长的传统临床治疗结果。不过到目前为止能够确认与疾病相关的生物标志物非常有限，如降糖药可以用糖化血红蛋白值作为疗效的替代终点。

二、儿科治疗药物监测的适应范围

从理论上讲，通过 TDM 测定血药浓度，并应用药动学理论制订、调整剂量或验证所使用的给药方案，对任何治疗药物都适用。但在实际工作中，某些药物如多数维生素等，本身安全范围大，不易产生严重毒性反应，不需要 TDM。有些药物，有客观、简便的观察药效的指标，比如症状和体征的改善（如降压药、解热镇痛药），血糖和血脂的变化（如降糖药、降脂药），也不需要 TDM。

相当多药物，由于缺乏衡量治疗效应的客观指标，且具备以下条件和特征，应考虑进行 TDM。

1. TDM 药物需具备的条件

（1）治疗作用、毒性反应与血药浓度相关。

（2）具有可供参考的药物治疗浓度范围和中毒水平，药物代谢动力学参数已明确。

（3）有快速、灵敏、准确开展 TDM 方法与实验条件。

2. TDM 的药物特征 需要进行 TDM 的药物应具备如下一个或多个特征。

（1）药物的治疗指数低，安全范围狭窄。

（2）相同剂量不同患者可能出现较大的血药浓度差异。

（3）具有非线性药物代谢动力学特性。

（4）主要经过肝脏转化代谢、肾脏排泄的药物。

（5）病情需要长期规则用药。

（6）长期用药易产生耐药性、成瘾性等的药物。

（7）需药物代谢酶主要参与代谢，因药酶差异而显著影响药物代谢与疗效。

（8）药物过量中毒与剂量不足的临床症状难以辨别，无其他客观的诊断指标。

（9）联合用药易产生相互作用而影响疗效。

（10）遗传因素会显著改变药物代谢与疗效。

3. 儿科 TDM 常用药物 目前儿科临床需要 TDM 的常用药物有以下几种。

（1）强心苷类药物：地高辛、洋地黄等，这类药物有效血药浓度范围（治疗窗）较窄，治疗指数小，它们的有效血药浓度上限与中毒浓度低限接近甚至部分相交，稍高则出现毒副作用，稍低则无效，需要根据药代动力学原理和患者的具体情况仔细设计和调整给药方案，密切观察临床反应。

（2）抗癫痫类药物：苯巴比妥、苯妥英、卡马西平、丙戊酸、拉莫三嗪、奥卡西平、左乙拉西坦等，这类药物体内过程个体差异大，不易估计给药后的血药浓度，并且难以通过剂量来控制。

（3）免疫抑制类药物：在器官移植与免疫性疾病治疗中，若要发挥既无排异又无毒性的理想药理效应，凭临床经验难以达到治疗效果，因此需进行 TDM，这类药物目前儿科临床常见的品种有环孢素 A、他克莫司、西罗莫司、霉酚酸酯等。

（4）抗细菌药物：抗细菌感染治疗中，普遍存在药物浓度与抗菌作用效果和毒副作用密切相关，对部分安全系数低、毒副作用大的部分药物，临床难以凭经验达到理想的治疗，需进行 TDM，这类药物目前儿科临床常见的品种有氨基糖苷类如阿米卡星、庆大霉素、链霉素等；糖肽类如万古霉素、去甲万古霉素、利奈唑胺等。

（5）抗真菌类药物：抗真菌类药物多在肝脏经 CYP3A4 药酶代谢，既是其底物又是其诱导剂，还是 P- 糖蛋白转运系统的底物和诱导剂，容易与多种药物发生相互作用。经验治疗很难达到最佳疗效和最低毒副作用，应进行 TDM。目前儿科临床需要 TDM 的这类药物有两性霉素 B 及其脂质体、伏立康唑、伊曲康唑、泊沙康唑、卡铂芬净、米卡芬净等。

（6）平喘类药物：氨茶碱等。

（7）抗精神类药物：奥氮平、利培酮、锂盐等。

（8）抗抑郁类药物：丙米嗪、阿米替林等。

（9）其他类：如乙醇、大麻、利多卡因等。

三、TDM 的历史、现状与发展方向

（一）TDM 历史与现状

TDM 是 20 世纪 60 年代起，在临床药理学、药代动力学和临床化学基础上，借助科学检测手段和分析技术，形成和发展的一门应用性边缘学科。TDM 通过测定血液或其他体液中的药物浓度，运用药代动力学和临床药理学原理，借助计算机专业软件拟合成数学模型并计算出药代动力学参数，其目的是根据患者的临床特点设计个体化给药方案（包括给药剂量、途径、间隔及疗程等），以提高药物疗效，避免或减少毒副反应，使患者获得最大效益和最小风险，同时也为药物过量或中毒的诊断和处理提供有价值的实验室依据。

1. 国际学术组织与学术会议　发达国家的医院早在 20 世纪 60 年代就建立了 TDM 方法学，70 年代初就相继建立了临床 TDM 研究室，有的还将其作为临床检验的急诊化验项目。TDM 室的工作人员同临床药师共同参加查房，及时解释和处理用药方面出现的各种问题，帮助医生制订个体化的给药方案，避免不合理用药、错误用药乃至滥用药物的倾向，从而保证医院药物治疗的高水平。

国际治疗药物监测和临床毒理学会（International Association of Therapeutic Drug Monitoring and Clinical Toxicology，IATDMCT）成立于 1995 年，是 TDM 和 CT（Clinical Toxicology）两个交叉学科的联合，具有自己的国际组织、国际期刊（*Therapeutic Drug Monitoring*）以及网页（https://www.iatdmct.org/）。目前拥有 10 个分支委员会：Alternative Sampling Strategies Committee，替代抽样策略委员会；Anti-Infective Drugs Committee，抗感染药物委员会；Clinical Toxicology/Drugs of Abuse Committee，临床毒理学 / 药物滥用委员会；Immunosuppressive Drugs Committee，免疫抑制药物委员会；Pharmacogenetics Committee，遗传药理学委员会；Pharmacometrics Committee 定量药理学委

员会；Standards of Practice Committee，实践标准委员会；TDM in Oncology Committee，抗肿瘤药物 TDM 委员会；Toxicology and Environmental Health Committee，毒理学与环境卫生委员会；Young Scientists Committee，青年科学家委员会。

学会成员来自全球 74 个国家，包括医生、药剂师、临床化学家、病理学家、药理学家、医学技术人员、临床毒理学家、法医毒理学家、环境分析师和环境毒理学家等跨学科人才，学会理事会主席、秘书长及理事等通过无记名投票选举产生，最多连任两届。

学会的主要职能为研究、服务和教育。每隔两年举办一次国际性学术大会（ICTDMCT），从学会成立前的 1988 年至今已举办 16 届，每一届大会内容都反映了该领域的国际最新研究重大进展。比如，第六届 ICTDMCT，免疫抑制剂用于器官移植的 TDM 是热点，群体药代动力学（PPK）分析软件逐步应用于临床。第七届大会，TDM 范围扩大到新生儿和孕妇，强调了药物遗传学与药理和毒理的关系，尿液和头发在药物滥用者中的监测意义，开始关注 TDM 与药物经济学的关系。第八届和第九届会议，随着人类基因组图谱的完成，遗传药理学成为会议的重点，尤其是肝细胞色素酶亚型的基因研究，TDM 的范围扩展到抗 HIV、抗肿瘤药物和中草药。第十届国际大会，药物遗传学与 PK/PD 的结合受到空前的重视，王丽教授作为我国唯一代表进行了大会口头发言。第十一届、第十二届和第十三届学会，药物遗传学仍是会议的热点，TDM 的检测标本更趋于无创性及微创性，免疫抑制剂仍是研究热点，强调利用 PPK 方法进行个体化用药的概念，开展游离药物浓度检测技术，儿童 TDM 受到了前所未有的重视，干血斑卡开始用于 TDM。第十四届和第十五届 ICTDMCT 强调了基因检测在个体化用药中的作用，植物类药物的相互作用、孕期和哺乳期的药物暴露也开始受到重视。ICTDMCT 促进了多交叉学科工作者对个体化药物治疗的研究与实践趋势的了解，增进了世界各国间合理用药相关领域的学术交流，推广了临床药物个体化治疗的新理念、新技术和新方法，推动了药物遗传学、发育药理学、药物经济学、定量药理学等相关学科的发展。

2. 国内 TDM 发展状况　北京大学第一医院儿科王丽教授等医师和药师早在 1978 年就开始了儿科抗癫痫药物、心血管药物、抗肿瘤药、免疫抑制药物和抗生素等药物 TDM 方法学及儿童药物个体化治疗并坚持至今，最早发表论著（1981 年）使癫痫完全控制率由 39.2% 提高到 78.9%、参与国际 TDM 交流合作、建立北京大学 TDMCT 中心、成功主办北京首届国际 TDMCT 大会等，是国内医药结合开展我国儿科 TDM 开拓者和临床践行者。并于 1987 年开始参与美国导师 Walson 教授（第一届国际 TDMCT 学会主席）

的 TDMCT 工作，1997 年开始代表中国参会并做大会发言，会后将国际会议内容写出纪要在国内期刊报道，以促进国内 TDMCT 观念的更新和技术的发展；2003 年经无记名投票当选为国际 TDMCT 学会首位中国理事并连任两届，这是我国学者首次获此殊荣，是对我国 TDMCT 领域工作的肯定。

近 40 年来，国内各大城市医院都积极开展了儿科 TDM 工作，对儿科临床合理用药起了至关重要的推动作用。临床上已建立了一批初具规模、形式各异的 TDM 实验室，大致有 3 种：① TDM 实验室建在药剂科、检验科、中心实验室等平台科室，由化学师、药师和检验师负责建立方法，为临床医师提供咨询指导；② TDM 室建在临床药理科、儿科、内科和麻醉科等临床科室，医师等负责建立方法并直接用于临床；③独立实验室，以国外公司居多，他们仪器精良，工作规范，能提供准确、快速、周到的 TDM 服务，但价格昂贵。随着 TDM 迅速发展，药学、检验、临床实验室交叉参与，多学科融合成一支重要的医学技术团队，这也为儿童器官移植、癫痫、哮喘、心血管疾病等的药物个体化治疗提供了强有力的工具。

国家卫生健康委员会颁发的医院分级管理中明确规定，三级医院必须开展 TDM，这已成为三级医院评选的重要指标。然而就国内而言，由于经费投入比例少和专业人才缺乏等问题，TDM 的发展很不平衡，目前多开展于医药院校、某些科研及医疗条件较好的医院，大部分医院在这方面还是空白。在已开展 TDM 的医院中，以科研探索和发表文章者居多，结合临床直接面对患者尚且有限。即使测定患者的血药浓度，有的仅出示结果，基本不参与个体化给药方案的制订，TDM 结果没有得到充分的利用。

为了推动发展中国家 TDMCT 的发展，国际学会决议在两届国际学术大会中间一年于发展中国家举办区域性学术会议。基于我国儿科 TDM 工作的良好基础，受国际学会委托，北京大学 TDMCT 中心于 2010 年 9 月成功主办了北京首届国际治疗药物监测和临床毒理大会（First IATDMCT Regional Meeting 2010 in Beijing），大会主席为王丽、Sanders Vinks 教授；副主席为翟所迪、卢炜教授；会议主题为"Better TDMCT, Better Treatment"，这是我国首次正式的、跨学科（医药检等）、跨年龄（儿童 - 成人）的 TDMCT 学术盛会，邀请了该领域国内外近 30 位著名专家就定量药理学、遗传药理学、个体化用药、TDMCT 新方法新进展等内容进行了精彩的演讲和深入的互动交流。国内外共 400 余名注册代表参会，反响极好，受到国际学会总部的肯定和赞誉，推动了周边国家和发展中国家 TDMCT 进展。

随着我国 TDMCT 技术的不断进步，我国参加国际会议的学者、大会发言者和加入该学会的代表由 1 名逐步增加至 7 名。2015 年第十四届 ICTDMCT 时中国药理学会首次组织 15 人的中国代表团参会交流。

在韩启德院士和柯杨校长大力支持下，北京大学于2002年成立国内第一个跨学科医药结合的TDMCT机构，其依托于北京大学的治疗药物监测和临床毒理（therapeutic drug monitoring and clinical toxicology，TDMCT）中心，由翟所迪教授担任主任，王丽教授担任副主任兼学术委员会主任。作为国家卫生健康委员会临床药师资培训基地的一部分，该中心为国家培养了一批高素质的TDMCT专业带头人和技术骨干。

经30年探索3年筹备，在中华医学会儿科学分会的大力支持和有关专家的大力推动下，中华医学会儿科学分会儿科临床药理学专业组终于在2011年8月于北京成立（网址为http://www.ccpharmacology.com/），为儿科学增添了新的专业，开始履行儿科临床药理学新使命，TDM个体化治疗依然是儿科临床药理重要任务之一。依托于学组平台，学组已举办了第一届至第七届全国儿科临床药理学术会议。由王丽组长带领学组成员编写了《儿科TDM手册》《儿科TDM专家共识》《小儿癫痫－现代概念与临床诊疗》和《儿科临床药理学》等专著与教材，这些书籍已成为儿科临床医生和药师开展TDM工作和临床合理用药的有力工具。

2011年11月中国药理学会治疗药物监测研究专业委员会在北京成立（网址为http://www.tdmchina.org/portal.php），2012年8月在北京召开专业委员会第一届委员会全体委员会议；2016年9月中国药理学会治疗药物监测研究专业委员会儿童治疗药物监测学组终于正式成立。

从此我国成人和儿童都有了专业的TDM学术组织、学术交流和合作的学科平台。儿科临床药理学组和儿童治疗药物监测学组虽分属不同学会（中华医学会和中国药理学会），有着不同的任务和工作重点，但宗旨都是为儿童安全合理用药服务。这两个姊妹学组各具优势，共同携手并进，一定能更好地为我国儿童安全合理用药和儿童健康保驾护航。

3. TDM方法的发展史 TDM是随着分析技术、分析仪器的发展而发展的，分析技术的发展是开展TDM的先决条件。

在20世纪50年代末，紫外分光光度法就已经应用于临床检测血药浓度，操作简便、检测成本低，便于推广。对阿司匹林、氨茶碱、苯巴比妥钠等治疗血药浓度水平较高的药物，仍不失为一种可采用的检测方法。但光谱法灵敏度低、特异性差，易受代谢物干扰。60年代末建立的气相色谱法（gas chromatograph，GC），使TDM从实验室研究进入临床实验研究，GC法的缺陷在于某些药物分析前需要预先衍生化，以确保分析物具有必备的可挥发性。70年代建立的高效液相色谱法（HPLC），价格相对便宜，在TDM中主要是应用HPLC法，除少数药物如地高辛、锂盐外，HPLC法几乎可以测定常规监测的所有药物。但该法测定反馈速度较慢，而且生物样品处理相对复杂。HPLC 或 GC 与质谱相结合（LC-MS、GC-MS），彻底改变了 TDM 的分析方法。

例如 HPLC-MS/MS 用于测定免疫抑制剂、抗逆转录病毒和抗真菌的药物浓度，因为这种技术不仅可以同时测定一个样本中的多种药物，还能分别测定代谢产物和原型药物。当然，GC 和 HPLC 还是目前常用的规范和标准的 TDM 分析方法。70 年代中期建立了免疫分析法，包括放射免疫法（radioimmunoassay，RIA）和酶标放大免疫法（enzyme multiplied immunoassay technique，EMIT），应用较普遍。RIA 是一种高灵敏度技术，能够检测纳克级的药物，因其复杂性，不适合常规的 TDM 实验室。80 年代建立了用 TDX 仪进行的荧光偏振免疫分析技术（fluorescence polarization immunoassay，FPIA），无环境污染和辐射伤害，自动化程度高，检测速度快，样品需求量少，重现性好，但试剂盒价格昂贵，有效期短，检测样品少，但有些医院还未配备 TDX 开展 TDM 工作。

目前，毛细管电泳（HPCE）和高效液相色谱法／质谱法（HPLC/MS）技术正在 TDM 工作中发挥越来越多的作用。

（二）TDM 发展方向

1. 监测药物范围进一步扩大　免疫抑制剂的监测和研究仍是热点，比如环孢素 A、西罗莫司、麦考酚酸和他克莫司等。①开展非氨酯、加巴喷丁、氨己烯酸、噻加宾和唑尼沙胺等新型抗癫痫药监测；②新型抗抑郁药和抗精神药物的监测；③新型抗 HIV、抗真菌和抗肿瘤药物监测；④改进游离药物的监测技术，扩大新生儿和孕妇的治疗药物监测；⑤中草药的治疗药物监测以及对其他药物的影响亦受到关注。

TDM 应向药物活性代谢物、游离药物、对映体监测等项目发展，从而有利于解释血药浓度与药效的不平衡现象，解释和预防某些药物的不良反应，指导临床合理用药。

2. TDM 检测方法及发展　目前开展起来的新方法有微透析法、分光光度法（主要包括紫外分光光度法）、色谱法（主要有液相色谱法、气相色谱法等）、质谱联用法（主要有气－质联用、液－质联用等）、免疫学方法（主要有放射免疫法、酶免疫法、荧光偏振免疫法、化学发光法、毛细管电泳法等）、原子吸收法、生物标记技术、磁共振技术等。

此外，微透析技术通过采集组织外液，即收集流出的透析液，以适当的检测方法进行分析测定，用此方法可测定组织部位的药物浓度。生物电阻抗法利用机体对低电压交流电的阻抗是组织中水溶性电解质含量的函数这一原理，用某些生物电参数与血药浓度之间的相关性，代替药物浓度分析。

3. TDM 与大数据　近年来，国内外对 TDM 新发展的可行性进行了大量研究，提出了许多新的观点和看法，其中大样本群体数据的统计与反推是一个可行且很有发展的方向，即综合利用大样本数据，结合群体统计数模型反馈外推个体药代动力学过程，通过 TDM 设计个体化治疗方案；以及基于药代动力学，结合药效学的结局指标的改变，以药代动力学 / 药效动力学相结合模型，通过 TDM 设计个体化治疗等。

此外，TDM 结合网络平台设计个体治疗也是近年新起来的利用大数据的全新模式。如北京大学药学院群体药物动力学科研室 PKUPK 软件提供了中国肾移植者他克莫司治疗药物监测网络平台。主要提供 3 个层次的预测功能即群体预测、亚群体预测和个体预测，并给出患者治疗药物监测报告单。法国 Limoges 大学附属医院药理学实验室提供了免费技术支持的吗替麦考酚酯（MMF）、环孢素和他克莫司网络平台，利用 3 个时间点（20 分钟、1 小时、3 小时）的血液样本，估算得到曲线下面积，拟合得到时间浓度曲线，根据治疗目标给出调整后的剂量方案，给出关于患者剂量调整相关问题的答案。

药代动力学程序 PK Solutions 由 Summit Research Services 公司开发研制，可分析来自不同的生物学样本（包括血液、血清、血浆、淋巴液等）和不同的给药途径（包括静脉和非静脉给药）单剂量和多剂量的时间浓度药物动力学数据，同时使用时间浓度曲线方法和引入 PK 过程中的指数常量（包括消除、吸收过程中的分布和分布系数）方法，预测数据的结果，多计量和稳态参数可根据单剂量结果自动产生。

由 GlobalRPh Ultimate Clinical Tools 公司研发的 Pharmacokinetics Suite 程序，此软件有 2 种剂量计算器，分别是经验剂量法和浓度剂量法。经验剂量法需要输入患者的基本信息、肌酐清除率、期望的药物峰谷浓度、分布容积及给药时间等，程序即可自动计算产生一个推荐给药剂量。浓度剂量法则是根据患者给药过程中的一些实测数据计算得到给药方案，使用时同样需要输入患者基本信息、肌酐清除率、期望的药物峰谷浓度、分布容积、给药时间等。不同之处是还需输入实际的药物峰谷浓度及其对应时间，输入所需实际给药剂量及给药时间间隔后，程序即可通过计算自动生成新的推荐给药方案。

由 Thomson Reuters 公司开发的 KINE3/DEX 软件能自动迅速地预测药代动力学参数，给出患者个体化用药剂量，覆盖了目前治疗窗较窄、需要监测的大多数药物，包括万古霉素、氨基糖苷类、茶碱、地高辛和丙戊酸等。

华法林个体治疗软件，如由华盛顿医学中心的 Barnes-Jewish 医院和美国国立卫生研究院研发的 WarfarinDosing 软件，有网络平台和手机软件 2 种形式，根据临床因素和 2 种基因型 CYP2C9 和 VKORC1 估算华法林治疗用量。

此外还有 WinNonlin、PKline、NONMEM 等群体药动学软件也可用于治疗药物监测，以及新药申报数据的延伸推导。

4. TDM 与药物遗传学　人类基因组图谱的完成，给遗传药理学带来良好的契机，使药物的研究向分子遗传水平发展。遗传药理学通过基因型测定，可评价药物代谢酶、转运体、目标或受体蛋白的遗传多态性，进而阐述药物效应和不良反应的个体差异。近 20 年来，遗传药理学的发展极为迅速，表现在细胞色素 P-450 酶超家族中一系列酶的分离纯化，其药物代谢酶的基因多态性不断被发现，并研发出某一类药物特定代谢酶的基因型测定试剂盒，在用药前就可了解患者的代谢能力，以便及时、准确地开展个体化给药。患者的药物遗传学信息将以基因芯片形式储存和调用，使得根据每个患者特定的代谢、消除和反应的遗传背景来选择药物和决定其剂量成为可能。

药物遗传学和药物基因组学数据库是一个对人类个体基因中存在的差异如何导致个体对药物反应差异进行研究的联盟，该数据库中包含有 15 188 个基因和 4 654 种药物与 4 067 种疾病相互作用的资料。该数据库由 NIH/NIGMS 遗传药理学研究网络和数据库支持。

随着 TDM 和遗传药理学等药学监护模式的进一步发展，除了像传统的 TDM 那样监测患者药物浓度是否在治疗范围之内以外，还应前瞻性地用患者特异性遗传信息来监测药物治疗，以 TDM 揭示药动学的个体差异，为药物基因检测提供依据，能帮助临床实验室人员预测对于某一特定药物患者属何种反应人群，使医生为患者选择疗效最佳的药物和确定最佳剂量成为可能。因此，在选定的患者中联合传统模式和药物遗传学监测最大可能地一起进行是 TDM 未来发展的主要方向，临床药物治疗将以遗传药理为导向，结合血药浓度监测指导特定药物在特定患者上的合理使用，确保患者不仅用上最佳的药物，而且是最为安全、有效的剂量，实现个体化的精准药物治疗。

5. 基于定量药理模型的 TDM　儿童定量药理学主要涉及发育药代动力学（developmental pharmacokinetics）、药效学的模型建立和临床试验模拟（clinical trial simulation），它整合了来自于不同领域的多项信息，包括药物的特性、发育临床药理学、儿科学以及统计学。基于定量药理模型的 TDM，可以通过主动干预与被动调整 2 种功能实现个体化治疗的目的。儿童时期，生长发育因素对体内药物处置有显著影响。利用定量药理模型，医生可以定量评价各个影响因素对药物剂量的影响。通过连接药代动力学模型、药效学模型以及虚拟试验人群数据，可以主动比较不同的给药方案所产生的疗效、不良反应和药物浓度等，从而达到主动干预的目的。被动调整，即在服用药物后，利用 TDM 结果和贝叶斯反馈技术，计算出药物在患儿体内的药代动力学参数。然后根据这些药代动力学参数，计算下次给药的剂量。主动干预和被动调整相结合的模式是未来个体化治疗的方向。

6. TDM 专著 本书与即将面世的由中国药理学会 TDM 研究专业委员会主任委员张相林教授主编的《中国治疗药物监测指南》将为规范 TDM 工作的开展发挥重要作用。

近几年来，随着儿童用药潜在风险问题不断被重视，儿科 TDM 也渐渐地备受重视。儿科 TDM 专业涉及个体发生学、发育药理学、药代动力学、生物药剂学、药物分析、分子生物学、药物治疗学及流行病学等多学科，是我国儿科临床药理学的起始和重要组成部分。以液质联用技术、下一代测序技术、基因芯片技术为代表的现代药物分析和分子生物学技术日新月异，儿科临床治疗个体化的理念也逐步深入医学领域，儿童合理用药的呼声逐步提高，国家政策层面非常重视儿科合理用药并出台了相关政策法规，目前是儿科 TDM 工作发展的良好机遇，但也面临巨大的挑战，相信通过各方努力，将使儿童 TDM 工作再上一个新台阶。

第二节　TDM 的临床意义

TDM 的重要手段包括体液药物浓度监测、药物代谢动力学监测、药效学监测和药物遗传学监测等，其对于制订和调整个体化用药方案、药物中毒的判断和处理具有重要意义。

1. 诊断和处理药物剂量不足、过量或中毒 对于某些治疗指数低、毒性反应强的药物，尤其在肝肾功能受损、长期应用、合并用药存在相互作用时，或者中毒症状与剂量不足时的症状类似而临床难以辨明时，治疗药物监测对诊断药物中毒提供了有力的依据。

2. 获取个体药动学参数 药动学模型及参数是反映药物体内过程随时间变化规律的较客观的指标，也是制订个体化用药方案的基础。虽然现在新药上市前均要求进行临床药动学研究，但目前临床上应用的不少药物的药动学资料，来自国外其他人种。近年来遗传药理学研究表明，不同人种间药物的体内过程上存在着差异。如对美托洛尔、普萘洛尔等许多心血管药物的氧化代谢，异烟肼等药物的乙酰化上，白色人种较多的存在遗传性缺陷，而在黄色人种中则较少见。即使同一人种间，由于先天因素、后天环境因素和病理情况的影响，也存在巨大的个体差异。因此通过 TDM 工作，求得监测对象的药动学模型及有关参数，是一项重要的基础工作。并且，还可借以积累我国人群的群体药动学资料。只要确定药物在具体监测对象的房室模型、消除动力学方式及有关药动学参数后，即可制订出较合理的个体化用药方案。

3. 实现给药方案个体化 药物说明书是针对一般人群制订的常规治疗方案，不能使全体用药者获得满意的疗效。TDM 能减少药物代谢动力学引起的个体差异，有利于制订个体化给药方案，并在实施方案过程中针对一些特殊问题进行剂量调整。如果不能获得监测患者的具体药动学模型及参数时，可采用有关药物的群体模型及参数均值，作为制订用药方案的依据，但最好能选用同一人种及同一病种的群体资料，以求尽量与接受用药方案的个体接近。此外，对二室及多室模型药物，在制订静脉滴注或多剂用药方案时，一般均按一室模型处理。必须强调指出，无论用什么方法制订的用药方案，在实施过程中，仍需通过 TDM 监测效果，并作出必要的调整。

4. 缩短治疗时间，提高治疗成功率，降低治疗费用 准确的治疗药物监测可以提示药物是否在有效的治疗范围内，根据药动学原理制订和选择最适宜的给药方案，可以缩短达到稳态浓度的时间，使药物尽快地发挥疗效，缩短治疗时间，同时提高疗效，也相应地降低治疗所需的药物费用。

5. 检查患者的依从性及辨别伪劣药品 血药浓度是检验患者依从性的最强有力工具。临床上不遵医嘱服药的患者可达 33%，经检测后，依从性可提高到 80% 以上。治疗药物监测可以准确地鉴定药物的种类、成分和数量，为鉴别伪劣药品提供了有力的依据。

6. 验证所使用给药方案的合理性 临床上对某一疾病的治疗，目前有许多结合患者生理、病理和联合用药情况下的给药方案可选。当选择一种方案进行治疗时，随着疾病进展、新的联合用药等因素的加入，有时需要判断以往制订的给药方案是否还有效，是否需要调整。此时，如果进行 TDM，就可以消除这方面的疑惑，同时还可以积累此类药物的应用经验。当再次遇到同类病情时，对是否需要进行 TDM、何时进行 TDM，将会有一个更好的判断，从而最大限度地发挥药物的治疗作用、节省医疗资源。

第三节　儿童药物体内处置过程的特点

儿童时期器官组织及其生理功能都处于不断生长发育中，随着年龄的增长趋向成熟，大多数药物的体内过程和不良反应与成人有显著差异，不同年龄组儿童中也有差异。

1. 新生儿和婴幼儿期 此阶段包括 0~3 岁的婴幼儿，此期是儿童生理和代谢变化最迅速时期，体格生长快，各器官功能逐渐成熟，应密切注意药物通过不同机制影响儿童的正常生长发育及药物潜在的长期毒性。

（1）婴幼儿脑组织富含脂质且血脑屏障不完善，脂溶性药物易进入脑，出现神经系统反应，也对中枢神经系统药物敏感，如全麻药、镇静催眠剂、吗啡等可造成中枢损害、呼吸抑制。

（2）婴幼儿血浆蛋白浓度低，与药物亲和力低，导致游离药物增加，药物敏感性增加。服用水杨酸类、磺胺类、地西泮等蛋白结合率高的药物，会导致竞争物胆红素升高，甚至增加核黄疸发生的概率。

（3）应注意药物通过乳汁进入婴幼儿体内产生的毒副反应。

（4）新生儿及婴幼儿肠道外给药时尽量选择静脉滴注方式给药，肌内注射、皮下注射因局部血液循环不足，易造成吸收不完全。

（5）婴幼儿治疗呼吸道感染时应以祛痰为主，保持呼吸道通畅。在选用止咳药时，尽量避免使用中枢性镇咳药。

（6）婴幼儿腹泻不宜过早使用止泻剂，在便秘时应以调整饮食为主，不宜轻易使用缓泻剂，更不能使用峻泻剂。

2. 儿童期 此阶段包括 3 ~ 18 岁儿童，此时期各脏器结构和功能日趋发育成熟，随着内分泌的改变，第二性征开始出现，进入青春发育早期。此阶段儿童对影响神经、骨骼发育和内分泌的药物特别敏感。长期服用中枢神经抑制剂可造成中枢神经及智力的损害；长期服用类固醇皮质激素可造成骨质疏松。另外还需注意药物是否会对儿童听力、注意力、营养吸收等造成影响。某些药物对具有特异质的儿童可产生严重的特异质反应，故需熟悉其使用方法及注意点，以便采取必要的防范措施。

第四节　开展 TDM 的基础

TDM 是通过现代定量分析技术测定患者体内靶位目标药物的暴露（即药物浓度）及变化趋势和规律，并基于药物代谢动力学与药效动力学的理论和原理对分析结果进行解释和重新设计治疗方案，使给药方案个体化，从而达到最佳的疗效并避免最低的毒副反应发生，减少用药方案调整的盲目性，涉及这一过程应具备的相关基础与准备。

一、TDM 的理论基础

TDM 是通过追踪目标物在靶组织、器官的暴露程度及变化规律，要实现这一目的，需要弄清目标成分固有的化学特性以及在体内环境下的变化规律。

1. 确定监测目标药物 药物到达作用部位后通常是通过与受体形成复合物，产生生理和生化的变化，起到调节机体功能或治疗疾病的作用。

根据与受体的结合方式，可将药物分为结构非特异性药物和结构特异性药物，前者效应主要受药物的理化性质影响，而与药物的化学结构及类型关系较小。对于结构特异性药物，其作用效应依赖于药物分子特异的化学结构，该化学结构与受体相互作用后才能产生影响，因此化学结构的变化会直接影响其疗效，应通过 TDM 追踪分析结构特异性药物在体内的结构和量的变化。

结构特异性药物中具有能被受体识别和结合的三维结构要素组合（即药效基团），受体与药物的结合实际上是与药物结构中药效基团的结合，这与药物结构上官能团的静电性、疏水性及基团的大小有关。

2. 药物理化性质与构效关系　药物理化性质主要表现在药物的溶解度、解离度、分配系数，结构非特异性药物的理化性质直接影响药物的效应。

人体的体液、血液和细胞液等大部分环境为水溶性，即水相，药物转运扩散到体液需要溶解在水中，要求具有一定的水溶性，通过各种生物膜（磷脂为主要成分组分）时，又需一定的脂溶性，为此，药物的亲水、亲脂性高低与药效密切相关，可用亲水亲脂平衡系数即分配系数 P 来客观描述（药物在生物非水相中的质量浓度与在水中的质量浓度之比）$P=C_{org}/C_w$，P 值越大则药物的脂溶性越高。为更加准确客观地反映脂水分配系数的影响，常用其对数 $\lg P$ 表示。影响药物水溶性和脂溶性的因素较多，其中包括分子中官能团的离子化程度，离子化程度越大则水溶性越大，若药物结构中含较大的脂环等非极性结构时，则药物的脂溶性增大。

各类药物因其作用不同，对脂溶性有不同的要求，如作用于中枢神经系统的药物，需要通过血脑屏障，应具有较大的脂溶性，吸入性的全身麻醉药属于结构非特异性药物，其麻醉活性只与药物的脂水分配系数有关，最适的 $\lg P$ 在 2 左右。

3. 体内环境与药物代谢　有机药物多数为弱酸或弱碱，通常药物以非解离的形式跨越脂质膜后被吸收，在体液中部分解离成离子形式而起作用，其解离成度与内环境的酸碱度有关。

$$酸性物质：HA+H_2O \rightleftharpoons A^- +H_3O^+$$
$$碱性物质：B+H_2O \rightleftharpoons BH^+ +OH^-$$

体内不同部位 pH 不同，会影响药物的解离程度，使解离形式和未解离形式药物的比例发生变化，这种比例的变化与药物的解离常数和体液介质的 pH 有关：

酸性药物，环境 pH 越小（酸性越强），则未解离药物浓度越大。

碱性药物，环境 pH 越大（碱性越强），则未解离药物浓度越大。

根据药物的解离常数 pK_a（药物解离 50% 时溶液的 pH），可以决定药物在胃和肠道中的吸收情况，同时还可以计算出药物在胃液和肠液中离子型和分子型的比率。

弱酸性药物，如水杨酸和苯巴比妥类药物在酸性胃液中几乎不解离，呈分子型，易在胃中吸收。苯巴比妥约有 50% 以分子形式存在，可进入中枢神经系统而起作用。

弱碱性药物，如麻黄碱、氨苯砜、地西泮等在胃中几乎呈解离形式，很难吸收，而在肠道中，由于 pH 比较高，容易被吸收。

碱性弱极性药物，如咖啡因、茶碱在酸性介质中解离也很少，在胃中易被吸收。

强碱性药物，如胍乙啶在整个胃肠道中多是离子化的，以及离子化率的季铵盐类和磺酸类药物，消化道吸收很差。

4. 体内环境下药物的变化规律　当机体某些生理功能出现障碍时，势必影响血浆生化及其代谢产物的含量进而影响生化指标，随着外界环境因素变化和体内细胞代谢活动的进行，内环境的各种化学成分和理化性质不断发生变化。如肌酐含量累积超标，肾脏的排泄功能减低甚至严重障碍时，药物会蓄积在体内很快导致过量、中毒。此外，某种原因（如肝细胞膜通透性增高，或因肝组织破裂等使肝中大量转氨酶进入血浆）使血浆转氨酶量升高而导致肝中转氨酶量及活性降低，凡需在肝脏中转化的药物均受到影响，此时药物会蓄积在体内致过量、中毒，为此应根据 TDM 结果并结合生化指标的情况及时进行药物治疗方案调整。

免疫系统是机体的防御系统，随着分子生物学发展发现免疫系统对药物代谢也起重要的调节作用，神经－体液－免疫调节网络是机体维持稳态的重要调节系统。如细胞代谢的进行离不开酶，酶的活性又受到温度、pH 等因素的影响。只有温度、pH 等都在适宜的范围内，酶才能正常的发挥催化作用。如发热时机体处于一种明显的分解代谢过旺的状态，药物代谢也会随之增强，此时按正常的药物剂量可能难以发挥疗效，需及时 TDM 并根据结果作相应调整。

二、实验室检测基础

1. 实验设备与设施　TDM 是借助现代定量分析技术与手段，对患者治疗用药后体液中的药物及其代谢产物的定量检测，其结果的准确性，除人员和方法的影响外，最主要的是取决于实验室仪器设备的精度。从这个角度讲，应该追求装备的精良与现代化。但精良的装备受限于资金投入与实验室的定位和发展，应根据拟开展的项目及发展情况综合考虑，原则上是节约而不制约发展，既能够满足监测需要又不至于所增仪器设备在短期内被淘汰。应根据现有的设备设施全面考虑，让其充分发挥最大效应的同时，根据临床工作需要前瞻性地适宜增加必要设备设施。

2. 试剂耗材 TDM 实验室的试剂与耗材，除通用的一般开放性耗材试剂（如乙醇、甲醇、乙腈、超纯水等）外，其他专用试剂和耗材应取决于所开展的 TDM 项目。

3. 质量控制与团队协作 TDM 结果追求真实客观，为临床提供准确的、能反映患者体内药物实时情况的真实数据，不准确的监测结果比不监测的危害性更大。如何确保结果的准确性，除严格 SOP 外，还需建立完整的质量控制体系，其中包括方法学的系统质量控制体系与实验人员的团队质量控制体系。

方法学的系统质量控制体系主要有室内和室间质量控制及比评。实验人员则包括 TDM 基本理论、基本技能等三基培训、考核，做到不同人员操作的同质化。

三、临床基础

1. 临床的认可 TDM 对临床的参考意义及影响情况取决于医护人员的接受和认可程度，但这多数又取决于 TDM 专业技术人员或临床药师对临床医护人员的宣传与基本知识和意义的普及，只有在获得广泛的认同后对 TDM 的实施与结果的应用才能充分发挥其临床合理用药的指导作用。

2. 患者认知与接受 对于患者，除了被动遵守医师的医嘱外，充分利用收集标本或告知报告结果时机与患儿或家长进行充分的科学细致的讲解，让其理解 TDM 对于治疗的目的、意义和必要性，使其从被动接受逐渐过渡为主动进行 TDM，从而增加医嘱依从性。

第五节　血药浓度的影响因素

TDM 追求客观真实地反映患者体内药物的暴露情况，但客观上存在相关环节的种种误差及其混杂因素叠加，对影响血药浓度结果准确性的因素进行分析，有利于减少误差，提高分析结果的准确性。

一、体内环节的干扰因素

1. 个体差异对血药浓度的影响 TDM 实施后，患者的临床效果依然会出现较大的个体差异，相同剂量下有的患者可以耐受所给予的药物，而有的则表现过量中毒，这主要是由于药物代谢酶、转运体和靶蛋白的基因多态性等综合因素导致个体间的药物反应不同所致，要通过定量药理学准确反应遗传因素所致的药物变化规律较难普及，而通过监测患者体内的血药浓度的变化实行个体化治疗已有众多规律可循，探讨影响因素对 TDM 的影响及影响机制是非常必要的，主要包括以下这几方面。

（1）年龄：儿童，尤是新生儿，作为一个特殊群体，其组织器官（如肝脏、肾脏等重要药物代谢排泄器官）尚未发育成熟，各种酶系统发育不健全，对药物的吸收、分布、代谢、排泄等体内过程及毒理学反应均不同于其他年龄段儿童，更不同于成人，同时又存在显著的群体内差异。因此，对儿童这个特殊人群进行 TDM，是对缺乏大量治疗药物数据的儿童（尤其是新生儿）安全用药的有效补充。

由于传统伦理等因素的制约和血药浓度采样点的限制，传统药动学无法对新生儿的药物处置特征进行研究，带来临床大量新生儿药物治疗科学数据的缺乏，临床存在超说明书用药带来的巨大风险。据国外报道，80% ~ 97% 的新生儿至少接受过一次及以上的超说明书用药。与国外相比，目前国内儿童的临床用药研究资料更为缺乏。如何进行安全有效的个体化药物治疗是新生儿疾病诊治中的一个重要课题。对于儿童这个特殊人群，获得全面的用药信息在接下来相当长的时期内难以实现，结合药代动力学原理，有针对性地开展 TDM 应是最可行的有效方法之一。但对这一人群不同药物以及同一药物不同个体或同一个体不同年龄段之间 TDM 结果的差异，不仅要科学客观探讨与制订参考范围，还应合理解释和应用。如余佳等对 3 ~ 28 岁的 50 例癫痫患者影响拉莫三嗪血药浓度的相关因素用逐步回归法研究，表明拉莫三嗪血药浓度与给药剂量、患者的年龄、合并用药显著相关。

（2）性别：体内血药浓度水平受性别因素的影响相对于剂量、年龄等其他因素的影响水平较低，但受内分泌系统影响，青春期、经期、妊娠与哺乳期女性的血药浓度差异则十分明显。

妊娠及哺乳期由于胃肠运动减慢，可延缓口服药物的吸收，因而血药峰浓度出现的时间较晚、峰浓度降低，药物在胃肠道停留时间延长，吸收总量会相应增加，因此其剂量应作相应的调整。同时妊娠会发生呕吐和食管反射，导致药物的吸收减少，当潮气量和肺血流量增加时经肺进入循环的吸收性药物可很快与血中药物达到平衡，使总血流量增加。孕期和哺乳期妇女体内脂肪增加，使得脂溶性药物的分布容积增加而血浆浓度降低，另外，肝脏功能相对降低，肝药酶的活性降低，使血药浓度增加，肾小球滤过率增加，肾功逐渐增强使通过肾脏排泄的药物消除率增加。

（3）体重：众多研究表明，体重尤其是肥胖，因体重增加而导致药物的分布容积和肝肾血流量发生显著改变，从而显著影响药物代谢动力学，如清除率增加、分布容积变化增大、药物代谢酶 CYP3A4 活性下降，但肥胖儿童的器官和功能的发育还没有达到成人状态，即使体重已经接近到成人水平，也不宜采用成人的给药剂量。因此，对肥胖患儿的治疗，在充分考虑患儿的体重、体脂肪率、药物的分布容积和肝肾血流量外，加强 TDM 是更直接和可靠的客观依据。对 TDM 异常结果给予解释时也得考虑体重等因素的影响。

2. 疾病对血药浓度的影响　药物的作用效应、毒性与血药浓度一般呈现密切的相关性，随着血药浓度变化，其作用强弱与毒副反应也将受到影响。疾病对血药浓度的影响较突出表现在胃肠道疾病可导致口服药物吸收减少，达峰时间延后及峰浓度降低等；肝功严重受损导致经肝脏转化的药物代谢减慢，血中药物浓度增加；肾功能严重受损将影响肾清除效应，药物浓度 – 时间曲线表现为曲线下降段（曲线斜率）变得平坦，药物的血清消除半衰期 $t_{1/2}$ 延长。

二、体外干扰因素

1. 药物的相互作用　不同药物之间相互作用对血药浓度影响比较复杂，不同药物对吸收、转运、代谢与排泄这几个环节的影响程度不同而表现出多种结果，如胃肠动力药多潘立酮，与多数药物同时口服时，因加强肠胃蠕动功能使合用的口服药物在胃肠道停留时间缩短，药物吸收减少；P-450肝酶诱导类药物，如异烟肼、利福平等，与多数药物合并使用，一般会加快合用药物在肝内转化与代谢，药物浓度 – 时间曲线的消除相变陡，消除半衰期 $t_{1/2}$ 缩短；P-450 肝酶抑制剂类药物，如卡马西平、红霉素等，与多数药物合并使用可导致合用药物消除减慢、药物浓度 – 时间曲线的消除相变缓、消除半衰期 $t_{1/2}$ 延长。

2. 食物的影响　食物对药物的影响通常表现在可影响口服药物的吸收，使血药浓度峰值下降，达峰时间延长。食物中重金属离子等成分，能与青霉胺、四环素、依地酸等药物螯合，导致吸收不规则。食物中某些蛋白或植物酶通过影响肠道黏膜上 P- 糖蛋白活性而导致培多普利、左旋多巴等药物吸收不规则。一些食物可增加胃酸分泌，有利于三唑类抗真菌药等酸性药物吸收。此外，进食后胆汁分泌增加，有利于脂溶性药物的吸收。因此，食物对药物的影响比较复杂，要根据具体食物与药物的性质决定。当 TDM 结果异常时应考虑到食物的影响。

食物主要通过其中的糖、蛋白质、微量元素等营养成分对药物代谢产生影响。一些果蔬富含代谢酶，对药物代谢有明显的抑制或诱导作用，食物中蛋白质对药物代谢的影响较其他成分更为突出，蛋白质营养成分缺乏能够降低多数一相和二相药物代谢酶的活性，如高蛋白质饮食能够显著降低茶碱在哮喘儿童中的半衰期，高碳水化合物饮食能够显著延长茶碱在哮喘儿童中的半衰期，一般高蛋白、低碳水化合物饮食可加快药物的代谢。

三、临床与实验室操作影响因素

合格的标本是结果真实、客观的最基本要素，其中主要包括采集标本的性质，如血液标本的血清、血浆、全血或血细胞；唾液、尿标本采集的段位等；此外，采集标本与用药的时间关系密切，所采集时是否符合药代动力学变化规律的时相等，也是影响结果至关重要的因素。

TDM 除方法与实验仪器之间存在误差外，在同一实验室、同一仪器不同时间检测也不可避免存在误差；除定期室间与室内质控外，严格实验操作规程，包括实验前检查仪器设备处于良好的运行状态，确保试剂耗材性能优良，尽可能减少实验室的相关干扰因素，实验检测的全过程需严格按照 SOP 的操作规程进行；除此以外还要定期对实验室的质控及异常结果进行分析，找出随机误差或系统误差等相关干扰因素，及时针对性地加以解决。

参考文献

[1] 中华人民共和国药典委员会.临床用药须知（2015 年版）.北京：化学工业出版社,2015.

[2] WALDO E NELSON.尼尔迪儿科学.18 版.陈荣华,译.北京：世界图书出版公司,2007.

[3] 诸福棠.实用儿科学.7 版.北京：人民卫生出版社,2002.

[4] 陈新谦,金有豫,汤光.新编药物学.17 版.北京：人民卫生出版社,2010.

[5] 中华医学会儿科分会临床药理学组.儿科治疗药物监测专家共识.中华儿科杂志,2015，53（9）:650-658.

[6] 王丽,左启华,刘慎如,等.抗癫痫药物血浓度测定的临床意义.中华儿科杂志，1981，19:210-214.

[7] 王丽.介绍美国一个独特的 TDM 模式.中国药学杂志，1993,28（8）:505-506.

[8] 王丽.治疗药物检测（TDM）.儿科药学杂志，2000,6（3）：1-46.

[9] 王丽.加强多学科协作积极开展治疗药物检测.中国检验医学杂志，2005,28（12）:1217-1220.

[10] 王丽.我国儿科治疗药物检测进展与前瞻.儿科药学杂志，2011，17（1）：9-11.

[11] 李发美.医药高效液相色谱技术.北京：人民卫生出版社，2000.

[12] 王丽.儿科临床药理学.北京：人民卫生出版社，2015:21-57.

[13] 连秋燕,史道华,宋洪涛,等.治疗药物监测的现状与应用进展.医药导

报，2009,28(2)：222-224.

[14] 刘晓琰. 治疗药物监测现状与进展上海医药.2009，30（8）：343-346.

[15] 何大可，王丽，王寅初. 治疗药物监测在抗癫痫药物治疗中的作用. 中国医院药学杂志，2005, 25(8):758-760.

[16] 李金恒. 临床治疗药物监测的方法和应用. 北京：人民卫生出版社，2003.

[17] WANG L.Clinical value of determination of serum concentration of antiepileptics.Chinese Medical Journal，1984，97:165-170.

[18] WANG L, WANG XD.Pharmacokinetics and pharmacodynamic effects of clonazepam in children with epilepsy treated with valproate: a preliminary study. Therapeutic Drug Monitoring，2002，24:532-536.

[19] JIANG DC, WANG L.Population pharmacokinetic model of valproate and prediction of valproate serum concentration in children with epilepsy. Acta Pharmacol Sin，2004，25(12):1576-1583.

[20] HE DK, WANG L, LU W,et al. Population pharmacokinetics of lamotrigine in Chinese children with epilepsy. Acta Pharmacologica Sinica,2012，33(11):1417-1423.

[21] WANG YH, WANG L, LU W,et al. Population pharmacokinetics modeling of levetiracetam in Chinese children with epilepsy. Acta Pharmacol Sinica,2012,33(6):845-851.

[22] CHOONARA I, SAMMONS H. Paediatric clinical pharmacology in the UK. Arch Dis Child, 2014:19-46.

[23] JOHNSON TN, TANNER MS, TAYLOR CJ, et al. Enterocytic CYP3A4 in a paediatric population: developmental changes and the effect of celiac disease and cystic fibrosis. Br J Clin Pharmacol,2001:81.

[24] JOHNSON TN, TUCKER GT,ROSTAMI-HODJEGAN A. Development of CYP2D6 and CYP3A4 in the first year of life. Clin Pharmacol Ther，2008:87-91.

[25] SHITARA Y, MAEDA K, IKEJIRI K, et al.Clinical significance of organic anion transporting olypeptides(OATPs) in drug disposition: their roles in hepatic clearance and intestinal absorption.Biopharm Drug Dispos，2013:45-78.

[26] HAWCUTT DB, THOMPSON B, SMYTH RL, et al. Paediatric pharmacogenomics: an overview.Arch Dis Child，2013:92-107.

[27] MADIGAN T, SIEVE RM, GRANER KK，et al. The Effect of Age and Weight on Vancomycin Serum Trough Concentrations in Pediatric Patients.

Pharmacotherapy，2013:64-72.

[28] LU H, ROSENBAUM S. Developmental pharmacokinetics in pediatric populations. J Pediatr Pharmacol Ther，2014,19(4): 62-76.

[29] BATCHELOR HK, MARRIOTT JF. Paediatric pharmacokinetics: key considerations. Aaps Pharmsci，2015，79(3)：390-400.

[30] AUTMIZGUINE J, GUPTILL JT, COHEN-WOLKOWIEZ M，et al.Capparelli EV Pharmacokinetics and pharmacodynamics of antifungals in children: clinical implications. Drugs, 2014，74(8):900-909.

[31] LU H, ROSENBAUM S. Developmental pharmacokinetics in pediatric populations. J Pediatr Pharmacol Ther，2014，19(4):268-270.

[32] TER WOLBEEK M, DE SONNEVILLE LM,DE VRIES WB，et al.Early life intervention with glucocorticoids has negative effects on motor development and neuropsychological function in 14-17 year-old adolescents. Psychoneuroendocrinology, 2013，38(7):980-986.

[33] MARSOT A, BOULAMERY A, BRUGUEROLLE B，et al.Vancomycin: a review of population pharmacokinetic analyses. Clin Pharmacokinet,2012,51:1-13.

[34] BAUER LA. Applied clinical pharmacokinetics. 3rd ed. New York:Mc Graw Hill Education Medical,2014.

第二章 儿童药代动力学特点

第一节 药代动力学基本概念

　　药物的作用或效应与作用部位药物的暴露（浓度）有直接关系，血药浓度与药物疗效的相关性较给药剂量与药物疗效的相关性更强，因此，有可能利用血药浓度来调整给药剂量，以达到提高疗效和减少不良反应的目的。药代动力学（pharmacokinetics，PK）一词来自希腊单词 *pharmacom*，意为药物和毒物。药代动力学是描绘药物及其代谢物在体内随时间的定量变化过程，通过建立适当模型描绘观察值，预测体内药物经时浓度，揭示血药浓度变化与给药方案之间的相互关系。为了更精确地了解和预测药物的作用，需要了解药代动力学的基本知识（图 2-1）。

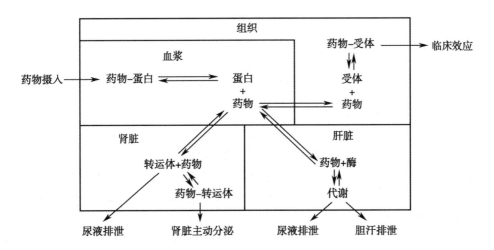

图 2-1　药物摄入、药代动力学、临床效应之间相互关系示意图

药代动力学中常用的模型见图 2-2，形式（A）是使用公式，可包括积分公式或微分公式，或两者兼而有之。生理模型（B）也很普遍，如那些描绘药物通过组织或器官消除的模型。使用最多的为房室模型（C），该模型中近似地认为药物通过房室在体内分布，分为一室模型和二室模型，它是描绘药物在体内特征最广泛的模型。

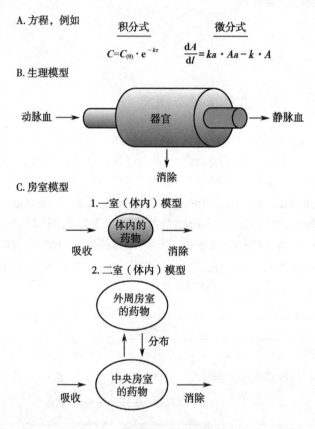

图 2-2　药动学中应用几种模型

A.积分和微分公式能够作为模拟药物在体内动力学行为的一种方式；B.生理模型，模型的复杂程度随预期的用途而变化，当模型涉及体内多种组织时，组织按解剖学排列，得到一个完整的基于生理学意义的模型；C.房室模型，它是描绘药物在体内特征应用最广泛的一室模型和二室模型。

药物在体内过程，可视为机体对药物处置的过程，包括吸收（absorption）、分布（distribution）、代谢（metabolism）和排泄（excretion）4 个阶段，简称 ADME，如图 2-3 所示。

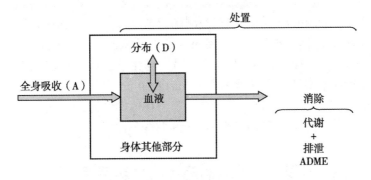

图 2-3　药动学中吸收、分布、代谢、排泄（ADME）示意图

药动学中吸收、分布、代谢、排泄等术语的定义，与药物运动的以下过程有关，如从给药部位转运至体内称为吸收；体内不同部位之间的转运、分布；或者从人体内排出、消除。所有这些过程的定义都与药物的检测部位（通常是血浆）有关。药物在体内的消除包括排泄（以原型药物）和代谢（转化为其他化学物质）。

吸收系指药物以原型从给药部位进入体循环的体内过程。在这个过程中有很多部位可造成药物的丢失，其中一个部位是胃肠道，在这里药物可能会发生降解，或通过胃肠道细胞膜时会被酶代谢。如果药物通过胃肠道细胞膜时未被破坏，而进入门静脉，在通过肝脏时被代谢，会导致进入全身循环的药物减少。药物首次通过这些组织造成的损失，称之为首过消除（first-pass loss）。药物存在广泛的首过消除，要想与静脉给药具有相同的效果，口服给药所需的剂量远大于静脉给药。药物吸收速度和程度可以用药动学参数生物利用度（bioavailability）表示，它被定义为全身吸收的药量占给药剂量的分数或百分比。

分布系指吸收的药物从体循环进入外周组织的过程，通常这个过程是可逆性的，但有时是不可逆的，进入的通道与返回的通路可以不同，比如有的药物从肝脏分泌进入胆汁，储存于胆囊，当胆囊排空时，药物进入小肠腔内，在这里药物会被吸收入肠系膜血管并引流到小肠和结肠，再由血液通过门静脉转运到肝脏，完成一个肝肠循环过程。药动学中引入表观分布容积参数（volume of distribution，V_d）的目的之一是将血药浓度与体内的药量联系起来，初始稀释容积可以达到这个目的。但后来随着药物分布进入缓慢平衡的组织，血药浓度的下降比体内药量的下降速率更快。因此有效的分布容积随着时间增加而增大，直到药物在血浆与所有组织间的分布达到平衡为止，这种现象在末端相才出现。只有此时所有组织中的药量下降与血浆中的药量下降平行，且血浆中的浓度与体内药量之间成比例关联关系。

消除（elimination）是药物从检测部位清除的不可逆过程。消除包括排泄和代谢两个过程。排泄（excretion）是指原型药物不可逆地清除。代谢（metabolism）是一种化学物质转化为另一种化学物质。药物在体内的消除可以通过药动学参数清除速率常数（fractional rate of elimination）和清除率（clearance）来反映，Cl 的大小反映了药物在体内消除的快慢，具有非常重要的临床意义，Cl = 剂量 / 血药浓度时间曲线下面积（AUC）。

第二节 **不同给药途径的药代动力学特点**

儿童最常用的给药途径有血管内给药和血管外给药两种，血管内给药又可分为快速注射给药和持续滴注给药，血管内给药与血管外给药在药动学方面表现明显的差异。

血管内给药又可分为静脉内给药和动脉内给药两种方式。静脉内给药最常用，动脉内给药由于其本身存在操作危险性，一般仅限于直接将药物输入供给靶组织时才采用，如介入治疗等。一种药物的体内处置特征或药动学特点，可以通过分析静脉注射给药后体内血浆或尿液中药物的瞬间变化来判断。血管内给药可确保所有药物进入体循环，可迅速达到较高的血药浓度，这是其他给药途径无法比拟的，而且持续静脉注射给药还可维持稳定的血药浓度，保持相对稳定的药物效应，对于危重症患者的治疗来说非常重要。与口服给药相比，静脉给药所受影响因素相对较少。

血管外给药最常用的途径是口服，与血管内给药相比，药物在进入体循环之前，需要通过生物膜即跨膜转运，且受药物亲水性和疏水性等理化性质影响。此外，机体的各种生物膜表面存在多种药物转运蛋白（本章第四节中详尽介绍），其活性也影响口服给药时药物进入体循环的速度和程度，因此，口服给药与血管内给药相比，药物吸收显得异常复杂。描述口服给药的药动学参数最重要的是吸收速度常数（absorption rate constant，K_a），药物口服吸收常符合一级动力学，尤其是液体制剂，其他血管外给药途径如皮下和肌内注射也是如此。吸收过程可以用吸收速率常数和相应的吸收半衰期表示。当药物吸收为一级动力学过程时，吸收速率 $=K_a \times A_0$（A_0 为待吸收药量），吸收速率与待吸收药量成正比。有时，药物的吸收为恒定的速率，其吸收动力学被称为零级动力学，对于零级动力学，待吸收的药量与时间比成一条直线，斜率即为吸收速率，见图 2-4。

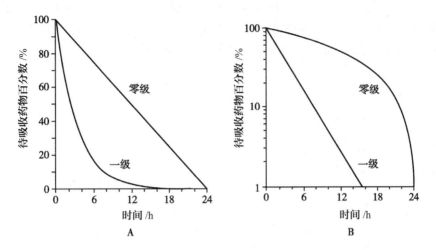

图 2-4　零级动力学过程与一级动力学过程的比较

A. 常规图；B. 半对数图

注意两个过程中曲线的不同，如果其他因素保持不变，增加剂量或药物的吸收量，则任何时间点的血药浓度成比例地增加，即 t_{max} 不变，C_{max} 随剂量成比例增加，如图 2-5 所示。

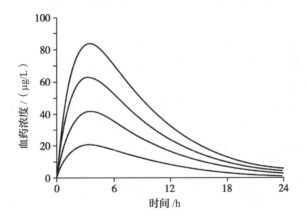

图 2-5　剂量改变对口服吸收动力学的影响

随着剂量的减少（10mg、7.5mg、5.0mg、2.5mg），峰浓度（C_{max}）和 AUC 成比例下降，但达峰时间（t_{max}）不变。

与血管内给药相比，血管外给药的吸收延迟、血药峰浓度下降，这主要是因为在血药浓度峰值时刻，口服给药时，部分药物仍在吸收部位，但部分药物已被机体消除，反之当静脉给药时，全部药物几乎同时进入体内。如图 2-6 所示，同一个体分别静脉给药（黑线）和口服给药（灰线）阿司匹林后血药浓度。口服给药可引起吸收延迟和峰浓度的下降。

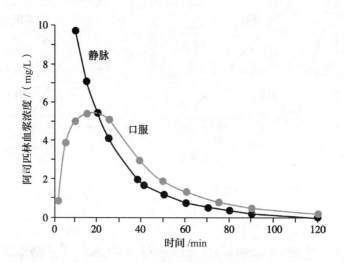

图 2-6　同一个体分别静脉给药和口服给药阿司匹林后的血药浓度

（From: ROWLAND M, RIGELMAN S, HARRIS PA, et al. Absorption kinetics of aspirin in man following oral administration of an aqueous solution. J Pharm Sci, 1972, 67:379-385.）

口服给药可引起吸收延迟和峰浓度的下降，在多数情况下，药物的吸收半衰期比消除半衰期短得多，在达峰时间，大多数药物已被吸收，只有少部分药物被消除，因此血药浓度的下降主要取决于药物处置，即药物处置为限速过程，但有时吸收过程是限速过程，如儿科常用抗癫痫药物奥卡西平，发挥药理作用的为其代谢产物 10- 羟基卡马西平，母药奥卡西平消除速度极快，半衰期为数分钟，吸收是其限速过程。

第三节　生长发育对药代动力学的影响

人的生命周期通常分为几个不同的阶段，包括新生儿期（出生后至 28 天）、婴幼儿期（28 天至 3 周岁）、儿童期（3 岁至 12 周岁）、青春期（13 岁至 19 岁）。随着机体的生长发育及成熟，机体对药物处置能力亦不一样，表现为药代动力学方面的差异，此外不同年龄段对药物的反应有所不同，一般认为，受体发育对药物效应所产生的影响可能来自 3 个方面：受体数量的增加或减少，与配体的结合亲和力的增强或减弱，以及效应器官的结构或功能发育尚未成熟，本节主要介绍药代动力学方面。

药物的吸收似乎并不随着年龄呈现显著性变化，影响药物吸收的因素包括胃液 pH、胃排空时间、肠蠕动等。血流随着年龄变化而有所不同，新生儿在出生后第一周胃酸相对缺乏，3 周岁以后胃酸分泌量才接近成人水平。出生后早期胃排空时间也是延迟的，肠蠕动很不规则，骨骼肌较少且收缩无力，骨骼肌的收缩可促进血液流动和促进肌肉的扩张。

体重对药代动力学也有一定影响，机体体液容积、肌肉数量、器官血液量、器官功能都与体重有关，所以药物分布容积、清除率以及由此设定的剂量方案都与体重有关，临床上根据体重给药有一定的合理性。通常情况下，新生儿的药物血浆蛋白结合率比成人低，有些药物（如苯巴比妥）蛋白结合率低，在体内大部分以游离形式存在，因此在按体重进行剂量调整时与成人一样。地高辛广泛分布于组织并很少与血浆蛋白结合，导致游离药物分布容积似乎很小或不发生变化，即意味着药物分布和蛋白结合以及年龄无关。苯巴比妥、地高辛和苯妥英三种药物在新生儿和成人体内与血浆蛋白结合率、分布容积（V_d）见表 2-1。

表 2-1　某些药物在新生儿和成年人体内血浆蛋白结合和分布数据

药物	血浆中游离分数（fu）		分布容积 /（L/kg）		游离药物分布容积 /（L/kg）*		体内游离药物的百分数 /%[†]	
	新生儿	成年人	新生儿	成年人	新生儿	成年人	新生儿	成年人
苯巴比妥	0.68	0.53	1.0	0.55	1.5	1.0	67	60
地高辛	0.80	0.70	5 ~ 10	7.0	6 ~ 12	10	6 ~ 12	6
苯妥英	0.2	0.10	1.3	0.63	6.5	6.3	12	10

注：* 根据 V/fu 计算所得，[†] 根据 $100 \times V_{TBW}/V_u$ 计算，V_{TBW} 代表全身的体液（成年人为 0.6L/kg，新生儿为 0.8L/kg），假定游离药物都是以同等浓度均匀分布在全身体液中

不同年龄段儿童的药物代谢方面差异非常大，比如肾脏功能，新生儿代谢药物的能力在 6 ~ 12 月龄时发育成熟。如图 2-7 所示，儿童从出生到 12 月龄期间的 CYP2D6 和 CYP3A4 的活性值（用每克肝重与成人的比值来表达）变化较大。这个年龄段的婴儿肝脏发育迅速，导致其代谢变化较大，所以很难预测个体化给药的剂量，特别是新生儿。表 2-2 比较了不同年龄段儿童 CYP3A4、CYP1A2、葡萄糖醛酸结合酶和硫酸化酶活性的变化情况。

各年龄人群地西泮的半衰期如图 2-8 如示，新生儿阶段显著延长，随着

年龄增长逐渐降低，在 2～8 岁接近成年人，在老龄阶段再接近新生儿，图 2-7 中描述了出生后第一年的活性变化情况。

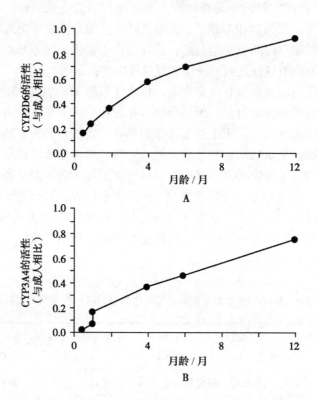

图 2-7　CYP2D6（A）和 CYP3A4（B）活性的平均变化（用每克肝重与成人的比值来表达）
（From: JOHNSON TN, TUCKER GT, ROSTAMI-HODJEGAN A. Development of CYP2D6 and CYP3A4 in the first year of life. Clin Pharmacol Ther 2008,83:670-671.）

表 2-2　不同年龄段儿童的药物代谢酶活性

年龄	CYP3A4	CYP1A2	葡糖醛酸结合酶	硫酸化结合酶
早产儿	+	+	+	+++
足月产新生儿	+	+	+	+++
婴儿	+++	++	++	++
儿童	+++	+++	+++	+
青少年	++	+++	+++	+

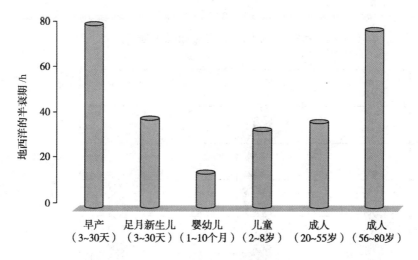

图 2-8　不同年龄人群地西泮半衰期比较

（From: MORSELLI PL. Drug Disposition During Development . New Youk: Spectrum Publications,1977:311- 360.）

药物排泄也随年龄而变化。肌酐分布于全身体液当中，很少与组织和血浆成分结合，几乎全由肾脏排泄消除，并且其清除率基本等同于肾小球滤过率（GFR），从某种程度上讲，肌酐清除率（Ccr）可以模拟某些药物的排泄过程。根据血清肌酐（Scr）可以估算肾小球滤过率（GFR），计算公式为 Schwartz 公式：$GFR[ml/（min \cdot 1.73m^2）] =k×$ 身高（cm）/Scr（mg/dl），k 为一系数，当患儿年龄 < 1 岁时为 0.45，1 岁以上为 0.55。

按体重折算，新生儿的 Ccr 很低，但在 6 个月时就很快达到最大值，6 个月 ~ 20 岁的 Ccr 约是 $120[ml/（min \cdot 1.73m^2）]$。儿童 Ccr 与体重或年龄关系紧密，主要经肾脏排泄的药物，在不同年龄段儿童，其药代动力学或血药浓度可存在显著差异。

以万古霉素为例，年龄为 1 个月 ~ 18 岁患儿，其中 78 例采用万古霉素 40mg/（kg·d），144 例采用万古霉素 60mg/（kg·d），分 4 次静脉滴注给药，按体重分为 ≤ 25kg、25 ~ 50kg 和 > 50kg 三组，按年龄段分为 0 ~ 23 个月、2 ~ 5 岁，6 ~ 12 岁和 13 ~ 18 岁四组，结果表明，按 60mg/（kg·d）剂量给药，患儿万古霉素初始血药浓度显著高于按 40mg/（kg·d）剂量给药的患儿。在 114 例按 60mg/（kg·d）剂量给药患儿中，2 ~ 5 岁年龄组、6 ~ 12 岁年龄组和 13 ~ 18 岁年龄组分别有 16.7%、38.7% 和 63.0% 达到初始谷浓度水平（10 ~ 20μg/ml）。体重 > 50kg 患儿的万古霉素血药浓度显著高于体重 ≤ 50kg 患儿（分别为 17.1μg/ml 和 9.3μg/ml，$P < 0.001$），详见图 2-9A 和图 2-9B。因此，为了达到理想的万古霉素治疗药物水平，除了考

虑剂量，体重、年龄和肾功能等因素均应加以考虑。

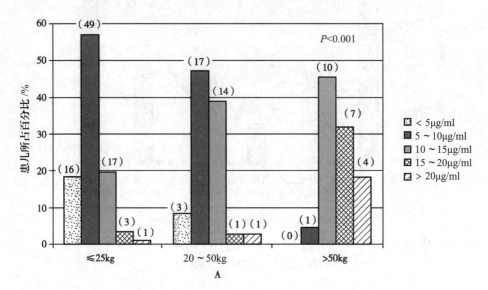

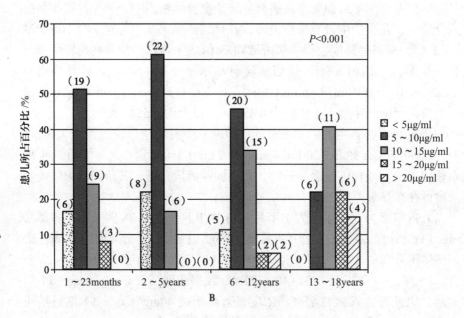

图 2-9 万古霉素血药浓度分布图

A：不同剂量　B：相同剂量不同年龄

（From: MADIGAN T，SIEVE RM, GRANER KK，et al. The Effect of Age and Weight on Vancomycin Serum Trough Concentrations in Pediatric Patients. Pharmacotherapy, 2013, 33, 1264-1272.）

万古霉素初始剂量 60mg/（kg·d）的患儿，体重（图 2-9A）及年龄（图 2-9B）与血药谷浓度之间的关系。括号内为处于上述血药浓度范围患儿的数量，纵轴为患儿所占百分比。

第四节　药物转运体及跨膜转运

一、药物转运体

药物转运体是一系列以药物为基质，存在于组织、器官细胞膜表面，担当药物跨膜转运的蛋白质总称。它的主要作用是将药物向生物体内的能动转移，并通过毛细管内皮细胞和各脏器细胞膜的表面转运体的介导，实现药物在生物体内向标的脏器的有效分布，最后经肝脏和肾脏完成药物及代谢产物的体外排泄。大多数低脂溶性、分子量小的药物，其分子成分可以通过单纯扩散形式透过细胞的双层磷脂膜，而脂溶性低、分子量较大、分子内存在极性的药物，通常都以药物转运体作为媒介，实现药物的透细胞膜转运。

迄今为止，人类基因组织已经确认了 300 个溶质转运蛋白家族的基因及 56 个 ATP- 结合盒基因，这些基因编码的转运蛋白识别并转运与其底物结构相似的药物，我们将转运药物的蛋白称为药物转运蛋白。目前已发现并克隆的药物转运蛋白包括寡肽转运蛋白、核苷转运蛋白、有机阴离子转运蛋白、有机阳离子转运蛋白、维生素转运蛋白、氨基酸转运蛋白、一元羧酸转运蛋白、P- 糖蛋白、多药耐药相关蛋白等。表 2-3 列出了常见肝脏药物的转运体及转运基质。图 2-10 列出了几种常见于肾小管的药物转运体的分布情况。

表 2-3　肝脏的药物转运体及其转运基质

转运体		转运基质
流入转运体	OATP1B1	3- 硫酸雌酮，胆红素葡糖苷酸，普伐他汀，白三烯 C4
	OATP1B3	牛磺胆酸盐，地高辛，胆酸盐等
	OATP2B1	3- 硫酸雌酮，苯唑青霉素，硫酸脱氢表雄酮等
	OAT2	多环芳烃，水杨酸，甲氨蝶呤等
	OCT1	四乙基胺、西咪替丁，多巴胺等
	NTCP	牛磺胆酸盐，甘胆酸盐，胆酸盐等

转运体		转运基质
流出转运体	MDR1	盐酸伊立替康，阿霉素，长春碱，地高辛，洛哌丁胺等
	MRP2	白三烯 C4，胆红素，普伐他汀等
	BSEP	牛磺胆酸盐，甘胆酸盐等
	BCRP	硫酸脱氢表雄酮，3- 硫酸雌酮，米托蒽醌，拓扑替康等

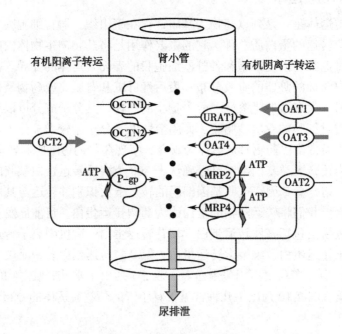

图 2-10　药物转运体在肾小管上皮细胞的分布

二、药物跨膜转运

　　药物的跨膜转运因药物的性质和生物膜的结构呈现多样性，按其驱动机制的不同可分为被动转运和主动转运等，根据其转运过程是否需要载体蛋白的参与可分为非载体蛋白介导的被动扩散和载体蛋白介导的促进扩散及主动转运。

　　1. 单纯扩散　单纯扩散（simply diffusion）又称被动扩散（passive diffusion），是一个物理扩散作用，药物依靠膜两侧的浓度梯度为动力，从高浓度一侧往低浓度一侧转运，直至平衡。此种转运方式不需要载体，也不消耗能量，无饱和性和竞争性。大多数药物的跨膜转运都属于此种方式，该过程属于一级速率过程，服从 Fick 扩散定律，其转运速率与膜两侧的浓度差成正比，与膜厚度成反比。此外，药物的分子量、脂溶性和解离度等对膜转运速率有重要影响。

2. 促进扩散　促进扩散（facilitate diffusion）又称易化扩散、协助扩散，是指一些非脂溶性物质（如氨基酸、糖、金属离子）在细胞膜内蛋白质的帮助下，顺着浓度梯度从高浓度侧向低浓度侧转运的过程。一般认为促进扩散的转运机制是细胞膜上的载体蛋白在膜外侧与药物结合后，通过蛋白质的自动旋转或变构将药物转入细胞内。另有报道认为，细胞膜上的特殊载体蛋白与药物的结合能提高其脂溶性，使药物易于透过细胞膜，其转运机制尚不十分明确。促进扩散是利用药物的浓度梯度，故转运过程不消耗能量，但必须由对被动转运物质具有专属性的转运蛋白介导，故具有结构特异性和饱和现象，其转运过程可受到同一转运蛋白底物的影响。研究表明，在小肠上皮细胞、脂肪细胞、血脑屏障血液侧细胞膜中，氨基酸、D-葡萄糖、D-木糖和季铵盐类药物的转运就属于促进扩散，甲氨蝶呤进入白细胞也可通过此种转运方式，其转运速率比单纯扩散要快得多。

3. 主动转运　主动转运（active transport）是指药物在细胞膜内的蛋白的帮助下，逆着浓度梯度从低浓度一侧向高浓度一侧转运的过程。由于为逆浓度梯度转运，需消耗能量，可直接利用细胞内 ATP 代谢的能量发生原发性主动转运（primary active transport），也可间接利用细胞内代谢能量发生继发性主动转运（secondary active transport），其转运过程可被代谢抑制剂或低温抑制。由于细胞膜上的载体蛋白数量有限，故主动转运过程具有饱和性和竞争抑制性，其速率过程符合米氏方程。主动转运是人体重要物质的转运方式，生命必需的营养物质（如糖、氨基酸、核苷酸、维生素等）常以蛋白质介导的主动转运方式进行跨膜转运。

4. 膜动转运　膜动转运（membrane mobile transport）是细胞膜主动变形将某些物质摄入细胞或从胞内释放到胞外的过程，包括入胞作用和出胞作用，膜动转运与细胞的流动性特征密切相关。当药物与细胞膜上某些蛋白有特殊的亲和力时，可附着于细胞膜上，进而细胞膜凹陷并将其吞入形成小泡，包裹药物的小泡逐渐与细胞膜表面断离，进入细胞。摄取的物质为溶解物或液体的内吞称为胞饮作用，摄取的物质为大分子或颗粒状物的被称为吞噬作用。一些蛋白质、多肽类药物、脂溶性维生素等可通过入胞作用吸收转运，但对一般药物转运意义不大。

总之，药物的跨膜转运是一个非常复杂的过程，其具体转运机制取决于药物本身的性质和吸收部位的生理病理特征。药物可以一种特定的方式进行跨膜转运，也可以多种方式来完成膜转运过程。对机体而言，多数药物均为外源性有机异物，常以被动扩散方式转运。

一、概述

（一）与药物结合相关的血浆蛋白

药物通过吸收进入血液后，一般会与血液中的蛋白结合，剩余的游离药物，才可以透过毛细管微孔，分布到细胞间隙、相关细胞、组织和器官，产生药物作用或被代谢和排泄。血浆蛋白是药物有效的传输载体，许多难溶性的药物，通过与血浆蛋白结合完成在血液中传送。血浆中含有 6%～8% 的蛋白质，种类达 60 多种，其中白蛋白、球蛋白、纤维蛋白原、α_1- 酸性糖蛋白、脂蛋白与药物结合有关。

（二）与蛋白结合的情况及程度

在血浆的蛋白中，3 种蛋白质与大多数药物结合有关，即白蛋白、α_1- 酸性糖蛋白和脂蛋白。白蛋白占血浆蛋白总量的 60%，在药物 – 蛋白质结合中起主要作用。大多数酸性药物和一些碱性药物（如青霉素类）可与白蛋白结合。许多碱性和中性药物（如普萘洛尔、奎尼丁等）可与 α_1- 酸性糖蛋白或脂蛋白结合。其他蛋白质只与少数药物有特殊亲和性，如甾体化合物泼尼松龙和皮质激素与球蛋白结合。

药物的血浆蛋白结合量受药物浓度、血浆蛋白的质和量及解离常数影响，各药结合率（血中与蛋白结合的药物与总药量的比值）随剂量增大而减少。药理学书籍收载药物的血浆蛋白结合率是在常用剂量范围内对正常人测定的数值。药物与血浆蛋白的结合是可逆性的，结合后药理活性暂时消失，结合物分子变大不能通过毛细管壁，暂时"储存"于血液中。通常游离药物与结合药物处于动态平衡，在吸收过程中游离药物穿透毛细管壁进入血液后与血浆蛋白结合，有利于吸收；在消除过程中（如肝摄取及肾小管分泌），血中游离药物被除去，有利于消除。

二、临床意义

（一）蛋白结合对药物 ADME 的影响

1. 蛋白结合对药物体内分布的影响　由于只有药物的游离型分子才能从血液向组织转运，故药物向组织分布主要决定于血液中游离型药物的浓度。如磺胺噻唑的血浆蛋白结合率为 55%～80%，进入脑脊液的浓度仅为血浆浓度的 30% 左右，而磺胺嘧啶的蛋白结合率较低（20%～60%），其脑脊液浓度高达血浆浓度的 40%～80%，故在治疗流行性脑膜炎时，磺胺嘧啶常作为首选药。因为血管外体液中蛋白质浓度比血浆低，所以药物在血浆中的总浓度一般比淋巴液、脑脊液、关节腔液以及其他血管外体液的药物浓度高，血管外体液中的药物浓度与血浆中游离型浓度相似。

药物与血浆蛋白结合是一种可逆过程，有饱和现象，血浆中药物的游离型和结合型之间保持着动态平衡关系。当游离型药物随着转运和消除使其浓度降低时，一部分结合型药物就转变成游离型药物，使血浆及作用部位在一定时间内保持一定的浓度。从这个意义上来说，药物与蛋白结合也是药物储存的一种形式。

蛋白结合通常是药物向组织分布的一种限定性因素，使部分药物"储存"于血浆中，以减弱药物的作用强度，防止作用大幅度波动和延长药物作用时间。但蛋白结合对表观分布容积（V_d）的影响较复杂，可使 V_d 减小、增大或呈现选择性分布。

（1）蛋白结合使 V_d 减小：某些药物如华法林、保泰松、氯贝丁酯、某些磺胺类、丙戊酸等酸性药物在血浆低 pH 环境下可解离，与白蛋白的结合点数虽有限，但亲和力很高，结合百分率很高，这类药物和白蛋白结合十分牢固，不易透过生物膜，表观分布容积很小而半衰期长，比如保泰松，结合百分率为 98%，V_d 只有 0.09L/kg（相当于注入的白蛋白的分布容积），$t_{1/2}$ 长达 75 小时。对于这些药物，蛋白结合将起到血浆潴留作用，使药物不易进入血管外组织被消除。

（2）蛋白结合使 V_d 增大：三环抗抑郁药、酚噻嗪类及某些中枢性镇痛药等弱碱性或非解离药物，与血浆蛋白亲和力低，但结合位点数多，故也有较高的蛋白结合率。它们与白蛋白的结合不牢固，但与许多组织结合较强，故分布容积大，较易消除，半衰期较前类药物短，如丙米嗪蛋白结合率为 95%，V_d 值达 40L/kg，$t_{1/2}$ 为 16 小时。

（3）蛋白结合使药物选择性分布：还有少数药物（如普萘洛尔），蛋白结合使它们呈现选择性肝脏分布。这类药物与肝脏中组织蛋白的亲和力或结合位点数高于血浆蛋白，通过肝脏清除血浆中游离型及结合型药物，实际上蛋白结合不损害这类药物的血管外分布，而是使其选择性地移向具有高度亲和力或有较多结合位点数的组织，故其分布容积介于上述两类药物之间，因其易被肝脏摄取并代谢，故半衰期较上述两类药物短，如普萘洛尔，蛋白结合率为 93.2%，V_d 为 3.62L/kg，$t_{1/2}$ 仅为 167 分钟。

2. 蛋白结合对药物在体内清除的影响　血浆蛋白结合率能明显影响低摄取药物的清除率，但对高摄取药物的清除率没有影响。这种影响十分复杂，除与前述的许多因素有关外，还与药物的消除机制密切相关。蛋白高度结合的药物通过肾小球滤过的能力极低，这类药物主要通过肾小球滤过消除，有较长的半衰期，如二氮嗪，$t_{1/2}$ 为 30 小时，某些造影剂长达一年以上。但蛋白结合通常不影响药物自肾小管的主动分泌过程，如某些青霉素虽然蛋白结合率达 90% 以上，但仍能迅速通过肾小管分泌机制而消除，$t_{1/2}$ 仅为 0.5～1 小时。蛋白结合对药物在肝脏代谢的影响与对肾排泄类似，即通过扩散过程进入肝细胞，被代谢的药物消除速率与蛋白结合程度成反比，如涉及主动转运机制，则消除不受蛋白结合的影响。某些药物如普萘洛尔其蛋白结合反成为一种载体系统，促进药物被运送至消除部位，加速其消除，从而使半衰期缩短。这说明，当消除仅限于游离药物时，蛋白结合可减慢消除速率，半衰期延长；反之，当消除不限于游离药物从而不受蛋白结合影响时，蛋白结合可加速消除，使半衰期缩短。

（二）蛋白结合对药效的影响

药物效应的强度和持续时间取决于药物能否分布到作用靶位、并在受体周围维持一定的有效浓度。通常药物与血浆蛋白结合成为复合体后不能跨膜转运，药物的分布、代谢、排泄以及与相应受体结合继而发生药理效应都以游离形式进行，因此，血中游离药物浓度是影响药效的重要因素。许多体内实验均证明，药物的药理效应或毒性与其在血液中的游离部分而不是总浓度直接相关。例如，动物经过手术、α_1- 酸性糖蛋白（AGP）诱导剂或转基因等方法处理后，体内的 α_1- 酸性糖蛋白水平显著上升，一些主要与 AGP 结合的药物（如普萘洛尔、利多卡因、丙米嗪等）在这些动物体内的血浆蛋白结合率明显增加，而体内药效与游离药物浓度之间的相关性要比与总血药浓度的相关性好。

三、不同年龄的血浆蛋白变化与药物结合

新生儿总的血浆蛋白浓度大约为成年人的 86%，并且随着年龄的增长，到儿童期各类血浆蛋白已经接近成年人的水平。因此，不同年龄的血浆蛋白变化，在新生儿和婴幼儿时期最为显著（表 2-4、表 2-5）。和成年人相比，新生儿和婴幼儿的血浆蛋白结合率往往很低。这一方面是由于总体血浆蛋白水平有所减少，另一方面也是因为血浆蛋白亲和力低，同时还伴随有高浓度的内源性竞争底物。

理论上来说，低水平的血浆蛋白结合率有利于药物从血浆分布到组织当中，进而增加药物的表观分布容积。有研究发现，苯巴比妥在新生儿体内的血浆蛋白结合率低于成年人，同时表观分布容积升高。这一生理特点，使得新生儿和婴幼儿的血药浓度结果判读变的复杂。因为我们在临床工作中，测定的往往是总血药浓度，而不是起作用的游离药物的浓度。使用某些药物的总血药浓度解释临床现象会十分困难，比如苯妥英钠，该药物的血浆蛋白结合率很高，同时治疗窗又很窄。最后，值得注意的是，某些血浆蛋白结合率

高的酸性药物如磺胺类药，在白蛋白水平很低的情况下，能够竞争白蛋白的胆红素结合位点并且置换出胆红素。这一药理特点会导致血液中非结合胆红素的水平升高，进而增加新生儿出现核黄疸的风险。同样的现象也存在于头孢曲松的使用中，离体和在体实验均证实该药物在治疗浓度下即可置换出胆红素，使新生儿存在胆红素脑病的发病风险。

表2-4 小儿和成年人血浆成分的比较

血浆成分	新生儿	婴儿	儿童
总蛋白	下降	下降	不变
血浆白蛋白	下降	不变	不变
血浆球蛋白	下降	下降	不变
α_1- 酸性糖蛋白	下降	无法判断	不变
游离脂肪酸	升高	不变	不变
非结合胆红素	升高	不变	不变

表2-5 不同药物在婴幼儿及成年人体内血浆蛋白结合率的区别

年龄	血浆蛋白 （占成年人的百分比）	药物	小儿 血浆蛋白结合率	成年人 血浆蛋白结合率
出生第一天	α_1- 酸性糖蛋白（53.4%）	芬太尼	70%	84%
		利多卡因	41.5%	71%
		纳洛酮	28.5%	46%
		普萘洛尔	58.2%	87%
		维拉帕米	60.4%	89.6%
	白蛋白（76.4%）	氨苄西林	10%	19%
		阿托品	21.1%	26.3%
		卡马西平	67%	78.7%
		氯霉素	45.9%	59.5%
		顺铂	85%	91%
		氯硝西泮	82.7%	87.7%
		地西泮	65%	82%

年龄	血浆蛋白 （占成年人的百分比）	药物	小儿 血浆蛋白结合率	成年人 血浆蛋白结 合率
		地高辛	20.9%	23%
		呋塞米	75%	84%
		吗啡	31%	33%
		对乙酰氨 基酚	36.8%	47.5%
		青霉素	48%	60%
		苯巴比妥	34.2%	53.9%
		苯妥英钠	81.9%	87.8%
		异丙嗪	67.9%	73.2%
		甲氧嘧啶	9.9%	94.1%
		丙戊酸	87.9%	84.7%
出生 7～28 天	白蛋白（76.4%）	头孢曲松	71.5%	91%
出生 3～12 个月	α_1- 酸性糖蛋白（54.9%）	利多卡因	68%	71%
	白蛋白（77.2%）	头孢曲松	84%	91%
		苯妥英钠	85.3%	87.8%
		丙戊酸	85.7%	91.5%

四、血浆蛋白异常时的 TDM

（一）血浆蛋白异常对 TDM 的影响

药物血浆蛋白结合（简称结合）系指药物小分子与血浆蛋白大分子之间的可逆性相互作用。药物进入循环后，因结构上的差异或多或少会与血液中的成分（如血细胞、血浆蛋白等）形成结合型（bound）药物，而未被结合（unbound）的部分则称为游离型药物（free drug）。药物的结合主要通过离子键、氢键、疏水性结合及范德华力结合，一般是可逆的，结合型药物因分子变大而不易透膜，"储存"于血液中，游离药物经血液运输分布到机体各组织部位。多数药物在血液中与血浆蛋白结合，还可以与血细胞结合或进入其中，药物在血液中的分布通过游离药物达成动态平衡。血浆蛋白与药物结合是影响药物分布的重要因素，其中白蛋白（HSA）和 α_1- 酸性糖蛋白（AGP）是两种最重要的药物结合蛋白组分。

目前，绝大多数文献报告的血药浓度监测和药代动力学研究是通过测定血浆（血清）总药物浓度（即通常所谓的血药浓度）进行的，因为通常采用的血样制备方法，无论是蛋白沉淀法还是有机溶剂提取法，因血浆蛋白变性，与血浆蛋白结合的药物得以解离，因此，测得的药物浓度是结合型与游离型药物浓度的总和。这在一般情况下是可行的，因为多数药物在治疗药物浓度范围内血浆蛋白结合率比较恒定，总浓度的变化能够反映游离药物浓度的变化，另外，游离药物浓度与总浓度比值的个体差异较药物代谢速率的个体差异小得多。

然而，在一些特殊情况下测定总浓度将使结果的解释发生错误，应同时测定游离药物浓度。比如肝、肾疾病由于血浆白蛋白浓度降低以及内源性蛋白结合抑制物如胆红素、游离脂肪酸增多使许多药物的血浆蛋白结合率降低，游离药物分数增加。如肝硬化患者奎尼丁的游离药物浓度几乎增加 3 倍，肾脏疾病时苯妥英、水杨酸、氯贝丁酯等药物的血浆蛋白结合率明显降低，此时如仍以总浓度的治疗范围调节药物剂量，实际上增加了游离药物浓度，将导致实际上的过量中毒，已有报告在这类患者中苯妥英中毒明显增加。此外，手术与创伤以及营养不良等疾病状态也可使血浆白蛋白降低，致游离药物浓度增加。还应指出，某些疾病如炎症、恶性肿瘤、肾移植以及应激状态等，血浆 α_1- 酸性糖蛋白（AGP）增加，可使一些与 AGP 有较大亲和力的药物（主要为碱性药物）如氯丙嗪、普萘洛尔、利多卡因等的蛋白结合率升高，游离药物浓度降低。

（二）血浆蛋白异常下 TDM 的解释

对于血浆蛋白异常的患者，药物与血浆蛋白结合的变化可能导致药物消除速率常数的改变，从而对体内血药浓度产生暂时或持续的影响。因此，在进行 TDM 时应考虑到总浓度的测定结果会使解释发生错误，故应该同时测定游离药物浓度。血浆样品先经平衡透析或作成超滤液以除去结合型药物后再行测定可得游离药物浓度。

近年来，测定唾液药物浓度进行 TDM 和药代动力学研究日渐增多，因唾液为一种无蛋白滤液，测得的为具有药理活性的游离药物浓度。目前国外已对茶碱、苯妥英、卡马西平、丙戊酸、丙吡胺以及利多卡因的游离药物浓度监测进行了大量研究，这些药物与临床效应的相关性均优于总药物浓度。但在游离药物浓度推荐为常规临床应用之前仍需继续进行大量工作，特别是测定技术的改进。血中药物蛋白结合率的变化尽管会改变体内的稳态血药浓度，但只有在高清除率药物中才会对游离药物浓度产生影响。

（三）在血浆蛋白异常下基于 TDM 的给药方案策略

药物–血浆蛋白结合的变化最终并不一定导致相应的药物效应的改变，

上篇 第二章 儿童药代动力学特点

还取决于药物与蛋白的结合性质、治疗浓度范围、内在清除率、分布容积、药动－药效平衡时间、给药方式等诸多因素。在分析药物血浆蛋白结合对药效或毒性的影响时，应充分考虑到更多其他因素的影响。

在常规药物治疗实践中需考虑这些因素，以明确哪些药物、在什么情况才有必要进行药物的游离浓度监测、血浆蛋白结合的药效和临床相关性研究。血浆蛋白结合的药效相关性指标中，药物与蛋白的结合性质和治疗药物的游离浓度安全性范围应优先考虑，一个结合率低于 70% 的药物，即使结合率降低 10%，体内游离药物浓度最多只增加 20%，而一个结合率高达 98%的药物，若结合率降低 10%，则可以使游离药物浓度上升 5 倍。当然，如果药物的安全浓度范围较大，即使游离浓度增加很多倍，也不会导致严重的毒副反应。对于安全性小的药物，血浆蛋白结合率变化对药效和毒性的影响，还取决于药物的清除特性、分布容积和药动－药效平衡半衰期的大小。通常，在治疗血药浓度范围内药物的血浆蛋白结合率是比较恒定的，药物的血药浓度就大体反映了血中的游离药物水平，此时，即使药物的血浆蛋白结合发生改变，也没有必要特别进行体内游离药物的浓度监测。

第六节　常见疾病状态对药代动力学的影响

疾病会造成特殊的生理病理状态，进而影响药物在体内的处置。因此，了解一些常见的儿童疾病对药物在体内 PK 的影响，将利于临床为患儿制订出相应的用药方案。

一、肥胖

国家卫生健康委员会发布的《中国居民营养与慢性病状况报告（2015）》指出，目前全国 18 岁以下青少年儿童超重率为 9.6%，肥胖率为 6.4%，比 2002 年上升了 5.1% 和 4.3%。由此可见肥胖已成为儿童的常见疾病，而肥胖能显著影响机体的生理状态，如：改变机体的组织成分、增加循环血容量、增加心输出量、改变体液分布容积、造成肝肾损伤等。以上生理状态的改变均能够造成药物在体内吸收、分布、代谢、排泄参数的改变，从而造成药物达不到理想的药效或引起不良反应。此外，药物性质的不同如亲水亲脂性、蛋白结合率等也会造成药物在肥胖儿童和正常儿童体内的处置发生差异。具体到肥胖对儿童常用的药物 PK 的影响见表 2-6。

表 2-6　肥胖儿童不同药物的 PK 变化

药物类别	药名	分布容积	清除率
解热镇痛药	对乙酰氨基酚	↓	↔
抗菌药	头孢唑林	↔	↔
	庆大霉素	↓	NA
	妥布霉素	↓	↔
	万古霉素	↓	↓
抗惊厥药	卡马西平	↓	↓
	咪达唑仑	NA	↔
抗肿瘤药	白消安	NA	↓
	阿糖胞苷	NA	↔
	阿霉素	↑	↔
	依托泊苷	NA	↔
	硫嘌呤	↑	↑
	甲氨蝶呤	NA	↔
	替尼泊苷	NA	↔
呼吸兴奋药	咖啡因	↓	↓
	茶碱	↓	NA

注：NA 无数据；↑肥胖儿童较正常儿童增加；↓肥胖儿童较正常儿童降低；↔肥胖儿童较正常儿童无变化

二、肝肾疾病对药物的影响

1. 肝病对药物的影响　肝病从多个方面影响了药物的代谢：①急性肝病时 CYP 活性基本不发生变化，慢性肝病和肝硬化时 CYP 活性显著降低。但是，对于非酒精性脂肪肝患者，其 CYP2E1 的含量和活性均增加。②肝脏清除率下降。由于肝细胞破坏导致 CYP 含量和活性降低，清除率随之下降。③药物与血浆蛋白结合率降低。慢性肝病导致肝脏合成蛋白减少，同时内源性物质如游离脂肪酸、胆红素、尿酸等不能及时被肝脏清除，而大量与血浆蛋白结合，导致血浆游离药物增多，增加了药物毒性反应。④肝血流量减少。正常人肝血流量约为心排血量的 1/4，大约 1.5L/min。肝血流的 75% 来自门静脉，25% 来自肝动脉。肝硬化时由于形成肝外侧支循环，门静脉血流量半数以上不经肝脏而直接进入体循环，导致肝血流量明显减少。利多卡因、硝酸甘油、苯二氮䓬类等药物体内清除过程主要与肝血流量有关，而与肝脏的 CYP 同工酶活性基本无关，肝血流量的降低导致药物清除率降低。⑤首过效应减弱，生物利用度提高。肝硬化时肝血流量降低，药物在肝脏的清除率下降，肝脏摄取比率也降低，导致药物的首过效应减弱，生物利用度将大大提高。这类药物包括普萘洛尔、美托洛尔、氯丙嗪、哌甲酯、吗啡、硝酸甘油、咪达唑仑、螺内酯、甲睾酮等。

肝病患者的药物代谢功能普遍受损，CYP-450 同工酶活性及表达受损的程度与肝病的严重程度相关。其中 CYP1A，CYP2C19 和 CYP3A 更易受肝病影响，而 CYP2D6、CYP2C9 和 CYP2E1 则很少受肝病的影响。

（1）肝硬化对药物代谢的影响：肝硬化患者中，CYP1A2 对肝功能障碍最为敏感。研究发现，肝硬化患者肝脏 CYP1A 蛋白表达减少 30%，其底物药物如茶碱、咖啡因等的代谢清除随之降低。胆汁淤积性肝硬化患者 CYP2C 的蛋白表达显著减少，其中 CYP2C19 尤其敏感，其底物如奥美拉唑、美芬妥英的代谢清除在胆汁淤积性肝硬化患者中明显减少。肝硬化患者 CYP3A4 活性显著降低，同时发现 CYP3A4 活性与血清转氨酶水平无关。推测慢性肝硬化患者肝细胞的损伤不如急性期表现突出，临床也发现转氨酶水平在肝硬化晚期可以正常，但是肝细胞被大量的纤维化组织替代，将直接导致 CYP 酶活性或数量的降低，因此酶活性的降低与血清转氨酶可以无关。在肝硬化患者中，由 CYP3A4 代谢的药物清除减少，如利多卡因、硝苯地平、咪达唑仑、雌激素等的代谢灭活作用降低，要适当减少药物剂量或给药间隔。严重的胆汁淤积性肝硬化 CYP2E1 蛋白表达也减少。

（2）肝移植对药物的代谢影响：研究发现，原位肝移植后第 1 个月，用氯唑沙宗代谢率评估 CYP2E1 的活性，发现其活性增加了 8 倍。而原位肝移植后 10 天，CYP3A4 的活性增加 10 倍，6 个月后恢复至基线水平。CYP3A4 活性的变化，可能与移植手术有关，也可能与术后早期大剂量应用泼尼松（CYP3A 诱导药）有关。

（3）其他肝病对药物代谢的影响：研究显示，慢性肝病伴血清胆红素浓度升高患者的 CYP1A2 和 CYP2C8/10 的含量显著下降，但是 CYP3A 和 CYP2E1 活性没有改变。对于阻塞性黄疸患者，研究发现，CYP3A4 活性、含量和 mRNA 表达均无显著变化。

2. 肾病对药物代谢的影响 肾脏疾病在肾小球滤过率、肾小管重吸收、蛋白丢失和水盐代谢等方面，影响药物的作用。

肾小球滤过是肾脏对药物排泄的重要方式，除了与血浆蛋白结合的药物，游离的原型药物和代谢产物可以通过肾小球被滤过。滤过速度受肾小球滤过率的影响，当滤过率降低时，药物排泄减慢，半衰期延长，易造成药物在体内的蓄积。

（1）肾小管分泌：有些药物可以通过近曲小管细胞以主动转运的方式自血浆分泌到肾小管内。近曲小管细胞具有两种特异性转运机制，分别分泌阴离子（酸性药物离子）和阳离子（碱性药物离子），分泌功能受损时，离子型的药物排泄速度降低。

（2）肾小管重吸收：肾脏在远曲小管以简单扩散的方式，对肾小管中的药物进行重吸收。脂溶性高极性低的药物更容易被重吸收，脂溶性低极性高的药物排泄速度最快。当肾小管重吸收功能受损时，脂溶性高极性低的药物排泄速度加快。肾病患者的体内产生的磷酸或硫酸可能排泄减少，在体内蓄积，碱性药物解离增加，重吸收减少，排泄增快。酸性药物解离减少，重吸收增多，排泄减慢。如果通过药物碱化尿液，则发生反向变化。

肾病除影响药物的肾脏排泄外，对药物的吸收、代谢也产生影响，如肾病可能通过某些机制影响肝脏 CYP 同工酶活性。有研究考察了 12 例晚期肾病患者的肝脏 CYP3A 活性，发现患者的 CYP3A 活性显著低于健康对照组。S- 华法林在体内主要经 CYP2C9 代谢。研究发现，与肾功能正常的受试者相比，晚期肾病患者的血清华法林的 S/R 构型比值显著升高，提示晚期肾病患者的 CYP2C9 活性可能降低。

三、循环衰竭

循环衰竭是指由于血容量减少或急性心脏功能障碍等引起的组织循环灌流量锐减，以致代谢发生严重障碍的全身性病理过程。可能的病因包括慢性心力衰竭以及败血症等。循环衰竭可以改变儿童的药代动力学特点。其中慢性心力衰竭所导致的继发性肝、肾血流量下降，可能会影响某些药物的排泄。慢性心力衰竭对小儿 PK 的影响见表 2-7。

表 2-7　慢性心力衰竭对小儿 PK 的影响

药动学	结局
生物利用度	肠壁水肿可能会干扰药物的吸收。肝脏淤血可能会影响药物的首关效应，造成血药浓度升高。某些非静脉胃肠外给药途径的药物也会受到外周性水肿的影响，造成生物利用度的下降
蛋白结合率	在充血性心力衰竭儿童中，蛋白结合率无明显的改变
表观分布容积	组织低灌注以及不断增加的总的体液量之间存在着动态平衡，因此会使得药物的表观分布容积出现难以预料的变化

药动学	结局
生物转化	肝脏的低灌注也能够改变某些药物代谢酶的活性，特别是对于血流依赖性的药物，如利多卡因，影响尤为显著
排泄	肾前性的氮质血症可能会减少某些药物的排泄

四、低蛋白血症

儿童低蛋白血症是临床上常见的疾病并发症，可影响许多疾病的预后，血清白蛋白水平与病情严重程度和病死率有密切关系。研究发现，低蛋白血症可作为预测预后不良的指标之一，是预测危重症儿童病死率、发病率的重要指标。

人血清白蛋白（human serum albumin，HSA）是人血浆中最丰富的蛋白质，占血浆总蛋白的 55% ~ 67%，肝脏是合成白蛋白的主要器官，正常情况下每天大约合成 0.2g/kg 白蛋白，然后通过静脉系统运至肝外。正常健康人血浆白蛋白的更新十分稳定（每天约 8% ~ 10%），分解率大致相当于其合成速度。白蛋白是脂类、电解质、药物等许多物质转运的重要载体，有利于物质的运输和药物在体内的作用。此外白蛋白具有清除自由基，调节细胞凋亡，维持酸碱平衡和抗凝的功能和作用，是维持血流动力学稳定的主要组成部分，也是转运氧的重要组成部分。

儿童低蛋白血症是一种常见的临床表现，多见于肾脏疾病和消化系统疾病。造成血清白蛋白含量降低的基本原因：①用于合成白蛋白的原料即营养物质摄入不足，体内缺乏合成白蛋白的原料，常见于长期饥饿、腹泻、消化吸收功能不良的慢性胃肠道疾病；②肝脏合成白蛋白的功能障碍，肝炎、肝硬化等使肝细胞合成发生改变，从而白蛋白合成降低；③血浆白蛋白的丢失，常见于各种肾脏疾病、甲状腺功能亢进、各种慢性消耗性疾病、感染和创伤应激状态。

药物进入血液循环后，不同程度地与血浆成分结合（主要为白蛋白和酸性糖蛋白）成为结合型药物，药物与血浆蛋白结合成为复合体后不能跨膜转运，而只有未结合部分的药物即游离型才能向各组织分布，药物的分布、代谢、排泄以及与相应受体结合继而发生药理效应都以游离形式进行，血中游离药物浓度的变化是决定体内药物处置、继而影响药效的重要因素之一。

正常人体内血浆蛋白的多少，不会影响游离型药物的浓度，但对于低蛋白血症的患儿，药物与血浆蛋白的结合减少，游离型药物增多，尤其对于蛋白结合率高、药理作用强、安全范围小的药物，易发生药物不良反应。正常情况下，药物与血浆蛋白结合处于一种动态平衡中，从而形成了一种缓慢释放机制，而低蛋白血症时，这种平衡被打破，正常的药量使游离型药物增加，同时药物的半衰期缩短，药理作用忽强忽弱，影响疗效。儿童低蛋白血症，使患儿体内的血药浓度与药物疗效的相关性发生改变，影响了对治疗的预测。

患儿出现低蛋白血症时，药物与血浆蛋白结合率降低，游离型药物增加，有些药物同时伴有肝清除率降低的现象，使药物浓度大大增加，如氨茶碱、泼尼松、苯妥英、地西泮等。变化较大的药物如甲苯磺丁脲，游离型药物可增加 115%，奎尼丁可增加 300%，保泰松可增加 400%。对于低蛋白血症的患儿，使用蛋白结合率高的药物时，如磺胺类、抗凝类、强心苷类、抗癫痫药、某些抗生素、降糖药等，应格外注意其不良反应的发生。

第七节　TDM 及个体化用药

临床上，儿童常规的经验性给药方法主要还是按体重 [mg/（kg·d）] 给药。这种方式虽然存在诸多缺陷，但可以保持游离药物峰浓度基本不变；因为主要通过肾排泄消除的药物随着年龄增加，所需药物剂量也需要相应改变。1～20 岁年龄段患儿的药物剂量增长率几乎随体重增加而上升，在 1～12 岁期间维持剂量增长几乎呈直线，30～80 岁年龄阶段的维持剂量增长率几乎随器官功能逐年衰退而降低。20 岁的维持剂量大约是 1 岁时的 4 倍，即使他们的体重相差 6.5 倍（65kg vs 10kg）。这些预测值是基于儿童随体表面积（按体重进行折算）以及清除率和体表面积的关系推算而来的。由于清除率在 20 岁以前逐渐升高，之后又逐渐下降，因此存在着配对的年龄值给予相同的药物剂量。比如，平均而言，一个 4 岁儿童（16kg）与一个 90 岁的老人（60kg）所需剂量一样。同样一个 12 岁（39kg）的儿童与 70kg 的患者所需的每日剂量一样，即所谓的常用维持剂量。

然而应用该规则时有太多的不确定性。如果可能，应尽量寻求具体药物的代谢随年龄相关变化的信息，反过来也需要有关参与药物消除的酶和转运蛋白量的相关信息。根据成人体重折算后的剂量，经证明是不宜作为儿童剂量的，尤其更不适于婴幼儿。遗憾的是，对于新生儿和早期的婴幼儿，一方面，其肝肾功能尚未发育成熟，必须减少给药剂量，为了避免中毒至少应按体重进行调整；另一方面，这些人群的代谢和排泄器官的重量占总体重的百分比又高于成年人，如所给予的药物是由发育影响小的代谢酶代谢，按照体重或体表面积折算的给药剂量又需要高于成年人。

生命早期阶段机体变化非常快，以至于难以给出可靠的清除率和个体化给药方案，因此这类人群给药时必须加倍小心。除了仔细观察反应外，对于那些治疗窗窄的药物，监测血药浓度可能是很有帮助的，其他年龄阶段的儿童也是如此。

药代动力学是描绘药物及代谢物在体内随时间定量变化的过程，通过建立适当模型描绘观察值，预测体内药物经时浓度，揭示血药浓度变化与给药方案之间的相互关系。开展治疗药物监测（TDM），获取患儿准确的血药数据是开展 PK 研究的前提。

如何准确获得患儿用药后的血药浓度数据，需要进行多方面的准备。涉及 TDM 的适应种类，需要把握标本采集、样本测试、数据分析、质量控制、结果分析及数据处理等多个方面，相关内容将在专门章节进行描述。开展 TDM 获取 PK 参数，其主要目的在于利用药动学原理对患儿的用药方案进行评估，调整或修订原有用药方案，实施个体化用药，以达到提高疗效和降低药物毒副作用的目的，其手段和方法多种多样，临床实践中可以根据实际情况，灵活应用。

临床上 TDM 常用于以下几个方面：①对于正常肝肾功能患儿，依据目标血药浓度估算患儿药物剂量，如抗癫痫药可以根据 TDM 测定结果，估算患儿的 PK 参数，进而来设计或调整抗癫痫药的维持剂量；②各种病理状态如肾功能不全、肝功能受损患儿用药方案的设计和调整；③特殊生理状态如肥胖患儿等用药方案的设计与调整等；④联合用药情况下患儿用药方案的调整等。

如前所述，TDM 在儿科人群中的研究和应用，受诸多不确定因素影响，受伦理学和临床实际操作包括样本采血等因素的限制，药代动力学的研究在儿童群体相对成人来说更为困难。

群体药动学（population pharmacokinetics，PPK）是将经典药动学原理与统计学原理相结合，使用零散采集的血样（包括使用其他化验残留的血样），获得血药浓度测定结果，估算群体参数值，结合 Bayes 反馈法，较准确地估算出个体参数，从而优化给药方案。PPK 主要研究药动学特性中存在的变异性，包括确定性变异和随机性变异。确定性变异，又称固定效应，通常在一定时段内较为固定，如年龄、性别、身高、体重、合并用药等因素。随机性变异，指数据资料中涉及的因子水平只是研究者关心的因子水平总体的一个样本，包括个体间与个体自身（残差）变异。1977 年 Sheiner 等正式提出了非线性混合效应模型（nonlinear mixed effect model，NONMEM），将固定效应和随机效应统一考察，利用扩展的非线性最小二乘法原理一步估算出各种群体药动学参数，并用于临床常规监测稀疏数据的群体分析。Sheiner等又用 FORTRAN 语言编制了 NONMEM 的程序，为临床 TDM 分析群体数据提供了强有力的工具，目前 NONMEM 法已应用在 TDM 中优化个体给药。

第八节 儿童 PPK 及 TDM 研究案例

万古霉素属于糖肽类抗菌药物，是儿科革兰氏阳性菌感染的最常用和最有效的抗生素，适用于耐甲氧西林金黄色葡萄球菌、肠球菌属、耐青霉素肺炎链球菌和多重耐药肺炎链球菌等所致严重感染，如肺炎、中枢神经系统感染等。接受万古霉素标准剂量的患儿有可能造成治疗失败，万古霉素最低抑菌浓度（MIC）≤ 1mg/L 者治疗成功率高，MIC 为 1～2mg/L 者治疗成功率明显下降。尽管可以通过增加万古霉素单次剂量或增加每日用药次数的方法克服万古霉素治疗的不敏感性，但不可避免增加万古霉素的肾、耳毒性等风险。国内外多种治疗指南建议监测万古霉素血清药物浓度，以保证安全性和有效性。群体药代动力学（PPK）的发展和应用，给万古霉素临床给药方案设计提供了新的思路和手段，PPK 方法与治疗药物监测（TDM）相结合，有助于临床制订个体化给药方案，提高疗效，避免药物毒性，减少耐药性的出现，使万古霉素的临床应用更为合理。

110 例年龄 1 个月～3 岁住院患儿，按肾小球滤过率（GRF）分为肾功能正常组、肾功能轻度受损和中度受损组，万古霉素剂量 35～45mg/（kg·d），分 3 次，1 小时静脉滴注给药；通过 HPLC 方法测定万古霉素血药浓度、群体药代动力学法估算患儿药代动力学参数，再观察万古霉素治疗临床效果及毒性反应，比较 3 组患儿药代动力学、药效学及毒性反应。

万古霉素 35～45mg/（kg·d）剂量给药，肾功能轻度受损及中度受损患儿平均血药谷浓度较正常肾功能患儿升高，血药谷浓度散点图见图 2-11，药动学主要参数呈现显著性差异，肾功能轻度及中度受损患儿血药浓度曲线下面积（AUC）和消除半衰期均显著延长（表 2-8），而且肾功能正常患儿万古霉素清除率与 SCr 呈正相关，肾功能受损患儿万古霉素清除率与 SCr 无相关性（图 2-12）。对于肾功能受损患儿，不能根据肌酐清除率推算万古霉素的药动学参数，因此不适合作为万古霉素剂量调整依据。采用蒙特卡罗模拟结果亦表明，对于正常肾功能患儿，常规剂量 [35～45mg/（kg·d）] 万古霉素给药，多数患儿达不到治疗所需的药效学指标（AUC/MIC ≥ 400），而肾功能受损患儿多数能达到治疗所需的 AUC/MIC 药效学指标（表 2-9）。因此根据肾功能分级结合血药浓度监测调整万古霉素剂量是必要的。

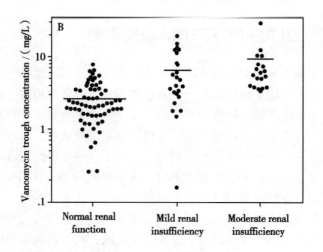

图 2-11　不同程度肾功能患儿万古霉素谷浓度散点图

（From: ZHANG H, WANG Y, GAO P，et al. Pharmacokinetic characteristics and clinical outcomes of vancomycin in young children with various degrees of renal function. J Clin Pharmacol, 2016，56:740-748. ）

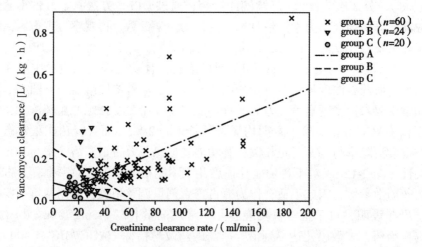

图 2-12　不同程度肾功能万古霉素清除率与血清肌酐清除率之间的相关性

（From: ZHANG H, WANG Y, GAO P，et al. Pharmacokinetic characteristics and clinical outcomes of vancomycin in young children with various degrees of renal function. J Clin Pharmacol, 2016，56:740-748. ）

　　肾功能正常患儿万古霉素清除率与肌酐清除率正相关，肾功能轻度和中度受损者万古霉素清除率与肌酐率无相关性。

表 2-8　不同程度肾功能患儿主要药动学参数比较

	Group A (n=66)	Group B (n=24)	Group C (n=20)	P value
$AUC_{0 \sim 24h}$/ (h·μmol/L)	261.4 ± 105.1	487.5 ± 339.5*	734.7 ± 805.9*	< 0.001
Cl / [L/(kg·h)]	0.2 ± 0.1	0.1 ± 0.09*	0.06 ± 0.02*,#	< 0.001
$t_{1/2}$ /h	3.0 ± 1.0	4.4 ± 2.7*	9.0 ± 4.6*,#	< 0.001
V_d / (L/kg)	0.8 ± 0.7	0.7 ± 0.4	0.7 ± 0.3	0.29

注 *, P<0.05 compared with Group A；#, P<0.05 compared with Group B

表 2-9　不同剂量方案万古霉素的蒙特卡罗模拟结果

MIC of bacteria	Dosing regimen	$AUC_{0 \sim 24h}$/MIC, median (≥ 400probability/%)		
		GFR ≥ 90	60 ≤ GFR<90	30 ≤ GFR<60
0.50mg/L	10mg/(kg·d), q6h	123 (3.41)	186 (11.16)	353 (35.36)
	20mg/(kg·d), q6h	244 (21.84)	378 (46.40)	703 (96.02)
	30mg/(kg·d), q6h	367 (44.61)	562 (71.37)	1048 (99.81)
	40mg/(kg·d), q6h	492 (63.23)	758 (84.22)	1412 (99.98)
	50mg/(kg·d), q6h	610 (75.19)	938 (91.39)	1768 (100.00)
	60mg/(kg·d), q6h	736 (83.10)	1122 (94.96)	2110 (100.00)
0.75mg/L	20mg/(kg·d), q6h	165 (8.26)	248 (21.71)	470 (68.23)
	30mg/(kg·d), q6h	244 (21.81)	372 (45.43)	704 (95.74)
	40mg/(kg·d), q6h	326 (37.27)	502 (64.05)	939 (99.52)
	50mg/(kg·d), q6h	404 (50.63)	628 (75.73)	1176 (99.94)
	60mg/(kg·d), q6h	487 (62.40)	739 (84.77)	1412 (99.99)
	70mg/(kg·d), q6h	566 (70.72)	873 (88.84)	1652 (100.00)
1.00mg/L	20mg/(kg·d), q6h	122 (3.29)	187 (11.48)	350 (34.65)
	30mg/(kg·d), q6h	183 (10.63)	284 (28.63)	528 (80.50)
	40mg/(kg·d), q6h	245 (21.69)	379 (46.29)	705 (95.96)
	50mg/(kg·d), q6h	304 (33.16)	461 (59.28)	875 (99.23)
	60mg/(kg·d), q6h	370 (45.09)	562 (71.14)	1053 (99.89)
	70mg/(kg·d), q6h	425 (53.95)	657 (78.34)	1222 (99.95)

参考文献

[1] 王丽.儿科临床药理学.北京：人民卫生出版社,2015:31-38.

[2] ROWLAND M,TOZER TN.Clinical pharmacokinetics and pharmacodynamics concepts and applications.Baltimore: Lippincott Williams &Wilkins,2011:50-79.

[3] CHOONARA I,SAMMONS H. Paediatric clinical pharmacology in the UK. Arch Dis Child, 2014,99:1143-1146.

[4] JOHNSON TN,TANNER MS,TAYLOR CJ, et al. Enterocytic CYP3A4 in a paediatric population: developmental changes and the effect of celiac disease and cystic fibrosis. Br J Clin Pharmacol,2001,51:451-460.

[5] JOHNSON TN,TUCKER GT,ROSTAMI-HODJEGAN A. Development of CYP2D6 and CYP3A4 in the first year of life. Clin Pharmacol Ther,2008,83:670-671.

[6] SHITARA Y,MAEDA K,IKEJIRI K, et al. Clinical significance of organic anion transporting olypeptides(OATPs) in drug disposition: their roles in hepatic clearance and intestinal absorption. Biopharm Drug Dispos,2013,34:45-78.

[7] HAWCUTT DB,THOMPSON B,SMYTH RL,et al.Paediatric pharmacogenomics an overview.Arch Dis Child,2013,98:232.

[8] MADIGAN T,SIEVE RM,GRANER KK，et al.The Effect of Age and Weight on Vancomycin Serum Trough Concentrations in Pediatric Patients. Pharmacotherapy,2013,33: 1264.

[9] LU H, ROSENBAUM S.Developmental pharmacokinetics in pediatric populations.J Pediatr Pharmacol Ther,2014,19(4): 262.

[10] BATCHELOR HK,MARRIOTT JF. Paediatric pharmacokinetics key considerations. Aaps Pharmsci,2015,79(3):395-404.

[11] DOWLING TC,BRIGLIA AE,FINK JC,et al.Characterization of hepatic cytochrome P4503A activity in patients with end-stage renal disease.Clin Pharmacol Ther,2003,73:427-434.

[12] DREISBACH AW,JAPA S,GEBREKAL AB, et al.Cytochrome P4502C9 activity in end-stage renaldisease.Clin Pharmacol Ther,2003,73:475-477.

[13] ZUPPA AF, BARRETT JS.Pharmacokinetics and pharmacodynamics in the critically ill child.Pediatric Clinics of North America,2008,55(55):735-755.

[14] MARSOT A,BOULAMERY A,BRUGUEROLLE B, et al. Simon N Vancomycin a review of population pharmacokinetic analyses. Clin Pharmacokinet,2012,51:1-13.

[15] ZHANG H,WANG Y,GAO P，et al.Pharmacokinetic characteristics and clinical outcomes of vancomycin in young children with various degrees of renal function.J Clin Pharmacol,2016,56:740-748.

第三章　儿童药效动力学特点

药物效应动力学（pharmacodynamics，PD）简称药效动力学或药效学，是研究药物对机体的作用、作用机制以及药物剂量与效应之间关系的一门分支科学。药物通过与机体生物大分子相互作用引起机体反应，这其中包括药物治疗作用和药物不良反应。PD 既是药物作用的理论基础，也是临床合理用药的重要依据。现今，人们对发育与 PD 改变之间关系的了解远不及对发育与 PK 变化之间关系的了解，对药物相关受体发育、成熟过程如何对药物-受体相互作用产生影响缺乏相关研究。

在儿童不同年龄阶段，随着体格的增长，机体组成成分、生理、生化等方面都随之变化。体内水、脂肪和蛋白的比例在婴儿期和儿童期呈现连续性改变，此时机体的器官系统在结构和功能方面逐渐成熟。另外，一些疾病的病理生理过程和药物受体功能在婴儿和儿童期不断地变化，不同于成人。充分了解发育在药物 PD 中的作用将有助于提供一种客观的方法制定合理的儿童用药方案。当结合临床药理学的其他领域（包括建立模型、遗传药理学、药物安全性评价等）的方法和儿童需要及自身特点，将使推导出的儿童用药方案的安全性和有效性更为可靠。

儿童药效动力学的特点主要有以下几点。

（一）同一种药物在儿童中 PD 与成人存在差异

药物通过自身或其代谢产物作用于相关的受体发挥作用，但关于儿童时期受体发育及其敏感性获得的数据有限。现有的研究支持在儿童期受体自身仍处于发育中，在相关受体的数量、组成和性质不完全与成人相同。

以常用的神经系统用药地西泮和苯巴比妥等为例，上述药物通过和脑内广泛分布最重要的抑制性神经递质 γ- 氨基丁酸 A 受体（γ-aminobutyric acid A receptor，GABAAR）结合发挥作用。GABAAR 是由不同亚单位组成的功能性五聚体，组成 GABAAR 的亚单位包括共有十余种，各种亚单位不同组合后表达产生多种 GABAAR 亚型。成年期典型的 GABAAR 是由两个 α 亚单位、两个 β 亚单位和一个 γ 亚单位组成的五聚体，中间为 Cl⁻ 通道。成熟脑内 GABAAR 主要由 α_1、β_2 和 γ_2 亚单位构成。而发育期，特别是胚胎期脑内构成 GABAAR 的亚单位与之有所不同。早在胚胎期 α_2、α_3 亚单位表达丰富，也有 α_5、β_3、γ_1、γ_3 亚单位明显表达；其后 α_1、β_2 和 γ_2 亚单位 mRNA 表达则逐渐增加，取代上述亚单位。未成熟神经元表达的 α_1 和 γ_2 亚单位 mRNA 比成熟神经元上表达的少 2 倍，而 α_5 亚单位 mRNA 比成熟神经元上表达的多 10 倍。由于各种受体亚单位组成的差异，在神经系统发育早期 GABAAR 甚至表现出兴奋性神经递质受体的特性，在新生大鼠海马区 GABAAR 活化导致 Cl⁻ 外流和膜去极化，足以开放电压敏感型钙通道。

GABAAR 上所存在的苯二氮䓬（BDZ）结合位点分为 BDZ Ⅰ型和 BDZ Ⅱ型受体，在药理作用方面，BDZ Ⅰ型受体与 BDZ 类药物的抗焦虑作用有关，BDZ Ⅱ型受体与该类药物的镇静和骨骼肌松弛等作用有关。其中 BDZ Ⅱ型受体与 α_2 亚单位相关，而 BDZ Ⅰ型受体与 α_1 亚单位相关，如前所述，前者主要在新生儿期出现，后者在成年期出现。从而使未成熟神经元上 BDZ Ⅰ型受体结合力较成熟神经元的降低 3 倍。BDZ 作用位点在发育过程中的变化可能导致新生期和成年期应用 BDZ 类药物治疗后效应的差异。例如地西泮对新生儿和小婴儿有明显的呼吸抑制作用。而 α_6 亚单位为氯胺酮等麻醉药的作用位点，α_6 亚单位于生后 1～2 周在小脑上的表达逐渐增多，提示该类药物可能在发育后期以及成年期发挥其效应。

基于相关酶类、药物受体和/或生理系统的发育性差异明显改变药物 PD，同一种药物作用在儿童中强度不同于成年人。

（二）儿童易发生药物不良反应

儿童处于生长发育期，组织器官尚未发育成熟，尤其是肝肾功能的不成熟，代偿功能尚未完善，因此若药物使用不当，易发生不良反应，甚至引起发育障碍，更甚者威胁生命。

儿童肝功能发育尚未完全，肝药酶的活性低，药物在体内代谢消除较慢，可出现毒副作用。Ⅰ期和Ⅱ期代谢过程在出生时是不成熟的，这些缺陷导致婴幼儿发生药物毒性反应的风险增高。药物代谢酶的发育过程可用于儿童用药剂量的调整。一个典型的例子是新生儿和婴儿使用茶碱类药物治疗呼吸暂停和慢性肺疾病。因为新生儿期茶碱在肝脏代谢减少，这归因于细胞色素酶 CYP1A2 的延迟表达，使茶碱通过肾脏排泄的比例较大龄儿童和成年人为高。因为肾脏代偿性清除通路的存在，新生儿期茶碱清除率较成人低 2～3 倍。小部分茶碱甲基化成为咖啡因。因为新生儿去甲基化能力弱，茶碱衍生的咖啡因不易代谢，从而在体内累积。最终，茶碱的维持剂量在新生儿逐渐减少。其他有多种代谢途径的药物，如地西泮、苯妥英、氯霉素等，经常可见在新生儿期和婴儿期有较长的半衰期。因此，需要减少每日维持量或增加给药间隔时间以避免药物蓄积。

不同于 CYP 酶，儿童 II 期酶的发育特异性定量数据是缺乏的。在胎儿、新生儿和婴儿期发现 II 期酶的时间各不相同。尿嘧啶葡萄糖转移酶（UGTs）的发育是最令人感兴趣的，因为这种酶家族参与近 15% 药物清除代谢过程。儿科人群常使用的药物是 UGTs 的底物，包括对乙酰氨基酚（UGT1A6，少部分为 UGT1A9）、吗啡（UGT2B7）和齐多夫定（UGT1A6）。在 UGTs 同工酶中，UGT1A1 和 2B7 快速发育，而 UGT1A6 和 UGT1A9 相对发育较缓慢。UGT1A1 作为胆红素葡萄糖醛酸化的主要酶，在出生时开始出现表达，至生后 3 ~ 6 个月达成人水平。UGT2B7 在胎儿期表达，生后表达增加，至生后 2 ~ 6 个月达成人水平。UGT1A6 在胎儿期未发现表达，在新生儿期有弱表达，直至 10 岁才接近成人水平。

这些数据与评价体内 UGT 底物所获得的药代动力学数据相一致。例如，吗啡通过葡萄糖醛酸转移酶（UGT）2B7 代谢成为 6- 葡萄糖苷酸吗啡和吗啡 -3- 葡萄糖苷酸，其代谢清除率在新生儿很低，在生后 2 ~ 6 个月达成人水平。吗啡 -6- 葡萄糖苷酸参与吗啡的麻醉效应，主要通过肾脏排泄。因此，可能这种代谢产物的清除率在新生儿将降低，这归因于不成熟的肾功能。虽然低剂量吗啡在新生儿是有效的，但是难以将吗啡的低清除率推导出特殊的推荐剂量，阿片受体在新生儿未完全发育成熟可能是其原因。与之相类似，乙酰氨基酚葡萄糖苷化在新生儿和婴儿较大龄儿童和成人水平为低。灰婴综合征与新生儿应用氯霉素密切相关，表现为腹胀、呼吸异常、发绀、循环障碍、呕吐，甚至死亡。氯霉素是 UGT2B7 作用底物，由于 UGT2B7 在新生儿期不成熟，葡萄糖醛酸化减低导致氯霉素清除率低，血浆氯霉素浓度明显增高，从而导致灰婴综合征发生。在幼儿丙戊酸肝毒性的增加与肝毒性代谢产物增加相关。

儿童肾功能发育不全，一些经肾排泄的药物，如巴比妥类、氨苄西林、地高辛等排泄缓慢，应用时必须减量。如氨基糖苷类抗生素经肾排泄，儿童排泄速率较慢，而致血药浓度过高，产生耳毒性，造成听觉损害，引起药源性耳聋。

新生儿体液占体重比例大，水盐转换率快，水盐调节能力差。若解热药物使用不当会致出汗过多，引起脱水，若使用利尿药物，会致水电解质紊乱；很多药物有高的血浆白蛋白结合力，如磺胺类药物、头孢曲松等，与血中间接胆红素竞争结合白蛋白，导致血中游离胆红素明显增高，使新生儿黄疸加重，严重者可发生胆红素脑病，因此新生儿，尤其是发生新生儿高胆红素血症的新生儿，禁用相关药物。

儿童血脑屏障及脑组织尚未发育完全，对阿片类药物特别敏感，易导致呼吸抑制；而对尼可刹米及氨茶碱易引起中枢兴奋而致惊厥。

（三）药物存在对生长发育的长期影响

儿童不同于成人的最大特点是其处于生长发育过程中，儿童时期某些药物的应用可能影响到机体生长发育的程序化过程，造成长期影响，这是儿童用药时必须考虑的因素之一。

儿童骨骼、牙齿等正处于生长发育期，一些药物可使儿童生长出现异常和障碍。四环素类药物可与钙离子结合，沉积于骨骼和牙齿，影响牙釉质形成，使牙齿变成黄褐色，临床称为"四环素牙"，已禁用于儿童；氟喹诺酮类药物可影响骨骼和牙齿生长，故 18 岁以下儿童应避免使用。

糖皮质激素（GCs）作为儿童常用的药物，其对发育中脑的负面影响日益引起关注。人们发现在围产期曾接受 GCs 的儿童发生脑室周围白质软化、脑瘫及行为异常危险性明显增高，青春期的运动和认知水平均落后，头部磁共振检查显示脑表面积和全脑皮层指数减低，脑灰质是主要受影响区域，白质、基底节及小脑也常受累，并持续到青春期。儿童库欣综合征患者的脑体积明显减小、脑室扩大，海马体积减少更为明显，经治疗 1 年后脑体积恢复，但智商仍明显低于正常。相关的动物实验显示给予孕鼠地塞米松后，胎鼠脑内神经干细胞分裂停滞于 G_1 期，向神经元定向分化受到干扰，并抑制齿状核（DG）的颗粒下层细胞的增殖，诱导仔鼠脑海马区神经细胞凋亡，暂时性减少胎鼠海马体积；新生大鼠应用地塞米松后，海马和胼胝体区星形胶质细胞的数目明显减少，少突胶质细胞前体细胞增殖和成熟受到抑制，损害青春期神经细胞长时程增强（LTP），影响长期记忆功能，在应激时更易出现焦虑和恐惧的行为。而妊娠期应用倍他米松（betamethasone，BETA）则减少胎羊大脑皮层下白质的髓鞘化。一项 meta 分析也显示早产儿生后应用地塞米松治疗后长期随访 IQ 值显著降低。

麻醉药物对于儿童的影响也不同于成年人，主要归因于解剖、生理学和 PD/PK 的差异，随着儿童的发育，脑的发育更为重要。中枢神经系统（CNS）成熟过程在人类持续数年，但是最主要的发育（髓鞘化和突触化）发生在胎儿期和生后前两年。许多实验研究显示，在此时期暴露在麻醉药物下将诱导动物 CNS 的神经变性改变，这些结果提示应持续进行相关前瞻性研究，现今在儿童群体中避免同时应用具有同样潜在神经毒性的麻醉药物。

第一节　生长发育对药效动力学的影响

如前所述，不但药物对儿童生长发育产生影响，生长发育对 PD 也产生明显的影响，虽然缺乏儿童药物 PD 的数据，但是仍然有一些研究显示在目标酶类、药物受体和 / 或生理系统的发育性差异明显改变剂量 – 暴露 – 反应相关性。来自于 Kennedy MJ 的相关研究数据提示，在疾病病理生理学和 / 或可能影响体现治疗效果的指标均存在年龄相关性差异，其研究中超过 40% 药物未发现在儿童中有效，在不同治疗组中同一种药物有效率有明显差异。在疾病的病理生理过程和临床表现存在发育方面的显著异质性，因此也不能设定药物治疗目标和 / 或治疗终点在儿童和成人是等同的。

以万古霉素为例，Neuman G 等通过监测 890 名 1 ~ 18 岁健康儿童的肌酐和血清万古霉素谷浓度与每日剂量的关系，发现小年龄组儿童应用万古霉素的肾损伤危险增加。Madigan T 等将万古霉素剂量从 40mg/（kg·d）增加到 60mg/（kg·d）后，< 2 岁和 > 6 岁年龄组的血清药物谷浓度明显增加，而 2 ~ 5 岁年龄组的血清药物谷浓度无显著变化。在 60mg/（kg·d）剂量组中，2 ~ 5 岁年龄组、6 ~ 12 岁年龄组和 13 ~ 18 岁年龄组分别有 16.7%、38.7% 和 63% 患儿的谷浓度在治疗范围（10 ~ 20µg/ml）。体重高于 50kg 者较低于 50kg 者的谷浓度明显增高（17.1µg/ml vs 9.3µg/ml）。万古霉素的剂量调整除了根据肾功能外，应考虑年龄和体重因素。

研究发现受体敏感性存在年龄差异，因此同一种药物在儿童中作用强度不同于成年人。例如，Marshall 和 Kearns 通过两个独立、特异性 PD 指标研究环孢菌素的体外发育性 PD。婴儿期环孢菌素对外周血单核细胞（PBM）增殖抑制的平均 IC_{50} 较之大儿童低 2 倍，体外培养的婴儿 PBM 的 IL-2 表达 90% 被抑制的 IC_{50} 较成人低 7 倍。虽然因为体内免疫系统的复杂性决定了体外实验不可能完全客观反映机体对药物的反应，但仍能从一个侧面体现受体结合特点在发育过程中变化的相关信息，提示不成熟免疫系统对于环孢菌素诱导的免疫抑制可能更敏感，因此目标暴露水平在婴幼儿较成人低，在应用该类药物时，应该使用对于环孢菌素 PD 可信赖的标志物，联合个体 PK，以完全掌握患儿的药物反应，并确定该人群合理的治疗性血浆药物浓度。与之相似，Takahashi 等报道在 1 ~ 11 岁、青春期和成年期患者未结合 S- 华法林的平均血浆浓度相同时，1 ~ 11 岁年龄组较成人的国际标准化比值明显增高，提示 1 ~ 11 岁儿童较成人对华法林更为敏感。研究发现新生儿和小婴儿较成年人表现出在神经肌肉接头处对 d- 筒箭毒碱有更高的敏感性。这些研究证明生物学系统从出生到成人持续变化这一事实，同时也说明为什么将成人的 PD 数据引申到儿童时，即使应用发育 PK 的原理仍然不能达到有效的预期反应。

本节主要阐述继发性组织器官损伤导致药物 PK/PD 的改变，原发疾病对药物 PK/PD 的影响参看相关专著。

一、肾脏疾病

肾脏是药物排泄的主要器官，有赖于 3 个过程：肾小球滤过、肾小管分泌和肾小管重吸收。

肾功能不全将使药物通过肾排泄减慢，半衰期延长，药物作用时间延长，作用增强，易发生不良反应，儿童尤其突出，主要由于儿童肾脏代偿能力远不及成人，调节能力差，储备能力弱，对于通过肾脏排泄的药物或有肾毒性的药物应注意监测 PK 和 PD 的变化，调节用药方案。

作为肾功能衰竭（肾衰）最重要的治疗手段之一，透析治疗也会影响药物的 PD。有报道儿童血液透析者乙肝疫苗免疫力持续时间缩短，从非透析者的免疫持续时间 106.3 个月降低到 37.1 个月，但相关报道较少。Rizkalla NA 等报道美国 40 所儿童医院 2 738 例急性肾衰竭需要血液透析的儿童患者中，6% 患儿需要血液透析超过 2 周，而且应用治疗药物越多，透析时间越长。在这些患儿最常应用的 50 种药物中，能明确指出在透析时调整药物剂量信息的仅占 10%，仅 18% 的药物有儿童的推荐剂量。伴有急性肾衰需要血透治疗的儿童患者暴露在多种治疗药物下，这可能延长血透的疗程，这与药物相互作用的复杂性和潜在的毒性有关。

Funaki T 等报道一例 5 天龄的足月儿因播散性单纯疱疹病毒（HSV）-1 感染导致急性重型肝炎，阿昔洛韦起始剂量为 60mg/（kg·d），后因为发生肾功能衰竭给予降低剂量至 20mg/（kg·d），同时给予持续性肾替代治疗（CRRT）。当依据用药指南给予每日一次 20mg/kg 的阿昔洛韦（静脉输注 1 小时以上）时，其峰浓度为 18.9mg/L，半衰期为 2 ~ 3 小时，病毒载量无明显降低。将用量增加为每次 20mg/kg，每 8 小时一次，病毒载量明显下降。Cies JJ 等报道的另一例播散性 HSV-1 感染的 14 天龄新生儿，也因进展到肝肾功能衰竭给予 CRRT，当阿昔洛韦的治疗剂量为每次 20mg/kg，每 8 小时一次，病毒载量无明显减少。当血药浓度达 3mg/L 以上，脑脊液中药物浓度才能达到 1mg/L，预后良好。在 CRRT 下给予持续静脉输注阿昔洛韦维持浓度在 5.5mg/L，患者的阿昔洛韦血清浓度在开始持续静脉输注治疗后 24 小时和 72 小时测定分别为 8.8mg/L 和 5.3mg/L，达到目标血药浓度。因此提示在发生肾功能不全时，即使同一种疾病使用同一种药物治疗，其 PK 和 PD 都不尽相同，需要进行治疗性药物监测。

二、肝脏疾病

虽然肾脏、肠、肺和皮肤均参与药物的生物转化过程，但是从定量角度讲，肝脏是药物代谢最重要的器官。肝脏中的一系列酶将药物分子的结构改变，其主要目的是减少亲脂性，增加药物分子通过肾脏排泄；同时也可以导入或显露功能性基团，发挥药理作用，这些分子功能基团既可能来自于药物本身，也可能来自于药物 I 期代谢产物。

在新生儿和婴儿中，导致肝功能不全的主要原因是代谢性疾病、先天性胆道闭锁，这种情况下症状多不典型，无特异性，有时候起病隐匿，仅表现为喂养困难、呕吐、进行性黄疸加重等；而大龄儿童多是病毒（甲肝病毒）、药物诱导肝脏毒性和自身免疫性肝炎所致，通常表现为厌食、恶心等，黄疸往往出现得比较晚。当发生肝功能不全后，可致肝脏对药物转化能力减弱，使药物作用时间延长。同时需要肝脏代谢成活性成分的药物效应可能减弱，如维生素 D 需要在肝脏羟化成活性成分，在先天性胆道闭锁导致肝功能衰竭时，补充平常剂量维生素 D，仍可出现佝偻病症状。

在治疗肝脏疾病时，儿童患者与成人亦有差异。N- 乙酰半胱氨酸（NAC）能改善非对乙酰氨基酚（non-APAP）所致的急性肝衰竭和 1～2 期肝性脑病成人的成活率。但在一项儿童 non-APAP 的双盲对照研究中，184名儿童被均分为两组，NAC 组和安慰剂组在发病 1 年后存活率无显著性差异，1 年无肝移植者存活率 NAC 组显著低于安慰剂组（35% vs 53%），尤其在 2 岁以下 0～1 级肝性脑病的婴幼儿（25% vs 60%）。

三、早产

近年来，随着抢救水平提高，早产儿救治成活率也逐年提高。但早产儿，尤其是胎龄（gestational age，GA）< 28 周的超早产儿，预后高度依赖出生GA、出生体重等多方面因素；药物治疗是改善早产儿预后的重要治疗手段。

早产儿作为儿童中的一个极为特殊的群体，其 PD 更为特殊，人们对其了解十分有限。尽管如此，新生儿科医生仍旧常规开具处方药物，经常未充分考虑围产期生理学状态，仅是根据在儿童、甚至是成人的适应证及剂量推导而来。有效的药物治疗有赖于可预测的 PD，而对于 PD 参数，早产新生儿明显不同于儿童或成人。

PD 模型化可以提高早产儿药物治疗的精确性，这可能是一种改善早产儿药物治疗现状的有效方法。

影响早产儿 PD 的主要变量包括：出生体重、现今体重、出生后日龄、GA 和校正 GA 等，而这些变量均与生长发育相关。一项研究对于年龄依赖的预防性应用甲状腺素对神经发育预后的影响幅度和方向进行了分析。甲状腺素对胎龄依赖性神经发育预后的影响一直持续到 10 岁。甲状腺素治疗对 GA < 28 周早产儿可以改善智力和运动预后，但是对 GA > 29 周的早产儿则损害神经系统预后。早产儿在出生后又往往罹患多种严重疾病，GA 越小、出生体重越轻，并发症越多且严重，例如肾功能衰竭、新生儿坏死性小肠结肠炎、新生儿脓毒症、宫外发育迟缓等，这些都会影响 PD。此外，受体表达、受体活性、细胞药物代谢及相关酶活性等更不成熟，与大儿童和成人相比，某些组织对药物敏感性可能有较大的差异，这都会影响到 PD。

研究发现围产期的遗传药理学也不同于成人，胎儿畸形、母乳喂养或新生儿临床综合征等都受基因影响。一项近期研究显示，戒断症状持续时间在足月儿中位数为 35 天，而特异性儿茶酚氧位甲基转移酶（COMT，158A > G）和 μ- 阿片受体（OPRM1，118A > G）基因多态性将使中位数缩短 10.8 天和 8.5 天。但有意思的是，母乳喂养使之减少 18 天。Sistonen J 等进一步分析了 111 名母乳喂养新生儿的 CYP2D6、UGT2B7、P- 糖蛋白、OPRM1、COMT 基因与中枢神经系统抑制之间的关系。CYP2D6 和 P- 糖蛋白 ABCB1 与母亲及其子女的中枢神经系统抑制相关（OR 分别为 2.74 和 2.68）。

早产儿由于各器官功能极不成熟，极易发生药物不良反应。药物不良反应可增加患重病早产儿的死亡率，但是药物不良反应与早产儿不成熟状态或疾病表现很难区分。药物安全性评价要结合早产儿的特点。

虽然许多药物在早产儿体内能进行有效代谢，但因为肾脏清除能力低下，其代谢产物，如 O- 去甲基曲马多、葡萄糖醛酸吗啡或 1- 羟咪达唑仑等，易在体内蓄积，增加药物不良反应的发生。丙二醇作为药物赋形剂，在成人经肾脏以原形清除 45%，通过肝脏乙醇脱氢酶代谢清除约 55%。但在早产儿，前者仅占 15% ~ 25%，主要通过肝脏代谢清除。肾功能衰竭是成人使用含乙二醇药物的危险因素，而早产儿即使无肾功能衰竭，也要慎用。

很明显，早产儿对药物之间的相互作用更为敏感。异构酶在生后早期已经充分活化对药物作用无显著影响，例如在生后早期 CYP2C8 和 CYP2C9 均已成熟，两种酶的多态性与早产儿应用布洛芬治疗动脉导管未闭的疗效之间无相关性。

有些非药物治疗方法也会影响早产儿的药物 PD，如体外膜肺、亚低温治疗、透析等。亚低温疗法是治疗新生儿缺氧缺血性脑病的有效疗法，低温不但对脑局部代谢有影响，也影响其他脏器的生理功能和代谢活性。温度药理学是由 Van de Broek 等引入到新生儿药理学中，缺氧缺血将降低肾脏清除氨基糖苷类药物的能力，使利多卡因、吗啡、苯巴比妥等药物在肝脏的代谢减慢。此外，细菌生长也受到温度的影响，因此低温将影响新生儿抗生素的 PD。

第三节 药物相互作用

一、概述

1. 狭义的药物相互作用（drug interaction，DI） 指在两种或两种以上的药物同时或在一定时间内先后应用时，在机体因素（药物代谢酶、药物转运蛋白、药物结合蛋白、药物基因多态性等）的参与下，药物因彼此之间的交互作用而发生的药动学和/或药效学的变化，临床表现为药效增强和/或毒副作用加重，也可表现为药效减弱和/或毒副作用减轻。

2. 广义的药物相互作用 指能使合并用药发生药动学或药效学改变的所有因素（如疾病、药物、食物、饮料等）与药物之间的交互作用，以及药物导致的其他因素（如检验、化验结果等）发生变化的交互作用。因此，广义的药物相互作用包括药物－药物、药物－食物（drug-food interaction）、西药－中药（drug-herb interaction）、药物－疾病（drug-disease interaction）和药物－遗传基因相互作用（drug-gene interaction）及药物－检验相互作用（drug-lab test interaction）。

3. 配伍相容性（drug compatibility） 指两种或多种药物在体外同一容器或同一管路中混合配伍时发生的物理相容性（颜色变化、沉淀、分离、pH 变化、渗透压变化等）或化学稳定性（药物浓度变化、产生新化合物）的变化。如果存在物理不相容和/或化学不稳定，则称之为配伍禁忌。药物的配伍变化包括①可见配伍变化：溶液混浊、沉淀、结晶及变色；②不可见配伍变化：水解反应、效价下降、聚合变化等。

药物相互作用造成一定的临床效应，包括治疗无效、中毒、非预期的药理活性增强、药效增加/协同作用、拮抗作用、理化性质的相互作用（如静脉输液配伍不相容）。应当注意的是，药物相互作用的产生有时可以是几种机制并存。

国内目前缺乏药物相互作用相关的流行病学调查，对临床药物相互作用、尤其是儿科药物相互作用的发生率尚不得而知。药物相互作用的相关风险因素包括：复方用药、多学科治疗、遗传背景、特殊群体（如老年人、儿童、女性、肥胖者、营养不良者、重症患者以及移植受者）、特殊疾病（如肝脏疾病、肾功能不全）和治疗窗窄的药物（如环孢菌素、地高辛、胰岛素、锂剂、抗抑郁药、华法林）等。尽管理论上药物相互作用的发生率很高，但是有临床意义的 DI 的发生率相对较低，主要原因有①药物由多种途径代谢，当一种途径被抑制或诱导后，其他代谢途径提供了代偿；②多数药物有比较大的安全指数，治疗窗范围宽，DI 也不会引起明显的药源性损害；

③由于多数 DI 以 ADR 形式表现，容易与一般 ADR 相混淆；④ DI 引起的药源性损害的临床表现被所患疾病的临床症状所掩盖；⑤ DI 引起的药源性损害的临床表现被患者服用的对症治疗药物所抑制。

多数药物不良相互作用（adverse drug interaction）的最终表现形式就是药物不良反应（adverse drug reaction，ADR），具体表现为增加了 ADR 的发生频率或增强了 ADR 的严重程度，或者出现了罕见的新的不良反应。要注意的是，药物不良相互作用的表现形式是 ADR，但 ADR 的发生机制包括药物的副作用、特异质反应等多种因素，药物不良相互作用只是 ADR 的诸多发生机制中的一种。由 DI 导致的 ADR 通常是可以避免或是可以控制的。

二、药物相互作用的分类

（一）按发生机制分类

1. 药动学相互作用　某药影响另一个药物的 ADEM 的不同环节而发生相互作用，影响药物在血浆或其作用靶位的浓度，最终使其药效或不良反应发生相应改变。

2. 药效学相互作用　两种或两种以上药物作用于同一受体或不同受体，产生疗效的协同、相加或拮抗作用，对药物的血浆或作用靶位的浓度可无明显影响。药效学相互作用表现为两种或多种药物间产生的相加、协同（增效）或拮抗，主要发生效应的强度变化，也可以发生一些严重反应。药效学相互作用的结果包括：相加作用（总和）、协同作用（增强）和拮抗作用。

（二）按严重程度分类

1. 轻度药物相互作用（minor drug interaction）　临床意义不大，无须改变治疗方案，例如对乙酰氨基酚能减弱呋塞米的利尿作用，但不会显著影响临床疗效，也无须改变剂量。

2. 中度药物相互作用（moderate drug interaction）　药物联用会造成一定的不良后果，但由于临床需要仍会在密切观察下使用，例如异烟肼和利福平合用，两者合用会增加肝毒性作用，但两药联用对抗结核杆菌有协同作用，所以该联合用药方案对肝功能正常的结核病患者仍是首选用药方案之一，在治疗过程中应定期监测肝功能。

3. 重度药物相互作用（major drug interaction）　药物联用会造成严重的毒性反应，需要重新选择药物，或需改变用药剂量和用药方案，例如抗过敏药阿司咪唑、特非那定与咪唑类抗真菌药、大环内酯类抗生素合用可引起严重心脏毒性，需要停用其中的一种药物。

（三）按临床后果分类

1. 期望的药物相互作用（desirable drug interaction）　临床常将他克

莫司和地尔硫䓬或五酯胶囊合并使用，利用地尔硫䓬、五酯胶囊可有效提高他克莫司的生物利用度，在不增加他克莫司剂量的情况下可升高他克莫司的血药浓度，达到节省他克莫司剂量的目的。

2. 无关的药物相互作用（inconsequential drug interaction） 奥美拉唑能影响游离碱形式的多潘立酮的吸收速度，但这一相互作用不具有临床意义，可以根据情况选择合用。

3. 不良的药物相互作用（adverse drug interaction） 在神经科重症患者合并感染时，存在丙戊酸和美罗培南合并使用的潜在可能性，但美罗培南可导致丙戊酸血浆浓度显著下降。由于丙戊酸的抗癫痫活性与其血浆浓度相关，应避免合并使用。

三、药物相互作用的机制

引起药物相互作用的机制主要有 3 种：药物代谢动力学相互作用、药物效应动力学相互作用，以及药物的理化性质不相容引起的配伍变化。

（一）药物代谢动力学相互作用

1. 吸收过程的药物相互作用 体现在吸收速率和吸收速度这两个方面。吸收速率的改变可引起药物达到峰浓度的时间发生变化，对一个清除速率快的药物来说，吸收速率减慢有可能使体内药物达不到阈浓度导致治疗失败。吸收程度受影响，则使体内药物的浓度或吸收量发生变化，影响疗效。口服是最常用的给药途径，药物在胃肠道吸收这一过程受到多种因素的影响，包括胃肠道 pH、药物 pK_a 和脂溶性、剂型、消化道运动状态、菌群和血流量等。

（1）胃肠道 pH 的影响：胃肠道 pH 可通过影响药物的溶解度和解离度而影响吸收。固体药物必须首先溶解于体液中，才能进行跨膜转运。某些抗真菌药如伊曲康唑需要在酸性环境中充分溶解才能吸收，因而不宜与抗酸药、H_2 受体拮抗药或质子泵抑制剂合用。例如，患者应用伊曲康唑治疗真菌病时，同时给奥美拉唑，由于胃酸 pH 显著降低，伊曲康唑吸收减少，血药浓度未达治疗水平，可使原已得到控制的真菌病出现反复。

大多数溶解在体液中的药物都是以解离型和非解离型同时混合存在的，药物的非解离部分脂溶性较高，易借助简单扩散通过细胞膜被吸收，而解离型药物脂溶性较低，难以通过细胞膜。因此能改变胃肠道 pH 的药物，会影响目标药的解离度进而影响其吸收。如抗酸药可升高胃肠道 pH，导致弱酸性药物磺胺类、氨苄西林、水杨酸类、巴比妥类等解离增加，从而减少吸收。这类药物相互作用应尽可能避免，一般需分开给药，至少间隔 2~3 小时。质子泵抑制剂的影响时间更长。

（2）结合与吸附的影响：钙、镁、铝等 2 价、3 价离子能与四环素类抗生素、异烟肼、左旋多巴等形成不溶性的络合物而影响吸收。喹诺酮类抗菌药也可与这些金属离子络合，如碳酸钙抗酸药可使环丙沙星的吸收平均下降40%，间隔 2 小时以上先后给药可避免这类相互作用；牛奶和钙剂形成不可吸收的复合物而减少口服钙剂的吸收率；口服抑酸铝剂或镁剂与环丙沙星合并使用，会形成螯合物致环丙沙星吸收率减少 85%，因避免同时用药，如无法避免，则口服环丙沙星应在口服抑酸剂之前 2 小时或之后 6 小时使用。

双膦酸盐类如依替膦酸钠、氯屈膦酸钠及阿仑膦酸钠用于治疗儿童慢性肾脏病患者的骨质疏松症，常与钙剂同时使用。有研究显示，当这两种药物同时服用时，两者的生物利用度均显著降低，可导致治疗失败。这种影响可通过适当调整给药方案来加以避免。

（3）胃肠运动的影响：大多数口服药物主要在小肠上部吸收，因此改变胃排空和肠蠕动速度的药物能影响目标药物到达小肠吸收部位的时间和在小肠滞留的时间，从而影响目标药物吸收程度和起效时间。胃排空速度加快，使药物很快到达小肠吸收部位，起效快。甲氧氯普胺、西沙必利、多潘立酮可加速胃的排空，从而使目标药的血中药峰浓度出现得更早更高。如甲氧氯普胺可延长胃排空时间，与对乙酰氨基酚合用，可使后者吸收加快，药效提前出现；甲氧氯普胺增加环孢素口服吸收率，使环孢素相关毒性反应的发生率增加；抗胆碱药、抗酸药和镇静催眠药等则可减慢胃排空，导致目标药起效延迟。

一般而言，胃肠蠕动加快，药物起效快，但在小肠滞留时间短，可能吸收不完全；胃肠蠕动减慢，药物起效慢，吸收可能完全。这在溶解度低和难吸收的药物中表现得比较明显。例如地高辛片剂在肠道内溶解度较低，与促进肠蠕动的甲氧氯普胺、多潘立酮等合用，地高辛的药物浓度可降低 30%，有可能导致临床治疗失败；而与抑制肠蠕动的抗胆碱药溴丙胺太林合用，地高辛血药浓度可提高 30% 左右，如不调整地高辛剂量，就可能中毒；但是对于口服快速溶解的地高辛溶液或胶囊，则溴丙胺太林对其吸收影响则相对较小。

但是，对那些在胃的酸性环境中会被灭活的药物如左旋多巴，抑制胃肠蠕动的药物可增加其在胃黏膜脱羧酶的作用下转化为多巴胺，从而降低其口服生物利用度。

（4）肠吸收功能的影响：环磷酰胺、长春碱等细胞毒类抗肿瘤药物以及对氨基水杨酸、新霉素等能破坏肠壁黏膜，引起吸收不良。如环磷酰胺可使合用的地高辛吸收减少，血药浓度降低，疗效下降。接受这些化疗药物治疗的患者，其合用的苯妥英或维拉帕米的吸收可减少 20%～35%，并导致这两种药物的疗效下降。

（5）肠道菌群的改变：消化道的菌群主要位于大肠内，胃和小肠内数量极少。因此主要在小肠内吸收的药物较少受到肠道菌群的影响。口服地高辛后，在部分患者的肠道中，地高辛能被肠道菌群大量代谢灭活，如同时使用红霉素等能抑制这些肠道菌群的抗生素，可使地高辛的血浆浓度增加 1 倍。

部分药物结合物经胆汁分泌，在肠道细菌的作用下可水解为有活性的原药而被重吸收，形成肠肝循环。抗菌药物通过抑制细菌可抑制这些药物的肠肝循环。

药物相互作用多表现为妨碍吸收，而促进吸收的例子较少，但也有一些可促进吸收，如维生素 C 可促进铁剂的吸收。

另外，口服以外的给药途径也有可能相互作用而影响吸收。如临床上应用局麻药时，常加入微量肾上腺素以收缩血管，延缓局麻药的吸收，达到延长局麻药作用时间、减少不良反应的效果。

2. 分布过程的药物相互作用 药物被吸收后，可迅速由血液运送到机体各部位。药物血浆蛋白结合率、组织血流量、药物的组织亲和力、各种屏障等因素均可影响药物的分布。

（1）竞争蛋白结合部位：同时给予两种能与蛋白结合，特别是能与蛋白分子中相同位点结合的药物时，可以发生药物从蛋白结合位点释出的取代作用（竞争性取代），与蛋白质亲和力较大的药物，可将另一亲和力较小的药物自结合状态置换出来，这样就可使后一种药物的游离浓度相对增高，到达作用部位的药物浓度也就相应增多。如保泰松及水杨酸盐类药物，因为可自血浆蛋白中置换磺胺类药物，从而增强后者的抗菌作用。

丙戊酸可把苯妥英钠从蛋白结合位点上取代出来，并能抑制苯妥英钠的代谢。某些患者服用这两种药物，即使总苯妥英钠血清浓度在通常的治疗范围之内，由于非结合苯妥英钠浓度显著增高，也可以引起更多的不良反应。同时，也要注意，苯妥英钠可降低丙戊酸血清浓度。合用这两种药物治疗时应当密切加以监测，根据需要调整剂量。

由于竞争与血浆蛋白结合而产生相互作用危险较大的主要是那些蛋白结合率高（＞90%）而表观分布容积小的药物，所以这种相互作用在合并治疗的最初几天容易发生。

（2）组织的血流量：一些药物作用在心血管系统改变组织的血流量，从而改变肝血流量，影响经肝脏代谢的药物的动力学。如去甲肾上腺素减少肝血流量，减少利多卡因在肝脏的分布及代谢，增高了利多卡因在血中的浓度；相反，注射异丙肾上腺素，再注射利多卡因，因肝脏的血流量增加，从而增加了利多卡因在肝脏的分布及代谢，降低其在血中的浓度。

（3）竞争转运体：肌体内的药物转运体是一类膜蛋白，选择性介导物质的跨膜运输。肾脏上表达的转运体负责将药物及其代谢产物的排泄过程，如有机阳离子转运体 2（organic cation transporter 2，OCT2）是肾脏细胞基底侧唯一一个与阳离子相关的吸收型转运体蛋白，介导了阳离子药物肾脏排泄的第一步。其他药物和毒物外排转运体 1（multidrug and toxin extrusion transporter 1，MATE1）则主要分布于肾脏的近曲小管的刷状膜侧，负责将 OCT2 等肾脏吸收型转运体摄取进入肾脏细胞的内源及外源物质排出细胞、排入尿液，完成肾脏排泄的整个过程，成为一对竞争转运体。通常分泌速度慢的药物能更有效地竞争性抑制分泌速度快的药物。例如丙磺舒（弱酸性药物）——抑制青霉素分泌，使青霉素药物浓度上升，增加疗效，是通过竞争转运体而发生竞争性抑制得以实现。

近年来，对药物转移在药物体内处置中的作用有了深入的了解，发现这些转运体在导致体内出现药物相互作用方面发挥重要作用。转运体在身体的多数器官和组织中均有分布，一些药物是转运体的底物，可以被转运体转移到组织或细胞内，促进药物的吸收和分布；也可以将药物外排出来，由此产生耐药现象。转运体可以被药物诱导或抑制，由此带来药物相互作用。见表 3-1。

表 3-1　一些由于作用于转运体所带来的药物相互作用

TRANSPORTER	INHIBITDR OR INDUCER	AFFECTED DRUG	PHARMACOKINETIC CHANGES DUE TO AFFECTED DRUG
OATP1B1 （SLCO1B1）	Lopinavir/ritonavir	Bosentan	AUC ↑ 5-48-fold
	Cyclosporine	Pravastatin	AUC ↑ 9.9-fold, C_{max} ↑ 7.78-fold
	Rifampin（single dose）	Glyburide	AUC ↑ 2.3-fold
OATP1B3 （SLCO1B3）	Cyclosporine	Pitavastatin	AUC ↑ 4.6-fold, C_{max} ↑ 6.6-fold
	Cyclosporine	Rosuvastatin	AUC ↑ 7.1-fold
	Lopinavir/ritonavir	Rosuvastatin	AUC ↑ 2.1-fold, C_{max} ↑ 4.65-fold
OATP1A2 （SLCO1A2）	Grapefrui: juice	Fexofenadine	AUC ↓ 2.7-fold, C_{max} ↓ 2.63-fold
	Orange juice	Fexofenadine	AUC ↓ 3.3-fold, C_{max} ↓ 3-fold
	Apple juice	Fexofenadine	AUC ↓ 3.7-fold, C_{max} ↓ 3.57-fold
	Naringin	Aliskiren	AUC ↓ 1.6-fold, C_{max} ↓ 2.44-fold
OATP2B1 （SLCO2B1）	Orange juice	Aliskiren	AUC ↓ 2.6-fold
	Apple juice	Aliskiren	AUC ↓ 2.6-fold

TRANSPORTER	INHIBITDR OR INDUCER	AFFECTED DRUG	PHARMACOKINETIC CHANGES DUE TO AFFECTED DRUG
OAT1 （SLC22A6）	Probenecid	Cephradine	AUC ↑ 3.6-fold
	Probenecid	Cidofovir	AUC ↑ 1.5-fold, Cl ↓ 1.47-fold
	Probenecid	Acyclovir	AUC ↑ 14-fold, Cl ↓ 1.47-fold
OAT3 （SLC22A8）	Probenecid	Furosemide	AUC ↑ 2.9-fold
OCT2 （SLC22A2)	Cimetidine	Dofetilide	AUC ↑ 1.5-fold, Cl ↓ 1.5-fold
	Cimetidine	Pindolol	AUC ↑ 1.5-fold, Cl ↓ 1.5-fold
	Cimetidine	Metformin	AUC ↑ 1.4-fold, Cl ↓ 1.37-fold
	Cimetidine	Varenicline	AUC ↑ 1.3-fold
	Cimetidine	Pilsicainide	AUC ↑ 1.3-fold, CL ↓ 1.39-fold
P-gp（MDR1, ABCB1）	Dronedarone	Digoxin	AUC ↑ 2.6-fold, C_{max} ↑ 1.75-fold
	Quinidine	Digoxin	AUC ↑ 1.7-fold, Cl ↓ 1.5-2-fold
	Ritonavir	Digoxin	AUC ↑ 1.86-fold, Cl ↓ 1.54-fold
	Ranolazine	Digoxin	AUC ↑ 1.6-fold, C_{max} ↑ 1.46-fold
	Clarithromycin	Digoxin	AUC ↑ 1.7-fold, C_{max} ↑ 1.75-fold
	Rifampin	Digoxin	AUC ↓ 1.4-fold, C_{max} ↓ 1.6-fold
	St. John's wort	Digoxin	AUC ↓ 1.4-fold, C_{max} ↓ 1.56-fold
	Ritampin	Talinolol	AUC ↓ 1.5-fold, C_{max} ↓ 1.6-fold
	St. John's wort	Talinolol	AUC ↓ 1.3-fold
	Tipranavit/ ritonavir	Loperamide	AUC ↓ 2-fold
	Tipranavir/ ritonavir	Saquinavir/ ritoavir	AUC ↓ 5-fold
BCRP （ABCG2）	Elacridar	Tupolecan	AUC ↑ 2.4-fold, C_{max} ↑ 3.8-fold

    3. 代谢过程的药物相互作用　　肝脏是药物代谢的主要器官，肝脏进行生物转化依赖于肝微粒体中的多种酶系，其中最重要的是细胞色素 P-450 混合功能能氧化酶系（CYP-450s）。由于该酶系广泛分布于肝脏、肾脏、脑、皮肤、肺、胃肠道及胎盘等组织器官，因此，由 CYP-450s 催化的氧化还原反应可发生在体内许多部位，但仍然以肝脏为主。目前已经发现了数百种细胞

色素同工酶，其中有 7 种同工酶特别重要，分别是 CYP1A2、CYP2B6、CYP2C9、CYP2C19、CYP2D6、CYP2E1 和 CYP3A4。体内以 CYP3A4 的含量最多，约占人体肝脏 CYP 总量的 30%，底物最广泛（约 50% 的药物经其催化代谢），因此在药物代谢中具有相当重要的地位。CYP-450s 可受遗传因素、年龄、机体状态、营养、疾病、吸烟、饮酒等各种因素影响，尤其是药物能够显著影响药酶的活性。诱导药酶活性增强（称酶促作用）使其他药物或本身代谢加速，导致药效减弱（但可使前体药物更快发生药效）的药物称为药酶诱导剂。抑制或减弱活性（称酶抑作用）减慢其他药物代谢，导致药效增强的药物称为药酶抑制剂。一般而言，酶抑制作用所致的代谢性相互作用的临床意义远大于酶促作用，约占该酶系统全部相互作用的 70%。

（1）酶诱导：酶诱导作用是指增强肝药酶活性的作用。目前已发现 200 种以上化合物具有药酶诱导作用，如巴比妥类（特别是苯巴比妥）、水合氯醛、苯妥英钠、扑米酮、卡马西平、保泰松、尼可刹米、灰黄霉素、利福平、螺内酯、乙醇等。酶诱导剂的结果将使受影响药物的作用减弱或作用时间缩短，这可解释连续应用这些药物产生耐受性、交叉耐受性或停药敏化的现象。例如，苯巴比妥增加华法林的代谢速率，导致华法林抗凝作用减弱，华法林的剂量必须增加以补偿这种效应。但如果患者停用苯巴比妥，那么华法林剂量必须减少，以避免潜在的危险毒性。苯巴比妥也增加其他药物如甾体激素的代谢。酶诱导作用也可由苯妥英钠、卡马西平、保泰松、水合氯醛和利福平所引起。癫痫患儿长期服用苯巴比妥和苯妥英钠易出现佝偻病；服用泼尼松控制哮喘发作的患者在服用苯妥英钠后哮喘发作的次数增加；器官移植患者应用环孢菌素和泼尼松的同时应用利福平仍可出现排斥反应；合用卡马西平加重异烟肼的肝毒性。

（2）酶抑制：酶抑制作用是指引起肝药酶活性减弱的作用。一种药物可以通过抑制肝药酶活性而降低另一种药物的代谢，从而使其活性加强或持续时间延长。临床上由于肝药酶的抑制而引起的药物相互作用远比由于酶诱导引起的常见，后果也更严重，但长期以来却未引起足够重视，如氯霉素、西咪替丁、异烟肼、三环类抗抑郁药、吩噻嗪类药物、保泰松、胺碘酮、红霉素、甲硝唑、咪康唑、哌甲酯、别嘌醇、奎尼丁等药物均有酶抑制作用，由此引起的临床药物不良反应事件日益增多，甚至引起致残或致命的严重后果。

西咪替丁抑制肝药酶氧化性代谢途径，能增加经由这种途径而代谢的药物的作用（如卡马西平、苯妥英钠、茶碱、华法林以及包括地西泮在内的大多数苯二氮䓬类）。苯二氮䓬类中的劳拉西泮、奥沙西泮和替马西泮经由葡萄糖醛酸结合作用而代谢，它们的作用不受西咪替丁的影响。雷尼替丁对肝脏氧化性酶的亲和力比西咪替丁小得多，因此，雷尼替丁几乎不可能发生上述临床上的相互作用。法莫替丁和尼扎替丁不抑制氧化性代谢途径，因此不与经此途径代谢的药物发生相互作用。

氨茶碱主要经肝脏代谢，仅 10% 以原形从尿中排出，异烟肼抑制肝微粒体酶活性，与茶碱联合应用时使茶碱在体内代谢减慢，长期合用使茶碱血药浓度升高，甚至出现中毒症状。因此两药联用时，需监测氨茶碱血药浓度，保证用药安全有效。

利托那韦为某些肝脏细胞色素 P-450 酶的强抑制药，可以显著增加经这些酶代谢的药物（如抗心律失常药、阿司咪唑、大多数苯二氮䓬类、西沙必利）的血清浓度。因此，利托那韦与其他药物合并应用时应实施治疗监测，并根据监测结果及时调整剂量。

4. 排泄过程中药物相互作用　肾脏是药物排泄的主要器官，药物的排泄与尿液的 pH 有关。尿液 pH 影响弱酸类和弱碱类药物的解离作用，从而影响它们的再吸收和排泄。非解离型药物更容易从肾小管滤液中通过肾小管细胞弥散入血液。酸性药物在酸性尿中比碱性尿中存在更多的非解离型药物，而在碱性尿中主要以解离型形式存在。因此，在酸性尿时有更多的酸性药物（如水杨酸盐、保泰松、磺胺类）会从酸性尿液中重吸收返回血液，从而延长、加强药物的活性，而碱性尿使之排泄增加。

如果两药竞争同一主动转运系统，则一种药物可抑制另一种药物的主动转运，减少其排泄，延长其作用时间。如丙磺舒提高青霉素衍生物的血清浓度并延长其活性持续时间，其作用主要是阻断这些药物的肾小管分泌。

另外，P-糖蛋白作为能量依赖性"药泵"，位于细胞膜上，在肝、肾、小肠、大肠的上皮细胞均有表达，降低细胞内的药物浓度。克拉霉素可通过抑制肠道和肾脏的 P-糖蛋白，提高地高辛的生物利用度和血药浓度，减慢其排泄，应谨慎合用地高辛和克拉霉素，及时根据地高辛的监测结果调整剂量。

（二）药物效应动力学相互作用

药效学相互作用是不同药物通过与疾病相关的药物靶点相互作用，而对治疗效果产生影响。

1. 相加或协同作用　相加或协同作用是指作用于疾病相关靶点的两个药物合用的效果等于（相加）或大于单用效果之和（协同）。药物的治疗作用和副作用都可增强。临床联合用药的主要目的是治疗作用的相加或协同作用，如青霉素与庆大霉素联用抗感染、异烟肼与利福平联用抗结核。另外联合化疗的应用可以使得肿瘤化疗效果明显。序贯应用细胞周期非特异性药物和细胞周期特异性药物，可以增强抗癌药的疗效。

2. 拮抗作用 作用于同一受体的不同药物可产生拮抗作用。例如 β 受体拮抗剂普萘洛尔可拮抗选择性 β₂ 肾上腺素受体激动剂沙丁胺醇的作用，使得沙丁胺醇的疗效下降。作用于不同受体但效应相反的药物合用则可出现功能性拮抗。如较大剂量的氯丙嗪治疗精神分裂症时，容易引起锥体外系反应，苯海索具有中枢抗胆碱作用，可减轻锥体外系反应。

（三）药物配伍变化

药物的配伍变化是指药物制剂在进入可利用状态之前相互间发生化学或物理反应，使药物理化性质发生改变，从而影响药物作用。本类药物相互作用发生于药物吸收之前，在药物配伍应用的过程中，药物与药物、或药物与溶剂和赋形剂之间发生物理或化学反应，对药效或安全性产生不良影响，属于药物配伍禁忌，常见于液体制剂。静脉输液是临床常用的治疗措施，经常需要向输液瓶中加入一种或多种药物，这些药物之间，或药物与静脉滴注液之间有可能发生相互作用而出现沉淀，发生色泽变化或产生气体等；也有某些药物的反应不发生肉眼可见的改变，但这种相互作用仍可以使药物的活性减弱或毒性增强。例如：氨基糖苷类抗生素与 β 内酰胺环配伍可使氨基糖苷类失去抗菌活性。20% 的磺胺嘧啶钠注射液（pH 为 9.5～11）加入 10% 葡萄糖注射液（pH 为 3.2～5.5）中，由于 pH 的改变，可使磺胺嘧啶微结晶析出。因此，必须认识到不是任何药物都可以随意加入任何静脉输液中的，这种体外药物的相互作用，在给患者用药之前就应力求避免发生，对外观无异常的体外相互作用尤其应该引起注意。

（四）药物相互作用查询

药物相互作用和配伍禁忌的查询信息源有：

（1）Drug Interaction Facts（Facts and Comparisons）

（2）Drug Reax System（Micromedex，Inc.）

（3）Evaluations of Drug Interactions（PDS Publishing Co.）

（4）Handbook on Drug & Nutrient Interactions（The American Dietetic Association）

（5）Handbook on Injectable Drugs（13th edition）

（6）《药物相互作用基础与临床》（刘治军，韩红蕾主编，2015 年第 2 版）

（7）《注射药物相容性手册》（徐翔主编，2005 年）

（8）《常用处方药使用指南》（李大魁主编，2000 年）

（9）《注射剂的临床安全与合理应用》（赵志刚，高海春，王爱国主编，2008 年）

目前为止，没有一个信息系统是最好的，不同信息系统对药物相互作用识别存在差异，其中一个信息系统中没有收录的药物组合，可能在另一个信息系统或信息源中查到。因此，药物相互作用查询应参考 1 个以上的信息系统。

四、药物－疾病相互作用

儿科患者用药不仅要注意避免药物的不良相互作用，还必须警惕先天性疾病及遗传性疾病与药物的相互作用。例如：原发性胆汁性肝硬化造成肝内胆汁淤积，肝内胆酸水平上升，使肝脏发生适应性变化以减少肝细胞对胆酸的暴露；CYP7A1 酶活性受抑制，减少胆酸生成；抑制胆酸摄取转运体的表达和功能；诱导肝外排转运体的功能，增加胆酸从肝细胞中外排到外周循环中。这些适应性改变导致肝脏的药物暴露减少，增加外周循环和肾脏的药物暴露水平。

第四节　药效动力学研究案例

健康儿童是评价药物在儿科群体中 PD 的最好模型，但由于不符合伦理要求，所有的儿科研究都在患病儿童中进行。因而存在许多其他实际问题，比如，仅能获得有限的研究个体数量及实验标本量，导致样本信息不足；需要提高药物分析技术以改善敏感性；发生同一种疾病个体数量有限，缺乏测量药物有效性的 PD 结局指标等。生长发育对靶受体、转运子和酶的表达以及功能活动影响的特点需要使用有创手段获得正常儿童的组织进行研究。

虽然某些程度上年龄特异的相关性有一定区别，尤其在新生儿中，但当缺乏儿童研究个体或组织时，体外实验和动物模型仍适用于评价 PD。在儿童试验中，签署知情文件不能来自于患者本人，而是由父母或监护人替代签署相关文件。在大年龄儿童中，除了知情同意外，应该用与其年龄相符的语言准备的相关文件，以便其理解研究目的。

下面以儿童抗生素的 PD 研究作为案例，叙述根据药效动力学研究指导儿童合理应用。

儿童抗感染过程中合理选择抗生素，应用合理的剂量和疗程以保证药物发挥最大效果，并使毒性最小。合理剂量选择的关键在于对相关药物的 PK 和 PD 的了解，PK 主要考虑患者因素，抗微生物制剂的 PD，以及病原体参与。

细菌对抗生素的敏感性因病原菌的种类和抗菌药物的不同而差异巨大。最低抑菌浓度（minimum inhibitory concentration，MIC）是临床上描述一种抗菌药物针对某种病原体抗菌活性的最常用的 PD 参数。但是仅有 MIC 尚不能预测抗生素治疗有效，因为 MIC 不能解释体内药物作用全过程，应结合药物在感染部位的 PK（暴露）和 PD（抗菌过程）预测抗菌药物针对某一病原体的有效性。

抗菌药物分为浓度依赖型和时间依赖型两种。浓度依赖型药物通过增加浓度以最大程度杀死细菌，而时间依赖型药物则通过暴露时间延长达到最佳的抗菌效果。一些药物也有抗生素后效应（post-antibiotics effect，PAE）。因此，在合理的杀菌条件下，抗菌药物能分为三类：有中度到持续性 PAE 的浓度依赖型杀菌药物；弱或无持续杀菌效应的时间依赖型杀菌药物；延长持续效应的时间依赖型杀菌药物。

熟悉每类药物的抗菌机制将对应用这些药物时选择合理的剂量达到最大的抗菌活性有重要意义。

既往的 PK/PD 资料来源于体外或动物感染模型，并在成人体内得到进一步确认，而在儿童中缺乏相关研究。有三种基本 PK/PD 参数与抗菌药物的临床有效性相关，包括：浓度依赖型药物的最大血清浓度（C_{max}）与 MIC 比值（C_{max}/MIC）；无持续效应的时间依赖型药物的超 MIC 时间（$T >$ MIC）；对于有 PAE 的时间依赖型抗菌药物，其杀灭致病菌的效果主要取决于用药 24 小时内的浓度 – 时间曲线下面积（$AUC_{0 \sim 24}$）与 MIC 的比值（$AUC_{0 \sim 24}$/MIC）。值得注意的是，蛋白结合药物不能作用于细菌，因此，PD 参数常与血浆中游离药物比例相关。

首先，PK/PD 参数之间是高度相关的：剂量调整将同时影响多个 PK/PD 参数，例如剂量增大将增加 C_{max} 和 $AUC_{0 \sim 24}$，这与 MIC 和 $T >$ MIC 相关。因此，多种 PK/PD 参数可能和药物有效性相关，这有赖于抗生素作用机制。剂量改变会影响每个 PK/PD 参数的趋势。

第二，MIC 会影响 PK/PD 的疗效相关参数。MIC 小幅增长可影响 C_{max}/MIC、$AUC_{0 \sim 24}$/MIC 及 $T >$ MIC。对于药物敏感性高的微生物，即使低于最佳剂量疗效也足够，对于耐药微生物，合理的抗生素剂量是成功治疗的关键。

具有持续杀菌作用的浓度依赖型杀菌药物包括氨基糖苷类和氟喹诺酮类。浓度依赖型药物的特征为在最高浓度和 PAE 时表现出最强的杀菌活性，当浓度低于 MIC 后抑制细菌生长，所要求的剂量特点是达到浓度最大化（大剂量）后，由于有 PAE，可以延长每次剂量间隔时间。合理使用浓度依赖型抗生素不仅增强最大效应，而且可能阻止发生耐药和不良反应。

无持续效应的时间依赖杀菌药物的特征为血药浓度高于 MIC 时是杀菌剂。一些时间依赖型药物无 PAE，当血药浓度低于 MIC 后，绝大多数细菌又开始生长。这类抗生素，并不因为浓度增加而提高杀菌能力，与杀菌效率相关的 PD 参数是 $T >$ MIC，目的是使药物暴露时间最大化，以达到满意的杀菌效果，该类抗生素代表是 β 内酰胺类药物。

具有 PAE 的时间依赖杀菌作用的抗菌药物在血药浓度低于 MIC 后仍有抗菌活性，包括万古霉素、四环素、吉他霉素等。万古霉素的 PAE 根据微生物不同而不同，对于金黄色葡萄球菌是 0.7 ~ 2.6 小时，对表皮葡萄球菌是 4.3 ~ 6.5 小时。最相关 PK/PD 参数是 $AUC_{0~24}$/MIC。

目前耐甲氧西林金黄色葡萄球菌（MRSA）感染的治疗临床实践指南推荐：成人感染 MRSA 时，要求万古霉素的 $AUC_{0~24}$/MIC > 400。Frymoyer 等通过对 2 ~ 12 岁儿童的群体 PK 研究发现，在 MIC ≥ 1μg/ml 的情况下，40mg/（kg·d）剂量不可能达到 $AUC_{0~24}$/MIC > 400，而 60mg/（kg·d）剂量时较容易达到。一项 Monte Carlo 研究也报道了类似结果，剂量为 40mg/（kg·d）时，58% ~ 66% 儿童的 $AUC_{0~24}$/MIC 超过 400，而 60mg/（kg·d）时这一比例达到 88% ~ 98%，此时 MIC ≤ 1μg/ml。但另一项研究发现 60mg/（kg·d）剂量时，$AUC_{0~24}$/MIC > 400 的比例仅为 40%。使用推荐剂量 40mg/（kg·d）的万古霉素，预测 58% ~ 66% 儿童达到 $AUC_{0~24}$/MIC > 400，增加万古霉素剂量到 60mg/（kg·d）将增加达到该 PD 目标的可能性（88% ~ 98%）。

IDSA 指南建议对于侵袭性 MRSA 感染的成人，万古霉素谷浓度维持在 15 ~ 20μg/ml 时，$AUC_{0~24}$/MIC > 400，且 MIC ≤ 1μg/ml。对于儿童，虽然缺乏足够的证据，谷浓度也选择 15 ~ 20μg/ml。通过群体 PK 模型和模拟实验，Frymoyer 等发现每 6 小时接受 15mg/kg 的万古霉素治疗方案，谷浓度为 7 ~ 10μg/ml，90% 患儿 MIC 为 1μg/ml，$AUC_{0~24}$/MIC > 400。Le J 等发现 60 ~ 70mg/（kg·d），分 4 次给药时，75% 患儿 $AUC_{0~24}$/MIC > 400，此时大部分患儿的谷浓度为 8 ~ 9μg/ml。

辛辛那提儿童医院报道，当谷浓度为 8 ~ 10μg/ml 时，仅 67% 患儿 $AUC_{0~24}$/MIC > 400，提示当 MIC < 1μg/ml 时，较低水平万古霉素谷浓度是恰当的，但是当 MIC ≥ 1μg/ml 时则是不足的。

对于临床医师而言，虽然目标谷浓度简单实用，但不清楚成人的目标谷浓度是否适用于儿童。上述研究基于万古霉素 PK 和 $AUC_{0~24}$ 的数据提出了重要的讨论课题，但是尚不推荐由此在临床实践中简单地降低谷浓度。对需要万古霉素治疗的侵袭性感染患儿进行个体化治疗和利用 AUC/MIC 以达到最佳治疗效果。

与抗细菌药物相同，抗真菌药物的 PD 研究也有赖于体内和体外模型，但很少有针对儿童侵袭性真菌病的研究。与成人相比，药物暴露 – 反应关系在不同年龄儿童中有差异，侵袭性念珠菌感染的婴儿发生播散性真菌病和脑膜脑炎的风险更高，易造成严重的神经发育损害。米卡芬净是唯一一种基于新生儿血行播散念珠菌脑膜脑炎动物模型的真菌特殊靶点的抗真菌药物，儿科缺乏新的三氮唑类药物特性的数据，小婴儿的氟康唑和两性霉素 B 等抗真菌药的合理剂量仍需进一步研究。对于成人，氟康唑的 $AUC_{0\sim24}/MIC > 50$ 时，70% 患者的黏膜和侵袭性感染有效，$MIC \leqslant 8\mu g/ml$ 时，需要最小 AUC 为 400（mg·h）/L 方才有效。Nahata 等给 6 例早产儿口服氟康唑 6mg/（kg·d），C_{max} 为 6～13.5$\mu g/ml$，$AUC_{0\sim24}$ 为 340～636（μg·h）/ml；Wenzl 等给罹患真菌败血症的 3 例极早产儿口服氟康唑 [4.5～6mg/（kg·d）]，$AUC_{0\sim24}$ 为 131～233（μg·h）/ml，提示剂量太低，给予负荷剂量（25mg/kg）后，经过 2 天治疗达到目的 $AUC_{0\sim24}$，提示早产儿可能需要给予负荷剂量。

　　总之，儿童的 PD 对于指导儿童合理用药有重要的临床意义，为了在最小的不良反应的风险下，达到最佳的治疗效果，需要相关 PD 支撑。

参考文献

[1] 杨长青. 处方调剂和患者用药指导. 北京：人民卫生出版社,2014.

[2] 刘治军，韩红蕾. 药物相互作用基础与临床. 2 版. 人民卫生出版社, 2015.

[3] YU ZY,WANG W,FRITSCHY JM, et al. Changes in neocortical and hippocampal GABAA receptor subunit distribution during brain maturation and aging. Brain Res, 2006, 1099(1): 73-81.

[4] SPERK G, FURTINGER S, SCHWARZER C, et al. GABA and its receptors in epilepsy. Adv Exp Med Biol, 2004, 548(1): 92-103.

[5] STAFSTROM CE. Mechanisms of action of antiepileptic drugs: the search for synergy. Curr Opin Neurol, 2010, 23(2):157-163.

[6] GINGRICH KJ, BURKAT PM, ROBERTS WA. Pentobarbital produces activation and block of {alpha}1{beta}2{gamma}2S GABAA receptors in rapidly perfused whole cells and membrane patches: divergent results can be explained by pharmacokinetics. J Gen Physiol, 2009, 133(2): 171-188.

[7] KRAUS DM, FISCHER JH, REITZ SJ, et al. Alterations in theophylline metabolism during the first year of life. Clin Pharmacol Ther, 1993, 54(4):351-359.

[8] DORNE JL, WALTON K, RENWICK AG. Uncertainty factors for chemical risk assessment. human variability in the pharmacokinetics of CYP1A2 probe substrates. Food Chem Toxicol, 2001, 39(7):681-696.

[9] BLAKE MJ, CASTRO L, LEEDER JS,et al. Ontogeny of drug metabolizing enzymes in the neonate. Semin Fetal Neonatal Med, 2005, 10(2):123-138.

[10] MCCARVER DG, HINES RN. The ontogeny of human drug-metabolizing enzymes: phase II conjugation enzymes and regulatory mechanisms. J Pharmacol Exp Ther, 2002, 300(2):361-366.

[11] HINES RN. The ontogeny of drug metabolism enzymes and implications for adverse drug events. Pharmacol Ther, 2008, 118(2):250-267.

[12] LU H, ROSENBAUM S. Developmental pharmacokinetics in pediatric populations. J Pediatr Pharmacol Ther. 2014, 19(4):262-276.

[13] ALLEGAERT K, VANHAESEBROUCK S, VERBESSELT R,et al. In vivo glucuronidation activity of drugs in neonates: extensive interindividual variability despite their young age. Ther Drug Monit, 2009, 31(4):411-415.

[14] TER WOLBEEK M, DE SONNEVILLE LM, DE VRIES WB, et al. Early life intervention with glucocorticoids has negative effects on motor development and neuropsychological function in 14-17 year-old adolescents. Psychoneuroendocrinology. 2013, 38(7):975-986.

[15] CHEONG JL, BURNETT AC, LEE KJ, et al. Victorian Infant Collaborative Study Group. Association between postnatal dexamethason for treatment of bronchopulmonary dysplasia and brain volumes at adolescence in infants born very preterm. J Pediatr, 2014, 164(4): 737-743.

[16] TOFFANIN T, NIFOSÍF, FOLLADOR H,et al. Volumetric MRI analysis of hippocampal subregions in Cushing's disease: a model for glucocorticoid neural modulation. Eur Psychiatry, 2011, 26(1):64-67.

[17] NOORLANDER CW, TIJSSELING D, HESSEL EV,et al. Antenatal glucocorticoid treatment affects hippocampal development in mice. PLoS One, 2014, 9(1):e85671.

[18] ZHANG RL, BO T, SHEN L, et al. Effect of dexamethasone on intelligence and hearing in preterm infants: a meta-analysis. Neural Regen Res, 2014, 9(6): 637-645.

[19] BARTKOWSKA-ŚNIATKOWSKA A, ROSADA-KURASIŃSKA J, ZIELIŃSKA M, et al. Do we really know the pharmacodynamics of anaesthetics used in newborns, infants and children? A review of the experimental and clinical data on neurodegeneration. Anaesthesiol Intensive Ther, 2014, 46(2):101-108.

[20] KENNEDY MJ. Characterizing the impact of development on the dose-exposure- response relationship: challenge or opportunity? J Pediatr Pharmacol Ther, 2014, 19(4):260-261.

[21] NEUMAN G, NULMAN I, ADELI K,et al. Implications of serum creatinine

measurements on GFR estimation and vancomycin dosing in children. J Clin Pharmacol, 2014, 54(7):785-791.

[22] MADIGAN T, SIEVE RM, GRANER KK,et al. The effect of age and weight on vancomycin serum trough concentrations in pediatric patients. Pharmacotherapy, 2013, 33(12):1264-1272.

[23] MARSHALL JD, KEARNS GL. Developmental pharmacodynamics of cyclosporine. Clin Pharmacol Ther, 1999, 66(1):66-75.

[24] TAKAHASHI H, ISHIKAWA S, NOMOTO S, et al. Developmental changes in pharmacokinetics and pharmacodynamics of warfarin enantiomers in Japanese children. Clin Pharmacol Ther, 2000, 68(5):541-555.

[25] SHETH RD, PESKIN MF, DU XL. The duration of hepatitis B vaccine immunity in pediatric dialysis patients. Pediatr Nephrol, 2014, 29(10):2029-2037.

[26] RIZKALLA NA, FEUDTNER C, DAI D, et al. Patterns of medication exposures in hospitalized pediatric patients with acute renal failure requiring intermittent or continuous hemodialysis. Pediatr Crit Care Med, 2013, 14(9): 394-403.

[27] FUNAKI T, MIYATA I, SHOJI K, et al. Therapeutic Drug Monitoring in Neonatal HSV Infection on Continuous Renal Replacement Therapy. Pediatrics, 2015, 136(1):270-274.

[28] CIES JJ, MOORE WS, MILLER K,et al. Therapeutic drug monitoring of continuous-infusion acylovir for disseminated herpes simplex virus infection in a neonate receiving concurrent extracorporeal life support and continuous renal replacement therapy. Pharmacotherapy, 2015, 35(2):229-233.

[29] DEVICTOR D, TISSIERES P, AFANETTI M, et al. Acute liver failure in children. Clin Res Hepatol Gastroenterol, 2011, 35(6-7):430-437.

[30] VAN WASSENAER AG, KOK JH. Trials with thyroid hormone in preterm infants: clinical and neurodevelopmental effects. Semin Perinatol, 2008, 32(6): 423-430.

[31] ALLEGAERT K, VAN DEN ANKER JN. Clinical pharmacology in neonates: small size, huge variability. Neonatology, 2014, 105(4): 344-349.

[32] SISTONEN J, MADADI P, ROSS CJ, et al. Prediction of codeine toxicity in infants and their mothers using a novel combination of maternal genetic markers. Clin Pharmacol Ther, 2012, 91(4):692-699.

[33] SALEM F, JOHNSON TN, BARTER ZE, et al. Age related changes in fractional elimination pathways for drugs: assessing the impact of variable ontogeny on metabolic drug-drug interactions. J Clin Pharmacol, 2013, 53(8):

857-865.

[34] LEEDER JS, KEARNS GL, SPIELBERG SP, et al. Understanding the relative roles of pharmacogenetics and ontogeny in pediatric drug development and regulatory science. J Clin Pharmacol, 2010, 50(12):1377-1387.

[35] VAN DEN BROEK MP, GROENENDAAL F, TOET MC, et al. Pharmacokinetics and clinical efficacy of phenobarbital in asphyxiated newborns treated with hypothermia: a thermopharmacological approach. Clin Pharmacokinet, 2012, 51(10):671-679.

[36] DOWNES KJ, HAHN A, WILES J, et al. Dose optimization of antibiotics in children: application of pharmacokinetics/ pharmacodynamics in paediatrics. Int J Antimicrob Agents, 2014, 43(3):223-230.

[37] FRYMOYER A, HERSH AL, CORALIC Z, et al. Prediction of vancomycin pharmacodynamics in children with invasive methicillin- resistant Staphylococcus aureus infections: a Monte Carlo simulation. Clin Ther, 2010, 32(3):534-542.

[38] AUTMIZGUINE J, GUPTILL JT, COHEN-WOLKOWIEZ M,et al. Pharmacokinetics and pharmacodynamics of antifungals in children: clinical implications. Drugs, 2014, 74(8):891-909.

[39] TURNER K, MANZONI P, BENJAMIN DK,et al.Fluconazole pharmacokinetics and safety in premature infants. Curr Med Chem, 2012, 19 (27):4617-4620.

[40] NAHATA MC, TALLIAN KB, FORCE RW. Pharmacokinetics of fluconazole in young infants. Eur J Drug Metab Pharmacokinet, 1999, 24(2):155-157.

[41] WENZL TG, SCHEFELS J, HORNCHEN H,et al. Pharmacokinetics of oral fluconazole in premature infants. European Journal of Pediatrics, 1998, 157(8): 661-662.

[42] MARK JC, NATHAN JC. Drug disposition alterations in liver disease: extra-hepatic effects in cholestasis and nonalcoholic steatohepatitis. Expert Opin Drug Metab Toxicol, 2014, 10(9):1209-1219.

[43] ARONSON JK, FERNER RE. Joining the DoTS: new approach to classifying adverse drug reactions. BMJ, 2003,327: 1222.

第四章 儿科 TDM 的实施

第一节 儿科 TDM 实施程序

一、TDM 的目的

儿科 TDM 的目的是发挥最佳药物疗效的同时最大程度减少其不良反应，为药物中毒诊断、联合用药、药物相互作用提供依据，以保证临床用药的安全有效，也是临床药师为患者提供药学监护的重要途径，对提高临床药物治疗水平具有重要意义。

TDM 不仅需要测定生物基质中的药物浓度，更重要的是需要正确理解并利用药动学参数对监测结果进行评估。因此，国际治疗药物监测及临床毒理学会对 TDM 赋予新的内涵：TDM 已不局限于实验室针对临床标本本身含药物的单位质量浓度的准确检测与质量控制，而更多注重于检测结果后面代表的临床药代动力学过程与特点以及根据这一结果数值后面的遗传药理与药物基因等的综合信息，并综合多维信息拟定个体化药物治疗方案。

二、TDM 的流程

TDM 的流程可分为：申请、采样转运、标本接收与样品测定、数据处理及结果分析 5 个步骤。

（一）申请

临床医师和临床药师根据药物使用情况及疾病特征，对需要进行药物浓度监测的患者提出申请并填写申请单，应包括以下内容：患者的基本信息，如姓名、性别、年龄、体重、科室、门诊号或住院号等；患者的临床资料，包括主要症状、并发症等；治疗期间详细的用药史；申请的监测项目及标本类型；申请时间及标本采集时间；提出申请的临床医师姓名；有条件的还应收集实验室检查、同服其他药物等信息。

申请信息的收集至关重要，申请者必须提供真实完整的资料以利于临床医师、临床药师对检测结果进行分析与合理解释，否则可能对治疗药物方案的制订及调整产生不利的影响。

（二）采样转运

临床医师提出 TDM 申请后，医生或护士需根据医嘱并按照相关要求准确地采集标本，必要时，在避光、冰浴条件下操作，并将样本尽快转运至治疗药物监测实验室，减少药物在生物基质中的降解；涉及采集现场进行处理的标本，如加规定种类的抗凝剂、抗氧化剂或酶抑制剂、离心处理等，需要严格按照规定的要求进行。如不能及时送检时，应根据药品及标本的类型及需要保存的时间选择适当的保存条件；如需长距离转运时，应将标本所在容器密封，并装入聚乙烯塑料袋后再装入冷藏箱内运输。

（三）标本接收与样品测定

当接收到 TDM 标本后，实验室人员首先应按规程对标本及标本信息进行验收，对不合格的样本予以拒收，并告知相关临床科室拒收原因；对于符合要求的样本应进行登记，在规定时间内按照标准操作规程进行处理、测定。

（四）数据处理

TDM 实验室需对药物浓度的监测数据进行分析判断，必要时采用药动学公式或软件进行处理，给出有关的药动学参数，或提供给药方案是否需要调整的建议，为临床医生的下一步治疗提供支持依据。

（五）结果分析

临床药师需根据 TDM 结果并结合患者的临床表现进行解释，并与临床医师一起进一步制订和调整个体化给药方案。

三、儿科 TDM 方法学的基本要素

由于儿科患者生物标本取样量较成人少，内源性物质（如无机盐、脂质、蛋白质、代谢物等）干扰多，且生物个体间生长发育差异较其他年龄组更大，诸多因素均会影响药物浓度监测结果的准确性。因此，新建立的体内药物分析方法在用于患儿生物标本分析之前，必须对其可行性与可靠性进行科学规范的验证，达到要求后方可实际应用。方法验证需考虑方法的所有可变因素，包括标本采集、前处理、仪器分析检测与数据评价等。

方法学验证所用标本通常为实验室配制的模拟生物基质标本或用药后的实际生物基质标本。验证的步骤主要包括分析方法验证（即特异性、标准曲线、定量范围、精密度、准确度、定量限和稳定性等）和生物基质中待测药物稳定性验证，下面介绍具体分析方法确证的内容与要求。

（一）特异性

特异性也称专属性，是指当标本中存在干扰成分（如杂质、降解产物等）时，分析方法能够准确、专一地测定目标物质，而生物标本所含内源性物质和其他相应代谢物以及合并用药及食物均不得干扰目标物质的测定。如果同时分析多个物质，应保证每一待测物均不被干扰或者互相干扰。

对于色谱法至少要考察 6 个不同来源的空白生物标本色谱图、空白生物标本加对照物质色谱图及用药后的生物标本色谱图，以验证分析方法的特异性。

选择性是一个分析方法，在样品中其他干扰成分如内源性物质和相应代谢物、降解产物等存在的情况下，区分和定量一个分析物的能力。应证明所定量的成分就是待测的成分，如果同时分析多个物质，应保证每一个待测物均不被干扰或者互相干扰。

（二）标准曲线和定量范围

标准曲线反映了目标物质浓度与相应检测器响应值之间的相关性，应采用适当的加权和统计检验，采用简单的数学模型描述。标准曲线应该连续且可重现，并以回归计算结果的百分偏差最小为基础，提供线性回归方程和相关系数，说明其线性相关程度。回归方程的相关系数 r 越接近于 1，表明线性关系越好，一般控制 $r \geqslant 0.990\,0$。合格的标准曲线必须符合一定的精密度和准确度，只有使用合格的标准曲线才能对临床待测标本进行定量检测。

定量范围是指精确定量测定的上限和下限之间的浓度范围。在此范围内，浓度与检测信号响应之间存在准确线性函数或指数函数等对应关系。定量范围需覆盖待测生物标本的实际波动范围，通常能够衍生覆盖检测高低限的 120%，不得用定量范围外推的方法计算超出线性范围的浓度。

配置标准标本应使用与待测标本相同的生物基质，不同生物标本应制备各自的标准曲线；用于建立标准曲线的标准浓度个数与分布取决于分析物可能的浓度范围和分析物 / 响应值的关系，至少需要 6 个浓度点，非线性相关则可能需要更多浓度点。

（三）精密度与准确度

精密度指在确定的分析条件下，相同介质中相同浓度标本经多次取样测定所得的测量值之间的分散程度。通常采用质控标本的日内和日间（也可以用批内、批间来表示）相对标准差（relative standard deviation，RSD）来考察方法的精密度，一般 RSD 应 < 15%，在定量下限附近 RSD 应 < 20%。精密度包括重复性、中间精密度和重现性，其中重复性指相同条件下同一分析人员测得结果的精密度，中间精密度指不同时间同一实验室的不同分析人员使用不同设备测得结果的精密度，重现性则指不同实验室不同分析人员测得

结果的精密度。当分析方法被法定标准采用时应进行重现性实验。

准确度是指在确定的分析条件下，测得的生物标本浓度与真实浓度或参考浓度的接近程度。重复测定已知浓度分析物标本可获得准确度，一般以相对回收率（%）表示。准确度应在 85% ~ 115%。

精密度和准确度的考察需要选择高、中、低 3 个浓度的质控样品同时进行。高浓度接近于定量上限；低浓度通常选择在定量下限的 3 倍内。在测定精密度时，每一浓度至少制备并测定 5 个标本。

（四）定量限

定量限是指在通过某一种分析方法的全部处理和测定过程之后（包括样品制备和样品测定），被测定物质产生的信号能以 99% 置信度区别于空白样品而被测定出来的最低浓度。定量限的确定常参考信噪比（S/N），一般以 S/N > 5 时对应的被测物质浓度为定量限。TDM 的定量限应能满足测定 3 ~ 5 个消除半衰期时标本中的药物浓度或能测定 C_{max} 的 1/20 ~ 1/10 范围内的药物浓度，其准确度应在 80% ~ 120%，RSD < 20%，并至少经 5 个标准标本测试证明。

（五）稳定性

稳定性是指一种分析物在确定条件下，一定时间内在一定介质中的化学稳定性。在治疗药物监测的实际工作中，标本量较大，单个工作日内可能无法完成全部生物标本的分析，需在多个工作日内分析。提取物复溶后应于 1 个工作日内在室温下测定完毕。每个未知生物标本一般测定 1 次，但有时亦需要进行复测。因此，生物标本及其预处理后的萃取液经氮气流吹干后的残渣或溶液的稳定性尤为重要。方法建立时需对其存放条件和时间进行考察，以保证结果的准确性。稳定性又可包括生物标本稳定性和方法稳定性。

1. 生物标本稳定性　包括短期稳定性和长期稳定性。短期稳定性主要考察模拟生物标本在室温、4℃或 –20℃以及反复冻融情况下的稳定性；长期稳定性则主要考察实际生物标本经长期冰冻（–20℃或 –80℃）储存后的稳定性，考察期限从生物标本的采集到分析完毕的整个时间区间。

2. 方法稳定性　验证稳定性时，需要考察待测药物的标准物质或其分析溶液在实验室的温湿度、光照及暴露空气等条件下的稳定性。在方法建立过程中应着重考察模拟生物标本在标本预处理过程及待测物（如处理前室温放置、冻融、提取液经蒸干后的残渣及其复溶溶液等待进样）在室温和冰箱（4℃或 –20℃）中放置的稳定性。

3. 测定方法与要求

（1）测定方法与限度要求：取高、中、低 3 个浓度的质控标本溶液，于玻璃或聚丙烯容器内，在不同条件下存放不同时间后，每个标本需重复测定

3 次以上，其平均值应为初始测定值的 ±10% 以内。若预处理含衍生化过程则限度为 ±15%。

（2）期限要求：在不同的存放条件下，存放时间要求不同。室温下一般仅需考察 1 个工作日（如 1 小时，2 小时，4 小时，8 小时或 24 小时）内的稳定性即可，冰箱中（4℃，−20℃或 −80℃）考察 1 个工作日、数周甚至数月内的稳定性。血浆冻融至少经历 2 个循环以上，每次冷冻时间应在 24 小时以上。

（六）提取回收率

提取回收率是指从生物样本基质中回收得到待测药品的响应值与标准品响应值的比值。应考察高、中、低 3 个浓度的提取回收率，其结果应当精密并可重现。提取回收率也称绝对回收率，是反映萃取等预处理过程中待测药物的丢失情况，反映预处理过程的优劣。

在治疗药物监测中，高、中、低浓度的待测药物的提取回收率均保持一致，高、中浓度的 $RSD \leqslant 15\%$，低浓度的 $RSD \leqslant 20\%$。

（七）基质效应

基质效应是指在液相色谱与质谱联用（LC-MS）测定中，色谱分离时共洗脱的物质引起待测组分的离子化效率抑制或提高的现象。产生基质效应的原因一般认为可能由于待测组分与生物标本中基质成分、药物的其他代谢组分和同服的其他药物在雾滴表面离子化过程的竞争。这种竞争会显著增加或降低目标离子的离子强度，使得信号响应值产生较大变异，进而影响测定结果。

在常规方法验证过程中，配置系列标准标本和质控标本的空白生物标本一般为同一来源，其方法精密度和准确度一般较好。但实际样本检测时，其来源各异（年龄、种族等），基质成分也相应不同，使得测定结果的精密度和准确度产生显著的影响。

验证基质效应的方法主要有标准曲线测定法和柱后灌注法。

1. 标准曲线测定法　需制备 3 组不同的标准曲线，每组均由 5 条标准曲线组成。第 1 组标准曲线使用流动相配制，制成含从低到高 7 个浓度点的系列待测组分和内标的标准曲线；第 2 组标准曲线是将 5 种不同来源的空白生物标本经提取后，加入与第 1 组相同的待测组分和内标后测定；第 3 组标准曲线采用与第 2 组相同的空白生物标本在提取前加入与第 1 组相同的测定组分和内标后经提取处理后测定获得。所得标准曲线除用于验证方法基质效应，还可同时用于评价方法的精密度、准确度和回收率。

基质效应对定量的影响可以通过比较 3 组标准曲线待测组分的绝对响应值、待测组分与内标响应值的比值和标准曲线的斜率来验证。第 1 组标准曲

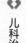

线可评价色谱系统和检测器的性能以及重现性。第 2 组标准曲线同第 1 组相比，若待测组分响应值的 RSD 明显增大，表明存在基质效应的影响。若第 3 组待测组分响应值的 *RSD* 明显增加，则表明基质效应和提取回收率差异产生的原因为血浆来源。

2. 柱后灌注法 系指将空白溶剂和空白生物标本提取液分别进样，同时利用注射泵将含相同浓度待测物的标准溶液通过色谱柱与质谱接口间的三通注入色谱柱流出液中分析。如果空白提取液的萃取离子图谱的响应信号较空白溶剂明显减弱或增强，则表明存在基质效应的影响。

在用 LC-MS/MS 建立 TDM 方法时，应尽量使用去除基质效率高的样本预处理方法，如萃取法，使用的内标尽量为同位素内标和结构类似物内标。

（八）方法学质量控制

在测定实际生物标本中的药物浓度时应使用质控样品进行质量控制，以保证分析方法在实际应用中的可靠性。质控样品指在空白生物介质中加入已知量待测药品标准品配制而成的样品。

每个分析批生物标本测定时应建立新的标准曲线，并随行测定高、中、低 3 个浓度的质控标本。每个浓度至少双标本，并应均匀分布在未知标本测试顺序中，测定结果的偏差应小于 ±15%。每个未知标本一般测定一次，必要时可进行复测。当一个分析批中未知标本数目较多时，应增加不同浓度质控标本数，使质控标本数大于标本总数的 5%。

第二节　儿科 TDM 标本要求与检测

一、标本来源

生物样品包括各种组织和体液，最常用且易获得的体内药物分析标本有：血液、尿样、唾液和粪便。在一些特定的情况下可采用乳汁、脑脊液、泪液、胆汁、羊水以及各种组织作为 TDM 分析的标本。

（一）血液

血液样本在治疗药物监测中应用最多，包括全血、血浆、血清。全血样本应使用加入抗凝剂（如：肝素、EDTA、草酸盐、枸橼酸盐、氟化钠等）的采血管，防止凝血。血浆是全血加入抗凝剂后离心所得，其量约为全血量的一半。制备血浆时最常用的抗凝药为肝素，它是一种含硫酸盐的黏多糖，常用其钠盐和钾盐，它能阻止凝血酶原转化为凝血酶，从而抑制纤维蛋白的形成。1ml 全血需加入 0.1 ~ 0.2mg 的肝素，加入血样后立即轻轻旋摇，但不可过于剧烈，以免血细胞破裂。

血清是在血液凝固后析出的澄清黄色液体，剥去血饼后经离心得到的上清液，为全血量的 30%～50%。在室温较高时，血凝过程进行很快，宜在血凝后 30 分钟内分离血清。室温较低时，血凝过程较慢，可将血液置于 37℃下加速血清析出。

血液样本中应用最多的是血浆。首先是因血浆分离快，制取的量较多，且药物几乎不与纤维蛋白结合，血浆与血清中的药物浓度测定值通常是相同的。

对于大部分药物来说，稳态血浆药物浓度与受体部位药物浓度密切相关，可用于计算药物代谢动力学参数，指导临床用药。其次，大多数药物血浆药物浓度与红细胞中的浓度成正比，因而测定全血药物浓度并不能提供更多的信息，并且全血的净化比血浆和血清麻烦，特别是溶血后，血红蛋白等物质的释放可能会对测定产生影响。但需要特别注意的是，有些药物进入体循环后在红细胞中分布比例较大，其血浆药物浓度与红细胞中药物浓度不存在正比关系，在进行治疗药物监测时则应该选择全血样本。

采集血样时，目前使用较多的方法是自静脉取血，一般取 1～2ml。随着检测方法灵敏度的提高，取样量可以减少到 1ml 及以下。血样的取样次数与时间间隔随测定目的的不同而有所差异，一般情况下应根据动力学模型、给药方式来设定。患者血液药物浓度达到稳态后进行测定才有意义，一般情况下连续给药经过 5 个半衰期后，血药浓度可基本达到稳态。由于每种药物的半衰期各异，达到稳态所需的时间也不同，因此给药后收集血样测定血药浓度的时间也相应不同。

鉴于儿童血样采集困难，推荐将 TDM 采血点和临床化验的时间点设置为同一点，也可以采用化验后的剩余血样进行分析。

（二）尿液

尿液的主要成分是水、含氮化合物和盐类。健康成人一日排尿量为 1～5L，放置后会析出盐类，并有细菌繁殖，因此尿液样本若不能及时测定时需加入甲苯等防腐剂。

尿液又可分为随时尿、时间尿、晨尿、白天尿和夜间尿，测定尿药浓度时应采集时间尿。尿液中药物浓度测定的目的与血液、唾液样品不同，主要用于药物剂量回收、肾清除率、药物体内代谢及生物利用度的研究，也可用于乙酰化和氧化代谢快慢型测定等。

尿液中药物浓度较高，收集方便且量大，但尿药浓度通常变化比较大，应测定一定时间内排入尿液中药物的总量，需要测定在规定时间内的尿液体积及尿药浓度。

使用尿液测定药物浓度时存在以下缺点：由于尿药浓度的改变不能直接

反映血药浓度，而且尿液排出过程中，不仅包括肾小球滤过，还包括肾小管的重吸收，使得尿液与血液中药物浓度的相关性差。

受试者肾功能直接影响药物排泄过程，因而肾功能不全者不宜采集尿样；婴幼儿的排尿时间不易控制。

（三）唾液

唾液是由腮腺、颌下腺、舌下腺和空腔黏膜内许多散在小腺体分泌液组成的混合液。近年来用唾液作为药物浓度监测及药动学研究的报道逐渐增多。唾液 pH（6.2～7.6）范围内非离子化的药物均可进行唾液治疗药物监测，其唾液药物浓度与血浆中药物的游离浓度具相关性。因此，唾液药物浓度也有重要的临床意义。

应用唾液样本进行 TDM 的优点在于：①取样简便无伤害，不受时间、地点的限制，患者无痛苦、无感染，更易被患儿接受，且可以反复收集；②有些药物如地高辛、苯妥英钠和茶碱等在唾液中的浓度与血浆中的游离药物浓度几乎相等，从唾液药物浓度可以推定血浆中游离药物浓度；③基于血浆药物浓度的许多检测方法，只需稍加改进甚至无需改进即可用于唾液中药物浓度测定。但值得注意的是，唾液药物浓度受到很多因素的影响，唾液流速、pH、取样条件及其他病理生理因素均有可能影响特定药物在唾液中的浓度。唾液流速在个体之间以及不同的条件下变化很显著，年龄、机械或化学刺激甚至思维情绪都会影响唾液的分泌。进入唾液的药物的量与血液中药物在生理 pH（7.4）下电离的程度以及蛋白结合程度有关，非电离的和血浆蛋白结合率低的药物在唾液中的浓度较高。只有当唾液药物浓度与血液药物浓度相关性良好且比值恒定时，才可使用唾液代替血液作为治疗药物监测的标本。

（四）脑脊液标本

脑脊液是存在于脑室及蛛网膜下腔内的一种无色透明液体，主要由血浆透过脑室中的脉络丛分泌产生，经脑内静脉系统不断地交换和吸收，维持神经系统内环境的相对稳定。通过对脑脊液标本药物浓度的检验，可反映出中枢神经系统药物靶器官的药物浓度，对神经系统疾病的治疗监测具有重要意义。

（五）其他标本

除了以上最常用且易获得的标本种类，在一些特殊的情况下，头发、羊水、乳汁、泪液、胆汁和各种组织也可以作为分析的标本，每种基质在药物监测上都有独特的视角。与血液、尿液相比，这些基质中的待测组分浓度通常更低，给特异性检测的灵敏度提出了更高的要求。

二、标本的基本要求

TDM 的重点往往被放在了分析部分，特别是我们所使用的仪器比整个过程的其余环节受到了更多的关注。这意味着包括样品采集在内的其他阶段经常被低估甚至忽略，这些阶段对于给出治疗药物监测的有效结果与分析阶段同样至关重要。需注意的方面是要了解采集样本的时间与摄入药物的次数及时间的关系，这对于正确的结果分析是必不可少的。此外，必须使用适当的采集工具、储存条件将药物浓度的变化降到最小。

（一）标本采集时间的选择

样品采集时间正确与否对血药浓度测定结果的临床价值、给药方案的设计和调整都有着重大关系。药物应用于人体后，血药浓度按照一定的规律随时间而变化，这是一个动态过程，需要结合给药方案严格控制在特定时间窗内收集。该时间窗由许多因素决定，取样前必须充分研究相关的临床资料，根据监测目的、要求以及具体药物的性质仔细分析后再确定。如果随意确定采样时间，则由此获取的相关信息是毫无临床价值的。但标本采集经常不受分析人员的控制，这要求分析人员与临床医生、护士保持交流，并提供详细的指导，以确保分析前的过程准确无误。

1. 根据监测目的确定取样时间　临床治疗常需要多次给药以维持有效治疗浓度，在进行治疗药物监测时要确保药物浓度已经达到稳态浓度。按一级消除动力学消除的药物，需 4 ~ 5 个半衰期达到稳态药物浓度。如果要根据血药浓度判断药物的治疗效果，通常需要在多剂量给药达稳态血药浓度后采样，采用谷浓度。通常波谷样本的最佳收集时间是达到药物最低有效循环浓度前 30 ~ 60 分钟。如果要尽早调整剂量，应在单剂量给药后的稳态，即药物的消除相取血。若怀疑药物中毒，一般测定峰浓度。情况紧急时，可根据需要随时采血。

2. 药物特性　取样时间的选择应根据具体药物的特性来确定。

（1）对于谷浓度与药物治疗相关性差的药物，须另选取样时间点。以环孢素为例，早期采用谷浓度作为监测指标，后发现该指标与排斥反应相关性较差。研究表明移植排斥与环孢素的血药浓度 – 时间曲线下面积（$AUC_{1 \sim 12}$）显著相关，但 $AUC_{1 \sim 12}$ 监测难度大，所需费用高，临床实践中难以实现。研究发现服药后 2 小时血药浓度（C_2）与 $AUC_{1 \sim 12}$ 相关性高于谷浓度，但目前该指标的有效浓度范围报道较少，仅用 C_2 指导用药易导致剂量过低而引起治疗失败。同时监测谷浓度和 C_2 则能可更好地反映环孢素体内处置状况，因而用 C_2 与谷浓度作为评价移植器官功能和环孢素肝毒性的指标更具有临床意义。

（2）对于半衰期较短或不良反应严重的药物，为避免其毒性反应的发生，最好同时监测其峰、谷浓度。很多药物的毒性反应和峰浓度相关性较好，但也有例外。如氨基糖苷类抗生素为峰浓度依赖性杀菌剂，但在治疗中和治疗后易出现谷浓度相关的肾毒性和耳毒性，在确定该类药物的治疗药物监测取样时间时，应对这种现象引起重视。

（3）药物的不同剂型、给药途径显著影响药物的吸收过程，进而影响药物的达峰时间等。对于需要监测峰浓度的药物来说，必须将这些因素考虑在内。

（二）容器选择

对于治疗药物监测来说，血清或者肝素化的血浆是首选的样本。为了方便之后的样本处理和测试，提倡使用分离器或者凝胶涂层管收集血液标本。经过离心过程后，血清或者血浆与红细胞之间可以形成稳定的分界保护待测的目标物质。另外，出于安全的考虑，塑料管已逐渐取代玻璃管。

三、标本采集、保存、运送、交接等流程

（一）标本采集

1. 静脉采血　采血前首先核对患者姓名、门诊或住院号无误后，让患者取坐位或卧位伸出手臂，握紧拳头，用止血带扎住上臂使静脉怒张，接着消毒皮肤，将采血针固定在持针器。取一次性注射器根据血管分布情况以约30°顺利进针至血管内并固定，根据标本类型取相应的真空管插入持针器后，血液会自动进入真空管，达到刻度后将真空管拔出并颠倒混匀 3~5 次。静脉采血不能与静脉输液同侧手臂，且禁止从留置管采集血液。部分由临床人员负责采集的标本不要求详细的采集说明，但实验室宜提供有关技术方面的说明，包括合格标本的要求和运输条件等。

2. 尿液标本采集　采集尿液时一般使用玻璃杯或涂蜡的一次性纸杯，并用量筒准确量取体积后加入储尿壶，做好记录备测。以采集 24 小时的尿液为例，一般在上午 8 点让患者排尿并弃之。收集之后产生的尿液，直至第二天早上 8 点，让患者再次排尿并加入储尿壶，此时储尿壶中的尿液即为 24 小时时间尿。

3. 唾液采集　唾液的采集尽可能在安静状态下进行，采样一般在漱口后 15 分钟，采集时间为 10 分钟，可将自然储存于口腔内的唾液吐入试管，必要时可转动舌尖以促进唾液分泌。采集后马上测量其体积（不包含泡沫体积）。静置分层后，3 000r/min 左右离心分离 10 分钟，取上清液作为待测标本。为了在短期内得到大量唾液标本，可在采样前采取物理刺激法（如咀嚼石蜡块、特氟龙等惰性材料）或化学刺激法（如酒石酸）促进唾液分泌。

4. 脑脊液采集 脑脊液标本由临床医生进行腰椎穿刺采集，必要时也可通过小脑延脑池或侧脑室穿刺采集。穿刺过程应顺利，避免将血液混入脑脊液标本。

（二）标本的保存与运送

标本采集后应立即送检，不能及时检查的标本，应视标本特性和检测时间在适当条件下保存。夏天气温过高，标本在运送和保存时应加盖，以免水分蒸发浓缩。

（三）标本的交接及检验后储存

1. 标本交接时分析人员应注意以下事项：①核对患者姓名、性别、年龄、科别、床号、病案号、住院号、申请日期、申请序号、标本类型、临床诊断或主要症状、应用的药物、标本采集日期和时间及申请检验项目。②标本容器上的标识应与检验申请单上的信息一致。③标本种类、体积应符合所申请检验项目的要求，血液标本最少量为1ml（婴幼儿、严重烧伤等特殊情况除外），不得出现溶血，否则拒收。④标本接受时，应对所接收的标本进行登记，包括患者姓名、科室、标本的类型、检验项目及接受标本日期和时间等。

2. 检验后的标本储存是指对检测完毕后的生物标本进行一定时间的备查性储存，其原则是标本保存期内的检测结果与初次检测结果仍有可比性。此外，标本储存也有利于在科研工作中展开回顾性调查。

四、标本检测

（一）标本检测环境与检测仪器状态确认

根据实验要求的检验环境和仪器状态进行确认，确保环境温度、湿度、光线等满足实验要求，标本检测前应确认仪器各项指标正常，性能处于运行良好状态方可进行标本检测。

（二）标本检测前、检测中和检测后的处理流程

TDM工作中，除少数方法可直接应用收集的标本供测定外，大多需进行必要的前处理。前处理的目的是在不破坏欲测定药物的化学结构的前提下，用适当的方法尽量减少干扰组分，浓缩纯化待测物，以提高检测的灵敏度及特异性，并减少对仪器的损害。预处理包括去蛋白、提取和化学衍生化。

1. 去蛋白质 多数情况下在测定血样前应首先去除蛋白质，去除蛋白质可使结合型的药物释放出来，以便测定药物的总浓度；去除蛋白质也可预防提取过程中蛋白质发泡，减少乳化的形成，以及可以保护仪器性能（如保护HPLC柱不被沾污），延长使用期限。去除蛋白法有以下几种方法。

（1）加入与水相混溶的有机溶剂：加入水溶性的有机溶剂可使蛋白质的分子内及分子间的氢键发生变化而使蛋白质凝聚，使与蛋白质结合的药物释放出来。常用的水溶性有机溶剂有乙腈、甲醇、乙醇、丙醇、丙酮、四氢呋喃等。

（2）加入中性盐：可使溶液的离子强度发生变化，中性盐能将与蛋白质水合的水置换出来，从而使蛋白质脱水而沉淀。常用的中性盐有饱和硫酸铵、硫酸钠、镁盐、磷酸盐及枸橼酸盐等。

（3）加入强酸：当 pH 低于蛋白质的等电点时，蛋白质以阳离子形式存在，此时加入强酸，可与蛋白质阳离子形成不溶性盐而沉淀。常用的强酸有 10% 三氯醋酸、6% 高氯酸、硫酸 – 钨酸混合液及 5% 偏磷酸等。

（4）加入含锌盐及铜盐的沉淀剂：当 pH 高于蛋白质的等电点时，金属阳离子与蛋白质分子中带阴电荷的羧基形成不溶性盐而沉淀。常用的沉淀剂有 $CuSO_4$-$NaWO_4$、$ZnSO_4$-$NaOH$ 等。离心分离后所得的上清液 pH 分别为 5.7 ~ 7.3 和 6.5 ~ 7.5。

（5）酶解法：在测定一些酸不稳定及蛋白结合牢的药物时，常需用酶解法。最常用的酶是蛋白水解酶中的枯草菌溶素。它不仅可使组织酶解，并可使药物析出。枯草菌溶素是一种细菌性碱性蛋白分解酶，可在较宽的 pH 范围（pH7.0 ~ 11.0）内使蛋白质的肽键降解，在 50 ~ 60℃ 具有最大活力。

2. 缀合物的水解尿中药物多数呈缀合状态 一些含羟基、羧基、氨基和巯基的药物，可与内源性物质葡萄糖醛酸形成葡萄糖醛酸苷缀合物；还有一些含酚羟基、芳胺及醇类药物与内源性物质硫酸形成硫酸酯缀合物。由于缀合物较原型药物具有较大的极性，不易被有机溶剂提取。为了测定尿液中药物总量，无论是直接测定或萃取分离，之前都需要将缀合物中的药物释出。有些药物仅需较温和条件即可使药物游离，有些则需较剧烈的方法，常用酸水解或酶水解的方法。

酸水解时，可加入适量的盐酸液。至于酸的用量和浓度、反应时间及温度等条件，随药物的不同而异，这些条件应通过实验来确定。对于遇酸及受热不稳定的药物，可以用酶水解法。常用葡萄糖醛酸苷酶或硫酸酯酶或葡萄糖醛酸苷硫酸酯酶的混合酶。酶水解很少使被测药物或共存物发生降解。虽然酶水解的时间较长，以及由酶制剂带入的黏液蛋白可能导致乳化及色谱柱顶部阻塞的缺点，但仍被优先选用。

3. 分离、纯化与浓集 对于大多数药物而言，生物样品的分析通常由两步组成：样品的前处理（分离、纯化、浓集）和对最终提取物的仪器分析。前处理是为了除去介质中含有的大量内源性物质等杂质，提取出低浓度的被测药物，同时浓集药物或代谢物的浓度，使其在所用分析技术的检测范围之内；分析的专属性也有部分取决于仪器分析这一步骤，但主要仍是样品的前处理。

（1）分离、纯化：提取法是应用最多的分离、纯化方法。提取的目的是从大量共存物中分离出所需要的微量组分——药物及其代谢物，并通过溶剂的蒸发使样品得到浓集。提取法包括液–液提取法和液–固提取法。

1）液–液提取法（liquid-liquid extraction，LLE）：多数药物是亲脂性的，在适当的溶剂中的溶解度大于水相中的溶解度，而血样或尿样中含有的大多数内源性杂质是强极性的水溶性物质。因而用有机溶剂提取一次即可除去大部分杂质，从大量的样品中提取药物经浓集后作为分析用样品。

当一些碱性药物在碱性 pH 条件下不稳定时，则在近中性 pH 处用氯仿和异丙醇提取。而中性药物则在 pH 7 附近提取。提取时于水相（体液样品）中加入有机溶剂后，一般只提取一次。个别情况下（如杂质不易除去），则需将第二次提取分离出的含药有机相，再用一定 pH 的水溶液反提取（back extraction），然后再从水相将药物提取到有机相。

液–液提取法的优点在于它的选择性，这是依赖于有机溶剂的选择；药物能与多数内源性物质分离；而且在使用非专属性的光谱法分析时，这是一个很大的优点。例如，如果一个亲脂性药物的代谢程度很大，它的代谢物与母体化合物具有同样的发色团，这些代谢物将极大地干扰测试。但如果采用一种亲脂性溶剂进行提取，该药物能被选择性地提取，而将相对极性大的代谢物留在生物体液中。如果是色谱法，则可利用亲水性溶剂提取药物和代谢物，从而达到分离并共同测定的目的。但是，液–液提取法并不是适用于所有化合物。

2）液–固提取法（liquid-solid extraction，LSE）：液–固提取法是近十几年来在纯化生物样品时被广泛采用的方法，也可以认为是规模缩小的柱色谱法。这种方法是应用液相色谱法原理处理样品，将具有吸附、分配及离子交换性质的、表面积大的载体作为萃取剂填入小柱，以溶剂淋洗后，将生物样品通过，使其药物或杂质保留在柱体上，用适当溶剂洗去杂质，再用适当溶剂将药物洗脱下来。

与 LLE 相比较，LSE 具有如下优点：LSE 较少引入杂质，消除了 LLE 的主要缺陷——乳化现象，提取效率高，可用少量生物样品进行分析（如 $50 \sim 100\mu l$ 的血浆样品），柱为可弃型，废弃物易从实验室移走，在最后洗脱中多采用以水为主的溶剂系统，大大增加了实验室的化学安全性；最大的优点为处理样品速度快，并在室温下操作，尤其适用于处理挥发性及对热不稳定药物。

3）固相提取法（solid-phase extraction，SPE）：由液固萃取和柱液相色

谱技术相结合发展而来，主要用于样品的分离、纯化和浓缩，与传统的液液提取法相比较可以提高分析物的回收率，更有效的将分析物与干扰组分分离，减少样品预处理过程，操作简单、省时、省力。

4）自动化液 - 固提取法：使液 - 固提取法更加简便、快速。这种半自动样品制备系统能使被分析物从固定相洗脱。其制备方法包括样品经过 10 个固定填充微柱的离线萃取后，填充微柱被转移到自动进样器作为预柱，其流动相可将被分析物洗脱至分析柱。此法分析物损失小且分析快速。但样品的制备和分析仍然是两个分开的过程。

（2）被测组分的浓集：样品在提取过程中，虽然被测组分得到了纯化，但因微量的组分分布在较大体积（数毫升）的提取溶剂中，提取液往往还不能直接进行分析。一些分析方法如 GC 法和 HPLC 法等都受到进样量的限制，若将提取液直接注入仪器，被测组分量可能达不到检测灵敏度，因此，常需要使组分浓集后再进行测定。

浓集的方法主要有两种：一种方法是在末次提取时加入的提取液尽量少，使被测组分提取到小体积溶剂中，然后直接吸出适量供测定。另一种方法是挥去溶剂时应避免直接加热，防止被测组分破坏或挥失。挥去提取溶剂的常用方法是直接通入氮气流吹干；对于易随气流挥发或遇热不稳定的药物，可采用减压法挥去溶剂。溶剂蒸发所用的试管，底部应为尖锥形，这样可使最后数毫升溶剂集中在管尖，便于量取。

4. 化学衍生化法 分离前将药物进行化学衍生化处理，其目的是：①使药物变成具有能被分离的性质；②提高检测灵敏度；③增强药物的稳定性；④提高对光学异构体分离的能力等。药物分子中含有活泼 H 者均可被化学衍生化，如含有—COOH、—OH、—NH$_2$、—NH—、—SH 等官能团的药物都可被衍生化。化学衍生化对 GC 和 HPLC 尤为重要。

（1）GC 中化学衍生化法：药物的化学衍生化前处理对 GC 十分必要，衍生化可使药物分子中的极性基团，如羟基、氨基、羧基等变成无极性的、易于挥发的药物，从而使 GC 的温度不必很高即可适合 GC 的分析要求。主要的衍生化反应有烷基化（alkylation）、酰化（acrylation）、硅烷化（silylation）等。

（2）HPLC 化学衍生化法：当采用 HPLC 法时，其衍生化的目的是提高药物的检测灵敏度。一些在紫外、可见光区没有吸收或者摩尔吸收系数小的药物，可以使其衍生成对可见 - 紫外检测器、荧光检测器及电化学检测器等具有高灵敏度的衍生物。

化学衍生化包括柱前衍生化和柱后衍生化两种方法。由于柱前衍生化法是在分离前使药物与衍生化试剂反应，故与药物具有相同官能团的杂质也会同样生成衍生，这样就有可能妨碍药物的检测。同时，如果杂质含量多时，药物与衍生化试剂的反应率降低，因此，应尽可能将药物进行精制后再衍生化。柱后衍生化是药物经色谱柱分离之后进行的，所以可形成对检测器具有高灵敏度的衍生物，从而提高了选择性。HPLC 常用的衍生化试剂有邻苯二醛、丹酰氯、荧胺等。在测定生物样品中药物及其代谢物时，样品的前处理是十分重要的。除了少数情况，将体液经简单处理后进行直接测定外，一般要在测定之前进行样品的前处理，即进行分离、纯化、浓集，必要时还需对待测组分进行化学衍生化，从而为测定创造良好的条件。

（三）急诊标本的应急处理

接收到急诊标本，高速离心后立即按照 TDM 项目的相关规程对标本进行相应处理，通过急诊通路上机检测，计算出相应的药物浓度，核对无误后分析结果及时签发。

（四）游离药物浓度监测方法及临床意义

由于血浆蛋白结合位点通常远大于体内药物量，游离分数（游离浓度与总浓度的比值）通常情况下保持恒定。在多数情况下，对体内药物总浓度监测，已能满足要求；然而对于某些特定药物或在特殊病理生理情况下，药物浓度可能超过蛋白结合能力并可能进一步引起毒副作用。此时如果按照总浓度测定结果予以解释，可能对治疗产生误导。在这些情况下，对游离药物浓度的监测具有重要的临床药理研究意义。血液中药物，主要与血清白蛋白（human serum albumin，HSA）、α_1- 酸性糖蛋白（α_1-acidglycoprotein，AGP）及脂蛋白的固定位点结合，游离药物与结合药物呈动态平衡状态。脂肪酸与 HSA 结合后，改变了药物结合位点的空间结构，从而减少药物与 HSA 结合，提高了游离药物浓度。AGP 主要与某些 I 类抗心律失常药和局麻药结合。

1. 游离药物浓度监测方法

（1）样品处理方法：血浆样品处理方法包括平衡透析法、超滤离心法、超速离心法和凝胶过滤法，后两种方法的样品量大，耗时长，且所需设备较为昂贵，不适合应用于治疗药物浓度监测。

1）平衡透析法：平衡透析法使用半透膜分隔的透析器，一侧加入样品，另一侧加入等量缓冲溶液，透析后，测定缓冲液侧浓度，即相当于游离药物浓度。这是一种经典的处理方法，测定结果较准确可靠；但存在稀释作用，且较费时，只适于测定游离浓度较高的药物。

2）超滤法：本法为目前最常用的样品处理方法，具有操作简便、稀释效应小的优点；但是由于本法利用离心力，强迫游离药物通过半透膜，可能会打破药物与蛋白的动态平衡。为保证结果的准确性与重复性，需对超滤的条件进行优化。首先，滤膜孔径选择直接关系滤液中的成分，用于 TDM

时，通常选用截留分子量为 10 000 ～ 30 000 道尔顿的滤膜。其次，离心时间也是影响超滤效果的重要因素，在 15 ～ 30 分钟，超滤液量与离心时间成正比，而与 HSA 含量成反比；离心 20 分钟重复性较好，而且超滤液量也较多。此外，如果样品刚从冰箱中取出就立即开始测定，游离药物浓度可能偏低。因此可将样品室温放置 15 分钟，以达到平衡。

（2）其他生物样品：唾液和泪液是低蛋白体液，许多药物在其中的浓度与血浆中游离药物浓度，具有良好的相关性，因此可用它们代替血浆中游离药物浓度进行测定。唾液和泪液经过简单处理，就可直接用于检测，而且采集样本无创伤患者，痛苦少，尤其适用于儿科患者。

（3）检测方法：需要进行游离药物浓度监测的药物，多数为蛋白结合率高的药物，通常游离分数在 10% 以下，因而对检测方法的灵敏度要求较高。目前 TDM 的检测方法包括免疫法、HPLC 法及 LC-MS 法。常用的游离药物浓度测定方法，也是在这些方法的基础上发展起来的，但需要更低的检测限。

1）免疫法：常用免疫方法包括放射免疫法（RIA）、荧光偏振免疫法（FPIA）、均相酶联免疫技术（EMIT）等，都是利用抗原 - 抗体反应原理，其特点是所需样品量少，测定准确，自动化程度高，操作方便；但免疫法特异性较低，代谢物的存在时可能干扰 TDM 结果；且在许多情况下，灵敏度不能满足测定游离药物浓度的要求。

2）高效液相色谱法（HPLC）：紫外检测因目标物及其在检测波长附近有紫外吸收特征物质均可发生紫外效应，干扰结果的准确性，且该方法本身灵敏度较低，多数情况下，需要对血样进行浓缩富集，才能达到定量检测低限的要求。

3）荧光检测法：其灵敏度相对较高，但在常用药物中，具有荧光发射能力的药物很少，因而限制了荧光法的应用。

4）液质联用（LC-MS）：具有极高的灵敏度和特异性，近年来应用日益广泛。

2. 游离药物浓度监测的临床意义　当药物蛋白结合率低于 80% 时，无须进行游离药物监测，此时药物与血浆蛋白结合的改变，对游离药物浓度的影响无临床意义。对于蛋白结合率高的药物，在以下几种情况需监测游离浓度：①尿毒症患者；②慢性肝脏疾病；③营养不良患者（烧伤、老龄患者、孕妇及 AIDS 患者）；④可能存在药物相互作用、高蛋白结合率的药物。

（1）抗癫痫药物：目前常需监测的游离抗癫痫药物包括苯妥英、卡马西平及丙戊酸。这些药物主要与 HSA 结合，蛋白结合率较高。苯妥英是最需监测游离浓度的抗癫痫药物，尽管其游离浓度与癫痫控制无明显关系，但可影响不良反应的控制。丙戊酸与蛋白结合存在饱和现象，游离浓度存在着较大波动，游离分数为10%~55%。即使患者已达稳态，每次服药后，游离丙戊酸浓度仍可发生变化，因此用总浓度预测疗效，较困难。

（2）心血管药物：地高辛主要与HSA结合，结合率约为25%。在以下几种情况下，需监测游离浓度①患者使用抗地高辛抗体FAB片段，治疗地高辛过量时，需根据地高辛浓度判断效果；目前地高辛监测，主要采取免疫方法，测定总浓度时，抗体片段可能干扰测定；而监测游离浓度，可排除这种干扰。②排除内源性或某些外源性地高辛样免疫活性因素，对地高辛测定的干扰。内源性地高辛样免疫活性因子在健康人体内浓度非常低；而在某些病理情况下，如尿毒症、肝病、移植受体、高血压、孕妇中，其浓度显著增高，从而干扰免疫法测定地高辛浓度。用FPIA法测定地高辛发现，有较大的交叉干扰。利多卡因及奎尼丁主要与AGP结合，正常情况下，血浆中AGP浓度为50~100mg/L；但在心肌梗死及肾衰时，浓度显著升高。因此临床上监测患者血中奎尼丁游离浓度，对于最佳的给药剂量调整和合理用药非常重要。

（3）免疫抑制剂：常用免疫抑制剂如环孢素A（CsA）、他克莫司（FK506）、霉酚酸（MPA），其蛋白结合率均较高。CsA游离浓度一般仅为2%。研究表明，与总浓度相比，游离CsA浓度与肾脏或心脏移植出现的排异反应更加相关。

（4）蛋白酶抑制剂：蛋白酶抑制剂可用于治疗人类免疫缺陷综合征（AIDS）患者。这类药物与AGP结合，除茚地那韦外，结合率均在90%以上；非核苷逆转录酶抑制剂如依法韦仑，其蛋白结合率达99%以上。蛋白酶抑制剂起效，主要靠游离药物进入细胞后，与HIV病毒结合而发挥作用。

第三节　TDM检测报告

一、结果确认

根据检测的结果，计算出药物浓度，并对原始数据、计算公式等逐一校对，结合患儿的临床用药信息，对结果进行确认。TDM原始实验数据均应保存至少两年，电脑联机仪器的原始数据，在服务器上备份。

二、结果报告

血药浓度监测完成后，应将结果解释以报告的方式发给临床医生，报告的内容主要包括以下内容。

儿科治疗药物监测与合理用药

1. **资料** 患者相关信息（姓名、性别、年龄、体重、住院号/门诊号）、标本接收日期、报告日期、TDM药物名称、现在给药时间表、检测结果和单位、参考值、异常结果提示、测定者和审核者姓名。

2. **血中浓度的药代动力学分析** 患者参数（清除率、分布容积、半衰期等）的评价和文献资料比较，误差或引起误差的原因。

3. **结果** 如果给药方案有必要变更，要确定一个合适的给药方案，议定下次测定血药浓度的恰当取样方案。

4. **报告单及结果不得涂改** 如有更正应以电脑数据为准，重新打印，手写报告要更改的必须采用划改方法。报告单在发出前，应由审核者仔细核对（包括科别、住院号、床号、姓名及TDM药物名称、检测结果等的核对），无误后方可确认发出报告。

5. **注意事项** 如遇急诊或有重要临床意义（如危急值）的结果时，应按危急值结果报告要求及时电话报告，以免影响治疗。对含有隐私内容的检验结果应注意隐私权的保密，不得随意外泄或泄露。

三、结果的临床解释

TDM结果合理解释应考虑以下几个方面的因素：通常参考范围的确定是以大多数人常见的数据为基础，也就是参考总体中的99%、95%与80%的个体所分布的范围，其余则为可疑或异常。用于临床疾病诊断时，常以95%的参考个体测定值的分布范围为参考范围，其余5%参考个体被划为异常。参考范围是解释检验结果正常与否的依据，但必须注意以下几个问题。

（1）年龄、性别、民族、居住地域及妊娠等原因引起的差异。

（2）检验方法不同引起的差异：目前对于同一项目的检测方法可能有多种；即使使用同一种检测方法，由于仪器不同及试剂的来源不同检测结果也不完全相同。因此各实验室应建立自己的参考范围，简单地引用文献、国外甚至厂商介绍的参考范围不可取。

（3）注意两类错误问题：目前参考范围的制订多数是根据正态分布的原理，以均值 ±2s 作为参考范围的上限、下限。不论用什么方法，总有少数无临床异常体征人群测得的药物暴露指标值分布在95%或90%置信限以外，而又有少数阳性体征的患者人群药物暴露量的测定指标值分布又在95%或90%置信限的参考范围内，因此对于有效血药浓度及应用和解释应综合考虑其他综合因素。

（4）临界值的问题：在定性测定中，判断阴性、阳性存在临界值的问题。目前许多定性测定、快速测定的方法，不同厂家的试剂条，其灵敏度并不相同，因此判断阴性、阳性的临界值并不相同，在目前对许多试验临界值如何界定尚无同一规定时，临床解释结果时务必充分注意。

（5）敏感度及特异性：敏感度及特异度是反映该检验项目临床应用价值的两项重要指标，所谓"敏感度"指的是某病患者该试验阳性的百分率，"特异度"指非该病患者该试验阴性的百分率。当前没有一个项目其敏感度及特异度都达到100%，因此存在着一定的假阴性或假阳性。一般来说敏感度高的试验阴性时对排除某病有价值，特异度高的试验阳性时对确诊某病有意义。根据概率论的原理，可以根据该项试验的敏感度及特异度，计算出阳性似然比，并根据验前概率推算出验后概率，对临床诊断帮助意义更大。

为了做好结果解释，首先必须掌握患者的临床资料和药物的药动学参数，对每一个需要进行血药浓度监测的患者情况除了从申请单上了解外，需要时应深入临床去了解。具体内容有患者信息（一般情况、诊断、既往病史及服药史、生化指标、肝肾功能等）、药物监测有关信息（末次服药时间、采血时间等）、相关用药信息（合并用药情况）、营养情况、与测定有关因素等。对于要监测的药物，必须了解健康人的参数（模型与各项动力学参数）、病态时的参数（肝、肾、心、肺、甲状腺等疾患时；休克、烧伤时；肥胖、水肿时；发热时；血透时）、生理变化时的参数（年龄、性别、妊娠、遗传、种族；饮食；活动情况、环境；嗜好等）。

结果解释应做好以下几点：①根据患者资料及群体药动学参数预估个体药动学参数；②运用适当的药动学模型及预估的药动学参数预测血药浓度；③比较实测浓度与预估浓度，如果相符，则认为患者药动学参数的估计是适当的，是否需要调整剂量取决于实际浓度和其他因素，特别是疗效反应；④如果实测浓度与预估浓度不符，首先检查患者是否按医嘱服药，分析原因，同时给医生解释出现这种差异可能的原因，提出调整建议。

（一）正常结果的临床解释

对实验室开展的 TDM 项目，收集群体参数值（K_2、K、V_d、Cl、$t_{1/2}$ 及有效血药浓度范围等），列成表，方便查找，并及时参考国内外相关资料及时更新。熟悉掌握测定药物的使用、相互作用、患者临床症状及毒副反应的表现等，并及时收集最新的资料。

检测结果正常，应调阅患者病史，了解用药情况及临床疗效或毒副反应。根据患者的年龄、体重、肝肾功能情况、实际临床疗效、是否出现毒副反应等，结合血药浓度测定的结果进行解释。

对需调整个体化用药方案者，可根据测定结果、期望浓度及群体药动学参数，按照药动学的理论及计算方法，计算最大维持剂量、负荷剂量、给药速率、给药间隔等（条件许可时购进药动学参数计算软件），然后根据患者的情况及药物剂量推荐给药方案。

（二）异常结果的临床解释

TDM中常出现异常结果，这些异常结果中有些是由于给药剂量偏高或偏低引起的，但也有些患者在给药剂量不变的情况下出现了药物浓度的异常。比如，有些患者原血药浓度在正常范围，给药剂量并未调整，但监测后血药浓度却发生偏低或偏高的现象。

当实测值大于预测值时，考虑的因素有：①患者的依从性；②药物制剂生物利用度偏高；③K_a比预想的慢，消除相的血药浓度升高；④蛋白结合率增加，游离药物减少，以致血药浓度升高；⑤V_d比预想的小，消除比预想的慢。

当实测值小于预测值时，考虑的因素有：①患者是否按医嘱用药；②药物制剂生物利用度偏低；③K_a比预想的快，消除相的血药浓度下降；④蛋白结合率下降，游离药物增加，以致血药浓度下降；⑤V_d比预想的大，消除比预想的快。

异常结果的解释应关注以下几个方面：

1. **患者的依从性** TDM一般监测药物的谷浓度，因此必须在服用下一次剂量前抽血监测，但有些患者因为路途遥远，还有门诊就诊时间的限制，使得患者抽血时间不能固定，提前或推后都会对测定的结果造成偏差。另外，患者服用药物时间的随意性也会造成结果偏差。

2. **合用药物** 患者可能会合用药物，合用药物的增减也会造成药物浓度的异常，如抗癫痫药物对肝药酶的影响，导致联合用药时药物浓度的波动；再如五酯胶囊中的五味子，对肝药酶CYP-450 3A具有强大的抑制作用，而CYP-450 3A则是免疫抑制剂（如他克莫司等）的代谢酶，服用五酯胶囊后会引起他克莫司药动学的改变，因此它的增减都会引起他克莫司药物浓度的异常；另外一些食物、饮料对药物的浓度也有一定影响。

3. **关注血容积的改变** 有些患者由于疾病原因或者饮水过多而使血容积改变，引起药物浓度的稀释，从而使监测结果偏低。要注意生活习惯和饮食习惯对药物浓度的影响，有文献报道进食会引起药物浓度的波动。

4. **监测方法的影响** 由于试验仪器、检测方法、检测环境等因素，造成检测数据偏低或偏高。

（三）异常结果的处理建议

TDM结果异常受很多因素干扰，对于监测结果异常的数据，临床药师应根据患者的饮食、生理、病理、联合用药以及监测方法等多方面考虑，具体分析，最终做出合理解释和正确结论，避免根据单纯的实验检测数据进行不必要的剂量调整。临床医生应根据临床药师对实验数据的分析意见作出是否需要给药剂量的调整，确保临床个体化合理用药，提高治疗水平。

1. 指导和要求患者掌握正确的抽血时间，测谷浓度时要求在服用下一次剂量前抽血监测；对于一些路途遥远或者由于门诊就诊时间限制的患者，建议当地准时抽血后再送检；对于服药不规律的患者，建议其规律服药后再检测。

2. 有合并药物的患者，首先需要确认合并用药是否对所测药物造成影响，能够暂停用药的建议治疗期间暂停合并用药；不能停药的要判断该药对被测药物的代谢是诱导还是抑制，然后再进行剂量调整；对于找不出原因的结果异常，应该对其生活饮食习惯进行排查，找出相关原因。

3. 怀疑是仪器、方法、环境等因素引起的结果异常，应及时对检测方法进行验证，找出原因；或者采用其他方法对检测结果进行校验。

（四）临床应用

TDM 在临床主要用于为制订和调整最佳个体化用药方案、某些药物中毒的诊断和疗效监控等，提供客观科学的实验室依据，从而保证药物治疗的有效性和安全性。

1. **制订用药方案**　需进行 TDM 的药物，其药物效应与血药浓度间存在着密切的相关性，并且各药的群体治疗浓度范围及中毒水平均已确定，故在制订用药方案时，可参照有关资料，确定欲达到的稳态浓度水平或范围。

2. **指导剂量调整**　通过上述方法制订的用药方案，仅是一个理论上的理想方案，实际工作中由于患者具体情况千差万别，在用药过程中任一影响药物体内过程的因素发生改变，均可使血药浓度不是恰在预期水平。即便正好达到预期水平者，也可能在继续用药过程中因上述因素改变，或病情的好转、恶化，使血药浓度改变。因此，通过 TDM 测定血药浓度，监测用药方案实施效果，指导进行必要的剂量调整，是剂量个体化的必需环节，也是TDM 的常规工作。

3. **肝肾功能损伤时的剂量调整**　肝脏生物转化和经肾及肝胆系统的排泄，是绝大多数药物消除的主要方式。肝、肾功能的改变将显著影响药物的消除动力学，这是 TDM 工作中必须考虑的。对于肝、肾功能不全的患者，能测定其个体药动学参数或用 Bayes 法制订用药方案，最为理想。若仅能借助群体资料时，则应通过 TDM 进行必要的调整。

4. **提高疗效，降低不良反应。**

5. **帮助寻找药物无效的原因、引起药物代谢改变的因素**，包括生理变化、病理性改变、依赖性或"先天快代谢型"等。TDM 可帮助评估药物利用的生理改变、病理性改变（肾衰、肝衰、心衰）或慢性代谢蓄积等中毒的潜在原因。

6. **鉴定假冒伪劣药物**　通过实施 TDM，可以对中药中非法添加的西药进行鉴定，有报道证实：癫痫患者服用的某些"纯中药""祖传秘方"内含有 1～5 种抗癫痫西药，而且有些已超过中毒浓度。

通过 TDM 指导临床用药时依据的有效治疗血药浓度范围及中毒水平，仅是根据群体资料获得的，并未考虑靶器官、组织或靶细胞对药物反应性的个体差异，以及同时使用的其他药物在药效学上的相互作用（协同或拮抗）。因此，判断患者药物治疗是否有效或发生毒性反应，绝不能仅拘泥于 TDM 结果，而应结合患者临床表面及其他有关检查，综合分析才能作出正确结论。

参考文献

[1] 王丽. 治疗药物监测与临床安全用药. 药物不良反应杂志，2004,6（5）：294-296.

[2] 周宏灏，王连生. 个体化药物治疗及基因诊断. 中华检验医学杂志，2005,28（12）：1227-1229.

[3] 姚彤伟. 体内药物分析. 杭州：浙江大学出版社，2012.

[4] 何华. 生物药物分析. 北京：化学工业出版社，2014.

[5] 刘建平. 生物药剂学与药物动力学. 北京：人民卫生出版社，2011.

[6] 刘克辛. 临床药物代谢动力学. 北京：人民卫生出版社，2014.

[7] 杭太俊. 药物分析. 7 版. 北京：人民卫生出版社，2011.

[8] 印晓星. 治疗药物监测. 北京：人民军医出版社，2011.

[9] DASGUPTA A. 药物监测方法：治疗性用药与药物滥用. 陆林译. 北京：人民卫生出版社，2011.

[10] JANG SH, YAN ZG, LAZOR JA. Therapeutic drug monitoring: A patient management tool for precision medicine. Clin Pharmacol Ther,2016,99(2): 148-150.

第五章　儿科 TDM 质量控制

第一节　概述

合格的 TDM 结果可为判断分析及制订个体化给药方案提供可靠依据，但是一旦发生错误其后果则不堪设想，因此全程化质量控制的重要性日渐凸显，由于治疗药物监测工作是在复杂的条件下进行的，生物样本中所要测定的物质含量低，方法难度大，为了保证测定结果的准确度和精密度，必须加强治疗药物监测过程中质量控制的管理工作，将误差控制在一定的可以接受的范围内。

质量控制（quality control，QC）是 TDM 的重要组成部分，通过质量控制可以有效地发现误差、减小误差、确保测定质量。广义的 TDM 质量控制包括正确的给药时间、正确的采样时间、严格的样本储存运输管理、实验人员的正确操作、实验环境的控制、仪器设备的管理和维护、测定方法的考察、实验结果的控制等全程质量管理过程。狭义的 TDM 质量控制主要包括室内质量控制（internal quality control，IQC）和室间质量评价（external quality assessment，EQA）。

室内质量控制是室间质量评价的基础，室间质量评价是检验室内质量控制实施效果的手段。两者交替循环使用，可使治疗药物监测的质量逐步提高，最终确保治疗药物监测的准确性。

TDM 自开展以来，质量控制工作就日益受到药学专业人士的重视。过去实验室操作人员主观上力求测定结果准确，凭以往经验做一些与提高测定质量相关的工作，但对于治疗药物监测的质量控制而言是远远不够的。后来采用的基于定值范围的质量控制法也存在较大误差。当前一些药学人员开始将临床检验的质量控制方法应用于 TDM 的质控研究，但是 TDM 测定又有别于临床生化检验，因而尚无统一的质量控制标准且研究尚不完善。因而，定期召开 TDM 工作学术会议、促进多单位交流探讨将有利于形成较为一致的 TDM 质量控制方法。

第二节　儿科 TDM 质量控制内容

治疗药物监测的质量保证应研究和控制所有可能影响测定结果准确性的各个方面因素，具体保证措施应从以下几方面考虑。

一、人员

应选择具有一定专业背景的技术人员进行药物浓度监测。技术人员在参加测定工作前应进行培训。培训内容包括质量控制的意义、测定原理、方法学的细节、测定项目的临床意义、测定结果的解释以及遇到异常测定结果应如何处理等。进行测定时要进行质量控制，要使每个工作人员对质量控制的重要性及基础知识、一般作图方法等有充分的了解。在质量控制工作过程中，采用多种方法逐步提高大家对质量控制图形的分析、及时发现问题和失控后迅速查找原因的能力。因此，特别要注意培养一些质量控制工作的技术骨干，使其不仅掌握血药浓度测定的原理与方法，同时还具有较高的药物动力学、临床药理学及临床沟通等多方面的知识技能。

二、制度、SOP 及环境

一个管理良好的实验室是保证测定质量的重要条件。实验室应建立健全的规章制度，如标准操作规程（SOP）、岗位责任制度、测定结果的检查核对制度、仪器使用及维护条例、试剂配制、标化及定期更换等条例、实验室安全管理制度和质量管理制度等。通过制度的制定与执行，杜绝质量事故的发生，并注意随时补充和完善这些制度，使实验室工作中与质量有关的问题查有记录，管有专人，并有章可循。另外，实验室环境也是影响测定结果准确性的重要因素。

三、仪器校准、维护与清场

精密、贵重仪器要专人专用，并严格执行使用登记制度。如高效液相色谱仪进行治疗药物监测需要实验室内部建立测定方法，要专人使用、维护、校准，并严格按照 SOP 进行操作；每日、每周、每月、每季度都要进行检查和保养，及时登记检查结果和维护情况，并详细记录仪器故障及维修情况。其他常用的量器如刻度吸管、容量瓶、移液枪、连续加样器也应定期进行检查和校准以保证取样量的准确性。

一、室内质量控制

早在 20 世纪 20 年代就有美国的休哈特（W.A.Shewhart）提出统计过程控制（statistical process control，SPC）的概念与实施过程监控的工具——质控图。

1950 年 Levey-Jennings 将生产过程的统计控制引入临床实验室，形成了临床检验的分析过程的质量控制（quality control，QC）。Shewhart 要求每次做一组检验计算平均值和极差，然后将每组的平均值和极差点在两个不同的质控图上，一个为均值质控图，另一个为极差质控图。Levey 和 Jennings 建议每次对某患者标本做双份检测，然后计算平均值和极差。

Henry 和 Segalove 在 1952 年发展了改良的方法。用稳定的参考材料做重复检测，将各个检测值直接点在质控图上。在分析过程的质量控制上，使用质控物，将各个单一检测结果直接点在图上，这种方法逐渐发展为当今所熟悉的 Levey-Jennings 质控图。在 70 年代，Westgard 等人提出了许多质量控制规则，特别是著名的 Westgard 多规则（Westgard Multi-rules），以及发展了系统化的统计质量控制理论，并采用计算机模拟方式对质量控制规则和方法的性能特征进行评价和设计。至 90 年代，Westgard 等人提出了新的质量控制方法设计工具——即操作过程规范（operation process specifications，OPSpecs）图。到了 21 世纪，Westgard 尝试将工业管理上最新提出的六西格玛（six sigma，6σ）质量管理方法应用于临床实验室质量控制。

治疗药物监测实验室欲获得测定血药浓度结果的可靠性，必须建立有效的质量控制系统。该质量控制系统应能对每批测定结果的可靠性做出判断，当结果的误差超过允许范围时，应能立即发现并阐明原因。有时还应能预判可能出现偏差趋势，及早采取措施避免发生。

在室内质量控制系统中通常通过测定质控物的方法来实现室内质量控制，通过分析质控物的测定结果，推断和控制常规标本的测定质量。

（一）标准品、对照品与试剂

合格的标准品是保证测定结果准确性的基础。用作治疗药物监测的标准品可从法定机构购买或由生产被测药物的单位获得。测定药物的代谢产物时也应有代谢产物的纯品。注意，不可用校正物代替标准品，校正物的定值是采用参考方法或一般公认为特异的方法测出的。同时也不能用注射用粉针代替标准品。

使用的试剂，包括实验用水要符合要求，称量配置要准确，更换新试剂时要保留一定量的老试剂，以便对照。试剂的保存要按要求放置，周期性检查冰箱内的温度、试剂盒及缓冲液等的有效期。

（二）质控物

质控物又称质控血清或质控样品，是进行室内和室间质控必不可少的重要基本物质。通常采用向空白血清中加入测定药物制成，也可通过分离累积服药病人的血清得到。

合格的质控样品应具备如下条件：质控物应均一、外观均匀、无沉淀。质控物的分装差异要小，对大部分测定方法，瓶间分装差异小于均数的0.5%时，不会明显地影响分析的精密度。质控血清的分装差异最好小于0.3%。质控物应稳定，即在有效期内质控物的平均浓度应在同一水平上。质控物稳定性的评价方法可采用加速衰减试验。在室间质量评价中，将同一批号的质控血清分成两批样本，于两个不同时期测定，将两次测定结果进行统计分析，以评价其稳定性。质控血清通常有液体质控血清和冻干质控血清两类。液体质控血清是将需要质控的药物直接加入空白血清中混匀，或将常规工作中收集冷藏的含药混合血清溶解后混匀即得。其优点是可以直接测定，使用比较方便。由于避免了冻干质量血清的分装、冻干和使用前的复溶等环节引起的误差，准确度和精密度相对较好。缺点是稳定性不如冻干质控血清，容易变质，不易保存和运输。特别是在室间质控时邮寄（尤其在夏季）途中更易变质。冻干质控血清是将液体质控血清经精密分装、冻干制成。用前需加蒸馏水重溶，增加了产生误差的因素。国际EQA一般采用这种冻干质控血清。

质控血清的定值及确定质控血清的指定值（或靶值），是开展质控首先要解决的关键问题。由于临床生化检验所用质控血清中待测物质大多是体液中的内源性物质，无法得到其真值，只有通过增加测定次数，如反复测定20次，求均值，或由几个参考实验室的测定结果取平均值等方法来确定。而TDM质控所用质控血清不同，待测药物一般都是外源性的，且已知其加入量的准确值，故不需要通过反复测定求均值的方法来确定靶值。可根据理论加入量（天平足够精确，如十万分之一天平）计算得到，对于冻干质控血清需校正，其靶值等于理论称量值乘以冻干后测得值与冻干前测得值之比。若为了消除配置误差，也可由技术熟练的操作人员用公认可靠的测定方法，严格按照操作规程测定得到。只有用累积服药患者样品制备的质控血清时需与临床化验一样，应反复测定20次后求均值以确定该质控血清的靶值，或由EQA中大量实验室的测定结果求均值获得。

（三）质控点

质控物的浓度应合理，即临床上有诊断意义的医学决定水平。一般情况下，质控物应包括"高""中""低"三个浓度。"中"浓度一般在有效治疗浓度范围内，"高"或"低"浓度一般分别高于或低于有效治疗浓度。这样可以控制临床患者血药浓度测定的整个范围。也有将质控的"高""中""低"三种浓度分别设置在测定标准曲线的高、中、低三个部分。由于各种测定方法的线性范围不同，特别是在进行时间质量评价时，还是根据治疗浓度范围来设定质控物的"高""中""低"三种浓度更合理、更可行。

（四）失控与警戒的确认

目前，TDM 通常通过分析质控样品的测定值与靶值间的差异来判断测定结果的异常与否。判断规则主要有以下四种。

1. 定值范围判断法 指测定人员定期或每次测定患者样本时同时测定质控样品，只要质控样品的测定结果在质控品说明书允许的范围内，则判断本次测定结果可靠。如某批次环孢素质控样品的说明书中注明：低浓度质控品 L（靶值 150ng/ml）的允许范围为 120～180ng/ml；中浓度质控品 M（靶值 400ng/ml）的允许范围为 340～460ng/ml；高浓度质控品 H（靶值 800ng/ml）的允许范围为 680～960ng/ml；也即分别表示其靶值浓度的 ±20%，±15% 和 ±15%。

这是目前血药浓度监测实验室普遍采用的方法，特点是简单易操作。缺点是质控范围过大；仅有允许范围，缺少控制限；每一次质控样品测定结果是一个孤立的数据，当质控结果持续偏低或偏高时，无法发现潜在的误差因素。

2. SD 判断法 此种方法需反复测定多次（常为 20 次）质控样品，求其均值和 SD 值。然后以标准差的倍数作为判断规则。如当质控结果在 2SD 范围内，则认为测定结果可靠；当质控结果超出 2SD 但在 3SD 以内，认为测定结果可控；质控结果超出 +2SD 时应引起警戒；而质控结果超 +3SD 时则认定测定失控。临床生化检验常采用此种方法，并多与质控图配合使用。并常以连续 20 次测定为一周期，求其累积均值和累积标准差，以不断提升质量控制过程。

3. 相对偏差判断法（RD 判断法） 有学者认为上述 SD 值法不适合于治疗药物监测质量控制，主要原因是：①血药浓度测定并非每天都有患者标本测定，完成 20 次质控样品的测定周期较长；②血药浓度测定的质控样品中待测药物为外源性物质，且浓度是已知的，不需要通过测定平均值来确定；③允许误差范围可依据药动、药效及生物利用度研究分析方法规定的允许误差范围，即 ±15% 来确定，不需要由 SD 确定，而且 SD 本身受条件、操作技术等因素影响不恒定，各个实验室间也不统一。因而衍生出在进行治疗药物监测中，根据相对偏差来判断测定结果是否在控的方法，即：

$RD=(x-x_s)/x_s\times100\%$，$x$ 表示质控样品的单次测定结果，x_s 表示质控样品的靶值。一般将 RD 值为 10% 定为警戒，RD 值为 15% 定为失控。即质控样品的测定值在靶值的 ±10% 内为较为满意的测定结果，可继续进行样本测定，并发放报告。若质控样品的测定值在靶值的 ±10% ~ ±15% 内，应引起警戒，但当天测定结果可发放报告。若质控样品的测定值超过靶值的 ±15%，则为失控，本次测定无效，测定结果不得发放报告，应立即查找失控原因并纠正，重新进行测定，质控样品测定合格后方可进行样本测定并发放报告。在进行治疗药物监测时，可配合质控图一起使用，从而获得评价的连续性。

4. Westgard 多规则判断法 随着临床检验质量控制工作的不断发展而诞生的第二代质量控制法——Westgard 多规则质控法，提高了系统误差和随机误差的检出率，并可有效降低假失控率，缺点是使用起来相对烦琐。Westgard 多规则判断法通常要求在一各批次的分析过程中，测定两个浓度的质控样品，条件不允许的情况下也可测定一个浓度，但是判断结果有相对局限性。Westgard 多规则方式通常包含 6 个质控规则，即 1_{2s}、1_{3s}、2_{2s}、R_{4s}、4_{1s}、10_x，含义如下。

1_{2s}：有一个质控结果超出 ±2S 时，引起警戒，可保留测定结果。

1_{3s}：当一个质控测定值超过 ±3S 时，判为失控。提示存在随机误差。

2_{2s}：当两个质控品测定值同时超过 ±2S 或同一质控品连续两次测定值超过 ±2S 时判为失控。提示存在系统误差。

R_{4s}：当一个质控测定值超过 ±2S，另一个质控测定值超过 −2S 时，判为失控。提示存在随机误差。

4_{1s}：包括本批次两个测定值在内的连续 4 个质控测定值同时超过 ±1S时，判为失控；提示存在系统误差。

10_x：包括本批次测定值在内的连续 10 个质控测定值落在均值同一侧时，判为失控。提示存在系统误差。

当没有违背上述统计质控规则时，判为在控，可发放测定报告。

除上述 Westgard 的 6 个质控规则外，尚可结合其他多规则法和各自实验室情况制定内部质控多规则。

另外，室内质量控制是通过对质控样品测定结果的分析来推断和控制常规样本的测定质量。因此，质控样品必须与患者样本进行完全一样的处理。不可反复测定多次，取其均值作为当天质控样品的测定值；也不可先单独测定多次取其中一个靠近靶值的结果，其他结果则不记录，也不分析。

（五）室内质控图

质控图（quality control chart，QCC）是对过程质量加以测定、记录从而评估和监察过程是否处于控制状态的一种统计方法设计的图。图上有中心线

（central line，CL）、上质控界限（upper control limit，UCL）和下质控界限（lower control limit，LCL），并有按时间顺序抽取的样本统计量值的描点序列。UCL、CL 与 LCL 统称为质控线。若质控图中的描点落在 UCL 与 LCL 之外或描点在 UCL 与 LCL 之间的排列不随机，则表明过程异常。世界上第一张质控图是休哈特（W. A. Shewhart）在 1924 年 5 月 16 日提出的不合格率质控图。

质控图是用于区分异常或特殊原因引起的波动和过程固有的随机波动的一种特殊统计工具。这里所讲的过程固有的随机波动指过程的正常质量波动。因为在过程中正常因素是始终存在的，无法消除的。从质控图的定义可以理解，质控图是用于判断过程正常还是异常的一种统计工具。

质控图的功能有①诊断：评估一个过程的稳定性。②控制：决定某一过程何时需要调整，以保持原有的稳定状态。这实际指当过程发生异常质量波动时必须对过程进行调整，采取措施消除异常因素的作用（加以控制）。当过程稳定在合理的正常质量波动状态时，就应保持这种状态。③确认：确认某一过程的改进效果。故质控图是质量管理七个工具图表的核心。

绘制质量控制图（质控图）是进行室内质控的重要方法。质控图中通常有"控制线、警戒线、失控线"，为检查、监督工作质量提供了标准。绘制质控图的目的是将每天（每次）的监测结果标记在质控图上，以观察其是否在控制线内，并可对连续的质控结果进行分析，及时发现存在的问题，查找原因并纠正。生化检验中使用的质控图有多种，如 Levey-Jennings 质控图、Z- 分数质控图、双绘质控图、Shewhart 质控图等，其中以 Levey-Jennings 质控图最为常用。而实际的分析过程中，也常根据测定的类别和性质，将上述某种质控图进行适当改进以适应自身需要。

在 TDM 实际工作最常用的是 Levey-Jennings 质控图和 Z- 分数质控图。由于 Z- 分数质控图可同时绘制数个质控物的结果，受到广大 TDM 实验室的欢迎。

1. Levey-Jennings 质控图　TDM 实验室在许多方面与制造产品的工厂有类似之处：如接收原材料（标本和试剂），用各种特定的仪器和工具对其进行加工处理并最终生产出产品（检验结果）。因此，Levey 和 Jennings 在 20 世纪 50 年代初把上述休哈特质控图引入到了临床检验中。

该质控方法首先是用质控物取代了标本抽查，因患者标本和产品不一样，其检验结果随标本不同而异，因此将稳定性高、结果一致的特定质控物作为质控图的测试对象。其次，他们的质控图是建立在将质控物的测定结果画在质控图上（也就是单个质控物双份测定值的平均值）和极差（R）的基础上。

通过此质控图能直观地看出误差,在问题出现之前能发现预示迹象,便于及早采取措施,预防误差的产生。使用此种质控图,还能使分析人员决定特定分析批检验结果的可接受性。在每一分析批中,用相同的测定方法检测患者样品和稳定的质控物,质控物结果画在质控图上,并与其上的质控限比较。分析人员通过观察质控结果是否超过质控限可确定分析批是在控(in-control)还是失控(out-of-control),做出是否可报告此批中患者测定结果的决定。

这种质控图从60年代起已在临床检验中普遍使用并被称之为Levey-Jennings质控图。每一分析批应包括患者标本和一定数量的质控物。质控物的测定结果数(n)是质控方法的重要性能特征之一。

Levey-Jennings质控图的方法为连续测定某质控样品20次,计算其均值和SD值,并以此为靶值。然后,以靶值为中心线,以测定批次或次数为横坐标,以测定结果为纵坐标,以标准差的倍数标出6条平行于x轴的控制线,绘制出Levey-Jennings质控图。

Levey-Jennings质控图对于不同的质控样品需要分别绘制质控图,如丙戊酸高、中、低质控需分别绘制质控图。在此质控图上可以非常明了地对测定结果是否在控做出判断。通常应用SD判断规则,将作为警戒线和失控线。也有较多的生化检验在Levey-Jennings质控图上应用Westgard多规则判断法,可以更有效地检出失控并分析误差类型。

如前文所述,在治疗药物监测中,质控品的靶值已知,且测定多为外源性物质,常用RD判断法。因而在Levey-Jennings质控图上,通常在靶值的10%和15%出绘制4条控制线,以10%为警戒线,15%为失控线。

表5-1给出了某TDM实验室丙戊酸(VPA)中浓度质控品的连续20次测定结果,并绘制出其Levey-Jennings质控图(图5-1),TDM实验室通常绘制的Levey-Jennings质控图见图5-2。图5-1由于采用室内均值和SD值,所以图上误差分布均匀;图5-2由于采用的是给定靶值,所以分布欠佳。

表5-1　丙戊酸中浓度质控品*测定结果

测定序号	测定结果/(μg/ml)	测定序号	测定结果/(μg/ml)
1	73.5	6	68.2
2	76.9	7	77.3
3	73.8	8	68.8
4	71.8	9	78.0
5	67.8	10	68.7

测定序号	测定结果 /（μg/ml）	测定序号	测定结果 /（μg/ml）
11	73.3	16	70.9
12	75.5	17	78.4
13	79.4	18	72.6
14	76.6	19	69.2
15	81.0	20	78.2
计算结果：	均值 =74.0		SD=4.1

注：* 丙戊酸中浓度质控品，靶值 70.7μg/ml，范围 57.2～84.2μg/ml

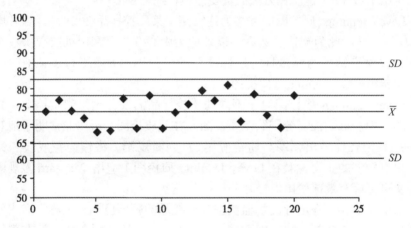

图 5-1　丙戊酸中浓度质控品连续 20 次测定结果的 Levey-Jennings 质控图
（基于室内均值和 *SD* 值）

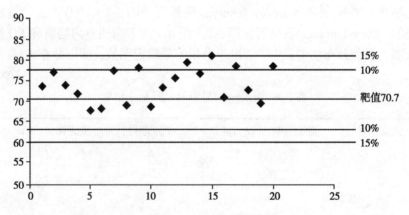

图 5-2　丙戊酸中浓度质控品连续 20 次测定结果的 Levey-Jennings 质控图
（基于靶值）

2. Z- 分数质控图　每一浓度质控物都必须制定一份 Levey-Jennings 图。当同时测定一个以上质控物时，必须使用多份 Levey-Jennings 图。为了更方便记录，可制作单个 Z 分数（Z-score）质控图来显示所有质控物的测定值。

Z 分数值相当于测定值远离它们各自质控品均值的标准差的倍数，Z 分数值 = $(X - SD) / SD$，其中 X 表示质控品测定结果，为质控品均值，SD 为该质控品测定的标准偏差，SD 可由连续 20 次测定结果求出。然后以 0 为中心线，以测定批次或次数为横坐标，以 Z 分数值为纵坐标，以 ±2Z、±3Z 为控制线，绘制 Z 分数质控图（图 5-3）。通常以 ±2Z 为警戒线，±3Z 为失控线对测定结果进行判断。可以看出此处 ±2Z、±3Z 控制线分别相当于 Levey-Jennings 质控图中控制线。因而 Z- 分数质控图也可进行多规则判断。Z- 分数质控图的特点在于统一了纵坐标轴，使多个质控品都可以在一张质控图上显示，简化了质控图的绘制。

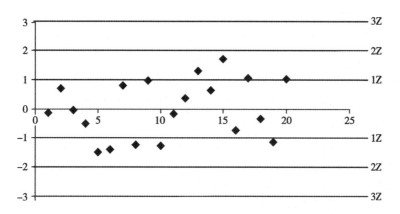

图 5-3　丙戊酸中浓度质控品连续 20 次测定结果的 Z- 分数质控图

（六）室间质控图的绘制与基于质控图的质量改进
1. 设定质控图的中心线（均值）和质控限

（1）稳定性较好的质控物：质控图的中心线（均值）和质控限必须由实验室使用现行的测定方法进行确定，定值质控物的标定值只能作为参考。当使用新批号质控物时，常按下列步骤进行。

1）用新批号质控物更换旧质控物时，先建立暂定的中心线和质控限。应在"旧"批号质控物使用结束前，将新批号质控物与"旧"批号质控物同时进行测定。新旧质控物同时测定 1 个月，至少可获得 20 个新质控物的测定结果，对数据进行离群值检验，剔除超过 3SD 外的数据后计算出平均值和标准差，作为暂定中心线和标准差；以此作为下一个月新质控物室内质控图的中心线和标准差；待此 1 个月结束后，将该月的在控结果与前 20 个质控测定结果汇集在一起，计算累积平均值和标准差，以此累积的平均值和标准差作为再下一个月质控图的中心线和标准差；重复上述操作过程，连续累积 3 ~ 5 个月。

2）常规中心线和标准差的建立：将累积的 3 ~ 5 个月在控数据汇集，计算的累积平均值和标准差作为该质控物在有效期内的常规中心线和标准差，未经过权威人员批准，一般不能轻易改变。

（2）稳定性较差的质控物：在 3 ~ 4 天内，每天分析每一种质控物 3 ~ 4 瓶，每瓶进行 2 ~ 3 次重复。收集数据，计算平均值、标准差和变异系数。对数据进行离群值检验，如果有超过 3s 的数据，需剔除后重新计算余下数据的平均值和标准差。以此均值作为暂定质控图的中心线。至于标准差，使用的数据量越大，其标准差估计值将更好。由于这个原因，我们并未推荐使用上述的重复数据来建立新的标准差，而是采用以前室内质控得到的变异系数（CV）乘以上述重复试验得出的均值得出标准差，作为暂定的标准差。待此 1 个月结束后，将该月在控结果与前面建立质控图的质控结果汇集在一起，计算累积平均值和标准差，以此累积的平均值和标准差作为再下一个月质控图的中心线和标准差；重复上述操作过程，并进行逐月累积。

2. 质控限的确定　质控限通常是以标准差的倍数表示，根据采用的质控规则决定临床实验室不同定量测定项目的质控限。

3. 质控数据的记录　根据质控物的平均值和质控限绘制 Levey-Jennings 质控图（单一浓度水平），或将不同浓度水平绘制在同一 Z- 分数图上。将质控物结果记录在质控图表上，该原始质控记录至少保留两年。

4. 质控方法的选择和应用　各个临床实验室必须根据实验室情况和水平，选择合适的质量控制方法，包括质控规则和质控物在每个分析批质控物的测定数。可以根据功效函数图、质控方法选择和设计表格，或根据操作过程规范图进行质控方法的设计；也可以使用 Westgard 多规则质控方法，判断每一分析批是否在控。临床实验室只有确立了每一分析批确实在控，才能发出检测报告。达不到此要求，将是该临床实验室的重大质量问题。

（七）质控结果的分析及应用

质量控制的核心就是辨析误差的类型。测定中误差可以分为随机误差、系统误差、过失误差三种类型。由于它们各自的特点、出现规律和来源不同，因此在质量控制中应采用不同的态度和处理方法区别对待。随机误差是无法完全避免的，应严密监测和控制，将其限制在临床允许的范围内，并逐步使之缩小；对系统误差则应尽快发现，及时纠正；过失误差应严格消除。

由于随机误差分布是典型的正态分布，因此，正态分布的各种特性及适用于正态分布的各种统计学原则都适用于随机误差的分析。凡在质控图中出现的不符合正态分布的情况，即应考虑是否存在非随机误差因素，应努力探索其出现的规律及原因，及时采取措施，予以纠正。

1. 常见的质控异常变化 曲线"漂移"指连续若干点的质控值分布在靶值一侧的现象，提示存在系统误差，准确度向单一方向发生变化。多由于一个突然出现的新实验条件引起，如更换标准品厂家或批号，重新配制试剂及操作人员的变换等。

趋势性变化：连续测定的质控结果虽然存在上下波动情况，但总体上却出现向上或向下的趋势性变化，表明测定的准确性发生了渐渐变化。常常是由于一个逐渐变化着的因素造成，如试剂挥发、吸水、沉淀析出、光电池老化、质控品降解变质等。

连续突变：连续两次质控结果超出靶值的警戒限，提示存在系统误差。

2. 失控处理及原因分析 操作者如发现质控物测定结果违背了质控规则，应记录失控情况或填写失控报告单，上交专业组（室）组长（主管），由专业组（室）组长（主管）做出是否发出与失控相关的那批患者标本检验报告的决定。

对失控的最佳处理是确认问题的原因，发现问题并提出妥善解决办法，消除失控的原因，并防止以后再次发生。

多种因素可导致出现失控。这些因素包括：操作失误，试剂、校准物、质控物失效，仪器维护不良以及采用不当的质控规则和太小的质控限范围、一个分析批测定的质控物数量不当等。寻找失控原因和处理的步骤如下。

（1）重新测定同一质控物：主要用以查明人为操作误差，并可以查出偶然误差。如是偶然误差，则重测的结果应在质控范围内（在控）。如果重测结果仍不在控制范围内，则可以进行下一步操作。

（2）新开一瓶质控物，重测失控项目：如果结果正常，那么应检查是否原来质控物因保存或放置不当而变质。如果结果仍不在允许范围，则进行下一步。

（3）进行仪器维护或更换试剂，重测失控项目：检查仪器状态，查明光源是否需要更换，比色杯是否需要清洗或更换，对仪器进行清洗等维护。更换试剂重测失控项目。如果结果仍不在允许范围，则进行下一步。

（4）重新校准，重测失控项目：用新的校准液校准仪器，排除校准液的原因。

（5）请专家帮助：如果前面各步都未能得到在控结果，可能是更复杂原因，实验室很难自己简单排除，此时可与仪器或试剂厂家联系请求技术支援。实验室应记录此过程并至少保存两年。

实验室应建立制度，在出现质控失误时，有相应措施验证患者检测结果。查明导致失控的原因，如是假失控，经授权人员批准后可发出原来的标本检测结果。如是真失误，在查出原因并得到纠正后，应重新检测患者标本后并发出新的检测报告。有些实验室为节省资源，常随机挑选出一定比例（例如5%或10%）的患者标本先进行重新测定，最后根据既定标准判断先前测定结果是否可接受，如果差异不大，则发出原先测定结果。否则仍应对所有失控患者样品进行重新测定。

二、室间质量评价

室间质量评价（external quality assessment，EQA）又称能力验证，是由外部独立权威机构统一向多家实验室发放样品或样品盘，并收集、分析和反馈各个实验室的检测结果，以评价实验室常规工作的质量，确保实验室维持较高的检测水平而对其效能进行考核、监督和确认的一种验证活动。

EQA是外部独立权威机构（如质控中心）组织实验室共同进行的一种质量控制的方式，属于回顾性质量控制。由于各质控实验室所用质控样品为同一来源、同一批号，EQA可以依据同一标准比较各参加实验室的工作质量，评价不同测定方法的准确性和可靠性。各实验室也可根据参加室间质量评价的结果衡量本实验室在同行中的测定水平，从而不断提高完善实验室分析技术及管理质量，使临床测定结果更加准确稳定。

（一）室间质量评价的类型

大部分室间质量评价具有共同的特征，即将一个检测系统与其他一个或多个检测系统所得到的结果进行比对。在某些计划中，参加比对的实验室中的一个可能具有控制、协调或参考的职能。

依据被检测物品的特性、使用的方法、参加实验室和比对仪器的数目等，可将室间质量评价计划分为6种类型，即实验室间检测计划、测量比对计划、已知值计划、分割样品检测计划、定性计划和部分过程计划，我国各级临床检验中心组织的室间质量评价应为实验室间检测计划，其他常用的还有已知值计划和分割样品检测计划。

（二）质控物

按所采用的质控样品来源不同，分别介绍如下：

1. 用质控样品作为质控物进行EQA 质控样品由质控组织单位（如质控中心）分发给参加质控的各个实验室，并注明所用测定方法，要求各参加实验室在规定的同一时间内测定各药物浓度，然后将测定结果在规定的日期前反馈给质控中心，中心对反馈的结果进行统计学分析和评价，并在规定的时间内将统计结果通报给各参加质控的实验室，以便各实验室了解本次EQA

的概括以及本实验室所处的位置。

该方法简便易行，世界各国都在使用。我国大部分室间质量评价中心就采取该种方法。

2. 以患者样品为质控物进行 EQA 在事先征得参加质控实验室同意的情况下，质控中心将各实验室已经测定过的患者样品随机分组送给参考实验室重复测定，以参考实验室的测定结果平均值为标准，评价原始测定结果的准确性。参考实验室重复测定所用方法为指定的荧光偏振免疫法（FPIA）或酶增强免疫法（EMIT）。如果原始测定方法为这两种方法之一，则只需要 2个参考实验室用同样方法重复测定；如果原始测定方法为 FPIA 法和 EMIT法之外的任何方法，则需要 4 个参考实验室（2 个用 FPIA 法，2 个用 EMIT法）进行重复测定。

该方法弥补了传统质控方法的不足之处：第一，传统方法的质控样品会受到特殊对待；第二，质控样品不能代表实际患者样品，因为患者样品受到黄疸、溶血以及其他药物和代谢物、内源性活性物的干扰。患者样品作为质控物更能反映实际情况，人为因素较少。不过，此方法对于质控中心来说工作更加复杂，更加难做。需要消耗大量人力来实施这一方法。

（三）质控靶值

质控样品靶值的建立亦有多种方法，常见如下：

1. 已知值 由专门的检测物品配方（例如制造商成品或稀释）决定的结果。

2. 参考值 与一个可溯源到一个国家或国际标准的标准物质或标准并进行分析、测量或比对检测物品所确定的值。

3. 从专家实验室得到公议值 专家实验室利用已知的具有高精密度和高准确度的、并可与通常使用的方法相比较的有效方法，确定试验中的被测量值，应具有可证明的能力。

4. 从参加实验室得到公议值 利用统计量，同时考虑到极端结果的影响。在质控样品靶值的确立过程中，根据对实验结果影响的主要因素（仪器、试剂、方法等）分组，每组的实验室数必须 ≥ 20；分组信息不详的归到缺省组。计算每组实验结果的均值、标准差，剔除极端结果（以外的结果），然后再计算剩余数据均值，并以此均值作为靶值。缺省组的靶值是由所有参评实验室的回报结果计算得到。

靶值范围可采用国际上通行的评价方式，即靶值允许总误差。允许总误差可以是百分数、固定值或标准差的倍数。

（四）室间质控比评结果

1. 能力对比分析 能力对比分析（proficiency testing，PT）是室间质量评价技术方案之一。最初起源于美国，后被许多国家采用，目前 PT 已成为全球性室间质量保证系统（external quality assurance system，EQAS）的主要内容。为保护患者的利益和公共的福利，美国国会通过了 1988 年临床实验室修正案（clinical laboratory improvement amendment 88，CLIA88），强制性的将 PT 作为实验室认可的主要内容之一。PT 的实施，极大促进了临床实验室学科的发展，具体体现在：①质量控制和质量保证理论体系的日渐丰富和完善。②人员素质的提高；高质量仪器、试剂等产品的不断推出和广泛应用。③国家参考系统的建立和人血清质控物的应用，使得 PT 方案靶值确定有了科学依据。

该方法具体做法是将未知标本分发给各实验室，对其回报结果进行分析，根据分析结果判断实验室获得正确测定结果的能力。通过各实验室间持续的比较，为衡量实验室的质量提供可靠的标准。

对每一次 PT 调查，针对某一项目的得分（score，S）计算公式为：

S_1 =（该项目的可接受结果数）/（该项目的测定总数）×100%

面对调查的全部项目，其得分计算公式为：

S_2 =（全部项目的可接受结果数）/（全部项目的测定总数）×100%

CLIA88 的技术细则规定，S_1、S_2 均应 > 80%，否则判为不满意；而且，如果 S_1 或 S_2 连续两次不满意或有两次以上的不满意，即判为失败。

2. 我国实验室测定结果准确度的常用标准 为了确定实验室定性和定量检测结果的准确性，须将该项目的检测结果与靶值进行比较。定性项目直接比较阳性（有）或阴性（无）。定量结果，可通过结果偏离靶值的程度来确定每个检验项目的结果。偏倚 =（测定值 – 靶值）/ 靶值 ×100%。各个测量物对偏倚大小的要求有所不同，本书参照国家卫生健康委员会临床检验中心治疗药物监测准确度标准列举了几个测量物可接受的偏倚大小（表 5-2）。国家卫生健康委员会临床检验中心根据 CLIA88 制定了《临床实验室室间质量评价的要求》，其中对治疗药物监测规定了实验室测定结果准确度的标准，并亦对实验室获得正确测定结果的能力进行打分。

每一次调查中某一项目的得分（score，S）为：

S_1 =（该项目的可接受结果数）/（该项目的测定总数）× 100%

面对调查的全部项目，其得分计算公式为：

S_2 =（全部项目的可接受结果数）/（全部项目的测定总数）× 100%

每次活动每一分析物未能达到至少 80% 可接受结果，则本次活动该分析物 EQA 成绩不合格。每次活动总测试成绩未能达到至少 80% 得分，则本次活动该实验室 EQA 成绩不合格。无故未参加活动，在规定时间内实验室未能将 EQA 结果回报给室间质量评价组织者，则该次成绩定为不满意成绩，得分为 0。对于同一分析物，连续 2 次或 3 次中 2 次活动未能达到满意成绩则称为不成功的 EQA 成绩。

表 5-2　国家卫生健康委员会临床检验中心治疗药物监测准确度标准

分析物	可接受范围
茶碱	靶值 ±25%
苯妥英钠	靶值 ±25%
地高辛	靶值 ±20% 或 0.2μl/L（取大范围者）
环孢素	靶值 ±20%

（五）室间质量评价参报过程

以参加国家卫生健康委员会临床检验中心组织的全国室间质量评价为例，对 EQA 的参报进行介绍：

1. 在国家卫生健康委员会临床检验中心官网下载"室间质评申请表"。

2. 在实验室编码处填写"新单位"字样，填报好申请表中相关信息。

3. 将申请表通过电子邮件或传真进行递交。

4. 两周后致电室间质评室或查看预留邮箱查询实验室编码，并及时缴纳费用。

5. 通过实验室编码，可登录"检验医学信息网"，随时关注 EQA 质评样品发放动态。

6. 接受质评样品。处理并检验，通过"检验医学信息网"，及时网报检测结果。

7. 等待 EQA 成绩回报。根据结果分析并改进。

（六）开展 EQA 注意事项

1. 实验室方面的要求

（1）在 EQA 中坚持质控样品与常规患者样本同批测定，不搞特殊对待。

（2）检测过程中应避免专人专做、反复测定这一现象；并避免实验室间相互交流测定结果。

（3）不得将质评样品委托他人进行检测。

（4）只有做好室内质控，才能在 EQA 中取得好成绩，并一直保持 EQA 质量。所以，参加 EQA 的实验室必须经过室内质控的准备阶段，即最佳条件变异（optimal conditions variance，OCV）阶段和常规条件变异（routine conditions variance，RCV）阶段，使室内测定的精密度和准确度已经达到一定水平。所有与血药浓度测定有关的人员应具有充分的质控意识，并且重视质控、积极参与质控。

（5）按时进行网络/书面结果回报。网络上报过程中，严格按照"网络填写数据说明"，应避免将与检测相关的仪器、试剂编码、方法等信息回报缺失或填错。实验室还应上报部分专业检验项目室内质量控制信息。

（6）建立实施有关室间质量评价样品的接受、处理、检测、报告、审核等内容的制度并有相应记录。记录保存不少于两年。

（7）分析质控中心寄回的评价结果。对不合格的项目要查找误差原因，采取纠正措施。

2. 对室间质量评价组织者的要求

（1）定期召开会议，举办学习班，对 EQA 的成绩和问题进行分析统计。

（2）保障质控样品的质量，包括质控样品的准确定值和均匀一致。建立一套完整的样品保存、运输管理流程，使其在整个质评实施过程中，主要性能指标保持稳定，不会发生任何显著性变化。

（3）为参加者提供详细的、需遵循的文件化指导书，例如质控样品保存条件、测试品的性质、检测时限等。同时应考虑检测样本可能造成的风险，将需采取的必要措施告知接收实验室。

（4）在回报的检验结果分析、汇总、核对完成之前，质控中心人员不得泄露检测样本测定信息。

（5）及时下发各参加实验室的 EQA 成绩，给予评价，帮助实验室进行分析与改进。

（6）做好组织和宣传工作。

（七）EQA 成绩不佳的原因及相应改进方法

1. 室间质控样品原因　室间质控样品由于运输、储存过程中保存不当，发生变质现象导致实验结果出现偏差。实验室收到室间质控样品后，应及时查看所附说明，严格按照说明要求进行保存。若发现室间质控样品有问题，应及时与组织方联系，确认其状态。

2. 操作原因　室间质控样品处理应操作规范。例如冻干质控样品复溶时，谨防样品丢失，不要剧烈振摇，防止产生气泡。冻干质控样品加蒸馏水可放置 10 分钟左右，让其自动溶解，然后盖紧瓶盖，轻轻来回振摇数次，再打开瓶盖，待瓶盖上滞留的液体流回瓶中，再盖紧瓶盖，重复上述操作一次即可。如果是冷藏/冷冻液体材料，从冰箱中取出时应放置足够的时间，恢复室温，充分混匀后再进行检测。室间质控样品复溶后检测拖延，引起蒸发或变质同样可能造成检测结果不正确。

3. 方法问题　校准品赋值不准确；质控方法不适当；未定期校准或定

标；某些方法学检测的灵敏度差、特异性不达标等均可使 EQA 结果不理想。因此选择合适的检测方法，规范操作尤为重要。

4. 设备问题　　仪器操作不当或未定期执行设备保养维护，易造成结果偏差或重复性差。因此需按时对检测仪器校准与保养。某些仪器或试剂具有测定不稳定性等现象，用户可考察不同检测系统的优缺点，选择合适的检测仪器及试剂进行检测，淘汰落后的设备和试剂。

5. 填报问题　　主要指由于操作人员粗心大意，导致室间质评结果数值或单位的填写错误。采取双人核对制度能良好减少乃至杜绝此现象。参报人员要对室间质评网报系统学习了解，明确上报内容，防止在网报时发生遗漏填写项目。

（八）参加室间质量评价的意义

室间质量评价是确定某一实验室进行某种特定校准/检测能力以及监控其持续能力而进行的一种实验室间的比对。根据室间质量评价评价结果，实验室可进行分析整改，其参加室间质量评价的质评目标为：

1. 识别实验室间的差异，评价实验室的检测能力。确定自身实验室水平在全行业中所处地位，有助于实验室自身定位。

2. 识别问题并采取相应的改进措施。

3. 临床上避免可能出现的医疗纠纷和法律诉讼。

4. 确定重点投入和培训需求。

5. 实验室质量的客观证据。支持实验室认可。

6. 增加实验室用户的信心。

7. 可考察、评价市场上各种分析系统，包括检测设备和试剂的性能、缺陷，为生产单位改进产品质量和用户选择合适产品提供参考意见。

8. 实验室质量监督与保证的重要工具。

（九）发展与现况

1. 室间质量评价的发展与现况　　临床实验室的室间质量评价可以追溯到 20 世纪 30 年代，为了保证不同实验室血清学梅毒检测的准确性和可比性，美国疾病控制中心（center of diseases control，CDC）首次在一定范围内开展了室间质量评价。20 世纪 40 年代以来美国临床病理家学会（college of American pathologists，CAP）逐步发展成为全世界最大的室间质量评价组织者，开展了临床化学、临床免疫、临床血液体液学、临床微生物等多种室间质量评价计划，到目前已有上万家实验室参加了它的评价计划。

EQA 可以是地区间的，也可以是个省内的，甚至可以是全国或国际性的。但 EQA 工作是一项对于技术和管理要求都很高的系统工作，并非每个组织都可以胜任。在美国，只有获得美国健康卫生财务部（the health care financing administration，HCFA）的资格认可，才可以开展室间质量评价工作。我国于 20 世纪 80 年代开展临床实验室室间质量评价工作，主要由卫生部临检中心和各个省、直辖市、自治区的临检中心组织与管理。

质控工作在国外有些先进国家已经有政府法令规定，1967 年美国国会通过了《临床实验室改进法案》，要求跨州收集样本进行临床检验的独立实验室必须获得满意的 EQA 成绩方可开展相关检验活动。1988 年通过的《临床实验室改进法案修正案》规定要对未能获得满意 EQA 成绩的实验室进行追踪检查，使美国 EQA 工作走上法制化管理轨道。国外一些发达国家亦有政府法令，EQA 不合格的实验室不得开展该项测定工作，并查找原因，直至 EQA 合格为止。我国的 EQA 工作起步较晚，但随着 2006 年 9 月由中华人民共和国国家质量监督检验检疫总局和中国国家标准化管理委员会联合发布的 GBT20470—2006《临床实验室室间质量评价要求》这一法令以及其他相关规范如 CNAS—RL02《能力验证规则》、CNAS—GL03《能力验证样品均匀性和稳定性评价指南》的相继发布，我国的室间质评工作逐步走上了规范化、标准化、法制化的道路。

由于 EQA 在一定程度上反映一个实验室是否具备从事某项检测或校准的能力，因此受到国际认可组织的高度重视，在我国也越来越受到关注。《医学实验室质量和能力的专用要求》（ISO15189，2007）中要求："实验室应参加如外部质量评价计划组织的实验室间比对活动。实验室管理层应监控外部质量评价结果，当未到达控制标准时，还应参与实施纠正措施"。现如今，我国的 EQA 工作愈加成熟，以国家卫生健康委员会临床检验中心开展的 EQA 为例，2015 年组织了"临床检验方法确认与性能验证""临床检验质量控制"等数个培训班，举办了如"新生儿遗传代谢病筛查室间质量评价总结大会""临床及疾控微生物室间质评总结大会"等数个全国性会议，对各个参加 EQA 的实验室提供指导，使实验室操作检验更加规范。2016 年国家卫生健康委员会临床检验中心共开展了包括"常规化学""血气及酸碱分析""全血治疗药物监测""血清治疗药物监测""血型"等共 92 项 EQA 检查项目。

2. TDM 室间质评发展与现况　近年来，有些国家治疗药物监测 EQA 的内容不仅局限于血药浓度测定方面，而是扩大到治疗药物监测的各个环节。调查涉及 TDM 服务的有效性和用途、靶值范围、血药浓度报告程序、血药浓度测定申请表中所需要的有关临床的及其他数据资料和用于解释血药浓度结果的方法是否恰当以及从事该项工作的工作人员资历等情况。我国治疗药物监测 EQA 还是以血药浓度测定方面为主。目前，国内血药浓度测定方法常用的主要有：FPIA 法、HPLC 法和 UV 法，较少使用的有 FIA 法和

儿科治疗药物监测与合理用药

RIA 法等。FPIA 法测定的药物种类最多，准确度和稳定性也最好。

由于医院分级管理中规定三级医院必须开展血药浓度测定工作，以及"精准药学"理念的提出，现如今大部分药学部皆拥有 TDM 实验室。血药浓度测定单位和药物品种逐年增加。由于血药浓度结果往往是判断分析和制定个体化用药方案的可靠依据，错误或有偏差的结果会导致不同的给药方案，给临床用药安全和药物疗效带来隐患，测定结果的准确与可靠性愈发受到重视。因此，越来越多的 TDM 实验室意识到质量控制的重要性，积极参加室间质量评价，使质量控制普遍化和全程化，保证测量结果准确性。

参考文献

[1] 周仁.SPC 基础知识概说.北京：电子标准化与质量,1998,6:12-15.

[2] 印晓星.治疗药物监测.北京：人民军医出版社，2015.

[3] 董改英.环孢素 A 血药浓度监测质量控制的改进.天津：天津医科大学，2008.

[4] 何敏，徐建华，黄宪章，等.Realtime 实时质控结合 Westgard 多规则理论.中国医疗设备，2012, 27(01):64-71.

[5] 李金明，王露楠，邓巍，等.建立定性免疫测定中假阳性监测的室内质控方法.中国检验医学杂志，2006,29(2):173-176.

[6] 汪德清，于洋.输血相容性检测实验室质量控制与管理.北京：人民军医出版社，2011.

[7] 董家书.利用室间质量评价结果提高医学实验室检验质量.国际检验医学杂志，2015, 36(18): 2770.

[8] 何晓静，李作美，邱枫，等.治疗药物监测质量控制体系初建.医药导报，2009, 28(10): 1381.

第六章　儿科 TDM 常见方法

第一节　高效液相色谱法

一、概述

高效液相色谱（high performance liquid chromatography，HPLC），是以高压液体为流动相的液相色谱。它采用高压输液系统，将具有不同极性的单一溶剂或不同比例的混合溶剂、缓冲液等流动相泵入装有固定相的色谱柱，在柱内各成分被分离后，进入检测器进行检测，从而实现对试样分析的色谱分析法。HPLC 又称之为高压液相色谱（high pressure liquid chromatography）、高速液相色谱（high speed liquid chromatography）、高分离度液相色谱（high resolution liquid chromatography）或现代液相色谱（modern liquid chromatography）。

自 20 世纪初俄国植物学家茨维特（M.S.Tswett）提出经典液相色谱法后，色谱分析法取得迅速发展。20 世纪 30—40 年代相继出现了纸色谱、离子交换色谱和薄层色谱等液相色谱技术，50 年代后气相色谱法在色谱理论研究和实验技术上迅速崛起，但气相色谱在高沸点有机物分析中的局限性，使人们认识到液相色谱法可弥补气相色谱法的不足，20 世纪 60 年代末随着色谱理论的发展，色谱工作者认识到采用微粒固定相是提高柱效的重要途径，随着微粒固定相的研制成功，液相色谱仪制造商在借鉴了气象色谱仪研制经验的基础上，成功地制造了高压输液泵和高灵敏度检测器，从而使液相色谱法获得新生。70 年代中期以后，微处理机技术用于液相色谱，进一步提高了仪器的自动化水平和分析精度。目前，随着现代技术特别是各种联用技术的发展，液相色谱技术已成为化学、医学、工业、农学、商检和法检等学科领域中重要的分离分析技术。

二、原理与适用范围

（一）原理

当流动相（mobile phase）中携带的混合物流经固定相（stationary phase）时，其与固定相发生相互作用。由于混合物中各组分在性质和结构上的差异，与固定相之间产生吸附、分配、离子吸引、排阻、亲和等作用力的大小、强弱不同，随着流动相的移动，混合物在两相间经过反复多次的分配平衡，使得各组分被固定相保留的时间不同，从而按一定次序由固定相中流出。流出组分经检测器检测得到色谱图。

1. 基本概念和术语

（1）色谱图（chromatogram）：样品流经色谱柱和检测器，所得到的信号 – 时间曲线。

（2）基线（base line）：检测器中只有流动相通过或有组分通过但不能为检测器检出的一段时间的流出曲线。正常基线应平行于时间轴。

（3）噪音（noise，N）：各种未知的偶然因素引起的基线信号的波动。通常因电源接触不良或瞬时过载、检测器不稳定、流动相含有气泡或色谱柱被污染所致。

（4）漂移（drift）：基线随时间朝某一方向的缓缓变化。主要由于操作条件如电压、温度、流动相及流量的不稳定所引起，柱内的污染物或固定相不断被洗脱下来也会产生漂移。

（5）色谱峰（peak）：流出曲线上的突起部分。正常色谱峰近似于对称形正态分布曲线。

（6）峰高（peak height，h）：色谱峰的最高点至峰底的距离。

（7）峰宽（peak width，W）：色谱峰两侧拐点处所作两条切线与基线的两个交点间的距离。$W = 4\sigma$。

（8）半峰宽（peak width at half-height，$W_{h/2}$）：色谱峰高一半处的峰宽。$W_{h/2} = 2.355\sigma$。

（9）峰面积（peak area，A）：色谱峰与峰底所包围的面积。

（10）保留时间（retention time，t_R）：从进样开始到某个组分在柱后出现浓度极大值的时间。

（11）理论塔板数（theoretical plate number，n）：用于定量表示色谱柱的分离效率。

（12）分离度（resolution，R）：相邻两峰的保留时间之差与平均峰宽的比值。$R \geq 1.5$ 称为完全分离。

（13）拖尾因子（tailing factor，T）：用以衡量色谱峰的对称性。$T=$

0.95 ~ 1.05 正常峰，$T < 0.95$ 为前延峰，$T > 1.05$ 为拖尾峰。

2. HPLC 的分类　根据溶质在两相分离过程的物理化学原理，将 HPLC 分为以下几类。

（1）吸附色谱（adsorption chromatography）：用固体吸附剂作固定相，以不同极性溶剂作流动相，依据样品中各组分在吸附剂上吸附性能的差别来实现分离。

（2）分配色谱（partition chromatography）：用载带在固相基体上的固定液作固定相，以不同极性溶剂作流动相，依据样品中各组分在固定液上分配性能的差别来实现分离。包括正相分配色谱（normal phase chromatography）和反相分配色谱（reversed phase chromatography）。

（3）离子色谱（ion chromatography）：用高效微粒离子交换剂作固定相，以具有一定 pH 的缓冲溶液作流动相，依据离子型化合物中各离子组分与离子交换剂上表面带电荷基团进行可逆性离子交换能力的差别而实现分离。

（4）体积排阻色谱（size exclusion chromatography）：用化学惰性的多孔性凝胶做固定相，按固定相对样品中各组分分子体积阻滞作用的差别来实现分离。包括凝胶过滤色谱（gel filtration chromatography）凝胶渗透色谱法（gel permeation chromatography）。

（5）亲和色谱（affinity chromatography）：利用固定相的结合特性来分离分子的色谱方法。

3. HPLC 仪　HPLC 仪由高压输液系统、进样系统、分离系统、检测系统等部分组成。分析前，选择适当的色谱柱和流动相，开泵，冲洗柱子，待柱子达到平衡而且基线平直后，用微量注射器把样品注入进样口，流动相把试样带入色谱柱进行分离，分离后的组分依次流入检测器的流通池，最后和洗脱液一起排入流出物收集器。当有样品组分流过流通池时，检测器把组分浓度转变成电信号，经过放大，用记录器记录下来就得到色谱图。色谱图是定性、定量和评价柱效高低的依据。

（1）高压输液系统：高压输液系统由溶剂贮存器、高压泵、梯度洗脱装置和压力表等组成。

1）溶剂贮存器：一般由玻璃、不锈钢或氟塑料制成，容量为 1 ~ 2L，用来贮存足够数量、符合要求的流动相。

2）高压输液泵：是 HPLC 仪中关键部件之一，其功能是将溶剂贮存器中的流动相以高压形式连续不断地送入液路系统，使样品在色谱柱中完成分离过程。

由于液相色谱仪所用色谱柱径较细，所填固定相粒度很小，因此，对流动相的阻力较大，为了使流动相能较快地流过色谱柱，就需要高压泵注入流动相。对泵的要求是输出压力高、流量范围大、流量恒定、无脉动，流量精度和重复性为 0.5% 左右。此外，还应耐腐蚀，密封性好。

高压输液泵按其性质可分为恒压泵和恒流泵两大类。恒流泵是能给出恒定流量的泵，其流量与流动相黏度和柱渗透无关。恒压泵是保持输出压力恒定，而流量随外界阻力变化而变化，如果系统阻力不发生变化，恒压泵就能提供恒定的流量。

3）梯度洗脱装置：就是在分离过程中使两种或两种以上不同极性的溶剂按一定程序连续改变它们之间的比例，从而使流动相的强度、极性、pH 或离子强度相应地变化，达到提高分离效果，缩短分析时间的目的。梯度洗脱装置分为外梯度装置和内梯度装置。

（2）进样系统：进样系统包括进样口、注射器和进样阀等，它的作用是把分析试样有效地送入色谱柱上进行分离。六通进样阀是最理想的进样器。

（3）分离系统：分离系统包括色谱柱、恒温器和连接管等部件。色谱柱一般用内部抛光的不锈钢制成，其内径为 2 ~ 6mm，柱长为 10 ~ 50cm，柱形多为直形，内部充满微粒固定相，柱温一般为室温或接近室温。

（4）检测系统：检测器是液相色谱仪的关键部件之一。在液相色谱中，有两种类型的检测器，一类是溶质性检测器，它仅对被分离组分的物理或物理化学特性有响应。属于此类检测器的有紫外、荧光、电化学检测器等，最常用的检测器为紫外吸收检测器。另一类是总体检测器，它对试样和洗脱液总的物理和化学性质响应。属于此类检测器有示差折光检测器等。

4. 定性与定量分析

（1）定性分析：在同一个色谱条件下，不同样品内所含有的同一物质，在色谱柱内具有相同的作用机理和平衡参数，因而具有相同的色谱保留行为，反映在色谱图上就是具有相同的保留时间。保留时间就是 HPLC 法定性分析的依据，即定性依据。

值得注意的是，由于色谱柱内，被分析物质与固定相、流动相之间作用的复杂性，以及色谱柱的分离能力——柱效的局限，有些物质不能分离或是完全分开，因此出峰会在同一或十分相近的保留时间内。这种定性的局限性可概括为：在同一色谱条件下，同一物质具有相同的保留时间，而相同的保留时间不能说明是同一物质。为提高 HPLC 的定性能力，常使用一些具有较强定性能力的检测器，如液相色谱 – 质谱联用仪（LC-MS）、液相色谱 – 紫外可见光扫描检测器（HPLC-PDA）、液相色谱 – 红外、核磁联用仪等。

（2）定量分析：当一个样品在色谱柱内被分离成几个组分后，每个组分依次流经检测器，经检测得到相应的色谱图。色谱图中各个组分的响应值，也就是色谱峰的一些性质如峰高、峰面积是定量分析的基本依据。

以常用的紫外－可见光检测器（UV-Vis 检测器）为例，由于其与分光光度计的基本原理一致，在一定的浓度范围内都服从比尔定律（Beer's law）：$A=ebc$。

其中，A：吸光度；e：该物质摩尔吸光系数；b：光程；c：该物质浓度。在一定浓度范围内，有 $c=kA+b$。

其中，c：样品中该物质浓度；A：该物质对应的峰面积；k、b 为常数。

也就是说，被分析样品内某一物质的浓度和该物质所对应的峰面积成正比，这就是高校也想色谱法定量分析的基本原理。

定量测定时，可根据样品的具体情况采用峰面积法或峰高法。但用归一法或内标法测定杂质总量时，须采用峰面积法。定量测定方法包括面积归一化法、主成分自身对照法、内标法、标法等。

（二）适用范围

HPLC 适用于分析高沸点不易挥发的、受热不稳定易分解的、分子量大、不同极性的有机化合物；生物活性物质和多种天然产物；合成的和天然的高分子化合物等，约占全部有机化合物的 80%。其余 20% 的有机化合物，包括永久性气体，易挥发低沸点及中等分子量的化合物，只能用气相色谱法进行分析。

HPLC 广泛用于合成化学、石油化学、生命科学、临床化学、药物研究、环境监测、食品检验及法学检验等领域。在药物分析中的应用主要有药物鉴别中的应用、杂质检查中的应用、含量测定中的应用、手性分离中的应用以及 TDM 中的应用等。

三、特点、优势与不足

（一）特点与优势

1. **高压**　流动相为液体，流经色谱柱时，受到的阻力较大，为了能迅速通过色谱柱，必须对载液加高压。

2. **高效**　可选择固定相和流动相以达到最佳分离效果，由于新型高效微粒固定相填料的使用，液相色谱填充柱的柱效可达 $5 \times 10^3 \sim 3 \times 10^4$，远远高于气相色谱填充柱的 10^3。

3. **高灵敏度**　在 HPLC 中，使用的检测器大多数都具有较高的灵敏度。如被广泛使用的紫外吸收检测器可达 0.01ng，进样量在微升数量级。

4. **选择性高**　HPLC 具有高柱效，流动相可以控制和改善分离过程的选择性等优点。HPLC 不仅可以分析不同类型的有机化合物及其同分异构体，还可以分析在性质上极为相似的旋光异构，并已在高疗效的合成药物和生化药物的生产控制分析中发挥了重要作用。

5. 分析速度快 由于高压输液泵的使用，相对于经典液相（柱）色谱，其分析时间大大缩短，通常分析一个样品在数分钟到数十分钟即可完成。

6. 应用范围广 70%以上的有机化合物可用HPLC分析，特别是高沸点、大分子、强极性、热稳定性差化合物的分离分析，显示出优势。

（二）不足

1. 环境污染 在HPLC中，流动相为多种溶剂，易引起环境污染；当进行梯度洗脱操作时，它比气相色谱法的程序升温操作复杂。

2. 检测器受限 HPLC没有通用型检测器，对于不同的组分检测有可能要求不同的检测器，这增加了购置设备的成本。但近几年出现的蒸发激光散射检测器（FLSD）有望成为HPLC全新的通用灵敏的质量检测器。

3. 柱效限制 HPLC不能替代气相色谱法去完成要求柱效高达10万块理论塔板数以上，必须用毛细管气相色谱法分析组成复杂的产品。

4. 低压分析受限 HPLC法也不能代替中、低压色谱法，在200kPa至1MPa柱压下去分析受压易分解、变性的具有生物活性的生化样品。

四、注意事项

HPLC广泛应用于化学、医学、工业、农学、商检和法检等学科领域，在TDM中，是用得最多的一种方法。为了保证检测质量，必须注意以下几点。

1. 柱压稳定 HPLC其 RSD 应 < 0.5%，这对定性定量的准确性至关重要。

2. 溶剂要求 在进行梯度洗脱时，由于多种溶剂混合，而且组成不断变化，因此带来一些特殊问题，必须充分重视。①要注意溶剂的互溶性，不相混溶的溶剂不能用作梯度洗脱的流动相。当有机溶剂和缓冲液混合时，还可能析出盐的晶体，尤其使用磷酸盐时需特别小心。②梯度洗脱所用的溶剂纯度要求更高，以保证良好的重现性。进行样品分析前必须进行空白梯度洗脱，以辨认溶剂杂质峰。③用于梯度洗脱的溶剂需彻底脱气，以防止混合时产生气泡。④混合溶剂的黏度常随组成而变化，因而在梯度洗脱时常出现压力的变化。要注意防止梯度洗脱过程中压力超过输液泵或色谱柱能承受的最大压力。⑤每次梯度洗脱之后必须对色谱柱进行再生处理，使其恢复到初始状态。

3. 样品处理 样品溶液进样前必须用0.45μm滤膜过滤；为防止缓冲盐和样品残留在进样阀中。

4. 色谱柱维护 为了保护色谱柱，要避免压力和温度的急剧变化及任何机械震动；色谱柱不能反冲，否则会迅速降低柱效；选择使用适宜的流动相（尤其是 pH），以避免固定相被破坏；避免将基质复杂的样品尤其是生物样品直接注入柱内，改变溶剂的组成时，不应直接从有机溶剂改变为全部是水或反之；需要对样品进行预处理或者在进样器和色谱柱之间连接一保护柱；经常用强溶剂冲洗色谱柱，清除保留在柱内的杂质。

每次分析结束后应冲洗进样阀，对柱系统通常先以低浓度甚至纯水冲洗流路，逐渐过渡到高浓度的有机流动相。

5. 检测器选用与维护　要注意检测器的使用寿命及流动相中各种溶剂的紫外吸收截止波长，如果溶剂中含有吸光杂质，则会提高背景噪音，降低灵敏度。拿到一个样品时，首先考虑是否适合液相来分析，一般适合液相分析的样品通常具有这样的性质，在 190～900nm 之间有吸收（根据检测器而定），性质稳定，不与流动相发生反应，沸点较高，能够用色谱柱（正反相）分离。

6. 流动相优化　HPLC 中流动相是液体，正确选择流动相要求溶剂对于待测样品必须具有合适的极性和良好的选择性，溶剂要与检测器匹配。对于紫外吸收检测器，应注意选用检测器波长比溶剂的紫外截止波长要长；高纯度，不纯的溶剂会引起基线不稳，或产生"伪峰"；化学稳定性好，不能选与样品发生反应或聚合的溶剂。

7. 柱温　有时需精确控制柱温，在一些法定标准分析方法中，要求保留时间具有再现性；必须通过改变柱温来提高分离效应；对高分子化合物或黏合大的样品，分析时柱温必须高于室温；对一些具有生物活性的生物分子，要求分析时柱温应低于室温；对某些组成复杂的样品，在单一色谱柱不能实现完全分离，需要使用二维色谱技术，通过柱切换，使目标分析物在不同（两根及以上）色谱柱以及不同柱温下实现自动切换，以实现多组分的完全分离。

第二节　气相色谱法

一、概述

气相色谱法（gas chromatography，GC）是指用惰性气体（如氮气、氦气等）作为流动相的色谱法。由于样品在气相中传递速度快，样品组分在流动相和固定相之间可以瞬间地达到分离平衡，同时，作为固定相的物质可有很多种不同的选择，因而 GC 是一个分离效率高和分析速度快的分离分析方法。近年来，人们采用高灵敏度的选择性检测器，使得 GC 的应用变得更为广泛。

GC 的概念是 1952 年 James 和 Martin 首先提出的,同时也发明了第一个气相色谱检测器。之后,1954 年 Ray 提出热导计,开创了现代气相色谱检测器的时代,至 1957 年,进入填充柱、热导池检测器(TCD)的年代。在 1958 年 Gloay 首次提出毛细管色谱,同年,Mcwillian 和 Harley 同时发明了氢火焰离子化检测器(FID),Lovelock 发明了氩电离检测器(AID),这使得检测方法的灵敏度提高了 2 ~ 3 个数量级。

20 世纪 60 年代至 70 年代,气相色谱技术的发展使得柱效大为提高。随着环境科学等学科的发展,对色谱技术提出了痕量分析的要求,于是陆续出现了一些高灵敏度、高选择性的检测器。如 1960 年 Lovelock 提出电子俘获检测器(ECD);1966 年 Brody 等发明了火焰光度检测器(FPD);1974 年 Kolb 和 Bischoff 提出了电加热的 NPD;1976 年美国 HNU 公司推出了实用的窗式光电离检测器(PID)等。同时,由于电子技术的发展,原有的检测器在结构和电路上又作了重大的改进,从而使性能又得到了极大的提高。

20 世纪 80 年代,弹性石英毛细管柱的广泛应用对检测器提出了更高的要求:体积小、响应快、灵敏度高、选择性好。归功于计算机和软件的发展,使 TCD、FID、ECD 和 NPD 的灵敏度和稳定性均有很大提高,TCD 和 ECD 的检测池体积也大大缩小。

20 世纪 90 年代,一系列电子技术的飞速发展使 MSD 生产成本和复杂性下降,稳定性和耐用性增加,从而成为最通用的气相色谱检测器之一。另外,快速 GC 和全二维 GC 等快速分离技术的迅猛发展,也促使快速 GC 检测方法逐渐成熟。

近几年来,GC 的发展主要集中在高性能毛细管气相色谱柱、全二维气相色谱、快速气相色谱、便携式气相色谱仪和微型仪几个方面。其中毛细管气相色谱柱的开发和研制主要由厂家进行,以开发高惰性低流失细内径柱为主。全二维气相色谱尤其是对调制器的研究正在迅猛发展,目前已开发出十多种调制模式,并广泛地应用于各个领域。研究和开发出多种快速 GC 的方法和仪器正是为了适应大量样品的分析和现场分析。与此同时,以仪器的小型化和现场专属性检测为目标的微型 GC 仪的研究也在稳步地向前发展。

二、原理与适用范围

(一)原理

由于样品中各组分在色谱柱中的气相和固定液液相间的分配系数不同,气化后的试样被载气带入色谱柱中运行时,组分在其两相间反复多次地分配,而固定相对各组分的吸附或溶解力不同,所以各组分在色谱柱中运行速度就不同，经过一定柱长后，彼此分离而离开色谱柱进入检测器，产生的讯号被放大后显示在记录仪上，形成色谱图。

1. 分类

（1）根据色谱分离原理分类：GC可分为吸附色谱和分配色谱两类，气固色谱中的固定相为吸附剂，故气固色谱属于吸附色谱，而气液色谱则属于分配色谱，在实际工作中，GC是以气液色谱为主的。

（2）根据不同固定相分类：GC根据其所用固定相的不同，可以分为两种①气液色谱固定相，液体固定相是将固定液均匀涂渍在载体而成。对固定液的要求：固定液一般为高沸点的有机物，在选择固定液时，一般按"相似相溶"的规律选择，因为这时的分子间的作用力强，选择性高，分离效果好。②气固色谱固定相，采用固体吸附剂作固定相。例如甲醇测定的色谱柱为GDX-102。

（3）根据色谱操作形式分类：由于气相色谱属于柱色谱，根据其所使用的色谱柱粗细不同，可分为一般填充柱和毛细管柱两类①一般填充柱，将固定相装在一根玻璃或金属管中，常用材料为不锈钢柱，柱内径约为2～6mm，柱长1～5m，柱型分为U形和螺旋形两种。②毛细管柱，又可分为空心毛细管柱和填充毛细管柱。空心毛细管柱是将固定液直接涂在内径只有0.1～0.5mm的玻璃或金属毛细管的内壁上；填充毛细管柱是将某些多孔性固体颗粒装入厚壁玻管中，然后加热拉制成毛细管，一般内径为0.25～0.5mm，它是近几年才开始发展起来的。

2. 气相色谱仪

气相色谱仪由五大系统组成：气路系统、进样系统、分离系统、控温系统、检测记录系统。

（1）气路系统：气路系统是指流动相载气连续运行的密闭系统，通过该系统可获得纯净的、流速稳定的载气。

作为气相色谱载气的气体，要求要化学稳定性好；纯度高；价格便宜并易取得；能适合于所用的检测器。常用的载气有氮气、氩气、氦气、二氧化碳等。

不纯净的气体作载气，可导致柱失效，样品变化，氢焰色谱可导致基流噪音增大，热导色谱可导致鉴定器线性变劣等，所以载气必须经过净化。一般均采用化学处理的方法除氧，如用活性铜除氧；采用分子筛、活性炭等吸附剂除有机杂质；采用硅胶、分子筛等吸附剂除水分。

（2）进样系统：进样系统是指在进入色谱柱之前，将固体或者液体试样瞬间气化，再快速定量地转入色谱柱中的系统。进样量、进样时间以及试样气化速度等都会影响色谱的分离效果及结果的准确性。

进样系统包括进样器和气化室。

1）气体样品进样：注射器进样（灵活方便、重复性差）及气体定量管进样（重复性好）。

2）液体样品进样：微量注射器（手动及全自动）。

3）固体样品进样：通常用有机溶剂溶解后，用微量注射器进样。

气化室实际上是一个加热器。正确选择样品的气化温度十分重要，尤其对高沸点和易分解的样品，要求在气化温度下，样品能瞬间气化而不分解。气化温度的选择与样品的沸点、进样量和检测器的灵敏度有关。气化温度应比柱温高 $50 \sim 100℃$。

（3）分离系统：分离系统是指将混合试样中各组分分离的装置，由色谱柱组成。色谱柱是 GC 的核心部分，许多组成复杂的样品，其分离过程多是在色谱柱内进行的。色谱柱分为两类，即填充柱和毛细管柱。

色谱柱的分离效果除与柱长、柱径和柱型有关外，还与所选用的固定相和柱填料的制备技术以及操作条件等许多因素有关。

（4）控温系统：控温系统是指对气相色谱的气化室、色谱柱和检测器进行温度控制的装置。控温系统要求配有三种不同的控温装置，以满足气化室、色谱柱以及检测器对温度的不同要求。一般情况下，检测器的温度最高，气化室次之，柱温最低，以保证试样在气化室能瞬间气化而不被分解，也能防止样品在检测室冷凝。

柱温是一个重要的色谱操作参数，它直接影响分离效能和分析速度，柱温不能高于固定液的最高使用温度，否则会造成固定液大量挥发流失。某些固定液有最低操作温度。一般地说，操作温度必须高于固定液的熔点，以使其有效地发挥作用。

色谱柱的温度控制方式有恒温和程序升温两种。一般单个组分化合物，用等温分析的方法就行，而分析沸点范围很宽的混合物时，有时要采用程序升温的方法来完成分析任务。程序升温指在一个分析周期内柱温随时间由低温向高温作线性或非线性变化，以达到用最短时间获得最佳分离的目的。

（5）检测记录系统：检测记录系统是指从色谱柱流出的各个不同组分，经过检测器将浓度信号转换成电信号，并经放大器放大后由记录仪显示出最终分析结果的装置。即包括检测器、放大器和记录仪。

检测器根据原理可分为浓度型检测器和质量型检测器两类。浓度型检测器常用的有热导池检测器（TCD）和电子捕获检测器（ECD）；质量型检测器常用的有氢火焰离子化检测器（FID）和火焰光度检测器（FPD）。其中 FID 结构简单，灵敏度高，死体积小，响应快，稳定性好的特点；TCD 结构简单，性能稳定，线性范围宽，对无机、有机物质都有响应，灵敏度适中；

ECD 对具有电负性的物质，如含有卤素、硫、磷、氮的物质有响应，且电负性越强，检测器灵敏度越高。特别适用于分析多卤化合物、多硫化物、多环芳烃，FPD 对含硫、磷的有机化合物具有高选择性和高灵敏度。

3. 气相色谱定性与定量分析

（1）定性分析：气相色谱定性方法主要有保留值定性法、化学试剂定性法、检测器定性法。在相同的条件下，相同的有机物有相同的保留时间，会在同一时间出峰。但有相同保留时间的有机物并不一定相同。将有机样品组分与已知有机物组分在相同条件下进行气相色谱分析比较其保留时间，若数值相同或在允许误差范围内，则可初步判定样品有可能是已知的比较有机物。虽然应用简便，但其常限制于当未知物被确定可能为某几个化合物时作最后得到确证。

（2）定量分析：由于检测信号（峰面积）的大小与进入检测器的组分含量是成正比的，所以我们可以利用 GC 来进行定量分析。

色谱定量分析方法可以分为外标法、内标法、归一化法三大类。

1）外标法：外标法是最常用的定量方法。当能够精确进样量的时候，通常采用外标法进行定量。将标准物质单独进样分析，从而确定待测组分的校正因子；实际样品进样分析后依据此校正因子对待测组分色谱峰进行计算得出含量。外标法的特点是标准物质和未知样品分开进样，虽然是二次进样，但实际上未知样品只需要一次进样分析就能得到结果。外标法的优点是操作简单，不需要前处理。缺点是要求精确进样，进样量的差异直接导致分析误差的产生。

2）内标法：内标法是选择适宜的物质作为预测组分的参比物，定量加到样品中去，依据预测定组分和参比物在检测器上的峰面积之比和参比物加入量进行定量分析。特点是同时进样，一次进样。优点在于不需要精确控制进样量；缺陷在于内标物难寻找，分析操作前处理复杂，可能带来误差。

3）归一化法：归一化法也被称为百分法（percent），不需要标准物质帮助来进行定量。它直接通过峰面积或者峰高进行归一化计算从而得到待测组分的含量。其特点是不需要标准物，只需要一次进样即可完成分析。归一化法兼具内标和外标两种方法的优点，不需要精确控制进样量，也不需要样品的前处理；缺点在于要求样品中所有组分都出峰，并且在检测器的响应程度相同。

（二）适用范围

GC 常用于气体分析、液体分析、固体分析等，根据气相色谱在不同领域的应用，其适用范围也可归结如下。

1. 食品 GC 广泛应用于食品领域的研究与分析中。例如，利用 GC 测定食品中甜蜜素，通过改进国标方法扩大了适用范围，同时还提高了检测水平；变异系数为 4.76%，回收率在 95%～105% 之间，表明方法精密度和准确度令人满意。尚没有标准方法测定小米中的脂肪酸，通过多次试验证明，采用脂肪酸衍生 GC 分析效果好，尤其适用于批量样品的快速检测。

2. 医药　利用 GC 可测定药品有机溶剂残留含量及 TDM。例如顶空 GC 可用于测定夫西地酸钠中有机溶剂残留量，顶空气相色谱是一种联合操作技术。在一定条件和温度下，采用进样针对药品溶剂进行萃取吸附，然后在气相色谱分析仪上进行脱附注射，色谱柱为改性聚乙二醇（HP-FFAP）毛细管柱，载气为氮气，用 FID 检测器测定夫西地酸钠中丙酮、甲醇的残留量，最终结果显示浓度在考察的范围内与峰面积呈良好的线性关系。

3. 化工　GC 在化学工业上用于对有机污染物的含量测定对于环境污染和保护有着重大的意义。

三、特点、优势与不足

（一）特点与优势

GC 和其他分析法相比，其优点如下。

1. 应用范围广　能分析气体、液体和固体，亦可分析高含量的气液体，可不受组分含量的限制。

2. 灵敏度高　可测定痕量物质，可进行毫克级的定量分析，进样量可在 1mg 以下。可做超纯气体、高分子单体的痕迹量杂质分析和空气中微量毒物分析。

3. 分析速度快　仅用几分钟至几十分钟就可完成一次分析，操作简单，有利于指导和控制生产。

4. 选择性高　可分离性能相近同分异构体和多组分混合物。

5. 高效能　把组分复杂的样品分离成单组分。

（二）不足

其缺点是样品前处理复杂，需要提取并制成易挥发的物质，而大部分需要进行检测的药物属于不挥发的物质。在对组分直接进行定性分析时，必须用已知物或已知数据与相应的色谱峰进行对比，或与其他方法（如质谱、光谱）联用，才能获得肯定的结果。在定量分析时，常需要用已知物纯样品对检测后输出的信号进行校正。对高沸点、难挥发、热不稳定的化合物不能直接分析。

四、注意事项

1. 由样品前处理复杂，需要提取并制成易挥发的物质。因而要注意优化样品处理方法。

2. 操作时，先通载气，后通电；先关电，后关载气。当连续使用或做精细分析时，晚上最好不关载气，可适当调低入口压强至 0.1MPa，保证系统内的正压状态。

3. 操作条件设定的优化，包括：①根据样品浓度，色谱柱容量，检测器灵敏度优化进样量；②根据样品的沸点和色谱柱的使用温度优化进样口温度；③根据样品的复杂程度和气化温度优化色谱柱温度，初始温度是最轻组分的沸点，最终温度是最重组分的沸点，升温速率看样品的复杂程度。

4. 检测器的温度设置的原则是保证组分不会冷凝，同时又满足检测器的灵敏度要求。

5. 进样时，手不要拿注射器的针头和有样品部位，不要有气泡，进样速度要快，每次进样保持相同速度，针尖到汽化室中部开始注射样品。

第三节　液相色谱 – 质谱联用的高通量药物浓度分析法

一、概述

液相色谱 – 质谱联用（liquid chromatograph mass spectrometer，LC/MS）是将分离性能优异的液相色谱法与灵敏、专属、能提供分子量和结构信息的质谱相结合的现代分离分析技术。它以液相色谱作为分离系统，质谱为检测系统；样品在色谱部分由于混合物中各组分在性质和结构上的差异而得以分离，分离组分在进入质谱部分后被离子化，经质谱的质量分析器将离子碎片按质量数分开，经检测器得到质谱图。

LC/MS 的联用始于 20 世纪 70 年代，自 90 年代以来，由于大气压电离的成功应用以及质谱本身的发展，液相色谱与质谱的联用，特别是与串联质谱（MS/MS）的联用得到了极大的重视和发展；近年来，软件的速度和分析能力大大提高，促使仪器制造商转向提高系统的效率和通量，这大大提高了质谱前面分离技术的革新，如多维液相色谱技术（LC）和激光二极管热解析技术（LDTD）等通过增加质谱仪有效检测数据的时间，并最大限度减少其空闲时间，从而达到提高效率的目的。正是由于 HPLC/MS 的高选择性、高灵敏度、高通量，使其在药物分析、食品分析和环境分析等许多领域得到了广泛的应用。

儿科治疗药物监测与合理用药

二、原理与适用范围

（一）原理

1. 质谱（MS）工作原理　待测化合物分子吸收能量（在离子源的电离室中）后产生电离，生成分子离子，分子离子由于具有较高的能量，会进一步按化合物自身特有的碎裂规律分裂，生成一系列确定组成的碎片离子，将所有不同质量的离子和各离子的多少按质荷比记录下来，就得到一张质谱图。由于在相同实验条件下每种化合物都有其确定的质谱图，因此将所得谱图与已知谱图对照，就可确定待测化合物。

质谱仪器由真空系统、进样系统、离子源、质量分析器、检测器五大部分组成。

质谱仪器必须在真空条件下才能完成，被分析的物质由进样系统将进入离子源，在离子源中被电离成离子。质谱有多种电离方式，如化学电离（chemical ionization，CI），电子轰击电离（electron impact ionization，EI），基质辅助激光解吸电离（matrix-assisted laser desorption ionization，MALDI）和电喷雾电离（electrospray ionization，ESI）等。其中，CI在气相色谱－质谱联用仪（GC/MS）中使用最多，ESI在LC/MS中使用最多，ESI是目前为止"最软"的电离技术。

在质量分析器中，被电离成的离子按照质荷比的大小分开。质量分析器按照工作原理可以分为磁质量分析器，飞行时间质量分析器，四极杆质量分析器，离子阱和傅立叶变换离子回旋共振分析器等多种，其中，四极杆质量分析器最常用。

2. LC/MS联用仪工作原理　LC/MS以液相色谱作为分离系统，质谱为检测系统。液相色谱/质谱联用仪的基本结构包括：进样系统（LC）、离子源、质量分析器、检测器，样品在色谱部分和流动相分离，被离子化后，经质谱的质量分析器将离子碎片按质量数分开，经检测器得到质谱图。液质联用体现了色谱和质谱优势的互补，将色谱对复杂样品的高分离能力，与MS具有高选择性、高灵敏度及能够提供相对分子质量与结构信息的优点结合起来。

通常与质谱仪联用的液相色谱主要有HPLC和超高效液相色谱（ultra performance liquid chromatography，UPLC）。UPLC通过增加液相系统耐高压性能，降低色谱柱固定相粒径、色谱柱内径及长度，从而减小了理论塔板高度，增加了理论塔板数，所以与HPLC相比缩短了分析时间，增加了色谱峰容量，提高了分离度和灵敏度，满足了对色谱分析的高效、快速、高通量的要求。

（二）适用范围

随着各种离子化技术的不断出现，HPLC-MS 在生物、医学等领域的地位越来越重要。由样品含量很低，分离、分析难度大，要求检测方法灵敏度高、精确。HPLC-MS 为这些研究提供了强有力的分析工具，显示了它在新药研究中发展前景。

1. 在天然药物化学成分分离和天然药物鉴定中的应用　由于天然药物中所含化学成分复杂，含量高低不同，利用 HPLC-MS 与其他方法相比具有高效快速，灵敏度高，只需样品进行简单预处理或衍生化等特点，HPLC-MS 为天然产物研究提供了一个高效、切实可行的分析途径，尤其适用于含量少、不易分离得到的组分。同样，HPLC-MS 在研究天然药物品种和质量、中药现代化研究、道地药材的基因组特征、道地药材真伪监督及优良种系的研究等方面有着重要意义。

2. 在药物动力学和药物代谢产物研究中的应用　在各种复杂生物基质（全血、血浆、尿、胆汁及生物组织）检测中，药物及其代谢产物由于浓度低、组成复杂；要求有选择性强、灵敏度高的分析方法，不仅可以避免复杂、烦琐、耗时的样品前处理工作，而且能分离鉴定难于辨识的痕量药物代谢产物。HPLC-MS 正好满足了这些要求，能快速方便地解决问题。同时，由于多维液相色谱等新型高通量前端技术的发展，通过增加质谱仪有效检测数据的时间，并最大限度减少其空闲时间，从而达到提高效率的目的，为体内药物浓度分析带来了快速和高灵敏度的定量生物分析方法。

3. 在蛋白质分离和鉴定中的应用　蛋白质混合物的高效分离方法主要有二维电泳和 HPLC-MS 两种方法，HPLC-MS 可克服二维凝胶电泳的缺陷。HPLC-MS 能使得对复杂体系的蛋白质的在线分离和鉴定达到前所未有的高灵敏度（检测浓度达 $10^{-18} \sim 10^{-15}$ mol/L）和分析速度（分析蛋白质速度达每天 $200 \sim 300$ 种），借助计算机的联机检索，使得对蛋白质混合体系进行高通量筛选和鉴定达到了很高的程度。

4. 残留物分析　残留物分析主要包括农药、重金属、毒性物质和非法掺杂物的检测等。HPLC-MS 在残留物分析中的广泛应用大大提高了各种残留物的定性检测和定量测定的准确度、精密度和灵敏度。

5. 在临床诊断研究中的应用　目前，HPLC-MS 新生儿遗传代谢病的筛查已广泛应用，如检测体内氨基酸、有机酸等来诊断遗传代谢病。该技术稳定、快速、灵敏的优点使其在临床诊断研究领域一定会有快速、全面的发展。

三、特点、优势与不足

（一）特点与优势

HPLC-MS 在药物浓度分析方面与其他分析方法，具有高分离能力，高灵敏度，应用范围更广和具有极强的专属性等特点。其优点有：

1. **分析范围广** HPLC-MS 几乎可以检测所有的化合物，可以分析 GC-MS 所不能分析的强极性、难挥发、热不稳定性的化合物。

2. **分离能力强** HPLC-MS 通过 MS 的特征离子质量色谱图能使在色谱上没有完全分离开的混合物利用色谱图来进行定性和定量。

3. **检测限低** HPLC-MS 检测限可达 $10^{-18} \sim 10^{-15}$ mol/L。

4. **定性分析结果可靠** 可以同时给出每一个组分的分子量和丰富的结构信息。

5. **分析时间快** LC-MS 使用的液相色谱柱为窄径柱，缩短了分析时间，提高了分离效果。特别是 UPLC-MS 最大程度地体现了质谱检测器在分析效率上的优越性，大大地提高了分析效率，实现样品的高通量分析。

6. **自动化程度高** LC-MS 具有高度的自动化，通过质谱软件对液相色谱及质谱同时进行控制。

（二）不足

1. 异构体，立体化学方面区分能力差。

2. 重复性稍差，要严格控制操作条件，包括选择使用同位素内标、结构类似物内标等。

3. 因基质效应、源内裂解等因素的影响，如果在分析测试时不加注意，可出现严重的准确度问题。

4. 有离子源产生的记忆效应，污染等问题。

5. 价格稍显昂贵，使用和维护成本高，操作复杂。

四、注意事项

（一）室内质量控制

1. **绘制质控图的重要性** 日常工作中及时制作质控图，并根据质控图，及时对监测结果加以判断。若质控测定存在漂移、趋势性变化等"定向改变"，提示有系统误差存在，必须立即纠正，因为按统计学原理，随机误差应呈正态分布，连续出现 5 次偏向一侧的机会很小。如果质控图中连续 5 个点向一个方向升高或降低，说明有"倾向改变"，提示分析条件有可能变化，如试剂变质、标准液浓度发生改变、质控样品变质等，应及时予以解决并重新输入标准曲线。

2. 质控测定值的控制判断 质控测定值在指定值的 ±10（警戒线）之内为满意，在指定值的 ±10 ～ ±15 应引起警惕，但当天血药浓度测定结果可发布报告；如果超过指定值的 ±15（失控线），则为失控，本次测定无效，测定结果不得发布报告，同时应查找原因并纠正，重新测定。

3. 影响质控图的因素 更换不同批号的试剂盒，必须重新制备标准曲线；质控样品超过有效期，不得继续使用；低浓度质控样品较不稳定，应尽早使用。

4. 日常操作的影响 监督操作人员严格按照标准操作规程操作。进行样品预处理时微量加样器吸取血样，吸液嘴口端允许保留一定的自然残留液，不可再次将其排出，否则，实际移液量将高于标示量。进行 TDM 时，质控样品和临床样品应随机编号，质控不可放在固定位置，以尽量减少系统误差。

（二）样品提取方法的选择

生物样品的前处理涉及很多方面，但主要应考虑生物样品的种类、被测定药物的性质和测定方法三个方面的问题。

1. 样品的分离、纯化技术应该依据生物样品的类型。例如，血浆或血清去除蛋白，使药物从蛋白结合物中释出；唾液样品则主要采用离心沉淀除去黏蛋白；尿液样品常采用酸或酶水解使药物从缀合物中释出，当原形药物排泄在尿中时，可简单地用水稀释一定倍数后进行测定。

2. 根据被测定药物的结构、理化及药理性质、存在形式、浓度范围等，采取相应的前处理方法。例如，药物的酸碱性（pK_a）、溶解性质涉及药物的提取手段。药物在样品中的浓度相差很大，浓度大的样品，对前处理要求可稍低；浓度越低则样品前处理要求越高。此外，药物在体内常产生许多代谢产物，其中一些代谢物仍具有药理活性，需要与原形药分别测定，因而也要了解药物的药理学性质和药物动力学特性。

3. 样品处理纯度要求，为防止蛋白质等杂质沉积在色谱柱上，以及对质谱检测产生干扰，上柱前需对生物样品进行去蛋白，有时对被测组分进行提取、制备衍生物等前处理。

生物样品的处理主要是去除蛋白，减少基质干扰，如蛋白沉淀、有机溶剂萃取、固相萃取和酶水解等方法。根据被测药物的性质选择合适的样品提取方法至关重要，好的样品处理方法不仅省时省力，还可以对样品进行浓缩提高被测物的浓度，同时减少生物样品中其他复杂成分的干扰。

（三）流动的选择

常用的流动相有水、乙腈、甲醇及其他混合物，如需调节 pH 时，还可用甲酸、乙酸或它们的铵盐溶液，应避免使用磷酸盐及离子对试剂，由于其挥发性较低，易残留在管路中，对被测物产生干扰。流动相的流速对LC-MS分析也有较大的影响，要根据色谱柱的内径和接口来选择。

（四）电离源的选择

不同的电离源有不同的特点，实验中应根据实际情况选择适宜的电离源。电喷雾离子源（ESI）、大气压化学电离源（APCI）、大气压光电离源（APPI）和基质辅助激光解吸电离源（MALDI）等。ESI、APCI和APPI三种离子源大多与四极杆和离子阱质谱联用，是目前应用最广泛的几种液质联用仪。ESI适用于中高极性的化合物，特别适用于反相液相色谱与质谱联用，是目前液质联用中应用最广泛的一种离子化方式；APCI适用于中、低极性的中等分子量化合物，不易形成多电荷，谱图解析相对简单；APPI适应范围与APCI相似，是对APCI的补充；MALDI容易与TOF联用测定高质量数的分子，其灵敏度高，样品制备较简单，现已被广泛应用于分析蛋白质、肽类、核苷酸、多糖以及合成聚合物等。

（五）检测模式的选择

选择正负离子模式主要是根据化合物的性质，也就是根据化合物结构确定，获得稳定的离子化效率和较高的灵敏度，同时还要注意流动相环境影响分析的灵敏度。

血药浓度监测主要是定量分析，监测模式多采用多反应监测（multiple reaction monitoring，MRM），通过对母离子及子离子的监测，获得更稳定可靠的结果。选择离子监测（selected ion monitoring，SIM），通过对母离子的监测进行定量分析，能够获得更高的灵敏度。在模式选择时应充分考虑各因素，选择合适的监测模式。

（六）仪器的校正

液质联用除了对液相色谱进行常规的流速、柱温和梯度洗脱等进行仪器验证，质谱还需定期进行分子量的校正，以及采用标准物质进行灵敏度的检查，保证质谱真空度也是实验数据可靠的因素之一。

（七）基质效应

基质效应是指样品中除了待测物以外的其他基质成分对待测物测定值的影响，它源自色谱分离过程中与被测物共流出的物质对被测物离子化过程的影响，共流出干扰物可分为内源性杂质和外源性杂质。内源性杂质是指样品提取过程中同时被提取出来的有机或无机分子，当这些物质在共提取液中浓度较高，并与目标化合物共流出色谱柱进入离子源时，将严重影响目标化合物的离子化过程。外源性杂质通常易被人们忽视，但也会带来严重的基体效应。这些干扰物由样品前处理各步骤引入，文献报道的主要包括的聚合物残留、酞酸盐、去污剂降解产物、离子对试剂、有机酸等离子交换促进剂、缓冲盐或 SPE 小柱材料及色谱柱固定相释放的物质等。克服基质效应的常用方法包括下面几种。

1. 选择合适的样品预处理方法 常用的样品的处理方法包括蛋白沉淀，液液萃取（LLE）和固相萃取（SPE）。在样品制备方法的选择中要兼顾基质效应和提取回收率两方面的因素，选择合适的样品制备方法。

2. 改变被测物的色谱分离条件 通过优化色谱分离条件使得内源性杂质与待测物分离。改善色谱分析条件，适当地延长待测组分的保留时间（但要兼顾样品运行时间延长带来的峰展宽、灵敏度下降的问题），有利于减少基质对测定的影响。

3. 采用性质相近或稳定同位素内标 如果绝对基质效应影响较大，但内标和被测物的绝对基质效应接近，仍可认为方法可行。但需注意的是，如果绝对基质效应太大，通常会造成方法的变异很大。而且当多个分析物同时检测时，由于存在极性差异，即使是同类物的同位素内标也很难抵消基质效应，从而造成定量结果偏差。因此在方法建立的初期，仍建议采取可行的方法降低绝对基质效应。

4. 采用小进样量 在保证灵敏度的情况下，采用小进样体积，可以适当降低基质效应。由于自动进样器的广泛应用，目前即使很小的进样体积也能实现良好的进样精密度。

5. 利用液相色谱电解质效应（LC-electrolyte effects） 利用在流动相中添加极少量不同的有机酸/碱促进待测物离子化，从而减少基质效应的影响。

6. 使用较低的流速 较低的流速可以使同时离子化的化合物减少，降低了待测成分与基质成分在电离过程中的竞争，从而减弱基质效应。

7. 改用不同的离子源 目前用于定量的离子源主要是电喷雾离子源（ESI）和大气压化学离子源（APCI），通常 ESI 对于基质效应的敏感程度要高于 APCI。对于特定的化合物，特别是对于蛋白质沉淀法处理的样品，若采用 ESI 有明显的基质效应，更换成 APCI 源或大气压光离子源（APPI）可能是一种简单易行的方法。

8. 采用梯度洗脱的方式 导致出现基质效应的物质，如磷脂，是由多种成分构成，其含量远远高于待测药物，且互相之间极性差异很大。由于所采用的色谱条件主要为反相色谱，极性强的物质先流出。实际测试时，可以在待测物从色谱柱流出后，加大有机相的比例，使残留在色谱柱上的弱极性物质得以完全洗脱，避免本次进样的干扰成分对后续样品分析的影响，从而将基质效应降到最低。

第四节　荧光偏振免疫分析法

一、概述

荧光偏振免疫分析方法（fluorescence polarized immunoassay，FPIA）是一种定量免疫分析技术，其依据荧光标记抗原和其抗原抗体结合物之间荧光偏振程度的差异，用竞争性方法测量溶液中小分子的含量。

在反应体系内加入未标记的待测抗原和一定量用荧光素标记的小分子抗原，使二者与特异性大分子抗体竞争结合。当待测抗原浓度高时，大部分抗体被其结合，而荧光素标记的抗原多呈小分子游离状态，在液相中转动速度较快，测量到的荧光偏振程度低。反之，大部分荧光素标记抗原与抗体结合，形成大分子的抗原抗体复合物，检测到的荧光偏振程度也较高。利用荧光偏振程度与待测抗原浓度呈反比关系，可以精确地得知样品中待测抗原的相应含量。

荧光偏振（fluorescence polarization，FP）原理由 Perrin 在 1926 年首次进行阐述。1961 年 Dandliker 首先将荧光偏振用于免疫反应，用于测定血液中的青霉素，十年后，他建立了均相荧光偏振免疫分析方法，用于测定血中庆大霉素、可的松、苯妥英、青霉素等药物的含量。均相荧光偏振免疫分析法最大特点是结合和未结合的抗原或抗体不需物理分离即可直接测定，使标记免疫分析更方便地实现自动化。近年来，随着仪器装置的改进和技术的成熟，FPIA 已成为 TDM 重要检测手段，目前已广泛应用于 TDM、疫病诊断、生物分析、食品安全与环境监测、高通量药物筛选等各个方面。

二、原理与适用范围

（一）原理

1. 荧光的产生　大多数有机物分子含有偶数个电子，在基态时，电子成对填充于能量最低的各轨道中。当分子受到光照，激发态的分子不稳定，通过辐射或非辐射跃迁等形式释放能量回到基态。当激发态分子经过能量转换处于第一电子激发单重态最低振动能级时，以发射荧光的方式跃迁回基态。原理见图 6-1。

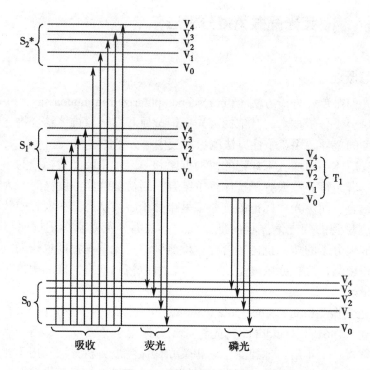

图 6-1　荧光产生示意图

S₀. 基态；S₁*. 第一电子激发单重态；S₂*. 第二电子激发单重态；

T₁. 第一电子激发三重态；V₀~V₄. 转动能级

2. 荧光偏振免疫技术　光通过偏振片后只沿某一特定的方向振动，称为偏振光，其振动方向和光波前进方向构成的平面叫作偏振面。通过偏振片的光叫作平面偏振光或线偏振光。当溶液中的荧光分子受到偏振光激发时，如果分子保持静止，发射光仍保持偏振性，称为完全偏振，其偏振平面将与激发光一致。如果分子旋转或翻转，发射光的偏振平面发生改变，称为消偏振。

荧光偏振免疫分析法依据荧光标记抗原和其抗原抗体结合物之间荧光偏振程度的差异，用结合竞争免疫法测量溶液中小分子的含量。

反应系统内除待测抗原外，同时加入一定量用荧光素标记的小分子抗原，使二者与有限量的特异性大分子抗体竞争结合。当待测抗原浓度高时，大部分抗体被其结合，而荧光素标记的抗原多呈游离状态的小分子，在液相中转动速度较快，测量到的荧光偏振程度较低；如果待测抗原浓度低时，大部分荧光素标记抗原与抗体结合，形成大分子的抗原抗体复合物，此时检测到的荧光偏振程度也较高。由此得出荧光偏振程度与待测抗原浓度呈反比关

儿科治疗药物监测与合理用药

140

系。利用待测抗原标准品绘制浓度 – 偏振光强度的标准曲线，可以精确地得知样品中待测抗原的相应含量。

3. 荧光免疫分析仪

（1）双光束荧光偏振仪：1973 年由 Spence 等设计出双光束荧光偏振仪器，垂直偏振光和水平偏振光被转动切光镜调制，交替激发样品，在检测皿处与入射光垂直的方向测量被调制成方波的信号。仪器标定使用高散射的糖原溶液。激发偏振光平衡调节使用 1- 苯胺基萘 -8- 磺酸酯丙醇溶液。

（2）单光束荧光偏振仪：1976 年 Kallg 等设计出单光束仪器。为提高仪器的灵敏度和精确度，增加线性范围及操作性能，使用光电倍增管、脉冲高度鉴别器、光电计数器及数字处理系统、连续转动的偏振光切光器、高稳定度钨灯、吸收干涉滤光片及温控装置等。钨灯亮度高，漂移少，输出信号稳定，吸收干涉滤光片对入射光衰减很大，但能降低本底。

（3）自动荧光偏振免疫分析仪：1981 年 Popelka 等设计的自动 FPIA 仪，由荧光计、数据处理器、控制板及打印机组成。荧光计使用 50W 钨卤灯，偏振器使用液晶，可自动转动偏振面。由微机控制所有动作，进行数据处理，并可提供多种药物的分析操作程序。此外还有按荧光光源信号比补偿光源变化、自动设定光电倍增管增益、信号本底扣除等软件。

（二）适用范围

由相关原理可以看出，FPIA 技术依据荧光标记抗原和其抗原抗体结合物之间荧光偏振程度的差异对样品进行定量，适合测定小分子的含量。目前这项技术已被广泛应用于环境监测、食品安全监督、疾病诊疗和化学、生命科学的相关分析中。

1. TDM
由于血液和体液组成复杂，样品在测定时背景干扰较大，利用标记免疫分析法的高特异性进行选择性地测定已成为生物样品分析的重要手段。快速和特异性好的 FPIA 方法很适合于检测生物体内微量药物的浓度。目前，临床用 FPIA 方法对血清中的苯巴比妥、丙米嗪、甲状腺素、黄体脂酮、地高辛和环孢素等多种药物进行检测。

2. 食品分析和环境监测
农药分析过去常采用色谱法分离检测，操作烦琐，成本较高。近年来，标记免疫测定法在农药检测方面的重要性和可行性有了显著的提高，而荧光偏振免疫检测技术简单、快速、准确度高，在食品分析与环境监测中的应用逐渐增加。

3. 生物酶含量及活性测定
在测定酶的活性及酶的含量时，原理与前述 FPIA 方法稍有不同。蛋白质、DNA、RNA 和淀粉等与荧光标记物结合后，有较大的荧光偏振光强度；结合物经蛋白酶、DNA 酶、RNA 酶和淀粉酶酶解后，偏振光强度下降，由此可对酶的活性及含量进行监测。实际上，只要荧光物质及其载体结合后所形成分子的体积发生变化，就可以使用荧光偏振技术进行测定。由于酶解作用，荧光偏振光强度随时间的延长线性下降。

三、特点、优势与不足

荧光偏振免疫分析法适合批量和个别样品尤其急诊样品的测定，在常规TDM 工作中应用较多。

首先，FPIA 为均相系统，避免了固相标记过程中反复洗涤分离步骤，可对临床样本直接检测，易于实现自动化控制，操作简便、精密度高、成本低；检测过程仅需样品、示踪剂和抗体的加入和混匀，数分钟孵育后即可测定荧光偏振光强度，测定速度快，有利于大批量样品的分析测试；与其他荧光检测技术相比，结果不易受仪器灵敏度变化的影响，对于有颜色和浑浊的溶液仍能很好地达到检测目的，实验结果稳定可靠，相对标准偏差较低；荧光标记抗原的均一性好，性质稳定，可长期保存，方法的重现性好；最后，此法不需要使用放射性同位素，避免了污物不易处理的难题。

虽然 FPIA 法在治疗药物检测中的应用逐步推广，但仍存在一些不足使之难以取代其他方法。FPIA 比 ELISA 方法的灵敏低，检测范围较窄，信噪比（S/N）较低；易受样本基质（如与基质蛋白的非特异性结合）、背景荧光和光散射的影响；对荧光标记物的纯度要求较高，需要较复杂的纯化步骤；不能同时测定多种药物或代谢物，不能满足新药研究的要求；需要集齐多个样本成批次测定，对于少量样本的测定不如 HPLC 法灵活适用；该方法的仪器和试剂盒依赖进口，价格昂贵，且一个试剂盒只能测定一种药物，成本 - 效益比低。

荧光偏振与荧光偏振免疫技术是有着巨大发展空间的检测技术，FPIA技术有其快速、样品量少等优点，但在实际应用中仍有荧光标记物不易找、仪器要求较高等诸多问题。这也体现了在仪器分析中，没有哪一种方法是完美和万能的，根据实际需要选择合适手段进行检测才能扬长避短，得到良好的实验结果。而不断改进、完善已有技术，发展新的技术是仪器分析领域始终不变的主题。

四、注意事项

FPIA 方法的优化主要考察缓冲液的各项理化因素（包括缓冲液 pH、盐离子浓度和有机溶剂含量等）、荧光标记物浓度和抗体浓度等对方法灵敏度和检测信号窗口的大小值的影响。理想的条件是灵敏度高、检测信号窗口大，此时方法的性能好。在保证灵敏度的前提下，适当增加抗体的量可增大检测的信号窗口，从而延伸检测的线性范围。荧光标记物的浓度是在不影响荧光信号测量的前提下，最低的荧光标记物浓度可以获得最好的荧光响应。

FPIA 的灵敏度依赖于抗体、标记物和待测物二者之间的竞争。理论上来说，当标记物和抗原对抗体的竞争处在相同水平时，可获得最高的灵敏度。同源标记物是指标记物与作为免疫原的抗原在结构上大致相同，其与抗体间的亲和力要高于分析物与抗体。非同源标记物是指标记物在结构上与免疫原不同，与抗体的结合力较低，但与分析物相近，往往可以获得较高的检测灵敏度。

荧光标记物（tracer）由三部分组成，即抗原、荧光基团以及两者之间的连接臂（linker）。理想的连接臂应该有适宜的长度，既能确保荧光标记物的荧光基团不妨碍抗体对抗原的识别，同时又能使荧光基团不会有过大的活动自由度以避免去偏振化的出现。一般来说，如果间隔臂过短，荧光素与半抗原分子相隔太近，易形成空间位阻，可能影响抗体对抗原分子的识别。相反，如果间隔臂过长，虽然常有利于抗体对抗原分子的识别，但此时荧光标记物与抗体结合后，由于间隔臂的柔性过大，使得荧光分子与半抗原之间的刚性下降，柔性间隔臂并不能有效限制荧光基团在局部的摆动，其 P 值的升高并不明显，这一现象称为"螺桨效应"（propeller effect）。

总之，无论是同源的还是非同源的示踪物只有一种是不够的，要通过改变连接半抗原与荧光素的"手臂"及"手臂"的长度，或者改用结构相似的半抗原，得到几种不同的示踪物，这其中应该既有同源的也有非同源的，通过检测来验证效果如何，选择抗体效价高、检测灵敏度高、检测范围宽的示踪物。最佳的示踪物选定之后才可用于方法的建立和条件的优化。

第五节　化学发光分析法

一、概述

化学发光分析法（chemiluminescence，CL）是分子发光光谱分析法中的一类，它主要是依据化学检测体系中待测物浓度与体系的化学发光强度在一定条件下呈线性定量关系的原理，利用仪器对体系化学发光强度的检测，而确定待测物含量的一种痕量分析方法。

最早发现的化学发光现象发生在生物体内，称之为生物发光（bioluminescence）。到了 19 世纪后期，人们发现简单的非生物有机化合物也能产生化学发光。由于大多数化学发光非常微弱，且稍纵即逝，并由于检测器的限制，早期发展比较缓慢。因此，正式建立化学发光分析法，就到了

20 世纪 60 年代。国外化学发光分析方面的研究在 20 世纪 60、70 年代得到迅速发展，国内化学发光分析方面的研究起步于 20 世纪 80 年代初，短短二十多年时间，国内化学发光分析研究得到了快速的发展，某些方面的研究工作已处于国际领先地位。

二、原理与适用范围

（一）原理

1. 化学发光反应 伴随着光辐射发生的化学反应称为化学发光反应。在这些化学反应过程中，某些组分的分子吸收了反应所释放的能量，成为激发态的分子。当这些激发态的分子回迁到基态时，将能量以光辐射的形式释放出来，产生发光现象。

2. 化学发光剂 在不同的化学反应中，可以和多种不同的组分反应并发生能量交换，生成激发态产物并产生发光现象的试剂常被称为化学发光剂。一些常用的化学发光剂有化学发光剂如下。

（1）鲁米诺（3- 氨基邻苯二甲酰肼）：最常见的化学发光剂之一。在不同的介质中，鲁米诺及其衍生物的化学发光行为差异较大。如在碱性水溶液中，鲁米诺可被一些强氧化剂氧化，并可以观察到明显的化学发光现象；当有适当的氧化剂、催化剂或敏化剂存在时，可以极大地提高反应的发光强度。基于鲁米诺及其衍生物在各种条件下被氧化并产生化学发光差异，人们设计了一系列的反应体系用于检测和分析不同的组分，如鲁米诺 - H_2O_2 体系，鲁米诺 -KIO_4 体系。

（2）酸性高锰酸钾：具有很强的氧化能力，可以与许多无机物和有机物进行氧化还原反应，但由于其反应的发光强度较弱，直到微弱光检测技术的发展才得到广泛的研究和应用。反应体系有 $KMnO_4$- 待测物体系、$KMnO_4$- 甲醛 – 待测物体系、$KMnO_4$- 连二亚硫酸钠 – 待测物体系。

（3）过氧化草酸酯：一类可生成过氧草酰中间体的化学发光反应物。当该中间体与蒽类衍生物等荧光剂接触时，会发出强烈的所加荧光剂特有的荧光。反应体系有草酸酯（或草酸酐、草酸胺）– 过氧化氢 – 蒽类衍生物体系，草酸酯 – 过氧化氢体系，草酸酯（或草酸酐、草酸胺）– 过氧化氢 – 荧光待测物体系。

（4）四价铈：可直接与多种还原性无机物或者有机物发生氧化还原反应，是强氧化性化学发光剂之一。反应体系有铈 – 待测物体系，铈 – 联苯三酚 – 氧体系，Ce^{4+}-SO_3^{2-} 体系等。

（5）吖啶酯化合物：该类化合物是应用最广泛的化学发光剂之一。代表性物质为光泽精，在碱性介质中，光泽精 – 过氧化氢体系可用于金属离子、还原性化合物以及产生 H_2O_2 的基质或酶的测定。

此外，还有咪唑类化合物化学发光体系、NaClO 的化学发光反应、生物发光反应体系、光化学发光反应体系等。

（二）适用范围

1. 能快速地释放出足够的能量，能产生化学发光的物质大多为有机化合物、芳香族化合物；化学发光反应多为氧化还原反应，激发能与反应能相当，ΔE=170 ~ 300kJ/mol；发光位于可见光区。

2. 处于激发状态的分子或原子必须能够放出光子，或者能够转移它的能量到另一个分子上而使此分子被激发。

三、特点、优势与不足

（一）特点与优势

化学发光法是一种简便、快速、灵敏的痕量分析方法。在一定条件下，化学发光体系的发光强度（或光子量数）与待测组分的浓度成正比。对于成分简单的样品，通过标曲法、标准加入法等可直接对待测组分进行很好的定量分析。但在进行复杂样品分析时，由于发光体系的选择性差，不能对待测组分很好的定性，使其在实际应用中受到了很大限制。

1. **灵敏度极高** 如荧光素酶和三磷酸腺苷（ATP）的化学发光分析，最低可侧定 2×10^{-17} mol/L 的 ATP，即可检测出一个细菌中的 ATP 含量。以没食子酸为发光试剂测定 CO^{2+} 时，检测限为 $4 \times 10^{-4} \mu g/g$。

2. **仪器设备简单** 自身发光，不需要额外光源、单色器和背景校正（无背景测定）等装置，仪器大为简化。

3. **发射光强度测试无干扰** 可直接测试试样的发射光强度，无背景光、散射光等干扰。

4. **检测范围** 线性范围宽、分析速度快。

（二）不足

化学发光分析法所存在的主要问题是可供发光用的试剂少，化学发光效率低（大大低于生物体中的发光效率），机理研究少。

在进行复杂样品分析时，由于发光体系的选择性差，不能对待测组分很好的定性，使其在实际应用中受到了很大限制。

为提高化学发光体系的选择性，完成复杂样品中待测组分的测量分析，目前研究方向主要有以下几个方面。

1. **利用耦合反应** 选择性的测量待测组分的反应产物，间接分析待测组分的含量。酶反应由于其高度特异性而成为一种常用到的耦合反应。电化学反应可在电极上选择性地生产某种电化学产物，也是可利用的耦合反应。

除此以外，还有光化学反应及其他的化学反应。理论上只要是生成物可以直接或间接影响发光体系的反应都可以与发光反应耦合，所以耦合反应在化学发光分析研究中具有广阔的发展空间。

2. 利用标记技术 将化学发光剂的分子与某些分子结合，直接或间接地测定待测组分。通过分析被标记物来完成对待测组分的测定。一些大分子化合物可直接进行标记测定。分子量较小的组分则常通过与被标记的抗原抗体特异性结合得到分析。

3. 利用分析技术 将待测组分与干扰组分有效分离后进行测定。如高效液相色谱－柱后衍生－化学发光技术的联用，毛细管电泳－化学发光技术联用，分子印迹识别－化学发光技术的联用等。非均相体系除了可以增加溶液的溶解性、反应的敏感性、反应物的活性以外，还可通过改变反应的微环境有限地增加化学发光反应体系的选择性。另外，使待测组分转化为某种气体的方式有时也会产生很好的分离效果。

四、注意事项

化学发光的强度（光量子数）决定于化学发光反应的各个过程，所以组成化学发光反应体系的各个因素都将影响待测物的测定。

1. 选择好化学发光体系 化学发光体系主要包括化学发光剂，与化学发光剂反应的试剂、催化剂、增敏剂、缓冲剂、溶剂等。要依据待测组分的性质，选择相应的化学发光体系。

2. 发光体系 如果是建立新的发光体系，则以简单、高效为原则。首先考虑化学发光剂－待测物体系，确定测量波长。然后对体系的溶剂、缓冲剂进行筛选，最后再筛选催化剂和增敏剂。

3. 消除干扰 消除样品溶液中的共存组分的干扰，通过干扰实验来检查和测定样品溶液中可能存在的，对化学发光有影响的干扰组分，寻找其消除方法。干扰组分对发光的影响可以是增敏的效果，也可以是猝灭的作用。对化学发光有影响的组分，既可以来自样品的基质，也可以来自样品的溶剂。

第六节　**酶联免疫法**

一、概述

酶联免疫法（enzyme linked immunosorbent assay，ELISA）是 20 世纪 70 年代在放射免疫分析法的基础上发展起来的一种新的免疫分析法，它将酶催化反应的放大作用和抗原抗体亲和反应的高专一性、特异性相结合，以酶标记的抗原或抗体作为主要试剂的免疫测试方法。ELISA 可定性、定量和定位检测待检物。由于酶催化效率极高，加上抗原－抗体的高度特异性，ELISA 具有高敏感性和特异性的优点，是一种简便、无须特殊设备的测量技术。ELISA 作为一项基础免疫技术，可用于测定抗原、抗体，在 TDM 中也有着重要的应用。

二、原理与适用范围

（一）原理

ELISA 的基本原理是通过化学方法将酶与抗体或抗原结合起来，形成酶标记物；或通过免疫学的方法将酶与抗酶抗体结合起来，形成免疫复合物。这些酶标记物或免疫复合物仍保持其免疫活性，然后它与相应的抗原或抗体起反应，形成酶标记的或含酶的免疫复合物。结合在免疫复合物上的酶在遇到相应的底物时，催化其发生水解、氧化或还原反应，形成有色的、发光的或有荧光的产物，然后通过不同的分析方法进行定性、定量测定。

其中最常用的是分光光度法测定，通过底物颜色的变化来判定有无相应的免疫反应，颜色变化的深浅与样品中相应的抗原或抗体的量成正比，并可配套自动化程度较高的各种型号的酶标仪进行结果定量分析。也可以采用荧光分析法、化学发光分析法、电化学分析法等分析方法。

从以上的原理可知，整个 ELISA 试验可分为三个部分：一是免疫学反应过程，包括抗原、抗体、酶标记物之间的反应；二是酶和底物反应过程，可以使用不同的酶 / 底物系统；三是检测方法的建立。

在这种测定方法中有三个必要的试剂：一是固相的抗原或抗体，即"免疫吸附剂"（immunosorbent）；二是酶标记的抗原或抗体，称为"结合物"（conjugate）；三是酶反应的底物。

ELISA 的检测方法：根据试剂的来源和标本的情况以及检测的具体条件，可设计出各种不同类型的检测方法。

1. 双抗体夹心法　利用连接于固相载体上的抗体和酶标抗体分别与待检抗原上两个抗原决定簇结合，形成固相抗体－抗原－酶标抗体复合物。由于反应系统中固相抗体和酶标抗体的量相对于待检抗原是过量的，因此复合物的形成量与待检抗原的含量成正比（在方法可检测范围内）。测定复合物中的酶作用于加入的底物后生成的有色物质量（OD 值），即可确定待测抗原含量。若固相载体上的抗体和酶标抗体与待检抗原上两个不同抗原决定簇结合，则属于双位点夹心法。

2. 间接法测抗体　利用酶标记的抗体来检测已与固相抗原结合的受检

抗体，故称为间接法。

3. 竞争法 此法可用于抗原和半抗原的定量测定，也可用于测定抗体。

4. 捕获法 主要用于测 IgM 抗体。

（二）适用范围

1. 免疫测定 作为一项基础免疫技术，可用于测定抗原、抗体。

2. TDM 主要用于以下药物血药浓度的测定。

（1）免疫抑制剂：可用于他克莫司、环孢素等血药浓度测定。如采用 ELISA 法测定全血他克莫司血药浓度，其原理是将标准血样、质控血样、待测血样加消化剂消化，使 FK506 从血浆蛋白中游离出来，离心，将含游离 FK506 的上清液加到包被了山羊抗鼠抗体（Ab2）的微孔中，加入鼠抗 FK506（Ab1）温育，形成 Ab2-Ab1-FK506 复合物，再加入辣根过氧化物酶标记的 FK506（即结合物），温育，酶标 FK506 与游离 FK506 竞争 Ab1，最后形成 Ab2-Ab1-FK506、Ab2-Ab1- 酶标 FK506 的混合物。

用洗涤液洗去没有结合的 FK506、酶标 FK506、Ab1，然后加入显色液（四甲基联苯胺，TMB）作为底物，辣根过氧化物酶催化 TMB 脱氢生成有色物质，最后加硫酸终止液终止反应。酶标仪双波长比色测定（450～630nm）。

（2）抗癫痫药物：可用于苯妥英钠、卡马西平、丙戊酸、苯巴比妥等血药浓度测定。如采用碳二亚胺法将化学修饰后的苯妥英钠与人血清白蛋白结合制备抗原，再与被氧化的辣根过氧化物酶结合，作为酶标抗原，并自制兔抗苯妥英钠。所建立的 ELISA 法测定血清中苯妥英钠的浓度，简便易行，经济灵活，不需特殊仪器，全部实验可在 2 小时内完成，特别适合中小医院使用。

（3）抗肿瘤药物：可用于甲氨蝶呤，重组 - 天冬酰胺酶等血药浓度测定。如 ELISA 测定 MTX 血药浓度，其基础是样本中的 MTX 与葡萄糖 -6- 磷酸脱氢酶酶标的药物竞争抗体结合位点，与抗体结合后，酶的活性会降低，所以就可以根据酶的活性来确定样本中药物的浓度。有活性的酶可以将氧化型烟酰胺腺嘌呤二核苷酸（nicotinamide adenine dinucleotide，NAD）转化为还原型烟酰胺腺嘌呤二核苷酸，从而造成吸光度的改变，可以运用分光光度法进行检测。

（4）其他药物：如测定血清中地高辛（dig）的浓度，先制备 dig- 过氧化物酶（HRP）结合物（dig-HRP）作为标记抗原，用棋盘试验确定抗 dig-IgG（抗体）包被 96 孔板浓度和 dig-HRP 的稀释度。所建立的方法简单、快速、特异和灵敏度好。

三、特点、优势与不足

ELISA 具有灵敏度高、特异性强的特点，可以检测几乎所有的可溶性抗原抗体系统。还具有耗时短、费用低、技术要求低的特点，可以用于大量样品的即时检测。由于抗原抗体反应在生物水平的特异性和灵敏性，ELISA 可在仪器设备要求一般的条件下，即可观察、分析、检测到抗原抗体的特异性结合，检测限可达纳克乃至皮克级别，非常适于快速检测痕量水平的添加药物残留，因此其应用前景是极为广泛的。另一方面，ELISA 的样品前处理比仪器法简单方便，减少了有机溶剂的使用，避免了化学污染。总之，ELISA 的优点可总结为：特异性、灵敏性高、检测范围低、结果准确、重现性好、操作简单快速、价格低廉和易于商品化，基本能够满足大量样品即时检测的需求。

然而，作为一项免疫检验技术，ELISA 也有其局限性，不但所检测的生物样本如血清中有可能存在各种干扰实验的因素，而且在实验过程中，影响结果的因素也很多，尤其是进行手工的 ELISA 测定时。

四、注意事项

1. 检测时应分别以阳性对照与阴性对照控制试验条件，待检样品应作一式两份，以保证实验结果的准确性。有时本底较高，说明有非特异性反应，可采用羊血清蛋白、兔血清蛋白（RSA）或牛血清蛋白（BSA）等封闭。

2. 在 ELISA 中，进行各项实验条件的选择是很重要的，其中包括以下内容。

（1）固相载体的选择：许多物质可作为固相载体，如①蛋白类载体，如人血清白蛋白（HSA）、牛血清白蛋白（BSA）、兔血清白蛋白（RSA）、血蓝蛋白（KLH）以及人、牛和鸡 γ- 球蛋白等均可作为载体。这些载体免疫活性较强，有商品供应，容易获得，操作也较方便。②多肽类化合物是人工合成的多肽聚合物，主要有多聚赖氨酸、多聚谷氨酸、多聚混合氨基酸等，可与半抗原结合，所形成的免疫原可获得高滴度、高亲和度的抗血清。③大分子有机化合物和某些粉末，如聚维酮、淀粉、硫酸葡聚糖、羧甲基纤维素、羧甲基丙酸酯微粒、乳胶和炭末等，可吸附半抗原，也可用来作为载体，但用这类载体合成的免疫原免疫动物，所获得血清的质量不稳定。

（2）包被抗体（或抗原）的选择：将抗体（或抗原）吸附在固相载体表面时，要求纯度要好，吸附时一般要求 pH 在 9.0 ~ 9.6。吸附温度、时间及其蛋白量也有一定影响，一般多采用 4℃，18 ~ 24 小时。

（3）酶标记抗体工作浓度的选择：首先用直接 ELISA 法进行初步效价

的滴定，然后再固定其他条件。

（4）酶的底物及供氢体的选择：对供氢体的选择要求是价廉、安全、有明显的显色反应，而本身无色。有些供氢体（如 OPD 等）有潜在的致癌作用，应注意防护。

参考文献

[1] 印晓星．治疗药物监测．北京：人民军医出版社，2011：24-28.

[2] 李好枝．体内药物分析．北京：人民卫生出版社，2008：10-52.

[3] 孙毓庆，胡郁筑，吴玉田，等．分析化学．北京：科学出版社，2007：277-281.

[4] 张宁，吕慧怡，范广俊，等．酶联免疫法监测肝移植术后他克莫司血药浓度．大连医科大学学报，2006，28(5)：421-422.

[5] 苏薇，林其燧，宋耀虹．酶联免疫吸附试验测定血清苯妥英钠浓度．中国医学科学院学报，2000，22(1)：93-94.

[6] 邵志高．治疗药物监测与给药方案设计．南京：东南大学出版社，2010：237-238.

[7] 郭瑞臣．临床药理实验方法学．北京：人民卫生出版社，2012：350-354.

第七章

基于 TDM 的儿科给药方案设计

第一节　药代动力学模型

一、概述

为了定量研究药物在体内的处置过程的经时变化，提出各种有合理依据的模型，即用数学方法模拟药物在体内的吸收、分布、代谢、排泄的速度过程而建立起来的数学模型，称为药物代谢动力学模型，包括隔室模型、非线性混合效应药动学模型、生理模型、药代/药效学模型、非房室模型等。最经典、最基础的是隔室模型。

二、常用的药代动力学模型

根据药物在体内的分布状况分为若干隔室（compartment）。隔室是组成模型的基本单位，只要体内某些部位转运性质相似，即可归结在同一隔室内，因而隔室是不受解剖位置和生理功能限制的宽泛的概念。但是，隔室划分与器官组织的血流量、药物对该组织的通透性、血浆蛋白结合率、药物对组织的亲和力等因素有关。同一隔室内的药物处于动态平衡状态，即分布均匀，并以同样速率与其他隔室进行药物交换。

（一）**一室模型**（1-compartment model）

一室模型（图 7-1A）是药动学模型的基础，也是最简单的模型，在给药方案设计中应用最多。它假定药物在体内的分布是处于完全均质的空间分布，且血液及其他体液之间分布也是均质，同时假定药物从体内的消除按一级动力学方式。其特点表现在体内药物的消除速度与该时间的体内药量成正比。药物的消除速度与药量（或浓度）间的比例常数，称为一级消除速率常数（以 K 表示），以时间的倒数（min^{-1}，h^{-1}）为单位。

（二）二室模型（2-compartment model）

药物进入机体循环后，在平衡前有一个分布过程，然后逐渐在各器官和组织之间达到平衡。二室模型假设将机体模拟为 2 个隔室，即 1 个中央室与 1 个外周室相连接的模型（图 7-1B）。中央室是血流供应丰富、易于转运的主要脏器组织，如肝、肾、心、腺体等；外周室包括脂肪、皮肤或静止状态的肌肉等血流缓慢、供血稀疏的组织。在探讨二室模型时假定在速度上符合一级速率过程，并假定药物只经过中央室进入系统，药物消除仅在中央室发生，中央室与外周室之间进行可逆性的转运。二室模型假设简明，其数据处理的结果符合药物特征的直观概念，能较为确切地反映药物的体内过程。此外根据药物分布特点还有三室及其以上的多室模型，是基于二室模型为基础的拓展。

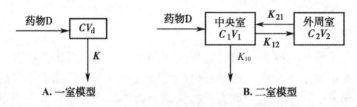

图 7-1　药物动力学隔室模型系统

综上所述，药物由于结构的差异和受机体条件的影响，它们在体内的分布达平衡及所需要的时间划分为一个或数个"隔室"。

三、模型拟合方法

计算药动学参数，是基于 TDM 的药动学理论进一步应用的基础。如何测定有关的动力学参数呢？常用的经典方法是：在用药后的若干不同时间，采取血样（或尿样），测定其血药浓度值或尿中药量（这些数值称为实测值或观察值，用 C_i 表示），这样就有了药物浓度经时曲线数据；依据半对数坐标图，选定一种模型方程（是时间 t 的曲线函数）计算理论估算值（用 C_i 表示），按照观察值和理论估算值之差的平方和（即残差平方和）或加权残差平方和（均用 Re 表示）最小的原则，采用适当的算法，求出有关的动力学参数。这种方法，在数学上称为曲线拟合（fitting a curve）。

由于所采用的线性药代动力学的模型方程是多指数项之和的函数形式，并且是所含动力学参数的非线性函数，所以这种曲线拟合方法称为非线性最小二乘法，就此进一步探讨如下。

（一）最小二乘法

如图 7-2 所示，Re 是点（t_i，C_i）与曲线 $y=f(x)$ 的距离，曲线拟合实际含义就是寻求一个函数 $y=f(x)$，使 $f(x)$ 在某种准则下与所有数据点最为接近，即曲线拟合得最好。最小二乘法准则就是使所有离散点到曲线的距离的平方和最小。

例如对于一房室静注模型函数 $C_i= C_0e^{-kt_i}$，就是确定待定系数 k 和 C_0，使当所有时间数据点 t_i，$i=0$，1，$\cdots\cdots$，n，代入函数 $C_i= C_0e^{-kt_i}$ 后，按公式计算 $Re=\sum_{i=1}^{n}（C_i-\hat{C_i}）^2$ 使求算的结果最小，此时待定系数的值 k 和 C_0 的值就是拟合所求的结果。

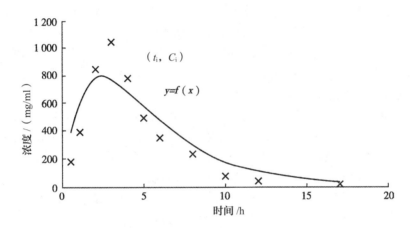

图 7-2　药时曲线拟合示意图

由数学极值原理可知，待定参数 a_1，a_2，$\cdots$，a_m 应满足下列方程组（也称为全量函数）$\dfrac{\partial Re}{\partial a_j}=0$（$j=1$，$2$，$\cdots$，$m$）这是含有 m 个未知数的 m 个方程，解这一方程组可求得 a_1，a_2，$\cdots$，a_m，从而确定了拟合函数。当 $f(x)$ 是线性函数的参数时，上述方程为参数的线性代数方程组，这种情况称为线性最小二乘法。

当 f 是非线性函数的参数时，上述方程则为参数的非线性方程组，这种情况称为非线性最小二乘法。曲线拟合寻求一个函数 $y=f(x)$，使 $f(x)$ 在某种准则下与所有观察值最为接近，这种搜索最小值的算法目前常采用高斯－牛顿迭代法、单纯形法等。

目前经常采用高斯－牛顿迭代法、单纯形法等算法编制成计算机程序，当数据比较符合理论情况时，能够比简化计算方法计算出更精确、合理的动力学参数。

（二）非线性最小二乘法的计算

1. 非线性最小二乘法经典计算采用高斯－牛顿迭代法以及哈特莱方法（Levenberg-Hartley 法）、阻尼最小二乘法等。

高斯－牛顿迭代法是将目标函数（Re）在待定药动学参数初值（a_1，a_2，…，a_m）附近的微分方程用泰勒级数的一次项展开，得正规方程组，采用列主元高斯消元法解出该方程组，就可计算得理论上使得目标函数（Re）最小的最佳药动学参数。

该方法的优点是：在某种程度上，按最佳梯度方向搜索，效果较好，虽对初值有一定的依赖性，但依赖程度远远低于其他类型的方法，如单纯形法。所以开始运算时往往收敛较快，运算时间短，这是此方法的突出优点。

缺点是：由于泰勒展开中丢弃了高次项等的原因，使得此法往往不能精确收敛，甚至会引起发散，不能求出解。基于这个缺点，对于经典高斯－牛顿迭代法进行了种种的改进，如哈特莱方法、阻尼最小二乘法等，可以有效地改进拟合发散的缺点，但还是不能完全避免。

2. 单纯形法 该方法是一种多维搜索的直接方法，不需要计算目标函数的导数。通过对 n 维空间的 $n+1$ 个点（它们构成一个初始单纯形）上的函数值进行比较，去掉其中函数值最大的点，代之以新的点，从而构成一个新的单纯形。这样，通过多次迭代逐步逼近极小点。

单纯形法的优点是：原理简单，避免了求导运算以及解正规方程组等步骤，从而不会有经典高斯－牛顿迭代法以及改进方法固有的缺点，基本不会发散。

缺点是：收敛速度慢，初值依赖性较大，有陷入局部最小值的弊端，一般不单独使用，有人主张用高斯－牛顿迭代法求出大致的结果，再采用单纯形法作局部区域的精确搜索寻优。

四、模型软件法

1. **WinNonlin** 美国 Pharsight 公司的产品，国外使用最为广泛的药动学、药效学数据处理软件，其 Windows 操作界面友好，数据处理功能强大，在新药研究和药动学数据分析方面，受到美国 FDA 的推荐。

在功能特点上，主要包括①常规药动学分析，多种模型的拟合，其模型库包含药学模型数十种；②非房室模型分析，根据多种可选的方法计算 AUC 等各种参数；③自定义模型方程解析药动学模型，拟合效率高，并支持微分方程直接求解拟合模型；④支持 PK-PD 联合模型分析；⑤生物等效性和生物利用度计算，与 Excel 等各式数据直接可以进行导入导出；⑥除包括常见统计功能外，还包括与药动学相关的统计功能，如双交叉设计、双单侧 t 检验、置信区间估计等；⑦多剂量用药时稳态血浓估计；⑧交叉试验设计等。可以说 WinNonlin 在经典药动学上处理能力强大。

由于 Pharsight 公司对 WinNonlin 软件的使用和销售有较为严格的管理，且软件价格昂贵。因此其在国内并不普及，但作为药学类研究者，欲与国际同行交流，提升研究水平，挖掘药动学信息，学习和掌握该软件很有必要。

2. Kinetica Kinetica 是国外著名药动学数据分析软件，Thermo Electron 公司的产品，为 Windows 操作界面，与 Excel 可以方便实现数据交换，功能与 WinNonlin 相当。

利用 Kinetica 可以方便的进行 10 多种常规药动学模型拟合、PK-PD 分析、非房室模型分析、尿药动力学数据处理、双交叉试验设计、结合动力学、吸收动力学估算等。其运行界面简洁，操作方便，每种模型下均有丰富的可选项进行参数设定，同时支持批量计算。Kinetica 最大的特色在于其强大的群体药动学数据分析功能，利用其内置的 30 多种群体药动学模块，可以方便地进行包括静脉推注、静脉滴注及非静脉给药的群体药动学数据处理。Kinetica 还包含了丰富的统计模块，包括均数比较、方差分析、正态性检验、线性回归等。

3. 3P87/97 实用药动学计算程序 3P87/97（practical pharmacokinetic program）药动学数据处理程序由中国药理学会数学专业委员会于 1987 年编制，并于 1997 年对程序进行模块更新，定名为 3P87/97。尽管软件操作为 DOS 界面，且需要 3.5 寸软驱的支持，但该程序在国内使用仍最为广泛，为我国的药动学研究领域作出了极大的贡献。从诞生至今 20 多年，3P87/97 至今仍然在为国内大多数研究者服务。3P87/97 编制严谨，算法考究，可处理各种用药途径的线性和非线性药动学模型，给出有关的药动学参数以及各种图表的详细结果。

3P87/97 可处理各种给药途径的药动学模型，给出详细的药动学参数及各种图表。其主要功能包括：①静脉推注、静脉滴注及非静脉给药下不同房室模型的药动学参数拟合；②自动输出房室数及权重系数判别标准，加权剩余平方和、相关系数、确定系数、AIC、拟合优度值、最大绝对误差、最大相对误差、游程检验等，方便用户选择最优的房室模型；③批处理多剂量组药动学数据，简化使用者操作步骤；④按照自定义房室模型、权重系数、迭代方法、收敛精度等计算药动学数据，便于药动学的科学研究和分析探讨；⑤内置提供 12 种药动学模型，包括一级速率消除的线性房室模型和 Michaelis-Menten 消除的一房室非线性模型；⑥生物等效性和生物利用度计算，提供双单侧 t 检验、方差分析结果；⑦吸收动力学参数计算，包括

Wagner-Nelson 法、Loo-Riegelman 法以及反卷积法。

4. 药动学和生物药剂学程序包 PKBP-N1 PKBP-N1 是由南京军区总医院于 1985 年编制成功，主要功能包括：①非线性曲线拟合隔室模型并作参数估算，包括一室及多室静脉注射、滴注、血管外给药、2 次滴注及静脉注射模型等；②非线性米曼型消除动力学参数估算；③给药方案设计和预测多次用药时体内血药浓度的动态变化；④以统计矩方法为基础的非房室模型分析；⑤生物利用度计算；⑥吸收动力学计算；⑦固体剂型体外溶速试验参数估算；⑧固体剂型体内平均溶出时间计算。

5. 新药统计软件 NDST NDST（new drug statistical treatment）新药统计软件是在国家药品评审中心的支持下，针对新药报批资料的特点，由孙瑞元教授编制，可进行与临床前药理及临床新药研究关系密切的各种统计计算。1984 年编制出第 1 版 NDST，现为 21 世纪版（NDST-221），新版增加了生物检定统计、药物联用效应分析、药动学及药物受体动力学等内容。其中药动学分析的有"临床药动学分析模块"和"生物等效性统计模块"。NDST-21（new drug statistics treatment ver 21）是新药开发的通用统计软件。

6. DAS 统计软件 DAS 统计软件英文全称为 drug and statistics（药物与统计）。DAS 由安徽省药物临床评价中心开发，是在 NDST-21 基础上发展起来的，基于 Windows 运行的专业统计软件包。

7. 自动生物利用度等效性检验软件 ABE 自动生物利用度等效性检验软件 ABE（auto bioequivalency program）是针对四类新药临床研究的资料，由孙瑞元教授编制而成。生物利用度等效性检验是新药临床研究的重要内容，目前国内一些药动学软件有的无此内容，有的是基于 DOS 系统，输入输出十分烦琐，给研究工作带来很大的不便。ABE 软件由 Visual Basic 高级语言编写，在 Windows 操作系统下使用，输入输出采用电子表格形式，用户只要输入一些基本信息（如测血点数、受试人数、周期数及时间血药浓度数据等），即可立刻得出合乎规范的一系列报表及图形，更加符合新药临床研究和审评的要求。

8. JPKD 软件 JPKD（Java PK for desktop）是新一代的临床药动学软件，使用者可以根据 PPK 的研究来定义新的药动学模型，这些模型是可修改的，且可以利用贝叶斯反馈法来估算药动学参数，并将预测浓度与实测浓度进行比较。模型可直接应用于 TDM 的剂量调整，协助临床个体化给药。JPKD 不仅仅和 mobilePK 相似，它包括许多 mobilePK 没有的功能。

JPKD 临床药代动力学是一个服务（或治疗药物监测，TDM）计算机程序为桌面。这是第一个可通过使用已发布人群的 PK 参数来定义自己的贝叶斯 PK 估计模型参数的药代动力学（PK）程序，模型可直接应用于 TDM 的剂量调整。

9. 其他 如 Phoenix NLME®（WinNonMix）、Trial Simulator®、TCI 等软件均可用于群体药动学和个体化给药方案设计。

第二节　基于 TDM 的给药方案设计

一、主要药动学参数

（一）转运速率常数

转运速率常数是描述药物转运的速度过程的重要药动学参数。用于定量描述药物在体内转运的速度过程。用 k 表示，其单位为时间的倒数，通常表示为 1/h 或 h^{-1}。一定量的药物从一个部位转运至另一部位，转运速率与药物量的关系用数学公式表示为：$dx/dt=-kx^n$。通过转运速率常数可以定量比较药物在体内转运速度的快慢，速率常数越大，药物转运速度越快。

（二）生物半衰期

生物半衰期（biological half time）是描述药物消除规律另一最重要的参数。表示某一药物在体内的量或血药浓度通过各种途径消除一半所需要的时间。常用 $t_{1/2}$ 表示，用以衡量药物在体内消除速率。代谢快、排泄快的药物，$t_{1/2}$ 相对短，而代谢慢，排泄慢的药物，$t_{1/2}$ 相对长。生物半衰期与消除速率常数的关系式可表示为：$t_{1/2}=0.693/k$。

（三）表观分布容积

表观分布容积（apparent volume of distribution）是反映体内药量与血药浓度之间相互关系的一个重要常数，用 V 或 V_d 表示。可以设想为体内的药物以血浆中的浓度存在时，所占体液的容积。单位用 L 或 L/kg 表示。其数学表达式为：$V=X/C$，其中 X 代表体内药量，C 表示药物血药浓度。

表观分布容积是表示药物在体内分布情况的假象容积。依药物不同，表观分布容积可能相差很大，但对于某一具体药物而言，表观分布容积可以视为一定值。表观分布容积值的大小能反映药物的特性。如果药物的水溶性高，极性大，因其不易进入细胞或脂肪组织而主要分布于血浆中，则其表观分布容积较小；相反水溶性低，极性小的药物，因易进入细胞或脂肪组织，其血药浓度低，则其表观分布容积较大。如果 $V=$ 血浆容量，说明该药只分布在血液中。

（四）稳态血药浓度

口服或静脉恒速滴注或等量、等间隔多次用药期间，血药浓度持续而缓慢上升，最终稳定在某一水平（称坪值），此时给药量与药物消除量达到动态平衡，药物血浆浓度水平趋于相对稳定状态，即达到稳态血浆浓度（steady state plasma concentration，C_{ss}）。在恒定给药间隔时间重复给药时，如果给药间隔短于药物消除尽的时间，药物可在体内蓄积，可产生一个"篱笆"型的血浆药物浓度曲线。假如每次给药间隔时间为一个半衰期，经过 4 个半衰期后，药物血浆浓度水平趋近于稳定状态；6 个半衰期后达到稳态血浆浓度。

（五）体内总清除率

清除率（clearance，Cl）是机体消除药物速率的另一种表示方法，即在单位时间内体液中所含药物有多少被机体清除，以血浆容积表示，单位为血浆容积 / 时间（ml/min 或 L/h）。因多数药物是通过肝脏的生物转化和 / 或肾脏排泄从体内消除，故总清除率等于个别清除率的总和。另需提醒注意的是，体内总清除率并不直接表示所清除的药量，每分钟所清除的药量应当等于药物清除率与血药浓度的乘积。

（六）生物利用度

生物利用度（bioavailability）是药物被吸收进入血循环的速度与程度。药物被吸收进入血的快慢，用吸收速率常数 k_a 表示。药物被吸收进入血液循环的多少，用血药浓度 – 时间曲线下面积 AUC 表示。生物利用度是衡量制剂间疗效差异的重要间接指标，也是新药研究中评价生物等效性的重要依据。在求取药物生物利用度的过程中，根据所使用的参比制剂的不同，生物利用度可表示为绝对生物利用度和相对生物利用度。当参比标准是同一药物的静脉注射剂时，所得到的二者吸收速度或程度的比率为绝对生物利用度。当参比制剂并非同一药物的静脉注射剂时，所得到的二者吸收速度或程度的比率为相对生物利用度。

二、传统给药方案设计

传统的、临床上比较普遍的药物治疗方法是按照临床用药的经验或书本推荐的临床常用的平均剂量给药，其结果是部分患者得到了恰当的治疗，但部分患者却没有得到预期的疗效，或无效，或疗效不佳，有的甚至出现了各种不良反应。

产生上述差别的原因主要有患者自身的因素，包括年龄、性别、体重及特殊生理状态；不同种族或同种族不同个体之间的药物的代谢酶活性也存在先天的差异。另外，还有外在的因素，如给药方案的合理性、药物剂型、给药途径及生物利用度、合并用药等。因此，目前主张临床治疗应实现给药方案个体化，通过 TDM 使患者的血药浓度处于有效浓度范围内，这样既能最大限度地发挥药物的治疗作用，又能有效地避免或减少不良反应。

三、基于 TDM 的给药方案

给药方案个体化是 TDM 和临床药动学的中心环节。临床给药方案设计是指选定最佳药物后，确定药物的剂型、给药途径、剂量、给药间隔及给药时间、疗程等。设计或调整给药方案，主要依据目标血药浓度范围及药动学参数。

目标血药浓度范围：一般以文献报道的安全有效范围为目标浓度范围。特殊患者可根据临床观察药物的有效性或毒性反应来确定。

药动学参数：一般采用文献报道的群体药动学参数，特殊患者通过 TDM 或文献参考，并在临床药师的协助下测定并求算其个体化参数。

设计或调整给药方案，常需采集多个血样以绘制较为完整的药 – 时曲线。这种做法既不经济，在儿科更不容易得到患者的配合，并且还会涉及烦琐的数学计算，实施起来较为困难。因此，临床上采用简便易行的给药方案设计方法，其中最常用的就是稳态一点法（steady-state point method）或重复一点法（repeated one point method）。

（一）稳态一点法

由于患者的药动学参数存在个体差异，往往需要根据其个体参数值来设计给药方案。在临床给药方案设计过程中，能否通过最少的采样点，求出个体患者的有关药动学参数，从而制订较为合理的给药方案是非常必要的。1977 年，Ritschel 提出了稳态一点法，可用于水肿、急性心肌梗死、肝肾功能减退等病理状况时的剂量调整。

具体方法：给予患者一个试验剂量，连续应用使血药浓度达到稳态水平，然后在下一次给药前，抽取一个血样，测得血药浓度，根据所要达到的稳态血药浓度求出所需要调节的剂量。可代入下式中求得所需的剂量 D'。

$$D'=D \times C'/C$$

公式中，D' 为矫正剂量；D 为原剂量；C' 为目标浓度；C 为测得浓度。说明：

（1）使用该公式的条件是：血药浓度与剂量呈线性关系。

（2）采血必须在血药浓度达到稳态后进行，通常在下一次给药前采血，所测得的浓度为偏谷浓度。

（二）重复一点法

稳态一点法虽然较为简单，但准确性较差。为此 Ritschel 在 1978 年又改进了此法，提出了重复一点法。利用此方法只需采血 2 次，可求得消除速率常数（k）和表观分布容积（V_d）。

具体方法：给予患者 2 次试验剂量，每次给药后采血 1 次，采血时间须在消除相的同一时间。准确测定 2 次血样的浓度，按下述公式求算 k 和 V_d。

$$k=\frac{\ln\frac{C_1}{C_2-C_1}}{t}$$

$$V_d=\frac{D\times e^{-k\tau}}{C_1}$$

公式中，C_1 和 C_2 分别为第一次和第二次所测得的血药浓度值，τ 为给药时间间隔，D 为试验剂量。

说明：

（1）该方法只适合于第一次、第二次给予试验剂量，而不能在血药浓度达到稳态时使用。

（2）血管外给药时，应注意在消除相时采血。

此外，血样测定务求准确，否则计算的参数误差较大。

由此可见，如果已经给过药，但没有取第一次、第二次血样，则本法不再适合。

在 k 和 V_d 这两个参数中，如果其中一个参数有变化，另一个参数无变化或变化很小，该法仍然适用。另外，当患者患有某些疾病如肥胖、水肿、心肌梗死、肝肾功能不全和低蛋白血症等时，V_d 可有较大的变化，而肝肾功能不全时还会引起 k 的变化，这些都会影响计算的结果。

（三）Bayes 法

Bayes 法是通过将主观预测与新收集数据的改进相结合，以提高预测的精确度。具体方法：预先按群体药动学资料编制计算机程序，根据群体药动学参数，结合患者的体质及病理情况，先估算出该个体的药动学参数及用药方案；再按照该方案实施过程中，分别在不同时间点取血 2～4 次，测定血药浓度，将相应的血药浓度和时间输入电脑，用渐近法原理修正出该个体所需的调整方案，经几次反复即可接近最适方案。

该法优点是将确定个体药动学参数、制订用药方案及调整剂量多步合在一起完成，并且可同时考虑心、肝、肾功能的影响。但使用本法时，不同药物需不同的程序软件。目前仅苯妥英钠、地高辛、利多卡因等少数药物可采用。

第三节　基于 TDM 的特殊人群给药方案

一、肝功能异常时的给药方案

1. 肝功能不全患者的病理生理特点　肝脏是药物代谢和消除的主要脏器之一，其药物代谢功能通过肝细胞内的各类酶系统来完成，其中细胞色素 P-450 系统起核心作用，它能通过氧化还原、乙酰化等反应将脂溶性药物复合物转化为水溶性复合物，进而在肝脏内其他酶的作用下转化为更容易经胆汁或肾脏排泄的成分。当肝脏受到各种创伤导致肝功能发生严重障碍时，药物的代谢功能将受到影响。肝脏具有强大的代偿功能，轻度的肝损害一般不会影响药物的代谢和排泄，只有当发展到肝硬化等严重肝功异常时才会影响药物代谢。因此，轻度肝功能异常不需要改变药物剂量，但应尽量避免使用对肝脏有损害的药物。

2. 肝功能不全患者的药动学特点　肝作为主要的药物清除器官，当出现严重功能降低时，能使药物的清除率下降。有学者比较了氟西汀在正常人与肝硬化患者之间的代谢过程，发现肝硬化患者中，氟西汀的平均清除率降低 50% 以上，代谢半衰期延长 3 倍。而血中氟西汀的主要代谢产物，去甲氟西汀的浓度则比正常人低。此时需控制用药剂量，必要时进行血药浓度监测以避免药物蓄积甚至中毒。

3. 肝功能不全患者的个体化给药　肝功能不全患者的用药原则：尽量选择不经肝脏清除又对肝脏无毒的药物；精简用药种类，减少或停用无特异性治疗作用的药物；避免选用需要在肝脏中代谢活化的前体药物，直接选用活性母药（如糖皮质激素的选用，在肝功能不全患者不宜选用可的松或泼尼松，而宜选用氢化可的松与泼尼松龙）。有条件应通过 TDM，根据结果个性化地设计或调整治疗方案。

二、内分泌疾病时的给药方案

人体内分泌疾病时药物代谢动力学研究主要见于甲状腺疾病和糖尿病。甲状腺疾病和糖尿病时，由于体内激素水平发生变化，使影响药动学特性的主要器官如肾、肝、心等诸多脏器的功能发生改变，从而影响药物的体内代谢过程。

（一）甲状腺疾病患者

1. 药动学特点　甲状腺功能异常主要包括甲状腺功能亢进和甲状腺功能低下，前者对药物代谢动力学的影响较明显，后者则较轻微。甲状腺疾病时由于各方面的原因而使药物的吸收、分布、代谢和排泄发生变化。

（1）吸收：甲状腺功能亢进（简称甲亢）时由于胃排空速度加快，使普萘洛尔、对乙酰氨基酚、奥沙西泮等药物在小肠的吸收加快。甲亢时还可致肠蠕动加快，肠蠕动加快对药物吸收的影响表现为两方面。一是可能使药物吸收增加；二是使药物吸收减少，例如维生素 B_2 及地高辛在甲亢患者吸收减少。甲状腺功能减退（简称甲减）时往往由于消化道运动减弱而导致某些药物的吸收速度下降。如普萘洛尔、对乙酰氨基酚等药物的吸收在甲减时减少。

（2）分布：甲亢时表观分布容积的变化主要有两个方面。一是表观分布容积增加，例如普萘洛尔；二是表观分布容积不变，如苯妥英钠、茶碱及丙硫氧嘧啶的表观分布容积在甲亢时未发现有明显变化。甲减时某些药物的表观分布容积可减少，如地高辛，由于表观分布容积的减少，可导致血药浓度增高，因此在用药时应加以注意。

（3）代谢：由于甲亢时甲状腺素对 NADPH、细胞色素 P-450 还原酶等肝药酶有诱导作用，使肝脏 CYP 酶活性及葡萄糖醛酸转移酶活性明显增加，导致药物的氧化反应及结合反应增强。由于肝药酶活性增加，使药物代谢速度加快而导致某些药物的清除率加大、半衰期缩短。

（4）排泄：甲亢时地高辛的尿中排泄率增加而血浆中药物浓度明显下降。有人认为这主要是甲亢使地高辛的肾小管分泌亢进所致。但是很多药物在甲亢时经肾排泄加快被认为是肾小球滤过率增大及肾血流量增加所致。与甲亢相反，甲减时某些药物（如地高辛及普萘洛尔）的尿中排泄率降低。

2. 给药方案 临床上治疗甲亢或甲减时，一定要掌握各种药物的药物代谢动力学特点，密切观察患者用药后的反应，及时作出判断调整给药剂量，有条件时一定要做治疗药物监测。甲亢和甲减时一些临床常用药物的药物代谢动力学变化见表 7-1。

表 7-1　甲亢和甲减时药物代谢动力学发生变化的临床常用药物

药代动力学参数	甲亢	甲减	药物名称
吸收速度	↑	↓	对乙酰氨基酚
	↑	↓	普萘洛尔
分布容积	↑	—	普萘洛尔
	—		苯妥英钠
	↑	↓	地高辛

药代动力学参数	甲亢	甲减	药物名称
葡萄糖醛酸结合	↑	—	对乙酰氨基酚
	↑	—	奥沙西泮
肾清除率	↑	↓	地高辛
蛋白结合	↓	↑	普萘洛尔

注：↑上升；↓下降；—不变

（二）糖尿病患者

1. 药动学特点

（1）血浆蛋白结合减少：糖尿病时由于血浆蛋白含量减少、游离脂肪酸增加而导致内源性结合抑制物蓄积以及血浆蛋白的糖基化等原因而使某些药物与血浆蛋白结合减少，如苯妥英钠、地西泮、华法林、利多卡因等。糖尿病患者服用地西泮后产生的血浆蛋白低下可因使用活性炭除去游离脂肪酸后而缓解，说明游离脂肪酸是导致药物血浆蛋白降低的原因之一。此外，有人证明血浆蛋白糖基化与游离型药物浓度比例成正相关。

（2）代谢酶活性下降：糖尿病患者服用对乙酰氨基酚后可导致对乙酰氨基酚的半衰期延长，这是由于糖尿病时葡萄糖醛酸转移酶活性降低，使肝脏代谢对乙酰氨基酚的概念减弱所致。此外，糖尿病患者尿苷二磷酸脱氢酶的活性下降而导致 UDPGA（尿苷二磷酸葡萄糖酸）的减少也与对乙酰氨基酚的代谢降低有关。

（3）肾清除率增加：由于糖尿病患者的血浆蛋白结合率下降，游离型增加，使蛋白结合率高的药物肾清除率增加。此外，由于糖尿病患者的尿流量增加，尿趋向于酸性，使弱碱性药物的尿排泄增加，弱酸性药物的尿排泄减少。有人报告，糖尿病患者发病 10 年内肾小球滤过率呈增加的趋势，发病10 年后递减。如青霉素、阿米卡星等药物在糖尿病患者体内的肾清除率增加可能与糖尿病时肾小球滤过率增加有关。

2. 给药方案
糖尿病时药物代谢动力学改变比较复杂，应根据患者的具体情况和药物的特点来调整给药剂量和给药间隔。必要时应进行治疗药物监测。

三、肾功能异常时的给药方案

1. 肾功能不全患者的病理生理特点
肾是大多数药物及其代谢产物排泄的主要器官，因此许多药物可以导致肾损伤，特别是在原有肾疾病的基础上更易发生药物诱导的肾损伤。此外，肾衰竭的患者多数药物的体内药动学过程会发生改变，为达到有效的治疗浓度并避免或减少肾毒性的发生，需仔细调节药物的用量和给药间隔。

2. 肾功能不全患者的药动学特点 肾功能不全患者在使用药物时应充分了解各种药物在肾功能不全时的药动学，查明肾小球滤过及肾小管转运功能的降低程度，还应考虑患者胃肠道吸收情况、药物蛋白结合率、药物分布容积、心脏和肝脏功能状态以及受体敏感性等问题。如果所选用的药物主要经肾脏排泄，则肾功能不全患者可出现血浆药物浓度增高，有发生毒性反应的危险。恶心、呕吐是尿毒症患者的常见症状，可以影响药物的吸收，应尽量避免。局部组织水肿或灌注不良会影响肌内注射药物的吸收，给药途径尽量选择静脉通路。进入血液循环后大部分药物与血浆蛋白结合，只有游离的药物才具有药理学活性，而肾衰竭时由于患者血浆中产生抑制因子或低蛋白状态等因素可使某些药物（如青霉素）的蛋白结合率降低，游离血药浓度增高。尿毒症时绝大多数药物的分布容积都降低，而清除半衰期延长，可根据药物的半衰期来指导肾衰竭患者给药剂量和给药间隔的调整，但它不能代替药物血浆浓度的监测，对于主要经肾排泄的药物如氨基糖苷类抗生素应定期监测血药浓度。

3. 肾功能不全患者的个体化给药

（1）肾功能减退时仍予以正常剂量者，包括主要经肝、胆系统代谢或排泄的药物，在肾功能严重损害时血浓度无明显增高，$t_{1/2}$ 延长不明显，且药物本身毒性较小，如红霉素等大环内酯类、利福霉素、多西环素、氯霉素、新生霉素等。

（2）肾功能减退时药物剂量需调整的药物包括主要经肾脏排出的药物，如青霉素类、两性霉素 B 等，这些药物基本以原型经肾排泄，在肾功能损害时其 $t_{1/2}$ 有所延长，药物易导致蓄积甚至中毒。

（3）肾功能减退时药物剂量必须减少的药物主要包括氨基糖苷类、多黏菌素类、万古霉素、某些头孢菌素、乙胺丁醇、对氨基水杨酸、氟胞嘧啶等。这些药物本身或其代谢产物主要由肾排出，肾功能损害者应避免使用，如必须应用时应根据肾功能损害程度调整剂量。

（4）肾功能减退时不宜应用的药物主要包括四环素类（除多西环素外）、磺胺类、甲氧苄啶、呋喃妥因等。因肾功能减退时药物及其代谢产物有蓄积现象，且这些药物均可引起肾损害。

（5）透析时需增加剂量：由于某些药物可通过透析排出体外，故通常在透析后补充适当剂量，具体可查阅肾病专著的附表。若患者感染严重，需积极的抗感染治疗时，可在透析前给予一个维持量或一个负荷量，透析后再给予一个补充量。一般来说，药物的分子质量超过 500U、高蛋白结合率或体内分布广的药物通常不能有效地被透析清除。

四、心功能异常时的给药方案

（一）充血性心力衰竭患者的药动学特点

充血性心力衰竭时，心肌收缩无力、心排出量明显减少、交感神经功能亢进、水钠潴留、静脉压升高等原因导致一系列病理改变，使药物的吸收、分布、代谢和排泄均受到不同程度的影响。

1. 药物吸收减少　充血性心力衰竭时由于肠黏膜水肿、淤血、胃排空速度减慢、肠管蠕动减弱、胃肠道分泌有减少等导致口服药物在胃肠道吸收减少、生物利用度降低。

2. 血药浓度增加　充血性心力衰竭时由于水肿而导致血管外组织液增加，此外，由于肝脏淤血导致肝功能下降而使血清蛋白结合减少、药物的血浆蛋白结合率下降，游离型药物浓度增大；上述原因均可导致药物的表观分布容积增大。但是充血性心力衰竭时由于有效循环血量的明显减少而使药物的表观分布容积减少的药物比较常见。由于最初血药浓度 C_0 等于投予剂量与表观分布容积的比值，因此，如果常规剂量给予充血性心力衰竭患者上述药物时，可使血药浓度明显增加而导致药物中毒。

3. 代谢能力下降　充血性心力衰竭时由于肝脏淤血、低氧血症以及营养不良等原因导致 CYP 活性下降，肝内在清除率下降，可使药物在体内蓄积，严重者可导致药物中毒。

4. 清除率减少　脏器血流减少，药物消除变慢。充血性心力衰竭时由于心排出量下降使肝、肺、肾、胃肠道、肌肉等消除器官血流量减少；此外，充血性心力衰竭时由于代偿性交感神经亢进而导致上述器官血流量进一步下降；充血性心力衰竭时静脉系统的淤血也促使器官血流量减少。充血性心力衰竭导致的肝血流量减少使高摄取比药物的消除下降；而静脉压升高使肝细胞萎缩、肝血窦水肿、在肝内清除率下降从而导致低摄取比药物的消除也减少。充血性心力衰竭时肾血流量也减少，GFR 下降。主要经肾排泄的药物其肾清除率受肾血流量影响较大，如氨基糖苷类抗生素和头孢菌素类。充血性心力衰竭时，肾血流量下降，肾清除率减少。

一般来说，充血性心力衰竭时器官血流量减少，肝药酶活性降低，体内药物的消除速率下降，总体清除率减少。

5. 生物利用度增加　如前所述，充血性心力衰竭时 CYP 活性降低，内在清除率下降而导致肝脏的首关效应减少，生物利用度增加。

6. 排泄减少　在充血性心力衰竭初期，由于代偿功能未被破坏，心排出量的减少和肾血流量的低下对肾小球滤过率影响不大。随着病情的加剧，肾局部的肾素、血管紧张素被激活，使肾小球输出小动脉的收缩程度大于输入小动脉，导致肾小球高压、肾小球滤过率明显减少而使药物的排泄降低。

（二）心充血性心力衰竭患者的给药方案

充血性心力衰竭患者体内的药物吸收、分布、代谢、排泄发生改变，因此在临床用药时要尤为注意。如充血性心力衰竭患者服用地高辛时，由于肾清除率下降，因此给药速度较正常人要慢。此外，由于充血性心力衰竭时肾清除率下降而导致很多药物的消除半衰期延长，因此在静脉滴注和长期连续给药时要警惕药物蓄积的出现。如出现充血性心力衰竭患者静脉滴注抗心律不齐药物时，显效后一定要将滴注速度放慢，否则容易出现因药物蓄积而加重心率失常。对于充血性心力衰竭患者，减少给药剂量，进行治疗药物监测是防止药物蓄积、安全有效用药的重要措施。

五、CRRT 和透析时的给药方案

1. CRRT 和透析患者的药动学特点 透析患者均有不同程度的肾功能衰竭，在行血液透析、腹膜透析等治疗时，具有独特的药动学特性。因透析方法不同，对药物动力学的影响有一定差异。

（1）血液透析与药物动力学：血液透析时药物从体内排除程度取决于药物的特性，如分子量、电荷、脂溶性与水溶性差异、体内分布容积、蛋白结合率等。此外，透析条件如血流量、透析液、透析器及膜的种类（面积、膜孔大小、通透性等）不同也有一定影响。一般来说，蛋白结合率低、分子量较小、体内分布容积小的药物易于经透析排除。

（2）腹膜透析与药物动力学：经腹膜透析从体内排除药物的程度，同样受药物特性、腹膜状态、腹膜透析的种类影响而有一定的差异。一般腹膜透析容易清除的药物有经肾排泄、分布容积较小、蛋白结合率低的药物。连续腹膜透析（CAPD）的患者，药物动力学与肌酐清除率在 10ml/min 左右的终末期肾衰患者基本一致，也有少数例外，需注意观察。间歇性腹膜透析患者（IPD）与血液透析患者一样，透析性比较大的药物，在透析中能被集中地清除，要特别注意。

2. 透析患者生理因素的影响

（1）药物吸收的改变：透析患者的胃液中尿素值比较高，由于胃内的尿激酶将尿素分解成氨，从而使胃液的 pH 升高，致使一些物质如铁等吸收下降；消化道运动异常，如糖尿病透析的患者，由于酸中毒、电解质异常等原因，较多合并呕吐、腹泻等消化道运动功能异常，影响药物吸收；肠道吸收功能异常，如低蛋白血症、水肿等引起肠道水肿，致药物吸收障碍。此外，一些继发性病变有可能导致铝、钙吸收亢进，磷吸收受限等电解质异常。

（2）药物体内分布异常

1）血浆蛋白结合率改变：肾功能障碍时，药物与血浆蛋白结合能力下降，尤其是蛋白结合率高（＞90%）的药物，血中游离性型药物浓度升高，导致药效改变，甚至发生严重不良反应。蛋白结合率下降的原因①低蛋白血症；②白蛋白分子中氨基酸发生质的变化，造成药物与蛋白结合部位异常；③体内潴留的尿毒素阻碍药物与蛋白结合。

2）药物与组织结合率改变：肾功能障碍时，药物与外周组织的结合能力下降，某些药物分布容积显著减少，如洋地黄类制剂在肾功能障碍时体内分布容积降低，因这类药物的有效浓度与中毒浓度非常接近，使用时要特别注意。

3）作用于外周末梢组织中药物渗透性的变化：有些药物因pH的变化导致组织渗透性改变，如水杨酸、苯巴比妥等在酸中毒时，中枢神经组织发生渗透性改变，比较容易通过血脑屏障。

（3）药物代谢异常：肾衰患者某些经肝代谢的药物可能发生以下改变。

1）代谢功能亢进：由于肾衰致尿毒素蓄积，肝药物代谢酶被激活，使药物代谢亢进，从而需要增加药物剂量。

2）代谢功能低下：肾衰时还原、水解、乙酰化等反应能力下降，使得某些药物的代谢减慢，容易发生蓄积中毒。

3）药物排泄异常

肾排泄：透析患者向尿中排泄药物及其代谢物极低，因此，经肾排泄具有活性或毒性代谢物的药物，必须调整给药方案。

胆汁排泄：大多数情况下不需要考虑肾衰对胆汁排泄的影响，但奥沙西泮（oxazepam）因肾衰使代谢产物向胆汁排泄增加，产生肠内细菌分解产物再吸收。

3. CRRT和透析患者的个体化给药　正如前述，透析患者给药方案设计必须考虑所用药物特性及透析过程体内药物浓度变化特征，作必要调整，即需要补充透析治疗过程中因透析而损失的药物量。已知透析开始时体内的药量 $V_d C_{(0)}$，由下面公式可估算出所需要补充的剂量。

补充剂量 $= V_d C_{(0)} [e^{-k\tau} - e^{-kD\tau}]$

公式中：$V_d C_{(0)} \cdot e^{-k\tau}$ 为患者若不经透析时，在时间 τ 时体内的药量 A_{off}，$V_d C_{(0)} \cdot e^{-kD\tau}$ 为经透析 τ 小时体内的药量 A_{off}。

参考文献

[1]　曾苏.临床药物代谢动力学.北京：人民卫生出版社，2007.

[2]　郭涛.新编药物动力学.北京：中国科学技术出版社，2005.

[3] 李金恒. 临床治疗药物监测的方法和应用. 北京：人民卫生出版社，2003.

[4] 刘克辛. 临床药物代谢动力学. 北京：人民卫生出版社，2014.

[5] 印晓星. 治疗药物监测. 北京：人民军医出版社，2011.

[6] 邵志高. 治疗药物监测与给药方案设计. 南京：东南大学出版社，2010.

[7] 任先达，潘润美. 临床药动学服务. 北京：中国医药科技出版社，2006.

[8] DAGER WE, ALBERTSON TE. Impact of therapeutic drug monitoring of intravenous theophylline regimens on serum theophyllineconcentrations in the medical intensive care unit. Ann Pharmacother，1992,26(10):1287-1291.

[9] TANIKAWA KL, MATSUMOTO Y. Population pharmacokinetic analysis of theophylline: relationship between serum concentrations and clinical effects in therapeutic drug monitoring. Yakugaku Zasshi，1999，119(11):861-867.

[10] ONO Y, KONDO T. Early replacement of intravenous aminophylline administration with oral theophylline in treating acute exacerbation of asthma. Nihon Kokyuki Gakkai Zasshi, 2001,39(2):75-81.

第八章

遗传药理学与儿科TDM

第一节 概述

一、基本概念

1. 遗传药理学与药物基因组学 "遗传药理学"源于英文 pharmacogenetics,由 pharmaco（药物）和 genetics（遗传学）组合而成。因此，遗传药理学的本质定义为研究机体的遗传变异引起的药物反应异常的学科。是临床药理学与人类遗传学的交叉学科，利用患者的遗传信息来确定能对药物毒性和疗效进行临床相关预测的潜在遗传变异。其目标是研发一种对每个患者的药物疗效和不良反应发生率的个性化的、以遗传为基础的预测方法。随着人类基因组计划的逐步实施，药物基因组学的概念也在遗传药理学之后迅速兴起。

药物基因组学是 1997 年在人类基因组计划获得进展的基础上提出的，也是研究人类基因在药物反应中的作用，其研究范围比遗传药理学更广泛，它涉及整个基因组中所有编码与药物代谢、体内转运、效应有关的蛋白质的基因，而遗传药理学则主要集中研究引起药物反应个体和群体差异的变异基因。遗传药理学与药物基因组学两者都研究遗传在机体对药物反应中的作用，可以被视为是同一个学科。因为两个概念的内涵和外延均相互涵盖、相互补充，但又有区别。

2. 遗传药理学主要研究内容 药物反应个体差异是临床药物治疗中极常见的现象。例如，正常人群中药物代谢酶的动力学参数等，因不同药物和不同人群而发生改变，导致如此巨大差异的有环境因素、生理因素、病理因素等，但经大量孪生兄妹间差异研究和家系研究证明，遗传因素才是导致药物代谢反应个体和人群差异的决定性内因。

遗传突变引起药物代谢和反应差异主要来自编码药物代谢酶、受体和药物转运蛋白的基因的遗传变异。因此，药物代谢酶、受体、药物转运蛋白等的遗传多态性是遗传药理学的主要研究内容。

总的来说，遗传药理学的主要研究内容有以下 6 个方面。

（1）通过定量药理学方法阐明遗传因素在药物代谢酶和个体反应差异中的作用。

（2）通过关联性分析阐明引起药物不良反应的相关遗传变异及决定个体反应差异的基因。

（3）通过分子生物学寻找影响药物效果的药物代谢酶、药物受体、转运蛋白等基因。

（4）通过临床试验阐明 SNP 突变与药物作用的关系及其对药物作用效果的影响程度。

（5）通过大数据对家系、人群进行遗传流行病学研究，包括连锁分析、基因组分析等。

（6）通过实地调研方法阐明在药物作用中遗传和环境的相互作用及其深层机制。

二、遗传药理学的分子机制

1. 核酸与 DNA 结构　核酸是生物遗传物质，是染色质的主要成分，同一物种细胞的 DNA 含量是相对恒定的，可贮存大量不同的遗传信息，以满足生物种族遗传的要求，通过 DNA 分子的精确复制，又可使遗传信息得到稳定和连续的传递。核酸是由核苷酸通过磷酸二酯键共价连接的线性聚合物，每个核苷酸由 1 个磷酸、1 个五碳糖和 1 个碱基组成。核酸有两类：一类是脱氧核糖核酸（DNA），另一类是核糖核酸。核苷酸中的碱基均为含氮杂环化合物分别属于嘌呤衍生物和嘧啶衍生物。核苷酸中的嘌呤碱主要是鸟嘌呤，嘧啶碱主要是胞嘧啶、尿嘧啶。因此，通常基因是 DNA 分子链上的一个特定的区段，其平均大小约为 1 000 个碱基对，携带正常基因的生物体叫野生型。

2. 基因突变与遗传多态性　遗传药理学多态性是同一正常人群中的同一基因位点上具有多个等位基因引起，并由此导致药物和机体的相互作用出现多种表型，这些多个等位基因中的任何一对等位基因决定表型的发生频率应在 1% 以上。如果发生率低于 1%，则称为罕见性状，由自发性引起。应当指出，把发生频率定在高于 1% 才能成为常见型或多态性是人为的。基因位于成对的染色体上，因此每一种基因都有一对，故称等位基因。如果这对等位基因均未发生碱基对的突变或缺失，则个体为这一基因的野生型纯合子。野生型等位基因均被定名为 *1，故个体为 *1/*1，如果个体有一个等位基因发生突变或缺失，则为杂合子，通常用 *1/*2、*1/*3 等表示；若两个等位基因均发生突变，则为突变等位基因的纯合子或杂合子，以所具有的两个突变等位基因如 *2/*2 或 *2/*3 等表示。

遗传多态性在药物代谢方面或是药物效应方面的相关蛋白中非常普遍存在，因此成为遗传药理学领域中的重要研究内容，检测引起药物代谢或反应变异的遗传多态性，可比较清晰探明药物代谢及药效差异的根源。

在酶基因组时代，是先在临床工作中发现药物反应或代谢异常的个体，然后通过家系研究确定遗传所致并确立表型多态性，再在不同表型人群中分析、比较发现其基因变异，确立基因多态性。在后基因组时代，则更多的是先阐明候选基因酶是一个超家族，其酶蛋白具有共同的特征；含有一个非共价结合的血红素，是一群内膜蛋白，并牢固地结合在细胞内膜上；均用来源于 NADPH 的还原等价物和氧分子来氧化底物，且这些还原等价物经过第二个酶转递到细胞色素 P-450 酶蛋白。

基于细胞内分布位置不同，哺乳动物细胞色素 P-450（CYP-450）具体可分为三大类：①线粒体 CYP-450，包括胆固醇侧链裂解酶和类固醇 11β-羟化酶微粒体 CYP-450，由多个基因家族组成，主要存在于肝细胞和肾上腺皮质细胞内质网，它们在与内质网膜结合的多聚核糖体上合成，通过信号序列识别系统直接插入内质网膜的脂质双层结构。②微粒体 CYP-450 通过与其相邻的黄素蛋白 NADPH-P450 氧化还原酶和细胞色素 b5 接受传递电子对，它们是一类主要的 CYP-450，参与药物、致癌物、类固醇激素和脂肪酸的氧化代谢。③既分布在内质网膜上又分布在线粒体中的 CYP-450，可存在于肝内或肝外组织，它们主要参与一些具有重要生理功能的内源性物质生物合成与代谢，包括 CYP5、CYP7A1、CYP7B1、CYP8、CYP24、CYPZ7 和 CYP51。

第二节　药物代谢酶

一、药物代谢酶及其分类

（一）药物 I 相代谢酶

人类许多药物代谢酶 CYP-450 具有遗传变异性，如 CYP1A1、CYP1A2、CYP2A6、CYP2C9、CYP2C19、CYP2D6 和 CYP2E1 酶活性的人群分布特征呈遗传多态性。同时，这些药物代谢 CYP-450 酶的遗传多态性具有明显种族或地域差异。从遗传进化角度不难理解这些现象和差异的存在。首先，CYP-450 基因在漫长的进化过程中，遗传变异是适应自然选择的必然结果，引起 CYP-450 酶基因遗传变异可表现为等位基因的位点突变、缺失、插入以及融合等变异。其次，在人类进化过程中，在地球上至少有三大人种存在：白色人种、黑色人种和黄色人种。大约在 15 万年前，黑色人种从白色人种和黄色人种群中分离出来，直到 4 万～6 万年前，白色人种从黄色人种群中分离开来，由于不同人种有不同的遗传背景、地理环境和饮食习惯，因此，发现药物代谢多态性的种族差异便不足为奇。所谓 CYP-450 酶遗传多态性是一种单基因性状，由同一正常人群的某 CYP-450 酶的特异基因的等位碱基发生改变，从而引起该基因产物酶的缺失或变异，并在人群中至少有两种表型，其中任何一种表型是大多数哺乳动物体内所具有的一种参与Ⅱ相乙酰化反应的代谢酶。

亲水性药物可经被动滤过或分泌清除，而亲脂性药物则不能。因此，通过肝脏代谢以合成更多的亲脂基团，是药物从胆汁中消除的主要方式。肝脏代谢酶主要存在于肝细胞内质网中，可以分为两类：Ⅰ相与Ⅱ相代谢酶。Ⅰ相代谢酶通过水解、氧化、还原或羟化作用对功能基团进行修饰。Ⅰ相代谢产物大多由单加氧酶，又称细胞色素 P-450 同工酶携带，后者是硫醇血红素蛋白超家族成员。人体中 P-450 有近 80 种不同形式，而每一种都有其独特的催化活性和调节系统。由于这种多样性，CYP 遗传变异的高频率可通过其冗余特征来解释。人体内大多数处方药的代谢是由 CYP 酶完成的，其中 CYP2D6、CYP3A4、CYP2C19 等 3 种酶具有的多态性与多数 ADR 的发生有关。

1. CYP2D6　参与了 30 余种药物的代谢，CYP2D6 基因包括点突变在内至少有 16 种遗传变异类型，可能导致终止密码突变、氨基酸取代、核苷酸重复、基因扩增或缺失等。这些变异都会造成酶活性的改变，有些会导致酶活性完全丧失，有些则造成酶活性过强而使药物代谢过快。CYP2D6 失活的等位基因由纯合子遗传而来。这种性状出现的频率存在明显的种族差异，在阿拉伯人中为 1%，而在中国人中可以达到 30%。因此，那些经 CYP2D6 代谢的药物，即便使用标准剂量，患者的反应也可能千差万别，有的可能由于药物不能正常代谢而使发生 ADR 的风险增大，有的则可能由于药物代谢过快而导致治疗失败。

2. CYP3A4　参与了绝大多数药物的代谢，可能影响它们在肠道的吸收，已发现人肝脏中 CYP3A4 活性的变异较大，这可能是其基因启动子区域的多态性造成的，但是尚不清楚这种多态性是否能够导致药物反应的差异。

3. CYP2C19　该基因含有多种失活突变，其发生的频率存在种族差异。CYP2C19 的多态性导致了奥美拉唑代谢的差异。奥美拉唑是一种质子泵抑制剂，用于治疗胃和十二指肠溃疡与食管反流。这种多态性导致在使用标准剂量治疗时，近 20% 的欧洲白色人种与更高比例的亚洲人对该药物具有耐受性。

（二）药物Ⅱ相代谢酶

人体肝脏药物Ⅱ相代谢酶与药物的结合可以单独发生或者发生在Ⅰ相代谢之后。Ⅱ相代谢酶可将大量内源性极性分子连接到药物分子上，促使其通过尿液或胆汁排泄。其中许多蛋白在个体间药物反应变异中起到重要作用，如尿苷二磷酸葡萄糖醛酸转移酶、NAT2和硫嘌呤甲基转移酶。

首先，UGT1A1可解除众多亲脂性化合物和体内物质的毒性，其基因启动子的多态性造成其编码酶的表达不同，从而导致了药物代谢上的差异。其次，在某些人种中如果出现使NAT2基因失活的纯合子突变，则药物灭活速度会减慢，进而未代谢药物积聚而导致剂量依赖性的毒性反应，如肼屈嗪导致的狼疮、异烟肼导致的神经病及磺胺药物导致的过敏等。再次，硫嘌呤甲基转移酶的多态性可以造成硫化嘌呤类药物生物转化减弱，对造血系统产生致命的毒性。

二、药物代谢酶的基因多态性与儿科药物代谢研究

人们对药物使用的需求和依赖不断增长。然而，药物不良反应（ADR）成为发达国家发病和死亡的主要原因之一，日益成为对药品安全监管部门的重大挑战。药物反应的个体差异导致ADR的发生，而个体差异是由许多因素，包括性别、年龄、疾病状态、药物相互作用和遗传易感性等引起的。ADR的全面临床报告是一种有效的药物安全工具，可以提供对药品安全问题有价值的深入观察。

加拿大卫生部和美国FDA的药品不良反应监测部门跟踪自愿上报的ADR报告以进行药物警戒。然而，这些自愿上报的ADR报告往往不完整，并且数量不足，再加上许多不良反应比较稀少，自愿上报的ADR报告系统很难识别变化趋势或找到足够数量的患者进行进一步研究。因此，需要国家和国际合作，主动监测ADR，以有效识别ADR病例、ADR信号及ADR发生原因（如遗传易感因素）。这些有价值的信息将减少未来ADR的发生率，进而帮助有治疗效果的患者继续使用这些药物，并且可以提高ADR风险患者的风险管理水平。

药物代谢酶多态性由同一基因位点上具有多个等位基因引起，其多态性决定表型多态性和药物代谢酶的活性，并呈显著的基因剂量-效应关系，造成不同个体间药物代谢反应的差异，是产生药物毒副作用、降低或丧失药效的主要原因之一。

提高儿童用药安全，理论上最好能包括许多发育阶段的完整的药代动力学研究。但因为这在真实世界中是不大可行的，所以需要从可获得和利用的

模型来外推。从成人药物代谢外推的不足意味着在儿童药物基因组学的研究在可能的情况下将取决于其他更安全的、创伤小的方法的发展进度。例如，硫嘌呤甲基转移酶活性的测定，被设计成使用红细胞中测得的酶活性估计其他组织中的酶活性。通常测定药物和药物代谢产物浓度的无创表型技术，如唾液收集、经皮采血及呼气测试已应用于药代动力学研究。在其他情况下，替代标记或模型底物被用来评估表型。例如，儿童应用相对安全的咖啡因用作 CYP1A2 的底物，来进行相关研究。

第三节　遗传药理学与儿童药物代谢特点

一、儿童的生理特点

与成年人用药相比，虽然与儿科用药所占市场份额有限，但专家预测，由于各国对妇儿保健越来越重视，儿科用药市场也会得到迅速发展。儿童在体格和器官发育等各方面不同于成人，故在儿科用药时要注意其特点。其一，儿童时期新陈代谢旺盛，药物在体内吸收、代谢、排泄的过程一般比成人为快。其二，儿童体液占体重的比例较成人大，水盐转换率高，极易出现水和电解质的调节失衡，故儿童对影响水盐代谢或酸碱平衡的药物异常敏感，如用利尿药后易出现低钠血症或低钾血症。水和电解质的变化又直接影响药物的吸收和代谢。其三，儿童消化系统、血液系统、肝肾功能皆不完善，因此用药不当常易致副作用和中毒，年龄越小，用药就更要求精细。其四，儿童抵抗力差，易患各种感染性疾病和营养缺乏性疾病，许多疾病又反过来影响机体对药物的耐受能力。最后，儿童处于生长发育期，激素应用会影响其发育，某些中枢抑制药会影响其智力发育。

二、儿童时期的特殊用药

新生儿特别是早产儿，肝、肾发育不成熟，功能不全，同时各种酶系统功能不完善，因此对那些在肝内进行生物转化及经肾脏排泄的药物尤其敏感。如治疗化脓性脑膜炎时，其药物用量为婴幼儿按体重计算的半量，否则可出现全身发灰、腹胀、呕吐、呼吸不规则、发绀、循环衰竭等，即灰婴综合征。新生儿胃酸分泌少，胃排空时间延长，肠蠕动不规则。这使某些药物的吸收增加或减少，如青霉素 G、氨苄西林、氟氯西林等口服后吸收的数量及速度增加，而苯妥英钠、苯巴比妥、利福平、核黄素等吸收量减少；而地高辛、地西泮、磺胺增效剂、磺胺异噁唑等在新生儿时期其吸收不受影响。另外，水杨酸类、维生素 K_3、新生霉素、磺胺类能从血浆蛋白部位把已经与其结合的胆红素竞争置换出来，被置换出来的游离胆红素易于通过血脑屏障而引起胆红素脑病，故在新生儿时期这些药物都必须慎用。总之，新生儿应尽量减少药物使用，必须用药时给药途径以血管内给药为主，并根据特点尤其是 1 周内的新生儿早期尽量按日龄制订或调整治疗方案。

婴幼儿期药物治疗时，应考虑这一时期的发育特点是其功能逐渐成熟，是一生中发育最快的时期，很多药物对此期的影响或伤害是终身的，因此选用药物时应考虑药物对生长发育的影响，如对中枢神经系统的毒性、对胃肠道的刺激作用等，同时婴儿血脑屏障不完善，对吗啡类尤其敏感，可致呼吸中枢抑制。其次要了解药物可能引起的延缓反应，如有些药物可影响儿童的生长发育，有些药物可引起免疫系统损伤等。另外，学龄前和学龄儿童易发生感染性疾病、各种意外及中毒。青春期内分泌系统发生急剧变化，生长发育出现第二个高峰，第二性征开始出现，用药时要注意药物的特殊中毒反应，如对骨髓的抑制作用、对内分泌腺的影响等。

三、儿童药物不良反应

出于伦理上的原因，儿童历来不会成为临床药物试验的对象。因此，在儿童中有批准适应证的药物的实际数量远远不能满足儿童专科治疗的需求。由于缺乏替代药物，儿童中有相当数量的超说明书用药。医生在儿童中超说明书用药时往往依赖成人临床试验数据，并利用体重调整剂量。但这种做法并不适当，并可能导致严重的损害，因为在超说明书使用处方药可能增大 ADR 风险。此外，通过证明区分儿童与成人的其他因素，众多事实甚至事件反复证明儿童用药不可将其视为"小大人"的缩影。

有相当多的证据证明药物生物转化和基因表达的发育相关的差异可能会导致儿童和成人之间不同的 ADR 发生率和治疗效果。例如，作为体内的药物解毒的主要途径中的主要酶之一，UDP- 葡萄糖醛酸转移酶（UGTs）的表达差异可能影响体内药物的半衰期。这种酶把底物转化成无活性、高亲水性的葡萄糖醛酸结合物，并使其排泄出体外。Strassburg 等人的一项研究通过测试吗啡、他克莫司、布洛芬、阿米替林和其他类固醇激素等药物的转化，来研究胎儿（妊娠 20 周）、儿童（7 ~ 24 个月）和成人（25 ~ 75 岁）的肝脏 UGT 酶家族的转录表达和葡萄糖醛酸酶活性的发育差异。这项工作表明，胎儿肝脏没有 UGT 转录，因此也缺乏葡萄糖醛酸酶活性。虽然儿童和成人肝脏都存在 UGT 转录，但两种 UGT 酶（UGT1A9 和 UGT2B4）在二者中的转录水平有显著差异。这两种 UGT 酶在儿童肝脏的 mRNA 水平较低，这与儿童血样中肝脏葡萄糖醛酸酶活性中的减少相一致。成人和儿童肝脏葡萄糖醛酸酶活性的差异是药物解毒发育相关的差异可影响药物的循环时间和半衰期的一个实例。

发育方面重要的药物代谢酶的另一个例子是 CYP 超家族。过去的研究表明 CYP 亚型在不同的发育阶段和不同组织独立表达。例如，CYP3A4 在成人肝脏的表达比胎儿高，而 CYP3A7 在胎儿肝脏较高。正如这个例子所说，这些研究结果的意义表明根据成人剂量调整儿童用药并不适当。

除了发育的差异，身体组成的差异（例如体内脂肪、白蛋白和水的含量可影响药物分布）和比例差异（例如体表面积可影响水的体积）也可以导致儿童与成人药物的有效性和治疗范围产生巨大的不同。这些年龄依赖性的药物动力学效应和药效学结果大都难以量化，推断这些因素对儿童的整体药物反应的个体影响也很复杂。与成年人相比，儿童很难或无法表达药物治疗的反应（例如，在问诊中成人比婴儿或幼儿更容易表达恶心和关节痛），这也显著降低了临床医生评估药物的负面结果的能力。沟通问题显著增加了新生儿和儿童不良反应发生的可能性。

2001 年，关于 17 个前瞻性研究的系统回顾和荟萃分析指出，儿童因 ADR 住院的总发生率是 2.09%，其中 30.3% 是威胁生命的。较新的研究（2008 年关于 25 个前瞻性观察研究的系统回顾）中儿童因 ADR 住院的发生率增长至 4.1%；成人和老年人的住院率更高（分别为 6.3% 和 10.7%），其发生 ADR 的可能性每增加一种药而提高 1.14 倍。因此，除了个体差异，增加药物的种类已被证明是在引起药物反应差异的另一个因素。这意味着，复杂的药物治疗方案更有可能导致 ADR。

四、基于遗传药理学的儿童个体化用药

（一）儿童哮喘治疗中 β 激动剂的遗传药理学

β 激动剂的药效学及分子生物学特性已有大量的研究报道。β 激动剂通过与细胞表面的 G^- 蛋白耦联受体 $β_2$ 肾上腺素能受体结合而发挥作用。目前，与哮喘治疗有关的药物基因组学研究主要与这类药物有关。为了解释哮喘病患者对 β 激动剂反应的个体差异以及个别患者出现的快速耐受现象，人们着重研究了 $β_2$ 激动剂受体（$β_2AR$）基因，因为 $β_2AR$ 基因在 β 激动剂通路中起关键作用。$β_2AR$ 基因无内含子，位于染色体 5q31-32。

目前已经从该基因及其转录调节因子 β 中鉴定出 13 种多态性。在白种人中，通常可以发现在 16 位和 27 位氨基酸残基以及 BUP 的 3 个区域的编码区 DNA 中有 SNP 存在。虽然早期的研究认为 16 位甘氨酸残基的多态性可能与严重哮喘的发生和呼吸道敏感性增加有关，但后来的研究发现并非完全如此。离体实验证明 $β_2AR$ 基因中编码 16 位和 27 位氨基酸残基的区域对于该受体的功能十分重要，当 16 位为甘氨酸残基时，激动剂引起的受体下

调被加强；相反，当 16 位为精氨酸残基时，β 激动剂不太容易导致受体下调。由于 β16 和 β27 两个基因间存在明显的连锁不平衡，即在 16 位具 Arg/Arg 的人常常在其 27 位是 Glu/Glu 而 16 位具有 Gly/Gly 的人则常常在其 27 位是 Gln/Gln，因此 β27 基因型可以减少但不会完全消除 β16 多态性对受体下调的影响。

以往关于 β 激动剂反应性表型的研究中，有的得到的是阴性结果，有的因样本数很小而无效。迄今最大规模的研究是一个有 255 个中度哮喘病患者参加的、多中心及有安慰剂对照的双盲试验。将患者随机分为两组，一组患者每天喷沙丁胺醇 4 次，每次 2 喷；另一组患者只在需要时给药。结果表明，两组患者每天喷沙丁胺醇的次数大约相差 6 次。对患者测量的原始数据表明他们上午和下午的峰呼气量无明显差异。研究者认为，常规应用沙丁胺醇并不比需要时才应用产生更多的不良反应。然而，当人们根据 β16 相 β27 两个基因的基因型将 255 名患者中的 190 名患者进行进一步分类时，就可以发现 Arg/Arg 纯合子的患者晨间峰呼气量明显低于其他患者。在试验结束的 4 周中，所有患者都改为需要时给药，结果发现那些基因型为 Arg/Arg 纯合子且试验时采用常规给药的患者比按需给药的患者的晨间峰呼气量低。而常规应用沙丁胺醇的 Arg/Arg 纯合子患者与常规应用沙丁胺醇的 Gly/Gly 纯合子患者间晨间峰呼气量大约相差 20L/min。

经过试验治疗和停药过程，发现常规应用 β 激动剂的 Arg16Gly-Arg/Arg 患者比按需给药患者的晨间峰呼气量低，而 Gly/Gly 患者常规治疗无效。因此，应用 β 激动剂治疗的 Arg16Gly-Arg/Arg 基因型患者晨间峰呼气量比 Arg16Gly-Gly/Gly 基因型患者低。Liggett 将离体试验资料与临床研究资料整合为受体动力学的"动态模型"。根据这一理论，Gly/Gly 纯合子患者的 β_2AR 由于受到内源性儿茶酚胺的作用已下调，因此，当患者接触到外源性 β 受体激动剂时会快速产生耐受。而 Arg/Arg 纯合子患者的受体原先并未下调，因此他们对 β 激动剂的快速耐受性就会更为显著。根据该模型，原先未接触过自激动剂的 Gly/Gly 纯合子患者对沙丁胺醇的反应较差，因为他们的 β 激动剂受体已经受到内源性儿茶酚胺的作用而下调。该模型受到另一临床试验的支持，该试验研究了给予儿童单剂沙丁胺醇后出现的气管舒张作用，受试者包括 191 名正常儿童和 78 名有喘息史的儿童。无论是正常儿童还是患哮喘的儿童，β_2AR 16 位是 Arg/Arg 纯合子的儿童对沙丁胺醇的作用更为敏感。β_2AR16 位是 Arg/Arg 纯合子的儿童对沙丁胺醇的气管扩张作用的易感性大约是 16 位为 Gly/Gly 纯合子的儿童的 5 倍。虽然上述模型可以解释临床试验结果和流行病学研究结果，但也不排除其他可能的解释。例如，与 β_2AR 共同作用的其他基因有可能在决定该通路的药理反应时起重要作用。

（二）白血病治疗中 6- 巯基嘌呤的遗传药理学

6- 巯基嘌呤（6-mercaptopurine，6-MP）是一种嘌呤类似物，用于儿童急性淋巴细胞白血病（acute lymphoblastic leukemia，ALL）的维持治疗。6-MP 的血液学毒性与剂量无关，但与其活性代谢产物的转换有关。在细胞水平上，6-MP 被转化成许多活化的和非活化的代谢产物，而在骨髓中，抗白血病细胞的增殖作用则取决于两者之间的平衡。

与其他的抗代谢药物一样，6-MP 是一种没有任何毒性作用的前药，需要被转化为 6- 硫代次黄嘌呤单磷酸核苷和 6- 硫代鸟嘌呤三磷酸核苷酸而起作用。6- 硫代鸟嘌呤三磷酸核苷酸通过与 DNA 的结合，干扰 DNA 连接酶和聚合酶的功能，从而调节 6-MP 的抗白血病活性。骨髓中被激活的 6-MP 的数量取决于硫嘌呤甲基转移酶（thiopurine methyltransferase，TPMT）介导的 6-MP 的甲基化程度。TPMT 通过对 6-TGN 产物的量的间接调节，从而从根本上决定 6-MP 的抗白血病作用。因此，TPMT 具有遗传多态性，是导致 ALL 患者治疗结果差异的主要因素。

已有多例报道是关于 TPMT 活性降低的 ALL 患者无法耐受 6-MP 标准剂量的治疗。相同的发现也见于一些皮肤病或者是自身免疫性疾病的患者以及移植患者接受 6-MP 类似物咪唑硫嘌呤中。带有 TPMT 遗传性缺陷的 ALL 患者接受 6-MP 治疗会使 6-TGN 积聚至中毒浓度，从而导致严重的、迁延不愈的与骨髓再生不良有关的骨髓抑制。由于 6-MP 潜在的细胞毒作用，因此这些不良反应在第一次给药后是不会出现的，一般在 2～3 周以后才逐渐变得明显起来。在表现出过强的血液学毒性时，TPMT 缺陷患者可能会遇上致命性的感染而不得不放弃药物治疗，直至骨髓功能恢复。对于 ALL 患者的治疗效果，6-MP 在维持治疗末期的总剂量就成了一个关键因素。当 ALL 患者不能完成整个疗程时，就更容易产生耐药性，而且病情也容易复发。对于一个 TPMT 缺陷患者，没有一种治疗方法可以维持超过半年。在另一个病例报告中，为了避免患者无法忍受的骨髓抑制，6-MP 的标准剂量降低至其量的 1/15，持续用药 3 周，同时输入红细胞、血小板和抗生素以辅助治疗。结果，伴随着骨髓抑制，这些患者患上了严重的胃肠道毒性、永久秃发和轻度黏膜炎。

人们已经建立了两种研究方法来检测 TPMT 遗传性缺陷对患者治疗结果的影响。一种方法发现，TPMT 缺陷的杂合子和纯合子患者在维持期能够分别接受 6-MP 全剂量的 65% 和 7% 的治疗剂量。相反，一般患者在维持期，能耐受 6-MP 全剂量的 84%。另一种方法则发现，在一般患者和杂合子患者之间，6-MP 的耐受性并没有明显区别，这可能是由于以前的疗程不同程度地影响了骨髓敏感性。然而，只有突变为纯合子的患者才无法接受维持期一半剂量的 6-MP 治疗。TPMT 缺陷的 ALL 患者在巩固期间，接受 6-MP 治疗后，最近出现了第一例致死性骨髓抑制。

为弄清 6-MP 治疗后患者出现高危毒性的风险，临床已成功地应用了表型或基因型方法，表型和基因型之间的判别依赖于有效的相关实验室技术。在一些临床试验中心，TPMT 活性已成为常规测定指标，大约有 90%~95% TPMT 缺陷的表型患者与其基因型相对应。患者严重贫血时，可接受输血治疗。这时测定患者红细胞中的 TPMT 活性是不可靠的。在这种情形下，最好能够预测其基因型。理想情况下，应当同时利用基因型和表型，因为至少有 10% 的 TPMT 缺陷的表型患者其基因突变仍是未知的。

TPMT 表型人红细胞的 TPMT 活性具有常染色体显性遗传的特征，并且以 3 种形式呈现低活性。有 89%~94% 的个体呈现高活性、6%~11% 的个体呈现中度活性、0.3% 的个体呈现低活性。对红细胞内的 TPMT 活性的测定基本上能够反映骨髓灭活 6-MP 的能力。TPMT 活性是可逆的，其与红细胞中的 6-TGN 水平有关，而且那些 TPMT 活性低的并且有非常高的 6-TGN 水平的儿童会出现严重的骨髓毒性反应。此外，红细胞的 TPMT 表型能反映出白细胞的损害程度。剂量减少对具 TPMT 中度活性的患者的影响是对高活性患者的影响的 5 倍。TPMT 活性可以因红细胞减少并随药物治疗停止的时间而得到恢复。

已报道有 10 种与酶活性降低有关的 TPMT 变体，其中 TPMT*2、TPMT*3A、TPMT*3C 占 TPMT 缺陷基因型的 80%~95%。TPMT 的基因型和表型是互相对应的。野生型个体中存在较高的 TPMT 活性，而杂合子和纯合子因为一个变体等位基因而分别显示出中等或较低的活性。TPMT*3C 等位基因包括两种非一致的单核苷酸多态性，分别位于外显子 7 和 10，是最常见的变体。TPMT*3A 在所有的缺陷变体中占 55%~86%，而且已经发现大约有 55% 的缺陷表型。TPMT*2 和 TPMT*3C 在白色人种中的发生率大约为 0.2%~0.8%。

对 TPMT 缺陷患者治疗的临床经验表明，他们应当接受 6-MP 常规剂量的 5%~10% 而进行治疗。对于具有高 TPMT 活性的野生型患者，他们之间 TPMT 活性差异的分子基础仍不清楚。在野生型患者中已经发现 TPMT 活性的变异程度高达 5 倍，这表明其可能是由于 TPMT 基因表达差异所致。TPMT 启动子的前后可变重复区域的多态性提示了其可调节 TPMT 活性。然而，这一调节量可能仍不足以解释相关野生型个体 TPMT 活性的差异。为了避免剂量不足，对这一组患者用高剂量的 6-MP 是有其科学合理性的，特别是对于那些因具有高 TPMT 活性和低 6-TGN 的患者，其复发的危险性更高。在没有毒性的情况下逐步增加 6-MP 的剂量与由于毒性增加而降低剂量的操作显然是不矛盾的。但是，对野生型患者仍然推荐使用全剂量的 6-MP。认识野生型患者中 TPMT 变异的遗传基础是对未来 6-MP 药物遗传学的挑战。

（三）儿童免疫治疗中的 GST 的遗传药理学

谷胱甘肽 S 转移酶（glutathione S transferase，GST）突变患者与非表达患者相比，其复发的风险要增加 3 倍，这促使人们对 GST 变体与白血病患者之间的关系进行深入研究。在根据 Berlin-Frankfurt-Munster 研究组（BFM）方案治疗的 ALL 患者中，null GSTT1 基因型是对最初强的松治疗产生反应的主要决定因素。

GST 已被认为是细胞耐受糖皮质激素治疗以及对泼尼松治疗最初反应的一个强烈预兆。与杂合子和野生型患者相比，null GSTT1 基因型患者对泼尼松治疗出现不良反应的风险可以降低 6~7 倍。另一个 BFM 研究组的临床试验发现，ALL 复发受突变的 GST 基因型影响。与野生型相比，null GSTM1 和 GSTT1 的复发风险分别降低了 2 倍和 2.8 倍。在 GSTP1 基因多态性中，与其他在密码子 105 位和 114 位的变体相比，Val105/Val105 基因型的复发风险可以降低 3 倍。基于这些已观察到的现象，null GSTM1、null GSTT1 以及 null GSTP1 Val105/Val105 基因型被视为"低风险"的基因型，至少有两种"低风险"基因型的患者，与没有"低风险"基因型的患者相比，其复发风险可以降低 3.5 倍。

以往的研究并没有阐明 null GSTM1 和 null GSTT1 基因型对 ALL 患者生存时间的任何影响，而只仅仅表明了一种趋势，即在 null GSTM1 患者中具有较高的中枢神经系统免予复发的可能性。与 BFM 研究相比，后一个发现可应用于所有 ALL 人群，因为在 BFM 研究中，所有 ALL 人群中的特殊患者亚群都是按匹配标准进行选择的。

在儿童急性髓细胞性白血病（AML）情况下，对化疗敏感的和免于化疗的患者进行强化治疗均能改善其生存时间，但其病变情况和死亡率则明显与药物相关。当 AML 患者接受标准化疗后，可观察到其中对化疗敏感性增强的患者的基因型是 null GSTT1。与免于化疗的野生型患者相比，强化治疗使得 null GSTT1 基因型患者的生存率降低并增加了毒性死亡的风险。此外，顺铂是一种高效的化疗药物，但具有耳毒性。在儿童中，顺铂耳毒性发生率在 60% 以上。除了听力损失，耳毒性也可能影响儿童的学习和发展。发现这种 ADR 后，一般会减少顺铂用量以保护听力，并尝试平衡癌症治疗。

癌症生存率和保护听力的这种平衡很难维持，往往会导致顺铂方案的提前终止。听力障碍是根据癌症治疗评估计划（CTEP，MD，USA）制定的不良事件通用术语标准（CTCAE）分级的。在重复队列中，66% 的儿童发生了严重的顺铂诱导的耳毒性，分级为 2~4 级。

研究者从接受顺铂治疗的 54 名儿科肿瘤患者（一个哥伦比亚儿童医院，BC，加拿大）和第二组 112 名儿童 [由加拿大药物基因组学药品安全网（CPNDS）从加拿大各地招募] 中采集 DNA 样本，对 220 个药物生物转化基因的 1 949 个 SNP 进行基因分型，其中一些与顺铂耳毒性有潜在的关联。硫嘌呤甲基转移酶基因（TPMT；rs12201199，OR：17.0，$P = 0.00022$）和儿茶酚 – 甲氧基转移酶基因（COMT；rs 9332377，OR：5.5，$P = 0.00018$）的突变与顺铂耳毒性高度相关。TPMT 和 COMT 的这两种变异都与各自的基因的低酶活性有关。这两个甲基转移酶都参与甲硫氨酸途径，并高度依赖于 S- 腺苷甲硫氨酸（SAM）作为甲基供体底物。实验已经表明，SAM 和顺铂合用的小鼠肾系统的顺铂毒性显著增加，而单用 SAM 仅产生轻微的毒性作用。因此，理论上，顺铂诱导的耳毒性可能是通过该通路中 SAM 的水平引起的 TPMT 和 COMT 活性降低导致的。现在面临的挑战之一是，并非所有的耳毒性可被 TPMT 和 COMT 活性下降解释；这意味着有其他因素（基因、环境）可以影响顺铂耳毒性。

此外，为了让这种新发现用于临床，必须将这些结果加入合适的临床指南。这一要求也适用于未来药物基因组学的研究。

（四）儿童中的药物不良反应与可待因毒性

药物不良反应（ADR）有多种分类方法，但最有用的一种是分为 A 型和 B 型药物不良反应。虽然 A 型 ADR 更为常见，但是情况常轻微且常有自限性。相比之下，虽然 B 型 ADR 少见，但往往更严重，更有可能导致严重并发症甚至死亡。鉴于 A 型 ADR 通常可以从已知药物的药理机制预测，药物基因组学将很可能成为帮助解决 B 型 ADR 这一问题的实用工具。如可待因毒性，与已知的人群 CYP2D6 药物基因组学变异有关。另一个与药物基因组学无关的药物不良事件分类是用药错误，是由于在药物处方、调配和管理中存在的个人和系统问题而出现的。在用药错误的情况中，教育和优化系统最有可能减少这些药物不良事件的风险。遗传变异影响药物的疗效和毒性，如果能更好地了解这些效应及作用程度，能使临床医生为患者选择更加安全、有效、经济的药物。

2006 年，母乳喂养的婴儿发生了阿片类药物引起的死亡，其母亲具有可待因的活性代谢产物吗啡和吗啡 6- 葡萄糖苷酸（M6G）增加的遗传倾向。这份《柳叶刀》出版的报告怀疑产妇使用可待因和母乳喂养的婴儿死亡的相关性。中枢神经系统抑制导致呼吸骤停是麻醉剂过量的一种症状，并可能导致呼吸骤停，是一种严重的不良反应。正常情况下可待因约 10% 是由 CYP2D6 代谢为吗啡，CYP2D6 的基因复制（与 CYP2D6 UM 表型相关）导致吗啡产物显著增加。吗啡进一步由尿苷葡萄糖醛酸转移酶（UGT）家族的一些成员，包括 UGT2B7 异构体结合成非活性代谢物吗啡 -3- 葡萄糖苷酸（M3G）。UGT2B7 可将吗啡葡糖醛酸化为有药理活性的 M6G 代谢物。UGT2B7 的遗传变异可增加吗啡到 M6G 的生物转化，尽管由于文献差异并不完全清楚。UGT2B7*2（rs7439366）纯合携带者 M6G 吗啡增加。CYP2D6 基因复制或 UGT2B7*2 基因突变都会增加新生儿阿片中枢神经系统抑制的几率，两者的结合可能产生的风险最高。CYP2D6 是可待因的代谢更常见的生物标志物——这可能是因为 CYP2D6 活跃在可待因代谢途径的上游。第二，UGT2B7 的活性需要在出生后 2 ~ 6 个月增加至成人水平，而 CYP2D6 只需要大约 2 周。

因此，CPLDS 和 Motherisk 计划（加拿大多伦多儿童医院）制订了一个研究方案，通过比较使用可待因的母婴中遗传和非遗传因素的差异，以验证可待因中枢神经抑制与这些变异的关联。母亲有可待因暴露的母乳喂养婴儿中，17 个有症状，55 个无症状，中枢神经系统抑制作为对照研究的终点指标。这一终点指标表现为婴儿警觉性下降，这与婴儿急诊数（P=0.002）显著相关。有症状组的母亲服用的可待因剂量 [（1.62 ± 0.79）mg/（kg·d）] 比无症状组 [（1.02 ± 0.54）mg/（kg·d）] 的母亲平均高 59%，P=0.004，这可能是明显的毒性相关的量效关系。然而，药物剂量不是在中枢神经系统抑制的唯一预测因素，遗传因素也有影响。除了阿片类药物导致婴儿死亡，另一位严重的中枢神经系统抑制婴儿被认定为 CYP2D6 UM 和 UGT2B7*2 纯合子。这两个较大的病例对照队列和药代动力学模拟研究证实，这些现象与可待因超快转化成活性的吗啡通过母乳传递，并且对母乳喂养的新生儿有不利影响的假设是一致的。

据估计，北美试图母乳喂养的母亲有 40% 可能使用可待因缓解产后疼痛。鉴于其临床意义，这些研究成果将优先及时传达给患者和医护人员。因为这些药物基因组学研究的结果，药品标签的修改和用法的改变现在正在进行。在新生儿阿片中毒和哺乳之间的遗传关联的研究出版前，可待因治疗分娩后会阴疼痛是一个普遍的做法。这种方法得到了由美国伊利诺斯州美国儿科研究院这一对医疗实践有显著影响力的学术团体，和 Briggs 等人在怀孕和哺乳期用药的主要教科书第 7 版的支持。在教科书的最新版中，有一个新的章节引用了这些研究结果，他们建议在母乳喂养期间短期使用可待因时应密切监测婴儿药物毒性（通过镇静、嗜睡或牛奶入口量减少的迹象）。Briggs 还建议哺乳时，应避免长期（超过 1 ~ 2 天）的可待因使用，并且为母亲提供竞争性阿片受体拮抗剂纳洛酮，这个药物有助于缓解中枢呼吸抑制和确诊新生儿麻醉过量。

CPNDS 的下一步是对 600 名妇女在使用可待因前，对 CYP2D6 基因前瞻性地进行随机检测，评估药物基因组学在临床试验中的使用。通过识别携带超快代谢型（UMs）的 CYP2D6 基因型的母亲以确定提前筛查是否可以改善婴儿和 / 或孕产妇的情况。参加筛选的产妇将在剖宫产手术前进行 CYP2D6 和 UGT2B7 分型。在一组中，有风险的妇女（CYP2D6 UMs）不使用非阿片类镇痛药止痛，而无风险的母亲使用标准剂量的可待因。另一组所有的母亲将使用可待因镇痛。他们将分析 CYP2D6 和 UGT2B7 检测在预防新生儿阿片类药物相关不良反应方面的临床和诊断作用。临床指南对可待因使用的修改是这些药理学研究的一个必要结果。通过收集这些和其他一些研究的证据，Motherisk 最近发表了一篇文章，概述了这一问题并且更新了可待因哺乳期使用的建议。

（五）开展儿童药物临床试验所面临的现实

儿童经常会使用已进行成人研究并适用于成人的药物剂型，而这些都属于超说明书用药。在使用这些超说明书药物过程中，剂量选择往往来自反复试验的经验，或者基于我们确实已有的有限数据的概括，而不是来自安全性和有效性的具体证据。目前市场上销售的处方药 80% 未被批准用于儿童。人们可能会认为我们在伦理上需要得到能让儿童服用更有效药物所需的信息。

此外，遗传药理学研究使得儿童面临新药临床试验和基因检测带来的风险。接触新型药品研究的风险是所有临床药物试验固有的。在患者中，这些风险可能被病症治疗或病症的缓解带来的益处所平衡。通过将健康儿童暴露于化学物质从而收集其正常数据的建议引起了较大的伦理争议。需要遵守临床研究伦理行为的七项要求：该研究必须具有价值，科学有效，选题公正，良好的风险收益比，独立审查，自愿参与者的知情同意，以及对入组者的尊重。独立审查是最基本的要求，下面的讨论可以帮助指导评审员使用这些要求来评估儿童中进行的药物基因组学研究。

儿童是一个独特和特殊的人群，不能被任何其他人群或已知的模型系统代替。这项研究的主要伦理挑战是，儿童不能在法律上或伦理上去同意研究。其父母可给予同意，或更恰当地描述为允许他们的儿童参加研究。当儿童年龄足够大时，可征求其是否同意研究过程。在青春期中期到晚期，儿童可能能够在伦理上提供足够的知情同意。虽然可以合情合理地预期家长能在大多数情况下保护他们儿童的利益，但父母对儿童参与的许可，和一个成年人自主决定他或她自己参与研究，无论在实际上或伦理上都是不一样的。

历史和经验表明，父母有时会让他们的孩子参与他们自己不愿参加的研究和临床干预，尽管这其中经常有各种可以理解的原因。儿童不能自主决定，以及父母可能并不总是能充分地保护儿童的利益，使得儿童在伦理上和法律上被视为弱势群体。其导致的最重要结果是联邦法规极大限制了儿童可能暴露的风险程度。对儿童研究的评估目前分为四类。任何一个儿童都能参与不涉及超过最低限度风险的研究。最后，即使在对参与者提供利益好处的情况下，仍然要谨记"开展研究是为了社会利益，而不是个人利益"。

第四节　儿童药物基因组学检测方法的开发

将来，临床医生在临床试验中，需将基因检测与药物选择和剂量确定结合起来，以达到用药的安全性和有效性，但这一前景引起了一些担忧。

目前，儿童基因检测指南指出，只有当检测结果具有明显的临床益处时，才考虑进行基因检测。父母同意/许可和儿童同意是必需的，这对成年的知情同意是顺理成章的医疗流程，但在儿童开展这项前瞻性的临床检测是比较困难的。

药物基因组学检测作为一种工具用来指导儿童的药物治疗，似乎是基因检测的理想目的，药物基因组学检测作为筛选工具应用于临床，其作用更值得商榷。可能预期会有两类药物基因组学检测，基因型检测和表型检测，基因型检测不会造成太大的身体风险，因为 DNA 提取可以用微创手段，如抽血或口腔拭子获得。通过检测组织样本进行基因表达检测不太可能被接受，除非这些信息的价值非常高，而且用药错误的风险非常严重。然而使用模型底物或容易获得的组织替代物，进行无创或微创的表型检测方法可及时获得结果，将非常有用。

在此研究背景下，若药物基因组学的结果给出了不想要的预测或易感性信息，特别是对于会引起歧视压力的情况，则会引起人们的担忧。除了药物选择和剂量确定的基因组学检测目的之外，要权衡其带来的额外信息的益处，最好由医生指导、患儿家长或有能力把握自己的儿童来进行选择。

综上所述，与具有药物使用丰富数据的成人相比，儿童一直是治疗的孤岛。近期已有一些关于确保儿童可以在科学信息的基础上进行治疗的进展。药物基因组学可以提供更安全和更有效的药物，但这需要对基因表达的详细了解，而基因表达在不同组织和整个发育过程中都在发生变化。

如果儿童能从药物基因组学获益并不被再次孤立，那么临床中将需要开发测定基因表达和有效替代终点的微创方法。

还有，药物不良反应在医疗系统中占有举足轻重的地位。基于药物不良反应所带来的明显医疗负担和经济影响，我们需要重视并解决这些问题。药物安全的工作依赖于临床试验以及药物不良反应自发上报系统；但是，药物信息进一步完善需要更为积极的药物不良反应监测，因为药物不良反应监测

儿科治疗药物监测与合理用药

能够提供更多可靠的信息以引起药物警戒，而这些药物需要更多的监管行动。

这个问题在儿科中更为复杂，因为过去缺乏儿科的临床试验数据；尽管药物适应证较少的人群中包含儿童，但超说明书用药在儿科中越来越常见。药物不良反应的药物基因组学研究以及将这些研究结果转化为药物监管措施都是必需的。将来，许多与药物安全相关的药物基因组学研究工作仍有待完成，包括寻找其他生物标记物（在未来或当前的药物研究中）、验证并建立药物基因组学的临床实践指南。药物基因组学在改善儿童药物治疗中潜在的发展空间也包括研发新的治疗药物，针对基因变异性影响药物疗效和安全性的研究应该成为临床研究注意事项和临床试验设计的一部分。

过去，儿童药物治疗研究远远落后于成人，但重要的是，这不应该发生在个体化治疗的时代。目前，仅有限的生物标记物要求在使用药物前进行检测，而且为儿科患者量身定做的生物标记物的数量更少。可以预见，随着药物基因组学研究越来越多，药品说明书和内包装的修改也会越来越多。这些变化反映了对药物不良反应预防、提高药物疗效以及剂量调整的重视。

参考文献

[1] DOS SANTOS-JUNIOR A, HENRIQUES TB, DE MELLO MP, et al. Pharmacogenetics of Risperidone and Cardiovascular Risk in Children and Adolescents. Int J Endocrinol, 2016.

[2] MCGRANE IR, LOVELAND JG. Pharmacogenetics of Cytochrome P450 Enzymes in American Indian and Caucasian Children Admitted to a Psychiatric Hospital. J Child Adolesc Psychopharmacol，2016.

[3] VEAL GJ, COLE M, CHINNASWAMY G, et al. Cyclophosphamide pharmacokinetics and pharmacogenetics in children with B-cell non-Hodgkin's lymphoma. Eur J Cancer, 2016, 55: 56-64.

[4] FRANCA R, STOCCO G, FAVRETTO D, et al. Role of Pharmacogenetics in Hematopoietic Stem Cell Transplantation Outcome in Children. Int J Mol Sci, 2015, 16(8): 18601.

[5] DEVLIN AM, PANAGIOTOPOULOS C. Metabolic side effects and pharmacogenetics of second-generation antipsychotics in children. Pharmacogenomics, 2015, 16(9): 981-996.

[6] SINXADI PZ, LEGER PD, MCILLERON HM, et al. Pharmacogenetics of plasma efavirenz exposure in HIV-infected adults and children in South Africa. Br J Clin Pharmacol, 2015, 80(1): 146.

[7] LEVY F. Applications of pharmacogenetics in children with attention-deficit/ hyperactivity disorder. Pharmgenomics Pers Med, 2014, 7: 349-356.

[8] HAMBERG AK, WADELIUS M. Pharmacogenetics-based warfarin dosing in children. Pharmacogenomics, 2014, 15(3): 361-374.

[9] SALEM AH, FLETCHER CV, BRUNDAGE RC. Pharmacometric characterization of efavirenz developmental pharmacokinetics and pharmacogenetics in HIV-infected children. Antimicrob Agents Chemother, 2014, 58(1): 136-143.

[10] TAN-KAM T, SUTHISISANG C, PAVASUTHIPAISIT C, et al. Importance of pharmacogenetics in the treatment of children with attention deficit hyperactive disorder: a case report. Pharmgenomics Pers Med, 2013, 6: 3-7.

[11] JACOBSON GA, YEE KC, WOOD-BAKER R, et al. SULT 1A3 single-nucleotide polymorphism and the single dose pharmacokinetics of inhaled salbutamol enantiomers: are some athletes at risk of higher urine levels? Drug Test Anal, 2015, 7(2): 109-113.

[12] LIANG DC, YANG CP, LIU HC, et al. NUDT15 gene polymorphism related to mercaptopurine intolerance in Taiwan Chinese children with acute lymphoblastic leukemia. Pharmacogenomics J, 2015.

[13] AZIMI F, ESMAEILZADEH A, RAMAZANI A. Clinical significance of ITPA rs67002563 polymorphism in patients with acute lymphoblastic leukemia treated with 6-mercaptopurine. Pharmacol Res, 2015, 102: 61-62.

[14] STOCCO G, YANG W, CREWS KR, et al. PACSIN2 polymorphism influences TPMT activity and mercaptopurine-related gastrointestinal toxicity. Hum Mol Genet, 2012, 21(21): 4793-4804.

[15] WAN ROSALINA WR, TEH LK, MOHAMAD N, et al. Polymorphism of ITPA 94C>A and risk of adverse effects among patients with acute lymphoblastic leukaemia treated with 6-mercaptopurine. J Clin Pharm Ther, 2012, 37(2): 237-241.

[16] KAPOOR G, SINHA R, NAITHANI R, et al. Thiopurine S-methyltransferase gene polymorphism and 6-mercaptopurine dose intensity in Indian children with acute lymphoblastic leukemia. Leuk Res, 2010, 34(8): 1023-1026.

[17] STOCCO G, CREWS KR, EVANS WE. Genetic polymorphism of inosine-triphosphate-pyrophosphatase influences mercaptopurine metabolism and toxicity during treatment of acute lymphoblastic leukemia individualized for thiopurine-S-methyl-transferase status. Expert Opin Drug Saf, 2010, 9(1): 23-

37.

[18] STOCCO G, CHEOK MH, CREWS KR, et al. Genetic polymorphism of inosine triphosphate pyrophosphatase is a determinant of mercaptopurine metabolism and toxicity during treatment for acute lymphoblastic leukemia. Clin Pharmacol Ther, 2009, 85(2): 164-172.

[19] DOKMANOVIC L, UROSEVIC J, JANIC D, et al. Analysis of thiopurine S-methyltransferase polymorphism in the population of Serbia and Montenegro and mercaptopurine therapy tolerance in childhood acute lymphoblastic leukemia. Ther Drug Monit, 2006, 28(6): 800.

[20] GARDINER SJ, BEGG EJ, BARCLAY ML, et al. Genetic polymorphism and outcomes with azathioprine and 6-mercaptopurine. Adverse Drug React Toxicol Rev, 2000, 19(4): 293-312.

[21] LENNARD L, LILLEYMAN JS. Individualizing therapy with 6-mercaptopurine and 6-thioguanine related to the thiopurine methyltransferase genetic polymorphism. Ther Drug Monit, 1996, 18(4): 328-334.

[22] HE HR, LIU P, HE GH, et al. Association between reduced folate carrier G80A polymorphism and methotrexate toxicity in childhood acute lymphoblastic leukemia: a meta-analysis. Leuk Lymphoma, 2014, 55(12): 2793-2800.

[23] LIU Y, YIN Y, SHENG Q, et al. Association of ABCC2 -24C>T polymorphism with high-dose methotrexate plasma concentrations and toxicities in childhood acute lymphoblastic leukemia. PLoS One, 2014, 9(1): e82681.

[24] PASTORCZAK A, FENDLER W, ZALEWSKA-SZEWCZYK B, et al. Asparagine synthetase (ASNS) gene polymorphism is associated with the outcome of childhood acute lymphoblastic leukemia by affecting early response to treatment. Leuk Res, 2014, 38(2): 180-183.

[25] ANSARI M, SAUTY G, LABUDA M, et al. Polymorphism in multidrug resistance-associated protein gene 3 is associated with outcomes in childhood acute lymphoblastic leukemia. Pharmacogenomics J, 2012, 12(5): 386-394.

[26] PHILLIPS CL, GERBING R, ALONZO T, et al. MDM2 polymorphism increases susceptibility to childhood acute myeloid leukemia: a report from the Children's Oncology Group. Pediatr Blood Cancer, 2010, 55(2): 248-253.

[27] GREGERS J, CHRISTENSEN IJ, DALHOFF K, et al. The association of reduced folate carrier 80G>A polymorphism to outcome in childhood acute lymphoblastic leukemia interacts with chromosome 21 copy number. Blood,

2010, 115(23): 4671-4677.

[28] FAGANEL KOTNIK B, DOLZAN V, GRABNAR I, et al. Relationship of the reduced folate carrier gene polymorphism G80A to methotrexate plasma concentration, toxicity, and disease outcome in childhood acute lymphoblastic leukemia. Leuk Lymphoma, 2010, 51(4): 724-726.

[29] RAJIC V, APLENC R, DEBELJAK M, et al. Influence of the polymorphism in candidate genes on late cardiac damage in patients treated due to acute leukemia in childhood. Leuk Lymphoma, 2009, 50(10): 1693-1698.

[30] MEHTA PA, GERBING RB, ALONZO TA, et al. FAS promoter polymorphism: outcome of childhood acute myeloid leukemia. A children's oncology group report. Clin Cancer Res, 2008, 14(23): 7896-7899.

[31] STANULLA M, DYNYBIL C, BARTELS DB, et al. The NQO1 C609T polymorphism is associated with risk of secondary malignant neoplasms after treatment for childhood acute lymphoblastic leukemia: a matched-pair analysis from the ALL-BFM study group. Haematologica, 2007, 92(11): 1581-1582.

[32] VORONOV P, PRZYBYLO HJ, JAGANNATHAN N. Apnea in a child after oral codeine: a genetic variant - an ultra-rapid metabolizer. Paediatr Anaesth, 2007, 17(7): 684-687.

[33] RAY JG, HOLLANDS S, GOMES T, et al. Risk of overdose and death following codeine prescription among immigrants. J Epidemiol Community Health, 2014, 68(11): 1057-1063.

[34] WATSON CP. A death knell for codeine for acute pain after craniotomy?. Can J Neurol Sci, 2011, 38(3): 390-391.

[35] CISZKOWSKI C, MADADI P, PHILLIPS MS, et al. Codeine, ultrarapid-metabolism genotype, and postoperative death. N Engl J Med, 2009, 361(8): 827-828.

[36] FERNER RE. Did the drug cause death? Codeine and breastfeeding. Lancet, 2008, 372(9639): 606-608.

[37] Codeine: death of a breastfed newborn. Paracetamol first choice for breast-feeding women. Prescrire Int, 2008, 17(94): 67.

[38] PEAT MA, SENGUPTA A. Toxicological investigations of cases of death involving codeine and dihydrocodeine. Forensic Sci, 1977, 9(1): 21-32.

[39] MARGOLIS J. Codeine addiction with death possibly due to abrupt withdrawal. J Am Geriatr Soc, 1967, 15(10): 951-953.

儿科治疗药物监测与合理用药

[40] HAWCUTT DB, GHANI AA, SUTTON L, et al. Pharmacogenetics of warfarin in a paediatric population: time in therapeutic range, initial and stable dosing and adverse effects. Pharmacogenomics J, 2014, 14(6): 542-548.

[41] SHAW K, AMSTUTZ U, CARLETON BC. Using pharmacogenetics to understand adverse drug reactions in children. Paediatr Child Health, 2011, 16(9): 537-538.

[42] CORREIA CT, ALMEIDA JP, SANTOS PE, et al. Pharmacogenetics of risperidone therapy in autism: association analysis of eight candidate genes with drug efficacy and adverse drug reactions. Pharmacogenomics J, 2010, 10(5): 418-430.

[43] KEARNS GL. Pharmacogenetics and development: are infants and children at increased risk for adverse outcomes?Curr Opin Pediatr, 1995, 7(2): 220-233.

第九章

新理论、新技术与儿童 TDM 进展

第一节 群体药代动力学

一、概述

（一）定义

群体药物代谢动力学（简称群体药代动力学，population pharmacokinetics，PPK）是药动学的群体研究方法，考察药物使用目标人群的药动学特征，包括药动学参数的群体均值，以及药动学参数在群体的不同个体间和个体内变异的原因和相关性。药物使用目标人群的人口统计学、病理生理学和治疗学特征，诸如体重、代谢和排泄功能以及合并使用其他药物，都可能改变剂量-浓度关系。PPK 模型能预测个体药物暴露量与效应的关系，是个体化精准用药的关键。

PPK 是药动学研究领域中近几十年来发展出的一个较新分支，1977 年美国 Sheiner 教授首次提出用群体模型估算临床试验数据中的群体参数，随着群体药动学的发展，相继提出稀疏数据模型和估算药动学参数的变异。最初的群体药动学模型大量用于分析 TDM 的临床数据。随后的 20 年间，该方法逐步将 TDM 数据模型与贝叶斯（Bayesian）回归方法相结合，估算个体药动学参数并优化个体给药方案。1982 年在 *Journal of Pharmacokinetics and Biopharmaceutics* 杂志研究者首次提出群体药动学（定量药理学）定义，即"应用模型进行分析复杂药动学和生物药剂学特征的科学"。此后，PPK 在药物研发和药物治疗中的作用逐渐被认识，在药物基础研究及临床应用方面均有较广阔的前景，成为国内外药物动力学研究与应用的主流。

（二）PPK 研究优势

1. 样本数量要求低 传统 PK 研究要求对受试者多次采样，而 PPK 研究允许使用稀疏采样数据，可在特殊群体开展 PK 研究，包括新生儿、老年人、重症患者和肿瘤患者，特殊群体单个受试者因伦理或医学原因只能采集有限个数的血等生物样本。

2. 成本效益佳 Ⅱ期和Ⅲ期临床试验样本检测费用与一个Ⅰ期临床试验样本检测费用相当。国外学者研究发现，假设有 1 000 例受试者，每个受试者采集 3 个血样，每个血样的检测费用是 80 美元，则 24 万美元的检测花费足以对影响药代动力学的多个因素进行定量分析，这些因素包括性别、种族、年龄、肾功能、合并用药和疾病严重程度。建立数据库、常规支出和分析人员的劳务费总和大约 6 万 ~ 10 万美元，依分析的复杂性而定。一项为期 10 天、纳入 18 名健康志愿者的多剂量交叉药物 – 药物相互作用试验的费用约 45 万美元，与此相比，PPK 研究节省的费用相当可观。

二、原理

PPK 研究的主要目标是在药物浓度与剂量、个体协变量之间建立一个模型。次要目标是评估群体参数的平均值和差异的来源。非线性混合效应模型包含两个要素：结构模型、统计学或变异模型。结构模型描述群体的典型值，分为固定效应和随机效应。固定效应是 PK 参数的群体平均值。随机效应是 PK 参数变异的量化指标，是固定效应不能解释的那部分变异，随机效应包括个体间变异（inter-individualvariability，ⅡV 或者 between-subject variability，BSV）、周期间变异（inter-occasion variability，IOV 或者 between-occasion variability，BOV）和个体内变异（inter-individual variability）也称残差变异（residual variability），与随机因素相关。这类因素确定存在，却未知且无法测量。个体间变异指不同个体间差异，协变量是导致个体间变异的主要来源。周期间变异是指同一个体在不同试验周期中的差异，与试验设计有关。残差变异或者个体内变异是指同一个体在不同时间或者重复试验时依然存在的差异，与测定误差、模型偏倚或者剂量误差等相关。

三、方法和特点

（一）群体药动学特点

传统药动学的研究对象通常是健康志愿者或经过严格挑选的患者，研究目标关注平均药动学参数，采用复杂的实验设计或严格的入选标准尽可能消除个体间差异，经过这类研究得出的试验结果往往难以指导所有患者的药物临床使用。

PPK 的研究对象多为药物使用的目标人群，即在用药群体中收集药动学数据加以分析和研究，不需要丰富或密集的数据，研究对象也无需遵从严格的采样方案，允许不规则的采样时间，分析的数据可以稀疏至每个研究对象只有一个浓度观测值、也可以密集到每个研究对象有多个浓度观测值，或者部分研究对象有少量观测值而另一部分有多个观测值的混合非均衡形式。因此，PPK研究适合临床开展的药动学研究，尤其适合特殊人群，如儿童、老人、重症患者、肿瘤患者等，对于开展个体化药物治疗和新药研发提供了很好的新方法。

（二）群体药动学常用方法和应用软件

1. 单纯集聚法 该法又称简单合并法，是将所有个体数据合并，视为来自同一个体，使用传统药动学分析方法，计算药动学参数。该法计算简单，可作为群体药动学参数平均值的粗略估算方法。但该法忽视个体间差异，易受个别极端值或个别差异大的数据影响。使用该法时，可将每名受试者的药时曲线合并绘制于一张图，观察数据的趋势，剔除离群值或极端值后再进行计算。

2. 标准二步法 该法先对个体浓度－时间的密集采样数据，通过传统药动学分析方法，计算个体药动学参数；再对个体参数进行分析，计算参数的平均值、方差和个体参数估计值的协方差，也可应用线性逐步回归，协方差分析等统计学方法考察个体药动学参数和协变量之间的关系，如清除率和体重的关系等。该法对参数均值的计算较为准确，但往往高估个体间变异。

3. 全面二步法 该法根据数据的性质和大小，对个体数据进行微分加权，校正随机效应协方差的偏倚。在随机效应呈正态分布且方差已知的前提下，该法可准确估算群体典型值和方差－协方差矩阵，如无此前提，则该法计算结果的准确性很差。

4. 迭代二步法 该法先获得群体模型的先验分布，作为个体参数的贝叶斯估算初始值，然后以新的个体观测值重新计算群体参数并作为新的群体近似值。再重复贝叶斯估算步骤，直至某一次迭代的新近似值和该次迭代先验值的差值接近0时，即得到计算结果。

5. 非线性混合效应法（nonlinear mixed effect model，NONMEM）

（1）参数法：该法由美国Sheiner教授提出，目前是PPK研究中应用最广泛的方法。该法假设模型参数服从一元正态分布或对数正态分布，将经典药动学模型与混合效应模型结合，一步求算出群体药动学参数。Sheiner教授使用Fortran语言编制了非线性混合效应模型程序NONMEM。计算采用扩展最小二乘法，使由模型求出的拟合值与实际得到的观测值之间的差值最小。这种差值通常由目标函数来定义，寻求最佳模型的过程实际上就是使这种目标函数最小化的过程。

（2）非参数法：该法原理与参数法相似，但不需假设参数服从正态分布或对数正态分布，适用于多种概率分布或联合分布数据。主要计算方法有非参数最大似然法、非参数最大期望值法、非参数自适应网格法和半参数法。该法主要缺陷在于需要预先设定剩余残差变异。

6. PPK 软件 目前 PPK 应用软件有：NONMEM、NPEM（USC*PACK）、NPML、PPHARM、BUGS、NLME、MIXNLIN、NLINMIX、RFPK 以及 PKS 等，其中，NONMEM 软件在 PPK 领域应用最为广泛，下文将以 NONMEM 法为例，简单介绍 PPK 研究过程。

（三）非线性混合效应法（NONMEM）PPK 研究过程

1. 数据分析计划 在开始建立模型前，应制订一个数据分析计划，提供分析蓝图，说明将如何开展分析以及该如何报道结果。1999 年美国 FDA 发布的 PPK 指南中提到两类数据分析计划：第一种是附加的数据分析计划，该计划与临床试验方案无缝对接，从该临床试验中获得数据；另一种是独立的数据分析计划，与任何临床试验方案都无关，不需引用其他任何方案。当分析的数据来自不同的研究时宜使用独立的数据分析计划。

在分析计划中，关键是明确并定义主要变量和预期问题的处理方法。建模很大程度上是一个探索性数据分析实践，几乎不需要验证某一特定的假设。通常，数据分析计划由模型建立者与临床医生、统计学家共同完成，有时还有大型临床试验数据分析管理人员参与其中。数据分析计划的要素详见表 9-1。

表 9-1 数据分析计划示例

1. 标题和签名页
2. 缩略词表
3. 目标和基本原理
4. 方案摘要
1）研究设计
2）采样设计
5. 目标人群
1）描述
2）纳入标准
3）排除标准
6. 数据处理
1）药动学评估标准

a. 极端值

b. 缺失值

2）研究对象的协变量

3）研究对象的描述

4）建立 NONMEM 数据文件

5）数据完善和软件配置

7. 数据分析

1）探索性数据分析

2）PPK 模型建立

a. 假设

b. 基础模型建立

c. 检视协变量

d. 建立协变量子模型

e. 计算药动学参数

8. 模型表现和稳定性

1）参数稳定性

2）对模型输入值的敏感度

3）模型预测度

9. 药效学关联（需要时）

10. 备注说明

11. 代表性图表

12. 报告大纲

13. 时间节点

14. 其他注意事项

15. 参考文献

16. 附录

2. 选择估算方法 PPK 软件 NONMEM 的使用者有一些待选计算方法，如一级速率估算法（first order，FO）、一级速率条件估算法（first order conditional estimation，FOCE）、含个体间和个体内变异交互作用的一级速率条件估算法（first order conditional estimation with inter-and intra-subject variability interaction，FOCE-I）、混合法以及拉普拉斯法。评估方法的选择

依据包括数据类型、每一次运算的预期时间（与算法的复杂程度有关）和模型中随机效应的非线性程度。

很显然，最精确的算法是最理想的，拉普拉斯方法是最好的选择，但这也是最耗时间的算法，根据目前普通计算机速度，使用该法优化模型可能需要几天，在常规建模工作中应避免使用。除了速度，另一个需要考虑的因素是模型中随机效应的非线性程度。非线性程度越高，则对方法准确性的要求越高，尽管需要耗费很多时间。大体上，有非线性动力学、群体药效学和多剂量模型的群体模型的非线性程度比单剂量动力学模型更大，可能需要 FO 法以外的其他方法来处理。常用方法是 FOCE-I 或者 FOCE 法。

FO 法是最简单的计算方法，也是最快的方法。限定条件的估算方法得出的参数估计值是否与 FO 法得出的参数值差异很大，取决于个体间差异的大小和每个研究对象的数据个数。当个体间差异很小，所有方法都产生类似的结果。当每个研究对象的数据个数减少，限定条件的估算方法与 FO 法得出的结果差异也会变小。

通常情况下，首先使用 FO 法得出结构模型，计算迅速，可检视出数据的错误，还能迅速发现总模型偏离。一旦确定结果模型，就需要一个更精细准确的计算方法。许多研究显示使用 FO 法得出的协变量模型会导致假阳性协变量被纳入模型。

3. 建立模型

（1）基本药动学模型：常用模型为线性房室模型和非线性米-曼氏模型，模型参数是经典药动学的参数诸如清除率、表观分布容积、房室间转运速率常数等，其数值表达的是群体典型值（typical value）。建模前选择初始模型，即模型构建的框架，可参照文献中同类药物的模型或对几组有代表性的个体数据进行初步拟合。模型的选择方法可通过绘制权重残差-时间图，判断是否存在趋势分布，也可做统计学检验，如计算 AIC 值，NONMEM 软件中的目标函数值（OFV 值）。

（2）随机效应模型：如前文所述，随机效应模型包括个体间变异、周期间变异和个体内变异。一般而言，随机效应的参数越少越好，通过剔除参数后 OFV 值的变化，判断出该参数是否对模型有显著影响。个体间变异模型常用加法模型、比例模型和指数模型，个体内变异模型除了加法模型、比例模型和指数模型以外，还可使用混合模型。周期间变异也称场合间变异，是指同一个体在不同研究场合或不同试验阶段可引起随机变异，常用指数模型表达。

（3）协变量模型：根据已知的信息，如生理学和同类药物药动学特征等原理，选择待考察的协变量。通过图解法结合统计学的逐步筛选法选择应该纳入模型的协变量，逐步筛选法包括正向纳入和反向剔除两个过程，视 OFV 值变化筛选协变量，其中反向剔除过程的检验水平条件比正向纳入更为严格，在排除无显著意义的协变量后，得到最终模型。

模型的选取可用统计学检验、绘制残差对协变量的散点图综合判断。模型参数的估算值应符合生理情况，具有临床应用意义，还必须符合药理学和药物治疗学的原则。

4. 模型评价 将获得的最终模型用于新的数据集，通过绘制模型拟合优度图、计算预测误差和预测检验等方法考察模型的预测性能，即为模型评价，也称为模型验证。根据模型评价使用的数据来源不同，分为以下两大类。

（1）外部评价法：该法将已建立的模型应用于来自另一项独立研究的新数据集，评价模型的预测值与新研究实际观测值的偏差，考察模型的预测能力，该评价方法严格，对模型的要求高。

（2）内部评价法：应用建模的数据（数据再抽样）或者同一研究中部分研究对象的数据（建模前数据拆分）来考察最终模型的预测能力。

5. 研究报告的撰写 PPK 研究完成后，对应试验设计撰写完整的研究报告，报告格式可参考表 9-2。

表 9-2　PPK 研究报告内容

缩略词表
概述
1.0 伦理委员会审评报告
1.1 学术委员会审评报告
1.2 研究对象信息和知情同意书
2.0 研究者和研究管理结构
3.0 介绍
4.0 研究目标
5.0 方法
5.1 研究设计
1. 总体研究设计
2. 研究群体
a. 描述
b. 纳入标准

　　　c. 排除标准

　　3. 干预 / 治疗方法

　　4. 试验制剂

　　5. 药动学采样计划

　　6. 生物样品分析方法

5.2 数据准备

　　1. 数据准备方法

　　2. 数据质量控制

5.3 数据分析方法

　　1. 药动学分析

　　2. 药效学分析（视情况）

5.4 模型评价和稳定性

6.0 结果

6.1 研究对象数量

6.2 研究对象人口学特征

6.3 生物分析数据

6.4 药动学

6.5 药效学（依试验设计而定）

6.6 药动学 – 药效学关系（依实验设计）

7.0 讨论

8.0 结论

9.0 图和表

10.0 参考文献

11.0 附录

11.1 每个样品的生物分析报告

11.2 数据可靠性验证文件

11.3 输入软件的数据

11.4 NONMEM 数据文件

11.5 分析前删除的极端值

11.6 NONMEM 控制流文件和清单

11.7 SAS 代码和清单

四、在儿科的临床应用

儿童临床用药的一个关键问题在于缺乏儿童用药信息，尽管国内外鼓励药企研发儿童药物的政策已施行多年，但鉴于传统临床试验在儿童等特殊群体的伦理限制以及其他一些因素，造成传统药物临床试验难以在儿童群体中开展，药品说明书也缺乏相应的儿童资料和用药信息。在药物研发过程中，PPK 研究影响较大的是药物说明书：国外研究人员回顾研究 1990—2000 年间某一药企所有的新药申请，发现 12 项新药申请涉及 PPK 研究，最终 7 个新药的说明书中包含了 PPK 研究结果。PPK 研究还可缩短新药研发时间。从 1997 年开始，每年向 FDA 提交的新药申请数量开始减少，相对应的却是药企的投入几乎呈指数增长，为了提高药企的生产力，美国 FDA 在 2004 年发布动议旨在减少临床研究时间，方法之一就是 FDA 认为药企通过基于模型的药物研发过程能提高研发效率，问题在于在药物研发的哪个环节使用模型分析法能提高效率。

Peck、Rubin 和 Sheiner 建议：FDA 在 1997 年颁布的食品药品管理现代法案（FDAMA）将药物审批标准从至少 2 个研究安全性和有效性的对照试验，更改为 1 个研究安全性和有效性的对照试验和 1 个验证性证据，当药物的药理作用机制已明确时，基于药物作用机制的模型和拟合研究就可作为药物申请的验证性证据。

PPK 的快速发展使美国 FDA 和欧洲 EMA 相继出台指南将该方法用于药物研发。1998 年 FDA 药品评价中心发布的《儿童药动学研究指南》中提出除了进行传统的药动学研究外，还应进行群体药动学研究。1999 年，FDA 颁布的《肝功能不全患者药动学研究指南》中也提到相关问题。同年美国 FDA 发布了《药物研发中群体药动学研究指南》，明确提出新药研发中如何进行 PPK 研究以及报告的具体内容。2000 年，人用药品注册技术规定国际协调会议（ICH）推荐在儿童患者药物临床研究中应进行 PPK 研究。目前，在美国和欧洲，PPK 研究已成为药物研发必不可少的关键环节和上市申请的必要因素。

另外，某些上市前未开展儿童临床试验、无儿童（或部分年龄段儿童）使用信息的药物，因在成人临床使用后疗效佳，常常由临床医生经验性应用于儿童，为超说明书用药。通过研究者发起的儿童 PPK 研究予以深入了解这些药物在儿童、尤其是新生儿的药动学特征并给予临床用药方案推荐。左乙拉西坦作为新型抗癫痫药，在成人及青少年癫痫治疗中表现出良好的有效性和安全性，个案报道该药用于新生儿惊厥是安全的，但缺少相应的药物代谢动力学研究。Vinks 教授等通过开展新生儿应用左乙拉西坦的群体药动学临床研究，发现与成年人及儿童相比，新生儿的左乙拉西坦半衰期更长（8.9小时），表观分布容积更大（0.89L/kg），清除率 [1.21ml/（min·kg）] 低于儿童水平 [1.43~1.46ml/（min·kg）]，但高于成人水平 [0.96ml/（min·kg）]。表观分布容积更大决定新生儿应使用更高的负荷剂量，但用药间隔应延长直至 GFR 水平达儿童水平。因此，出生后第一周的新生儿使用左乙拉西坦宜每天 2 次。

类似的研究近年已非常普遍，多集中在个体差异大、治疗窗窄或缺乏儿童药动学信息的药物，为儿科临床超说明书用药提供了有力的证据。

第二节　群体药动学／群体药效学

一、概述

PPK 研究揭示了体液中药物浓度与给药剂量之间的关系，而群体药效学（population pharmacodynamics，PPD）则研究药物在目标人群的效应与药物浓度之间的关系，也包括药物效应和给药时间的关系和药物作用机制。在整个研究中，PPK 与 PPD 结合则为群体药动学／药效学（PPK/PPD）。建立药动学／药效学模型有助于进一步认识药物的作用靶点、进行剂量的选择和给药方案设计、测定药物的效价和效能、阐明药物间的相互作用等。任何药物的临床前和临床评价的基本内容，都需要进行药动学／药效学的描述，以便分析药物的疗效和毒性反应。只有通过综合药效学和药动学的考察，方可制定合理的个体化药物治疗方案，衡量风险／疗效比值等。

在 PPK 研究快速发展的基础上，1994 年，美国药学科学家协会（AAPS）成立了 PPK/PPD 专题小组；1995—1996 年，FDA 收到的新药申请中有 23% 包含 PPK/PPD 分析报告；1999 年美国 FDA 与药物研究和制造商协会（PhRMA）联合举办了 FDA/PhRMA 群体药动学－药效学专题讨论会。近年来，PPK/PPD 用于新药的研发获得了重大成功，大大降低了新药研发的成本和时间，成为不可或缺的重要工具。

二、原理

PPK/PPD 目标是研究导致药物的药动学和药效学参数变异的因素，通过建立模型来描述和量化造成 PK/PD 参数变异的可测量的和无法解释的原因，是个体化用药和临床试验设计的有力方法。药效学模型描述了浓度和药物效应的关系，但未阐明药物效应的经时变化过程，综合药动学和药效学信息，建立药动学／药效学联合模型，即可描述和预测某一剂量药物的效应－时间过程。PPK/PPD 研究使用的数据来源包括：临床前毒理 / 药动学研究、Ⅰ 期临床试验、Ⅱ 期临床试验中的稀疏或中等密集水平的数据、大规模 Ⅲ 期临床试验的稀疏数据、已发表的文献或不同药品厂商的数据以及上市后临床研究。

三、方法与特点

（一）PPK/PPD 方法

目前，PPK/PPD 的软件计算法则有最大似然法和贝叶斯法。与贝叶斯法相比，最大似然法的优点是对运算速度要求低，能很快得到结果；有多个软件包可用于建立非贝叶斯模型；自动生成以似然法为基础的运算结果；其"拟合良好（goodness of fit）"的结果判断标准被广泛接受。但在 Markov 链蒙特卡罗法则被运用到 PPK/PPD 领域的贝叶斯算法后，研究者发现贝叶斯法的优势在于不要求线性拟合或者参数值符合正态分布，推断结果直接建立在预期模型而非模型的似然性；先验分布完全反映已知的不确定性的原因；先验分布来自随机样本数据，说明所有可能的影响因素都被直接评估；先验信息可以包含研究之前其他的临床试验数据。

PPK/PPD 研究应用软件有以下几种：NONMEM、MONOLIX、NLME（S-PLUS 和 R 语言）、S-ADAPT、Phoenix NLME、WinBUGS、OpenBUGs（有 BUGs 模型库）和 SAS PROC NLMIXED（SAS）等。

PPK/PPD 研究以 PK/PD 模型的建立为基础，PK/PD 模型建立步骤有两大类。

1. 逐步拟合法

（1）第一种方法：先建立 PK 模型，并确定最终个体参数估算值；再纳入 PD 数据，在已知个体 PK 参数的基础上拟合 PD 模型。

（2）第二种方法：先建立 PK 模型，并确定最终群体参数估算值；再纳入 PK 和 PD 数据，在已知群体 PK 参数的基础上拟合 PK/PD 模型。

2. 同时拟合法　同时拟合 PK 和 PD 数据，不断迭代估算，即将前一步拟合得到的估算值作为下一步拟合的初始值，得到最终 PK/PD 模型。该法为 PK/PD 建模的"金标准"。

（二）PPK/PPD 的优缺点

1. 优点

（1）数据来源于药物使用的目标群体。

（2）比传统 PK/PD 研究使用的数据更多，尤其是可处理不均衡数据。

（3）群体方法能分析稀疏数据以及不同来源的整合数据。

（4）能辨识出亚群体，这在其他研究中可能无法发现。

（5）可辨识出导致个体间差异的重要协变量。

（6）基于模型的方法可纳入已知的信息，因此能加深理解并加强统计效力。

（7）克服在特殊群体（如儿童）禁止开展传统 I 期临床试验的伦理学障碍。

（8）得到的研究结果可用于个体化剂量预测。

（9）模型可被用于研究假设场景的试验设计决策。

（10）促使先验信息的纳入，加深对信息的理解。

2. 缺点

（1）被认为复杂、难以应用。

（2）可咨询和教学的专家较少。

（3）常被误认为是设计糟糕的临床研究的快速补救方法。

（4）方法很难理解。

（5）比 I 期临床试验的效力差。

（6）非常昂贵，且耗时间。

（7）难以回溯研究过程。

（8）不同的数据分析者会得出不同的模型。

（9）数据库和数据管理问题尚待解决。

四、在儿科临床应用

目前，PPK/PPD 的应用主要在学术研究、临床药物治疗学和药物研发等领域。关于 PPK/PPD 的学术研究内容主要集中在应用、方法学研究和软件开发方面。在药物研发领域，可以说"药物研发＝模型建立"，PPK/PPD 模型可定量评估决策，估算群体参数值，在 I 期临床试验和 II / III 期临床试验之间起桥梁作用，为 III 期临床试验选择合适的剂量，验证药物相互作用研究的结果，以及对药物疗效和安全性的确证性试验提供支持。PPK/PPD 在儿科临床的应用主要在以下方面。

1. 指导个体化用药　个体化用药就是根据患者特点，因人而异制订给药方案，从而提高疗效、降低药物毒副作用。个体化给药的发展经过了 4 个阶段①经验法：对一级药物动力学药物，根据其血浆稳态浓度与日剂量成正比的关系，计算出要调整的剂量，临床测定稳态谷浓度较多；②个体药动学参数法：拟合药动学模型求得个体参数，根据参数计算给药剂量（包括初始剂量和维持剂量）；③ PPK 参数结合个体血药浓度的反馈法；④ Bayesian 反馈法。

经验法仅限于一级动力学药物，但如患者因各种原因导致药动学过程变化，应用此法将导致较大误差。个体药动学参数法患者需要多次取血样，而且取血点分布需合理，多用于实验室，不适合儿童患者 TDM。PPK 参数法可应用临床常规监测数据，患者取样点少，可定量考察生理、病理等因素对药动学参数的影响，因此尤其适合因生长发育致生理指标不断变化的儿童患者的个体化用药。但 PPK 参数法的应用过程中，若出现患者分类错误、患者合用的药物没有群体药动学参数值、患者与群体模型建立人群存在较大差异的临床辅助治疗技术（如 CRRT、血液透析等）或患者本身的药动学参数估算值在 95% 置信范围以外。这些情况都会使患者药动学参数估算值与实测值有差异，为克服这一情况，采用 Bayesian 反馈法，在 PPK 参数的基础上，以 1~2 个血药浓度数据作为反馈，结合患者个体特征信息，应用Bayesian 公式，使目标函数值取得最小值，即可求出个体的药动学参数，进而优化给药方案。

儿童对药物的反应与成人不同，原因在于药物暴露量（药动学）和 / 或暴露量 - 效应（药效学）关系变化，体重差异无法完全解释这些变化，因此，根据体重比例线性外推成人剂量来计算儿童药物剂量的经验性做法，会造成治疗失败、发生药物不良反应甚至死亡。

NONMEM 法考虑了固定效应及随机效应等各种因素，尤其适用于实现个体化用药，较常采用的方法是先通过 NONMEM 法计算群体药动学参数，再结合 Bayesian 反馈法估算出个体药动学参数，设计个体化给药方案。目前 PPK/PPD 的儿童临床研究范围不断拓宽，主要包括免疫抑制剂、抗癫痫药物、抗菌药物、麻醉药以及抗肿瘤药物等。在对同一药物进行群体药动学分析时，由于数据提供的信息不同，研究可能会采用不同的模型类型，对固定效应的选择结果也可能有所不同。

2. 有助于深入了解研究药物浓度与临床效应之间的关系 PPK/PPD 研究在新药研发过程中可帮助阐明药物输入模式、患者特征和药物代谢之间的定量关系。药物通过"剂量 - 浓度 - 效应"的模式发挥药效，PPK 研究剂量与浓度之间的关系，PPD 研究浓度与效应之间的关系，PPK/PPD 对于药动学参数个体差异大且"浓度 - 效应"关系受多因素影响的情况是一个有力的研究方法。

霉酚酸作为免疫抑制剂，其主要作用机制是抑制次黄嘌呤单核苷酸脱氢酶（IMPDH），该酶是鸟嘌呤核苷酸从头合成途径的限速酶。IMPDH 受抑导致鸟嘌呤核苷酸生成减少，进而 DNA、RNA 合成受阻，常用于儿童器官移植及自身免疫病。虽然目前常规进行霉酚酸血药浓度监测，但血浆中游离的霉酚酸才是该药免疫抑制作用的直接介导者，而霉酚酸血浆蛋白结合率受多因素如血浆白蛋白水平、肾功能以及代谢产物的影响。国外学者在儿童肾移植后患者中研究霉酚酸总浓度和游离浓度与 IMPDH 活性的关系，使用 Emax 模型描述"浓度－效应"关系，结果发现尽管霉酚酸血浆蛋白结合率存在较大变异，但霉酚酸总浓度、游离浓度与 IMPDH 活性的相关性较好，差异无统计学意义，因此不需要特别检测游离浓度来预测霉酚酸的免疫抑制活性。

随着 PK/PD 建模方法的发展和不断完善，目前使用 PK/PD 模型为儿童合理用药和个体化剂量方案的设计的概念已被广泛接受。更进一步，PPK/PPD 方法可用稀疏数据和非均衡数据建模，使用 PPK/PPD 建模和拟合越来越多地用于指导儿童安全有效的剂量方案的设计和调整。在剂量方案进入临床使用环节前，应当验证模型的准确性。除了内部和外部验证，评估基于模型的剂量方案的前瞻性临床试验也是必需的，这不仅仅是为了优化剂量方案，也增强了基于模型的剂量方案对儿科医生的说服力。

五、展望

PPK/PPD 研究未来趋势之一是拓展模型之间交互验证的可能性，发育生理学变化影响某一个药物的 PK 或 PD 参数，则该药物 PPK/PPD 模型可在与该药物代谢途径一致或药理机制类似的另一个药物的建模过程中验证和评价。在这种情况下，需要在药动学模型中整合发育生理学信息，即为基于生理学的药动学（physiologically based pharmacokinetics，PBPK）。PBPK 模型使用体外实验数据描述药物体内药动学过程，从而将生理学和生物化学信息纳入模型中，比如儿童接受肝胆外科手术后，取用于病理检查的组织检测其体外肝酶活性，该信息可用于经肝酶代谢的药物药动学模型的建立。随着此类基础研究的深入，可以预见的是，将来会有越来越多的生理学和生物化学信息可供 PBPK 研究使用。

除了生理学和生物化学等因素，个体基因的变异对药物代谢和药效学影响的研究也越来越多。早在 20 世纪 50 年代，人们就发现不同的遗传背景会导致药物反应的差异，特别是药物代谢酶基因的差异可引起药物不良反应的差异。20 世纪末，随着分子生物学、分子遗传学的发展和人类基因组计划的顺利实施，人类基因的多态性被不断发现和证实，人们认识到人体的许多基因参与药物的体内过程，某一药物在体内的反应和代谢涉及多个基因的相互作用，为药物基因组学（pharmacogenomics，PG）的发展奠定了基础。2015 年初，美国政府提出精准医学（precision medicine）计划，推行个体化基因组学研究。2015 年 3 月，我国政府也提出了我国的精准医疗计划，该计划是以个人基因组信息为基础，结合蛋白质组学、代谢组学等相关内环境信息，为患者量身设计出最佳治疗方案，以期达到治疗效果最大化和副作用最小化的定制医疗模式。今后，随着该计划的推行和深入，PPK/PPD 研究将会有新的研究广度和深度，PPK/PPD 作为桥梁学科将患者基因组学信息和其用药方案连接起来，实现以每位患者基因信息为依据的个体化用药。

第三节 基于新检测平台下的 TDM 新方法

一、干斑法

（一）概述

在临床实践中，有些药物治疗指数低、治疗窗窄、有肝肾毒性或神经毒性；或者药物的吸收、代谢等受多重因素的影响，个体差异大；有必要对患者进行 TDM。但是，有时血药浓度监测所得的峰谷浓度值并不能作为理想的监测指标。例如，抗生素类免疫抑制剂他克莫司，其全血谷浓度与肾毒性等毒副作用的相关性较好，而与药物疗效的相关性较差。近年来在 PPK 基础上发展起来的有限采样策略（limited sampling strategies，LSS），通过检测给药间期 2 ~ 4 个血药浓度，计算药时曲线下面积（area under curve，AUC）的方法，被认为能更准确地反映患者的药物暴露量，及更准确地预测药物的疗效。然而，在一个给药间期内多次采集全血增加了患者，尤其是特殊群体（如新生儿、婴幼儿和其他特殊的患者群体）的生理负担。为此，临床实践中对血药浓度检测提出了微创、取样量少、便捷等新要求。

干血滤纸片（dried blood spots，DBS）样品收集技术，又称干斑法，具有全血样品所无法比拟的优势，样本的常温稳定性更好、成本更低、易保存和运输、微创、减少潜在的病原体感染风险等优点，可以较好地满足特殊患者的临床需求。

1. **干血滤纸片法开展 TDM 原理** 目前在干血滤纸片的基础上，结合液质联用技术的灵敏度高、专属性强的特点，建立起了使用高效液相色谱 – 串联质谱法（high performance liquid chromatography coupled with tandem mass spectrometry，LC-MS/MS 法），检测干血滤纸片样品上药物浓度的方法（DBS-LC-MS/MS 法）。

2. **特点** DBS-LC-MS/MS 法，所需样本量少、便捷、微创，敏感性、准确性和特异性好。

3. **适应范围** 现阶段 DBS-LC-MS/MS 法可用于筛查多种遗传代谢性疾病，如分析干血滤纸片标本中的右旋糖苷，维生素 D 等小分子物质，进行遗传代谢相关疾病筛查，及药动学和毒代动力学生物样品分析领域，应用于血药浓度监测方面是近年兴起的方法。

4. 优势 DBS 法可以从小体积全血样品中提取组合药物。相比于常规的生物样品采集方式，干血斑采样方法创伤小，多通过足跟、脚趾、手指取血，受试者更容易接受；储藏运输便利，一般不需要冷冻设备或干冰，可通过快递进行运输，避免不必要的花费；在通过简单培训后，可以由患者自身或监护人收集；降低感染病毒和其他传染病病原的风险；与常规的全血采集量（0.5ml）相比，DBS 所需血样量少（< 100μl）。因此，DBS 采样法非常适合新生儿、婴儿和其他特殊的患者群体的样品采集。

5. 不足 主要缺点在于比较 DBS-LC-MS/MS 法与微粒子酶免疫分析法（MEIA 法）等其他血药浓度测定方法，结果的一致性有待考察，故不宜直接将其他方法测定的血药浓度参考范围用于来评价 DBS-LC-MS/MS 法测定结果，及调整用药方案。另外，由于样本量小，需要更加灵敏的测试分析方法；患者自身采血不一定能成功，需要对患者进行训练；血细胞比容的个体化差异会对浓度测定结果的产生影响。

（二）干血滤纸片法实施 TDM

1. 方法学验证 方法学验证包括线性、定量下限、日内精密度、日间精密度与准确度、特异性、提取回收率和介质效应、长期稳定性、滤纸片的色谱效应、全血体积和 HCT 值对检测结果的影响等。

2. 干血滤纸片法开展 TDM 的要素

（1）干血斑片制备方法：给药后的新鲜全血 40μl 点于滤纸上，室温下干燥 2 小时即可用于测定，或放入含干燥剂的密封袋保存备用。纸片制备：选择 FTA Elute MicroCard（Whatman，英国）。用 Harris Uni-Core 打孔器（Sigma-Aldrich，德国）从干血斑上取下 6mm 直径的样品点，经 120℃ 2 小时灭菌后备用。

（2）提取步骤：将 6mm 直径的血斑样品，放入 2ml 普通离心管中，加入含有内标的 10% 甲醇–水溶液 150μl，超声水浴 30 分钟，加入叔丁基甲醚溶液提取，上清液转移并在 45℃ 温度下氮气吹干，使用 50μl 50% 甲醇–水溶液（50∶50，*v/v*）重组后取 10μl 上清液进样。

（三）质量控制

DBS-LC-MS/MS 法检测血药浓度，需要达到的质量控制要求为：灵敏性好、专属性强，同时要求无明显介质效应，检测不到滤纸片的色谱效应。使用不同体积的全血滴在滤纸片上，或不同 HCT 值的全血对检测结果无明显影响，样品稳定性良好。

（四）展望

DBS-LC-MS/MS 法用于血药浓度监测方面是近年兴起的方法。主要因为虽然 DBS 在采样和运输上有诸多优点，但也有如血细胞比容的影响、血斑的均一性、回收率以及待测样品在室温干燥过程中的稳定性等问题，这些影响因素均需要在实验中加以评估。故将滤纸片样本推广应用于每种药物的临床血药浓度检测前，有必要进行详细完整的方法学验证。

二、唾液标本 TDM

（一）概述

根据需测定药物的体内过程特点，选用合适的生物体液，在药动学理论及参数指导下确定适宜的时间取样，进行必要的预处理，以具高度特异性及灵敏度的方法，测定药物和 / 或代谢物浓度，是 TDM 最常规的工作。

唾液是一种复杂的混合物，不仅含有各种蛋白质，还含有 DNA、RNA、脂肪酸以及各种微生物等。研究发现，血液中的各种蛋白质成分同样存在于唾液中，唾液能反映出血液中各种蛋白质水平的变化。因此，就有可能通过唾液的检测来进行疾病的诊断。

（二）特点

唾液可无损伤地采集，患者乐于接受。唾液中的药物除极少数种类可以主动转运方式进入外，大多是由血浆中未与蛋白质结合的游离药物，尤其是高脂溶性的分子态游离药物，以被动扩散的方式进入。另一方面，与血浆相比，唾液中蛋白量甚少，并且为黏蛋白、淀粉酶、免疫球蛋白等不与药物结合的蛋白质，因此唾液中的药物几乎以游离态存在，并和血浆中游离药物浓度关系密切，用以反映靶位药物浓度较总血药浓度更适合。

唾液 pH 波动在 6.2 ~ 7.6，平均约 6.5。唾液 pH 的波动将导致与稳定的血浆 pH 间的差值变动，从而改变药物在两种体液间产生不稳定的解离度和分配比，即唾液药物浓度与血浆游离药物浓度比值出现波动。此外，唾液分泌量及成分受机体功能状态影响，若处于高分泌状态，将产生大量稀薄唾液，一些扩散慢的药物将难以和血药达分布平衡。由于前述 pH 差异，一般中性或弱酸性药能较快进入唾液，达到分布平衡；而碱性较强的药物则相反，往往出现唾液中的药物浓度较血药浓度滞后的现象。

（三）质量控制

1. 唾液标本 TDM 适用范围　鉴于以上原因，用唾液作 TDM 标本主要适用于下列情况：

（1）已知唾液药物浓度与血浆药物浓度（总浓度或游离药物浓度）比值较恒定的药物。

（2）在唾液与血浆间能较快达到分布平衡的药物，多属弱碱性、中性及在体内分布属单室模型的药物。

（3）本身或同时使用的药物应无抑制唾液分泌的 M 胆碱受体拮抗作

用。丙米嗪等三环类抗抑郁药、氯丙嗪等吩噻嗪类抗精神分裂症药、苯海拉明等抗组胺药及阿托品等胃肠解痉药，都可抑制唾液分泌，改变唾液中药物浓度，并且收集唾液困难，所以不能用唾液作 TDM 标本。

2. 唾液标本 TDM 适应药物 有关唾液药物浓度与药物效应间关系的资料很少，因此以唾液为标本进行 TDM 时，结果的解释评价多通过建立唾液与血药浓度间的关系，再借助后者资料进行。可用唾液作 TDM 的药物有对乙酰氨基酚、水杨酸类、苯妥英钠、苯巴比妥、氨茶碱、甲苯磺丁脲、锂盐等。特别是锂盐，虽是以主动转运方式进入唾液，其唾液浓度可为血浆的 2～3 倍，但对同一个体，达稳态浓度后，其二者间比值相当恒定，宜采用。苯妥英 TDM 通常以血清为标本。由于唾液中苯妥英浓度依据唾液与血浆 pH 差值对苯妥英解离的影响进行校正后，与血清游离血药浓度接近，也可考虑采用。地高辛的 TDM 一般均用血清作标本。虽然已证实唾液和血清地高辛浓度间有高度相关性。唾液标本还可以反映拉莫三嗪血药浓度。有研究发现卡马西平的唾液和血浆浓度有较高的相关性，这种相关性存在动态的平行关系，所以以唾液替代血浆进行卡马西平进行治疗药物检测是可行的。

3. 唾液标本采集方法 唾液的采集方法多种多样，根据是否受到刺激分为非刺激法（自然取样法）和刺激法。唾液标本的收集宜在自然分泌状态下进行。非刺激法条件下唾液直接流入容器内，流速慢，仅约 0.05ml/min。

刺激法分为物理刺激法和化学刺激法：咀嚼石蜡块等机械刺激可促进唾液排出。放置橡皮条或棉球等物质于口腔中，刺激唾液分泌，流速为 1～3ml/min。化学刺激法是用酸刺激味觉或者毛果芸香碱刺激唾液分泌，流速可达 5～10ml/min。但若以维生素 C、枸橼酸等置于舌尖，虽可刺激唾液大量分泌，但因可降低唾液药物浓度，改变唾液 pH 及可能干扰测定，不宜使用。目前商品化的唾液采集装置相继出现，如棉花卷、专用唾液收集管以及口腔标本采集装置等。唾液采集后，最好立即测定其 pH，以便供解释结果时参考。若为口服用药，应在口服后充分漱口，并不宜在服药后短期内取样，以免残留药物污染干扰。口腔有炎症时，炎性渗出物可能干扰测定，不宜用唾液作为 TDM 标本。

4. 唾液标本检测前处理方法 为提高唾液标本药物检测的准确度和灵敏度，在仪器分析前必须对唾液进行必要的前处理。常用的前处理方法主要有液－液萃取和固相萃取。液－液萃取技术利用样本中不同组分分配在两种不相混溶的溶剂中，以溶解度或分配比的不同来达到分离、提取或纯化的目的，所用设备简单，操作容易，被广泛应用。液－液萃取法的缺点是需要消耗大量有毒有害的有机溶剂、烦琐费时、萃取过程中易发生乳化现象而影响萃取率，难以实现自动化等。固相萃取克服了以上缺点，唾液中药物固相萃取处理时，洗脱溶剂多为以水为主的溶剂系统，毒性小，无乳化现象，不易引入杂质。自动固相萃取装置可一次性连续萃取 100 多个唾液样品，增加了样品的处理量，减少了溶剂的使用，重现性更好。

5. 唾液标本检测方法　目前唾液中药物及其代谢物常用的分析方法包括酶免疫测定法（ELA）、放射免疫测定法（RIA）、气相色谱法（GC）、气相色谱 – 质谱联用法（GC-MS）、高效液相色谱法（HPLC）、液相色谱 – 质谱联用法（LC-MS）等。

（四）儿科唾液标本 TDM 展望

唾液可无损伤地采集，较血液易于采集，可避免因抽血带来的身体不适、晕血及感染等，且具有不侵害他人隐私、不受时间、地点的限制，无须对收集人员进行专门训练，是儿科 TDM 较好的生物检材。

三、生物标记物与儿科 TDM

（一）概述

生物标记物（biomarker）是近年来随着免疫学和分子生物学技术的发展而提出的一类与细胞生长增殖有关的标志物。生物标记物（biomarker）不仅可从分子水平探讨发病机制，而且在准确、敏感地评价早期、低水平的损害方面有着独特的优势，可提供早期预警，很大程度上为临床医生提供了辅助诊断的依据。尽管"生物标记物"这个词出现的历史不长，但是这些特征已经在临床前研究以及临床诊断中使用了相当长的时间了。例如，血压现在常用语评估脑卒中的风险。胆固醇值作为冠状动脉及血管疾病的生物标志物（及风险指标），C- 反应蛋白（CRP）作为炎症以及前列腺癌的前列腺特异性抗原（PSA）的生物标志物，这些都是广为人知的。

（二）目前常用的生物标记物

1. 接触生物学标志（biomarker of exposure）是测定组织、体液或排泄物中吸收的外源化学物、其代谢物或与内源性物质的反应产物，作为吸收剂量或靶剂量的指标，提供关于接触外源化学物的信息。

2. 效应生物学标志（biomarker of effect）指机体中可测出的生化、生理、行为或其他改变的标志，包括反映早期效应生物学标志、结构和 / 或功能改变效应生物学标志及疾病效应生物学标志，提示与不同靶剂量的外源化学物或其代谢物有关联的对健康有害效应的信息。

3. 易感性生物学（biomarker of susceptibility）是关于个体对外源化学物的生物易感性的指标，包括反映机体先天具有或后天获得的对接触外源性物质产生反应能力的指标。

（三）选择生物标志物的原则

1. 所选择的生物标志物必须具有一定的特异性。

2. 所选择的生物标志物必须具有足够的灵敏度，即所选标志物的水平与外源接触水平要有剂量－反应关系，在无害效应接触水平下仍能维持这种关系。

3. 所选择的生物标志物分析的重复性及个体差异都在可接受的范围内。

4. 所选择的生物标志物要有足够的稳定性，便于样品的运送、保存、分析。

5. 取样时最好对人体无损害，能为受试者所接受。

同时，作为生物标志物一般必须具有以下一些特性：

1. 具有一定的敏感性，敏感性应高于一般生物检测指标，低剂量下就可测出，可微量操作。

2. 具有反应的时间效应。反应要有一定的稳定时间，同时要快速。

3. 效应标志物在分子和生化水平上的效应要与高级生物学水平上的效应（如生长、繁殖）紧密相连，各级水平上的效应要有因果关系。

4. 具有一定野外应用价值。

5. 要求选取对受试生物损害较小的指标，技术易于掌握。

6. 具有特异性与预警性（如 AChE）。

（四）展望

目前，新兴的药物基因组检测在鉴定药物治疗是否有效中起着重要的作用，避免了副反应，为选择最佳的药物剂量提供依据。目前 FDA 批准药物分类中的药物基因组学信息。有一些分类中包括了基于基因学信息的特异性反应。如 CYP-450 变异、转运体突变及 EGFR 等生物标记物的高低对药物疗效的作用。

虽然生物标志物的采用已得到广泛支持，而且早期检测希望也前景光明，然而，现已确认或临床证实可用于临床早期检测、疾病恶化或风险评估的生物标志物却极少。因此，有关这些研究最新进展以及高通量技术的问世有望促进严谨转化研究朝向新型生物标志物的发现、开发和临床证实方向发展。

参考文献

[1] 李琴. 高效液相色谱串联质谱法检测干血滤纸片上他克莫司血药浓度的研究. 上海：复旦大学，2012.

[2] 戴晓健，钟大放，陈笑艳. LC-MS/MS 法测定干血斑样品中阿戈美拉汀. 药物分析杂志，2015, (3):486-490.

[3] 鞠爱霞, 杨楠, 郭泉, 等. 应用唾液进行治疗药物检测研究概况. 中国药房, 2009, 20(20): 1587-1589.

[4] 刘克辛. 唾液中治疗药物检测. 现代应用药学, 1989, 6(4): 34-38.

[5] 张坤, 王丽, 刘颖, 等. 癫痫儿童拉莫三嗪唾液与血清浓度的相关性. 中国临床药理学与治疗学, 2006, 11(9): 978-982.

[6] 张坤, 王丽. 唾液药物质量浓度在抗癫痫药物监测中的应用. 中国实用儿科杂志, 2006, 21(6): 469-471.

[7] 俞小萍, 蔡兰云. 新抗癫痫药物唾液浓度监测的研究. 江西医药, 2006, 41(6): 426-428.

[8] 沈惠麒, 顾祖维, 吴宜群. 生物监测和生物标志物: 理论基础及应用. 2版. 北京: 北京大学医学出版社, 2006.

[9] BONATE PL.Pharmacokinetic-Pharmacodynamic Modeling and Simulation. San Antonio. Springer Verlag, 2005.

[10] DE COCK RFW, PIANA C, KREKELS EHJ, et al. The role of population PK-PD modelling in paediatric clinical research. Euro J Clin Pharmacol, 2011:S5-S16.

[11] ETTE EI, WILLIAMS PJ. Pharmacometrics: the science of quantitative pharmacology.Hoboken. Wiley-Interscience, 2007.

[12] LUNN DJ, BEST N, THOMAS A, et al. Bayesian analysis of population PK/PD models: General concepts and software. J Pharmacokinet Pharmacodyna, 2002: 271-306.

[13] NYBERG J, BAZZOLI C, OGUNGBENRO K, et al. Methods and software tools for design evaluation in population pharmacokinetics-pharmacodynamics studies. BJCP, 2014: 6-17.

[14] TETT S, HOLFORD NH, MCLACHLAN AJ. Population pharmacokinetics and pharmacodynamics: An underutilized resource. Drug Inform J,1998: 693-710.

[15] LI Z, WANG Y. Drug therapy for children in China. Pediatric Drugs, 2009,11(1):16-17.

[16] MERHAR SL, SCHIBLER KR, VINKS AA, et al. Pharmacokinetics of levetiracetam in neonates with seizures. J Pediatr, 2011,159(1): 152-154,e3.

[17] SMITS TA, COX S, FUKUDA T, et al. The effects of unbound mycophenolic acid (MPA) on inosine monophosphate dehydrogenase (IMPDH) inhibition in pediatric kidney transplant patients. Ther Drug Monit, 2014, 36(6):716-723.

[18] LIANG X, LI Y, BARIELD M, et al. Study of dried blood spots technique for

the determination of dextromethorphan and its metabolite dextrorphan in human whole blood by LC-MS/MS. J Chromatogr B, 2009, 877(8/9):799.

[19] EYLES D, ANDERSON C, KO P, et al. A sensitive LC/MS/MS assay of 25-OH vitamin D_3 and 25-OH vitamin D_2 in dried blood spots. Clin Chim Acta, 2009, 403(1/2):145.

[20] LI WK, TSE FL. Dried blood spot sampling in combination with LC-MS/MS for quantitative analysis of small molecules. Biomed hromatogr, 2010, 24(1):49.

[21] SPOONER N, LAD R, BARFIELD M. Dried blood spots as a sample collection technique for the determination of pharmacokinetics in clinical studies: considerations for the validation of a quantitative bioanalytical method.Anal Chem , 2009, 81(4):1557

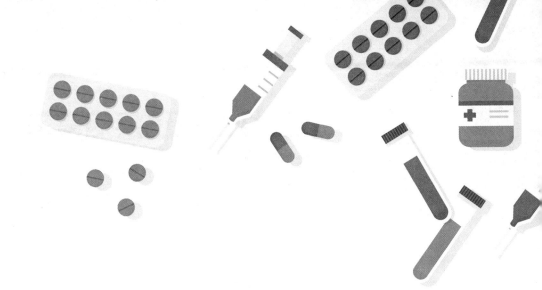

下篇

第十章 儿童神经系统疾病常用药物 TDM

第一节 儿童神经系统常见疾病与药物治疗

一、儿童神经系统疾病分类

小儿神经系统处在不断发育成熟过程中，小儿神经系统疾病是一大类纷繁复杂的以神经系统受累为主的疾病。按照神经系统的受累部位分类，可以分为中枢神经系统疾病及周围神经系统疾病；按照病因分类有多种维度，分为原发于神经系统的疾病与继发于全身系统性疾病；先天遗传性与后天获得性神经系统疾病。

（一）按照神经系统部位分类

1. 大脑 受累部位包括大脑皮层、大脑白质、基底节、丘脑、脑干、小脑、脑膜以及颅内血管。

2. 脊髓及下运动单元 包括脊髓（传导束、灰质）、颅神经/周围神经、神经肌肉接头以及肌肉。

（二）按照病因分类

1. 后天获得性 例如缺氧缺血性脑损伤，中枢神经系统感染（如病毒性脑炎、细菌性脑膜炎等），自身免疫性神经系统疾病（如神经元受累为主的自身免疫性脑炎，以脑白质受累为主的急性播散性脑脊髓炎及多发性硬化，以视神经脊髓受累为主的视神经脊髓炎，以周围神经为主的吉兰-巴雷综合征，以神经肌肉接头受累的重症肌无力，以肌肉受累为主的幼年型皮肌炎等），中毒性神经系统损伤、神经系统肿瘤等。

2. 先天遗传性 包括：①各种遗传代谢性疾病（如氨基酸、有机酸等小分子代谢病以及溶酶体病、线粒体病等细胞器代谢病，往往可以同时累及神经系统多部位）；②遗传性神经变性病（如以小脑受累为主的遗传性共济失调、以锥体外系受累为主的特发性扭转型肌张力不全、以肌肉受累为主的

214

肌营养不良等）；③先天发育异常性疾病（如先天性大脑皮质发育畸形、染色体病等）。

（三）存在多种病因的疾病

某些神经系统疾病是异质性的，即多种病因均可导致发病且有不同转归，其中最具代表性的是癫痫这一小儿时期较常见的中枢神经系统疾病。目前国际抗癫痫联盟对于癫痫的病因学分类包括：遗传性、结构性、代谢性、感染性、免疫性、原因不明。

二、儿童神经系统疾病的药物治疗

（一）控制神经系统症状的药物

1. 抗癫痫药物（antiepileptic drugs，AEDs）

（1）口服抗癫痫药物：口服 AEDs 通常是癫痫的首选治疗方法，20 世纪 80 年代以前，供医生选择的 AEDs 种类很少，仅有传统药物，包括苯巴比妥（PB）、苯妥英（PHT）、卡马西平（CBZ）、丙戊酸（VPA）、氯硝西泮（CZP）及硝西泮（NZP）等。20 多年以来，近 20 种新型口服 AEDs 在全球不同国家上市，但目前在国内上市的新型 AEDs 种类较少，仅有拉莫三嗪（LTG）、托吡酯（TPM）、奥卡西平（OXC）、左乙拉西坦（LEV）、唑尼沙胺（ZNS）及加巴喷丁（GBP）等。抗癫痫药物的作用靶点包括脑内 Ca^{2+}、Na^+、K^+ 离子通道、GABA 受体、AMPA 受体、囊泡结合蛋白等多部位，某些药物的作用靶点还不确定。口服 AEDs 的治疗是维持数年的长疗程，在治疗过程中各个环节的合理处理，包括何时开始治疗、如何选择适合的药物、治疗中的疗效判断、TDM、不良反应监测以及停药时机的判断和实施、停药后的复发问题等，对于成功的癫痫药物治疗而言均很重要。

（2）肠道外使用的抗癫痫（或抗惊厥）药物：对于癫痫持续状态的患儿，应使用肠道外抗惊厥药物。包括地西泮（静脉）、咪达唑仑（黏膜、肌内、静脉）、劳拉西泮（静脉）、苯妥英／磷苯妥英（静脉）、硫喷妥钠（静脉）、戊巴比妥（静脉）、丙泊酚（静脉）等。

2. 改善肌张力异常的药物
锥体外系症状是复杂多样的，既包括动作减少伴肌张力升高为主的肌张力不全、震颤等，又包括动作增多为主的舞蹈、手足徐动、抽动等。针对前者通常可以应用左旋多巴、盐酸苯海索、巴氯芬、苯二氮䓬类等，针对后者可以应用盐酸硫必利、氟哌啶醇、苯二氮䓬类等。针对锥体系为主的肌张力增高可以应用巴氯芬、肉毒素等。

3. 改善注意力障碍药物
针对儿童期常见的注意缺陷多动障碍，目前我国应用较多的是盐酸哌甲酯和盐酸托莫西丁。

（二）针对潜在病因的药物

1. 针对先天遗传性病因　多数先天遗传性疾病缺乏针对病因的治疗。某些遗传代谢性疾病存在针对性病因治疗，例如线粒体病的辅酶 Q_{10}、左卡尼丁治疗；生物素酶缺陷的生物素治疗；甲基丙二酸尿症合并同型半胱氨酸血症的维生素 B_{12}、甜菜碱、亚叶酸钙等；Ⅰ型葡萄糖转运体缺陷的生酮饮食治疗等。

2. 针对后天获得性病因　自身免疫性疾病（如自身免疫性脑炎、急性播散性脑脊髓炎等）应用糖皮质激素、免疫抑制剂等；感染性疾病（如病毒性脑炎、细菌性脑膜炎等）采用针对性抗感染治疗。

第二节　儿童神经系统疾病 TDM 概况

癫痫是多种原因引起的慢性脑病，是儿科神经系统最常见的疾病之一。统计数据表明，18 岁以下儿童占全部癫痫患者的 60% 以上。癫痫的反复发作会对患者及其家庭乃至社会造成很大危害。近年来，国际社会越来越关注癫痫患者生活质量的提高，明确提出：抗癫痫治疗的目标应该是完全控制惊厥，无或仅有轻微不良反应，保持正常的生活方式。目前癫痫最常用、最重要的治疗手段仍是药物治疗，经 AEDs 合理、规范、适时和正确地使用，癫痫患者的发作近 60% 可得到完全控制且停药后无发作。

（一）癫痫的药物治疗

自第一种抗癫痫药物溴化物于 1857 年被引入后，传统药物如苯巴比妥、苯妥英钠、乙琥胺、卡马西平、丙戊酸、氯硝西泮、硝西泮等进入临床应用。这类药物的作用机制主要是提高 GABA 能神经传递、降低谷氨酸能神经传递、抑制电压门控离子通道和改变细胞内信号转导通路等。新型 AEDs 的开发途径主要是针对上述靶点对传统 AEDs 进行化学改造，开发有效而不良反应更小的目标化合物。第二代抗癫痫药物于 1990 年被引入，包括拉莫三嗪、加巴喷丁、左乙拉西坦、奥卡西平等。这些药物给医生提供了治疗癫痫的更多的选择，在临床上也得到了广泛的应用。抗癫痫药物的参数及血药浓度见表 10-1 和表 10-2。

表 10-1　第一代抗癫痫药物的 PK 主要参数

药物	口服 F/%	t_{max}/h	Hb/%	$t_{1/2}$/h	TDM 浓度范围 / （μg/ml）
卡马西平	75 ~ 85	4 ~ 8	76	12 ~ 17	4 ~ 12

药物	口服 F/%	t_{max}/h	Hb/%	$t_{1/2}$/h	TDM 浓度范围 / （μg/ml）
地西泮	> 95	0.5 ~ 1.5	98.7	20 ~ 40	0.5 ~ 2.5
硝西泮	78	1 ~ 2	8 ~ 36	1 ~ 2	0.03 ~ 0.18
氯硝西泮	> 95	1 ~ 4	85	18 ~ 50	10 ~ 75
乙琥胺	> 90	1 ~ 4	0	40 ~ 60	40 ~ 100
苯巴比妥	80 ~ 100	0.5 ~ 4	55	53 ~ 140	15 ~ 40
苯妥英钠	70 ~ 90	1 ~ 12	90	1 ~ 3	10 ~ 20
丙戊酸钠	> 90	3 ~ 6	90	13 ~ 19	50 ~ 100

表 10-2　第二代抗癫痫药物的 PK 主要参数

药物	口服 F/%	t_{max}/h	Hb/%	$t_{1/2}$/h	TDM 浓度范围 / （μg/ml）
加巴喷丁	50 ~ 60	2 ~ 3	5 ~ 9	6	12 ~ 20
拉莫三嗪	> 90	1 ~ 3	55	25	3 ~ 15
奥卡西平	> 95	3 ~ 5	40	5	12 ~ 35
托吡酯	80	1 ~ 4	0	40 ~ 60	40 ~ 100
左乙拉西坦	95 ~ 100	0.5 ~ 4	55	53 ~ 140	10 ~ 60

（二）抗癫痫治疗药物监测的历史

20 世纪 70 年代初，Feldman 和 Pippenger 观察到尽管所用剂量明显低于当时所确定的"理想治疗范围"，但有一些患者仍处于无癫痫发作状态；另有一些患者根据体重（mg/kg）给药，癫痫仍然得不到良好的控制。由此，Charles Pippenger 和 Harvey Kupferburg 提议并率先对抗惊厥药物的血清浓度实施监测。

目前 TDM 已经成为 ADEs 合理应用的一种不可或缺的手段。多数 ADEs 血药浓度与药效之间较剂量与药效之间有更好的相关性。对于多数抗癫痫药物来说，血药浓度高于或低于理想的治疗范围癫痫症状控制往往不佳。了解个体的药代 / 药效学规律，从而设计出最佳的个体化药物剂量和疗法，再加上密切的临床观察，是抗癫痫治疗成功的关键。

（三）抗癫痫治疗药物监测的必要性和局限性

由于抗癫痫治疗的特殊性，对 AEDs 进行 TDM 非常必要，国际抗癫痫联盟（international league against epilepsy，ILAE）指南中列出了进行 TDM 的必要性：癫痫发作无规律可循，采用 AEDs 预防治疗的方法，通常很难预测剂量是否对长期的发作控制有效；AEDs 过量时的毒性反应症状与癫痫发作症状有时比较类似，难以区分；AEDs 的药效和毒性（尤其是中枢神经系统不良反应）缺乏良好的生物标记物。

但是对 AEDs 药物进行 TDM，需要有一定的指征，如果对所有的药物进行监测会增加不必要的医疗费用也会增加患者的不便，需要监测的 AEDs 应当是个体间药动学性质变异大的药物。以下这些情况应考虑进行 TDM 监测：对患者的依从性进行判定、疑似中毒或药物过量、剂量调整、药物之间的相互作用、与血浆蛋白结合高的药物、患者有肝脏或肾脏疾病对药物的代谢和排泄有影响等。

（四）治疗药物浓度范围

早期将 AEDs 血药浓度的"治疗范围"作为调整剂量的标准，而所谓"治疗范围"是指服用某药物的某一癫痫患者群体获得满意疗效时的统计分布值。这一分布值随研究群体的不同，会有较大差异，因此称为"参考范围"可能更为合适。医生和药师都应该明确，这只是一个建议的参考范围，由于个体差异，可能部分患者的血药浓度在其建议参考范围以下仍能较好地控制癫痫，在进行 TDM 过程中，不应生硬地将参考范围视为唯一的指标。

随着参考范围下限到上限的上升，治疗效应一般也是升高的，在超过参考范围上限时，也可能仍会出现治疗欠佳。然而，药物的毒副作用在接近治疗参考范围下限甚至低于下限时也会发生。一些学者建议，AEDs 的 TDM 可以不设下限，只要可以控制癫痫样的发作，低于此参考范围也是可以接受的。

（五）样品及取样时间

目前，进行 TDM 的生物样本可以是血浆或血清，两者药物浓度是基本一致的。有研究认为测定全血中苯妥英浓度也是可行的，但目前对全血与生物效应关系的研究十分有限。有研究指出苯妥英和卡马西平能向红细胞转运，正常情况下红细胞中与血浆中比例苯妥英为 0.23∶1，卡马西平为 0.38∶1。因而红细胞数量会影响对全血中药物浓度的测定。

AEDs 监测的通常应当是达稳态后的谷浓度，也就是在下次服药前取样检测。这种取样方法测得的结果较为一致；而且稳态时的谷浓度与药效相关较好。要恰好在服药前取样较为困难，例如苯妥英的实际采样时间与谷浓度时间有 2～3 小时的误差，但由于稳态后血药浓度一定范围内波动对结果并无影响，因而目前通常在下次服药前一定时间范围内取样，并将其作为苯妥英谷浓度。进行 TDM 也应根据实际情况灵活进行。不一定测定稳态谷浓度，有时甚至可以测定未达稳态时的浓度。如果临床表现为间歇的毒性反应，比如毒性反应发生在达到峰浓度的时间，此时测定峰浓度就比谷浓度更加合理。当然，这些测定结果的解释必须以药动学理论为基础。

（六）抗癫痫治疗药物监测的分析方法

早期的紫外分光光度法（UV）操作烦琐，灵敏度不高，特异性受提取方法影响较大，因而未在临床广泛应用。气相色谱（GC）具有优良的分离能力，能对体液中的药物迅速分离和定量，使 TDM 真正在临床开始应用。高效液相色谱（HPLC）的出现，使监测有了一种特异、灵敏的方法，而且，由于 HPLC 强大的分离能力，可同时测定几种 AEDs 及其代谢物，具有一定临床价值。气质联用及液质联用提高了仪器的灵敏度和特异性，但仪器高昂的价格使其应用到常规监测尚需一段时间。

免疫法利用 AEDs 与其特异性抗体在体外反应的原理测定。最早出现的是放射免疫测定技术（RIA），由于 RIA 技术需使用放射性材料，操作复杂且有危险性。荧光偏振免疫测定技术（FPIA）、均相酶联免疫技术（EMIT）等方法具有样品量少、测定准确、操作方便的特点，它们的广泛应用使 TDM 成为常规。免疫法的主要缺点是必须针对投入市场的每一种 AEDs 研究出抗体，而且一些抗体可能与 AEDs 代谢物产生交叉反应，使测定结果受到影响。

采用特异性低的方法测定 AEDs 浓度，代谢物可能影响测定。如果代谢物具有抗癫痫活性，由于血浆中所有具有药理活性的物质均被定量，浓度与药效相关可能较好。如果代谢物缺乏生物活性，并且某些情况下（如肾衰）在体内积聚，可能导致 TDM 结果偏高。例如苯妥英在体内代谢为 5- 对羟基苯基苯妥英（HPPH）及其葡萄糖醛酸苷结合物。HPPH 是苯妥英的主要代谢物，并且能够迅速与葡萄糖醛酸苷结合（HPPG），经肾脏清除。估计 60%～90% 的苯妥英剂量可以自尿液以 HPPH 的形式回收。交叉反应在肾功能不全的患者中变得尤为重要；随着 HPPG 的肾脏清除减少，代谢物浓度逐渐上升，而潜在的分析干扰增加。另一方面，如果采用特异的检测方法，因为活性代谢物不被检测出，患者血浆药物浓度也会对临床产生误导作用。例如扑米酮半衰期较短，谷浓度可能非常低，而其代谢物苯巴比妥浓度比扑米酮大几倍，作为衡量抗癫痫效果的指标更为合适。当卡马西平与苯妥英、苯巴比妥或丙戊酸合用时，药物相互作用增加了血浆中卡马西平环氧化物浓度，此时若仅测卡马西平浓度，也会对临床产生误导。实际上，若患者合用苯妥英，则卡马西平浓度范围下移至 4～8μg/ml，而不是 4～12μg/ml。

（七）TDM 的影响因素

1. 病理和生理因素 病理状况及某些生理状况可能影响患者 AEDs 浓

度，比如肝脏、肾脏及胃肠道疾病患者，孕妇及老人血浆白蛋白浓度下降，在血浆总浓度不变的情况下，游离浓度相对增加。肝肾功能降低可能造成原型药物或代谢物在体内蓄积。通过 TDM 可根据患者病理状况准确地计算并修正药物剂量。比如，若患者是慢性肝功能衰竭，则应当将原来每天一次的用药方案调整为每 4～5 天用药一次。孕妇 AEDs 血浆蛋白结合率、分布容积、代谢及清除率也发生变化，从而导致血药浓度下降。

年龄因素如新生儿、婴儿及幼儿服用 AEDs，药物在吸收、分布容积及消除方面存在差异。虽然这些药动学改变研究较为广泛，但差异大小却因患者而异，而且经验性的校正不可能适用于每一个患者，通过 TDM 可以判断发作是否因 AEDs 血药浓度而下降。

2. 药物相互作用　在治疗严重癫痫时经常仍需要 AEDs 多药联合应用。当 AEDs 联合用药增加时，不良反应发生的概率也大大增加。许多 AEDS 为肝微粒体细胞色素 P-450 的诱导剂（如苯巴比妥、扑米酮、苯妥英及卡马西平），而丙戊酸则是抑制剂。在治疗严重癫痫中使用 2 种 AEDs 的患者占所有患者的 23.5%，其中苯妥英＋卡马西平或卡马西平＋丙戊酸治疗方案最多。研究发现，当苯妥英或者丙戊酸与一种以上 AEDs 同时应用时，血药浓度很难控制在治疗范围内。同时服用苯妥英导致卡马西平浓度下降，而同时服卡马西平导致丙戊酸浓度下降。新型 AEDs 对 P-450 无影响，但拉莫三嗪、托吡酯、奥卡西平、唑尼沙胺等与具有 P-450 诱导作用的 AEDs 合用代谢显著加快。

3. 药物剂型　同一 AEDs 的不同处方可能使其有不同的药动学性质，包括生物利用度和峰浓度不同。患者从静脉用药改为口服用药，或改用不同商品名药物时，若不能承受药动学的变化，都可能导致癫痫发作。

（八）AEDS 药物的 TDM 新进展

1. 游离药物浓度　AEDs 受体存在于神经元细胞或其附近，真正与药效紧密相关的是受体周围的细胞外液中药物浓度。而后者与血浆游离药物浓度平衡。因此游离药物浓度与潜在药物作用的相关性比血浆药物总浓度更好。目前常需监测游离浓度的抗癫痫药物包括苯妥英、卡马西平及丙戊酸钠。这些药物主要与白蛋白结合，蛋白结合率较高。苯妥英是最需要监测游离浓度的抗癫痫药物，目前认为虽然苯妥英游离浓度与癫痫控制无明显关系，但可影响不良反应的控制。Thankral 提出游离浓度与出现急性视力功能障碍毒性作用有关。Burt 等测定了 139 位患者的苯妥英的总浓度和游离浓度，发现游离分数变异较大，为 6.8%～35.3%，并进一步指出，低蛋白血症、药物相互作用、尿毒症和怀孕是造成变异的主要原因。监测游离浓度作为临床指征更加可靠。丙戊酸与蛋白结合存在饱和现象，游离浓度存在着较大波动，游离分数为 10%～55%。并且即使患者已达稳态，每次服药游离丙戊酸浓度仍可发生变化，因此用总浓度预测疗效较为困难。曾报道一位低蛋白血症患者（HAS 为 3.3g/L），丙戊酸总浓度为 103μg/ml，而游离浓度达 26.8μg/ml，根据游离浓度调整丙戊酸剂量更为恰当。

2. 药物代谢酶的影响 苯妥英和苯巴比妥的代谢受到 CYP2C19、CYP2C9 基因多态性影响。苯巴比妥通过 CYP2C19、CYP2C9 介导的代谢仅占 25% 左右，因而基因多态性对其影响有限。研究证明，不同 CYP2C19、CYP2C9 基因型患者服用苯妥英后其浓度剂量比（C/D）存在显著的基因剂量现象（即患者携带突变型基因数量与 C/D 成正比）。携带突变型等位基因的患者 C/D 显著增高，有报道一例 CYP2C9*3/*3 及 CYP2C19*1/*2 患者服用苯妥英后出现严重不良反应。用药前检测基因型可以避免或者减量使用苯妥英而减少毒性反应发生。值得注意的是，中国人群中 CYP2C9*3 发生率仅为 6% 左右，但基因突变造成酶活性下降达 95%，因而杂合子也会对浓度产生明显影响；另一方面，中国人 CYP2C19 突变发生率较高，慢代谢发生率达 20%，CYP2C9*3 杂合子与 CYP2C19 突变同时发生时，仍可能造成苯妥英浓度显著增高。

3. 相应靶点蛋白的基因多态性 拉莫三嗪、奥卡西平通过阻滞电压门控型钠通道、减少钠离子内流而起到抗癫痫作用。编码电压门控型钠通道的基因突变引起了多种癫痫症状，与突变相关的基因有 SCNIA 及其他钠通道基因。Kasperaviciute 等的研究显示 SCNIA rs11692675、rs922224 等位点的基因突变会增加癫痫的患病率。

4. 药物转运体与抗癫痫药物 虽然 1990 年以来，AEDs 种类显著增加，但仍有 30%～40% 的患者存在着药物耐受。P- 糖蛋白（P-gp）是一种重要的转运蛋白，广泛分布于胃肠道、胆道、肾、血脑屏障（blood-brain barrier, BBB）等许多正常组织，起着泵出化学异物的作用。P-gp 由多药耐药基因 -1（multiple drug resistance 1，MDRl）编码，后者存在显著多态性。据推测 P-gp 过度表达是造成药物抵抗的重要原因，一些动物实验证明了这一推测。然而，目前尚无足够证据证明 AEDs 是 P-gp 的高亲和力底物，也不能证明 AEDs 是通过 P-gp 介导透过 BBB 的。因此，MDRl 基因多态性与 AEDs 的关系仍有待进一步研究。

一、丙戊酸

(一)药理学概述

丙戊酸(valproate,VPA)又名丙基戊酸,其单体毒性大,易燃,极不稳定,难溶于水。临床常用与钠或镁结合的盐供药用,均为白色结晶粉末或颗粒,无臭,味微涩。有强吸湿性,易溶于水和乙醇、甲醇,丙酮中几乎不溶,无紫外吸收特征。

1. 药动学　VPA 口服后迅速吸收,生物利用度(F)接近 100%,口服达峰时间(t_{max})1~4 小时(平均 1~2 小时),有效血清浓度 50~100μg/ml,潜在中毒浓度 >150μg/ml,食物可以延迟吸收但不减少生物利用度,血浆蛋白结合率高(90%~95%),蛋白结合具有饱和性,游离部分与血中总浓度和年龄呈正相关(稳态时年轻人与老年人的游离部分分别为 6.4% 与 10.7%),因此测定游离浓度临床意义有限,与白蛋白结合后苯巴比妥或卡马西平难置代。表观分布容积(V_d)较小(0.1~0.4L/kg),分布于全身组织和中枢神经系统中,脑脊液中药物水平是血浆的 8%~25%;可通过脐带,胎儿与母亲血清中占比为 3∶1.2,母乳约为同时血浆值的 3%。血中浓度达稳态需 2~3 天,消除 $t_{1/2}$ 为 8~15 小时。主要通过肝脏代谢,因代谢酶及其活性差异而产生多种代谢产物,P-450 催化下在线粒体过氧化酶体系中与葡萄糖醛酸结合发生 β-氧化成丁二酸与丙酸为其最重要的代谢途径。主要以葡萄糖醛酸代谢物形式经肾排出,少量以原形随粪便或呼吸道排出。

2. 药效学　VPA 主要通过增加 GABA 的合成和减少氨基丁酸(GABA)的降解,从而升高抑制性神经递质 γ-GABA 的浓度,降低神经元的兴奋性而发挥抑制发作。主要用于单纯或复杂失神发作、肌阵挛发作,大发作的单药或合并用药治疗,对复杂部分性发作也有一定疗效。

3. 药物相互作用　VPA 与苯妥英钠、苯巴比妥、扑米酮、氯硝西泮、拉莫三嗪等合用时可抑制后者的代谢,使其血药浓度升高甚至中毒。

VPA 与卡马西平合用,由于肝酶的诱导而致药物代谢加速,使二者的血药浓度和半衰期降低。

VPA 与抗凝药如华法林或肝素、阿司匹林或双嘧达莫等抗凝药及溶血栓药合用,出血的危险性增加。

VPA 与氟哌啶醇、洛沙平、马普替林、单胺氧化酶抑制药、吩噻嗪类、噻吨类和三环类抗抑郁药合用,可以增加中枢神经系统的抑制,降低惊厥阈和丙戊酸的效应。

4. 主要不良反应 常见腹泻、消化不良、恶心或呕吐、胃肠道痉挛等胃肠道反应；少见血小板减少症以致异常出血或瘀斑；可能影响 2 岁以下幼儿的智力发育。

5. 用法用量 儿童常规剂量 30mg/（kg·d），分 2 次；起始剂量通常为 10 ~ 15mg/（kg·d），随后每周可增加 5 ~ 10mg/（kg·d），递增至疗效满意为止。血药浓度与药效达到最佳，TDM 的血药浓度参考范围在 50 ~ 100μg/ml，低于 50μg/ml 难以发挥最佳药效，大于 100μg/ml 存在发生潜在累积过量甚至中毒。

（二）TDM 方法

VPA 的 TDM 方法临床常用的有色谱法与免疫法，色谱法具有灵敏度高、特异性好，能很好排除 VPA 代谢物等优点，但由于 VPA 无紫外吸收特征，若采用紫外检测器检测时需对 VPA 结构衍生化处理，引入具有紫外特征的基团，势必会延长样品检测时间长度，同时增加了操作的复杂性与系统误差，相应对质控提出更严的要求，常用 HPLC、GC 等方法。免疫法完成 VPA 的 TDM 有较成熟的自动化商业化的方法及仪器供应，具有操作简便、快捷；但因免疫法的特异性不及色谱法，对 VPA 及代谢物无法分离，结果较色谱法偏高，常用的有均相酶免疫分析法（MEIA）、自动免疫发光法、荧光偏振免疫法等，可根据实验室条件选用合适的方法。

1. 色谱法

（1）高效液相色谱法（HPLC）

仪器与试剂：waters 2487UV 双波长检测器、1525HPLC 色谱仪（串联双泵）、Beeze 2000（Version3.2）色谱化学工作站，7725i 进样器等。

色谱条件为 RP18（5μm，3.9mm×150mm）色谱柱、检测波长 λ 为 254nm，检测灵敏度为 0.0200AUFS，柱温 30℃，柱压设置 4 000pres，进样量为 20μl，流动相：甲醇–水（85∶15）。

方法特点：VPA 的内标峰面积与浓度的线性回归方程为 $Y=0.022\ 8X - 0.006\ 87$，相关系数 $r=0.999\ 8$，VPA 浓度在 3.49 ~ 218.56μg/ml 范围内呈良好的线性，最低检测限 1.25μg/ml（S/N ≥ 3），方法回收率 >95%，日间及日内变异均 < 5%。

血样处理：血清 0.15ml 置于 10ml 具塞离心试管内，加乙腈 0.10ml，1.0mol/L 的硫酸 0.10ml 和 0.15ml 内标液混匀后，加 2.00ml 正己烷混旋、离心（3 000 ~ 4 000r/min）各 5 分钟。吸取上述上层有机相 1.70ml 于 10ml 具塞离心试管内，加三乙胺 20μl，混匀后加衍生试剂 [2, 4- 二溴苯乙酮（2,4-dibromoacetophenone，DBrMP）] 20μl，密塞后置 45℃水浴上保温 10 分钟，去 N_2 吹干，100μl 流动相溶解残余物，20μl 进样进行色谱分析，按标准曲线计算 VPA 含量。并同时高中低浓度质控品平行处理进样，按上述色谱条件进样分析。

（2）气相色谱法（GC）

仪器与试剂：岛津 GC-2014C，FID 检测器，SIC-30AC 自动进样器、COT-30A 柱温箱等。

色谱条件：以 FFAP/Gaschromsorb WAW-MDCS（80～100）目为固定相的玻璃柱（2m×3mm ID），柱温 160℃，进样器和检测器温度为 222℃，载气氮气，流速 45ml/min，氢气流速 50ml/min，空气流速 500ml/min；FID 检测，灵敏度为 0.020 0AUFS。

方法特点：标准曲线为 $y=1.72+382.92x$，$r=0.999\ 1$，线性范围为 2.50～200μg/ml，最低检测限 0.50μg/ml（S/N ≥ 2），方法回收率 > 94%，日间及日内变异均 < 5%。

血样处理：0.5ml 血清加 100μl 0.5mol/L 磷酸缓冲液（pH4.5）或 0.5mol/L 的盐酸，加 10μl 内标（辛酸，浓度适当）混匀。然后通过用 1ml 甲醇和蒸馏水处理过的 C18 小柱，用 1ml 水分 2 次冲洗柱子，再用 1ml 甲醇洗脱药物，洗脱液置氮流下吹干。残留物用 1ml 0.02～0.05mol/L 氢氧化钾的甲醇溶液溶解，并置 40℃下氮流吹干，残渣用 50μl 0.02～0.05mol/L 盐酸甲醇液溶解，最后取 2μl 注入色谱柱。

2. 免疫法

（1）均相酶放大免疫法（EMIT）：VPA 样品中游离的 VPA 小分子抗原与葡萄糖六磷酸脱氢酶（小分子偶联物）竞争性结合特异性抗体位点，样本中游离的小分子抗原越多，竞争结合的抗体位点越多，抗体释放的酶标偶联物就越多。游离出来的小分子－酶标偶联物催化 β- 烟酰胺腺嘌呤二核苷酸氧化型（NAD⁺）转化为 β- 烟酰胺腺嘌呤二核苷酸还原型（NADH），样本中的小分子抗原浓度与 NADH 的生成量成正比，通过固定点波长（如 340nm）酶浓度的变化即可反映出 VPA 小分子抗原的含量（浓度）。

仪器与试剂：一般自动生化分析仪（如 Viva-E 等仪器及配套定标、校正、质控试剂。

方法特点：该方法在 0.50～160.00μg/ml 浓度范围内线性良好，定量检测下限 0.1μg/ml，方法回收率（101.5±1.7）%；质控日间变异 < 5%。符合生物样本临床监测方法学要求。

血样处理：3 500～4 000r/min 离心 5 分钟后取血清 1.5～2.0ml 于样品杯内上机测试，结果直接读取。

（2）免疫发光分析（CLIA）：VPA 结构中"丙基戊羧基"为抗原与酶结合成酶标半抗原，保留半抗原和酶的生物活性，当酶标半抗原与抗体结合后，半抗原分子上的酶蛋白与抗体密切接触，使酶的活性中心受到影响，酶的活性受到抑制。测定时标本中的半抗原、酶标半抗原与抗体竞争性结合，标本中半抗原含量越高与底物结合后其 OD 值呈对应定量关系来反应 VPA 浓度。

仪器与试剂：ABBOTT 的 ARCHITECT plus i1000SR，i2000SR 仪器及配套定标、校正、质控试剂。

方法特点：该方法在 0 ~ 150.00μg/ml 浓度范围内线性良好，方法回收率（101.5 ± 1.7）%；质控日间变异 < 5%。符合生物样本临床检测方法学要求（如 ABBOTT 的 ARCHITECT plus i1000SR，i2000SR 仪器及检测项目说明书）。

血样处理：3 000 ~ 4 000r/min 离心 5 分钟后取血清 1.5 ~ 2.0ml 于样品杯内上机测试，结果直接读取。

（3）荧光偏振免疫分析法测定（FPIA）：以带荧光标记物抗体与 VPA 结构中"丙基戊羧基"进行抗原 – 抗体免疫反应，利用荧光标记的强度变化（减少）来定量反映出被检测物 VPA 的量（总量或游离浓度）。

仪器与试剂：血药浓度快速分析仪，常用的有美国 ABBOTT 公司的 TDX、TDXFlx、AXSYM 等仪器，分别为该公司的第一代、第二代、第三代产品，试剂及标准品、校准品、质控品等均由 ABBOTT 公司配套生产供应。

方法特点：该方法在 0 ~ 150.00μg/ml 浓度范围内线性良好，方法回收率（100.9 ± 1.4）%；质控日间变异 < 5%。符合生物样本临床检测方法学要求（详见 ABBOTT TDX、TDXFlx、AXSYM 等仪器及检测项目说明书）。

血样处理：3 000 ~ 4 000r/min 离心 5 分钟后取血清 1.5 ~ 2.0ml 于样品杯内上机测试，结果直接读取。

3. TDM 要点

（1）分析方法及基本要素

方法：方法的建立与方法的专属性、精密度、准确性、稳定性等验证。

血标本：血清或血浆标本谷浓度在规则服药达到稳态后下次服药前（通常在清晨服药前），峰浓度则在服药 1 ~ 2 小时时，采集静脉血 1 ~ 2ml，血细胞凝固后离心分离取血清或血浆标本供检测。

唾液标本：谷浓度在规则服药达到稳态后清晨服药前，清水漱口后弃去初段唾液，连续收集约 15 ~ 30 分钟内的唾液，离心上清液供检测；儿童依从性差，标本采集均需要专业培训，家长难以掌握，儿童极少用。

其他标本：CSF、脑组织匀浆等，需根据标本性质分离提取、富集浓缩目标成分。

（2）质量控制：分析方法不确定程度考察、SOP 制订与严格操作、质控品及质控是保证结果客观准确的基本保障。

室内质控：与临床标本平行监测，定期（月度）绘制质控图并总结分析出现警戒、失控等原因；在更换检测试剂、检测设备、仪器检修后需常规基本室内质量控制。

室间质控：国家卫生健康委员会临床检验中心开展了 VPA 室间质量比评项目（具体详见 www.clinet.com.cn/ 网站相关介绍说明）。

（3）监测计划：建议常规监测谷浓度，首次 TDM 通常在 5～6 个半衰期，即规则服药 3 天后，清晨空腹采血样标本。

（三）结果报告与解释

1. VPA 结果报告与解释

（1）结果无特殊：当检测结果在参考血药浓度范围内，临床疗效满意，肝肾功能无异常的患儿，可继续当前治疗方案，一般 6 个月左右定期随访。

（2）结果无异常但肝功能异常：当检测结果在参考血药浓度范围内，临床疗效满意，肝功能严重异常的患儿，应根据肝功能的损伤程度调整药物剂量或给药频次。

（3）结果异常：当检测结果在参考血药浓度范围以外（< 50μg/ml 或 > 100μg/ml），应结合监测的血药浓度值，拟合出该患儿的消除代谢药动学参数，重新设计治疗方案给药治疗。

2. 影响血药浓度因素 患儿对 VPA 的消除代谢的改变，直接影响药物在靶组织内的暴露，临床主要考虑如下影响因素。

（1）药物影响：参考 VPA "药物相互作用" 项下的叙述，考虑患者是否与服用相关药物有关。

（2）疾病影响：肝脏疾病、血浆白蛋白过低等均可使 VPA 血药浓度升高。

（3）不定因素的影响：个体遗传代谢差异，标本采集的准确时间，VPA 制剂剂型与生产企业众多，更换厂家、批号、剂型等均可导致一定程度的变异。

（四）基于 TDM 下的临床合理用药

1. 给药方案的设计与调整 TDM 下给药方案的设计与调整方法参考总论部分药物代谢动力学，根据具体病例及 TDM 结果，按最佳条件选择恰当的 PK 模型，可通过参数法、浓度测定法、Bayesian 法等进行治疗方案的设计或剂量调整。

（1）初始方案制订：综合相关的检查，检验结果，患儿的病理、生理特点、用药资料等确定初始方案。

（2）方案调整：监测药物体液中暴露的量、观察疗效、分析未达到治疗预期的影响因素、考虑药物剂量－浓度－疗效的关系，根据 TDM 结果进行相应方案的完善与调整。

2. 用药评价　VPA 在人体吸收、分布、代谢、排泄等存在多种混杂因素影响，药物发挥药理效应与药物过量等不良反应的发生等与血药浓度相关。儿童用药缺乏新药尤其是 I 期临床试验的客观数据，加上儿童不同年龄代谢过程的复杂性及个体差异等，因此临床应根据各治疗目的与方案逐渐增加剂量直至获得满意的治疗效果，TDM 的开展对临床治疗方案的调整以及判断"药物－剂量－浓度－效应"提供了客观科学依据。

（五）VPA 的 TDM 进展

VPA 血药浓度监测始于 20 世纪 30～40 年代，历经高效液相色谱柱前衍生测定法、荧光偏振免疫法、气相色谱法等方法的不断改进提高，新近又有液相色谱质谱联用及二维液相色谱法等新技术新方法应用于临床，从血中 VPA 药物总浓度检测到游离浓度以及 VPA 旋光异构体的检测，实现了自动、快速、高分辨和有药理效应异构体成分的目标检测，体现了精准定位和用药安全。

自 Sheiner 等提出非线性混合效应模型法编制了 NONMEM 程序，首次提出了 PPK 这一概念并用于药动学参数数据分析，与传统药代动力学相比，PPK 有着其独特的优越性，从相对稀疏数据或相对密集数据的受试者提取资料以及从稀疏和密集的组合数据中获取资料，定量考察患者群体中药物浓度的决定因素（PPK 参数）、群体典型值、固定效应参数、个体间变异、个体自身变异等。将 PPK 应用于具体人群具体药物，如儿童 VPA 血药浓度的分析，则根据 VPA 群体药动学参数结合 Bayes 反馈法，即可获得癫痫患儿的个体药动学参数，从而使临床更加方便、合理、有效地优化给药方案，达到提高疗效、减少不良反应的目的，具有实效性。

Serrano 等收集了 255 例 0.1～14 岁的癫痫患儿 VPA 稳态血药浓度数据 770 个，按照一室一级吸收模型用 NONMEM 法进行拟合，分析年龄、体重、合并卡马西平时戊酸清除率的影响，并建立最终模型 Cl（L/h），表明 VPA 的清除率随着儿童的年龄、体重的增长逐渐降低，当体重超过 40kg（平均年龄 12 岁）时接近成人值。Hall 等的研究有类似的结论（当儿童的年龄超过 10 岁时，VPA 的 Cl 值与成人值相似）。Correa 等回顾性收集了 110 例墨西哥儿童 VPA 血清药物浓度值 119 个，通过 NONMEM 程序建立最终 VPA 清除率模型 Cl/F（L/h），结果显示，在儿童群体中，VPA 日剂量的增加或合并肝药酶诱导剂苯巴比妥都可以使儿童体内 VPA 清除率增加。

Juarez-Olgufn 前瞻性分析了 108 例 1～16 岁、体重 5.2～50kg 的癫痫儿童 VPA 血药浓度数据，通过 PKS 程序建立 VPA 清除率最终模型，结果显示

VPA 的表观分布容积（V_d）及清除率与年龄相关系数分别为 0.903 和 0.816。此结果提示，儿童的年龄和 VPA 的药代动力学参数相关，临床应根据年龄适当调整给药剂量。姜德春研究了中国癫痫患儿 VPA 血药浓度的群体药代动力学特征，并首次针对儿童建立了 PK/PD 模型，最终通过 NONMEM 程序建立了模型 Cl（L/h），表明年龄是儿童体内 VPA 群体药代动力学参数预测的一个重要变量，且随着年龄的增加，VPA 的清除率逐渐降低。

遗传因素对 VPA 药代动力学的影响主要在于体内细胞色素 P-450 酶和鸟苷二磷酸葡萄糖醛酸转移酶（UDP-glucuronosyl transferase，UGT）介导代谢干扰，药物代谢酶的遗传多态性是药动学产生个体化差异的重要因素。目前，CYP-450 酶基因多态性对丙戊酸体内代谢影响的研究较多。Ho 等的一项研究表明，YP2C9 与 VPA 代谢有关，且不同的基因型代谢 VPA 的能力不同。野生型 CYP2C9*1 代谢 VPA 的能力明显强于突变型 CYP2C9*2 和 CYP2C9*3。王玉琴等研究显示，CYP2C19 也参与 VPA 代谢，携带 CYP2C19 突变基因的患者体内 VPA 浓度显著高于携带 CYP2C19*1 基因的患者，说明野生型 CYP2C19*1 基因型代谢 VPA 的能力较 CYP2C19*2/*3 基因型高。王化明等回顾性收集了 111 例癫痫患者的 VPA 的稳态血药浓度数据及 CYP2A6 基因型等资料，通过 NONMEM 程序建立 VPA 群体药代动力学的最终模型，研究结果表明 CYP2A6 基因多态性对 VPA 的药代动力学参数的改变有影响，CYP2A6 野生型（CYP2A6*1/*1）组患者较 CYP2A6 突变型 CYP2A6*1／*4、CYP2A6*4／*4）组患者有更高的 VPA 清除率（$P < 0.01$），前者是后者的 1.29 倍。UGT 基因多态性对 VPA 体内代谢研究相对较少。马虹英等在关于 UGT2B7 基因多态性对 VPA 浓度影响的研究中发现，野生型纯合子 A/A 与突变型纯合子 G/G 的浓度差异有统计学意义（$P=0.048$），其他组间差异无统计学意义（$P > 0.05$），表明 UGT2B7-268>G 基因多态性对 VPA 血药浓度有一定影响，且突变纯合型 G/G 比野生纯合型 A/A 代谢能力强。Krishnaswamy 等对 48 例癫痫患者 UTG1A6 基因多态性的研究中发现，UGT1A6 有 13 种基因型，其中主要为 UGT1A6*1、UGTIA6*1*2 和 UGT1A6*3。通过对 VPA 的研究发现，UGT1A6*、UGT1A6*3 代谢 VPA 的能力明显高于野生型 UGT1A6*1。而 Munisamy 等的研究发现，UGT1A6552A > C 突变会导致 VPA 体内代谢减弱，因此，UGT1A6 不同基因位点突变对 VPA 体内代谢的影响还需进一步研究。综合众多研究表明，携带 CYP2C9、CYP2C19、CYP2A6 野生基因型患者比携带突变基因型患者对 VPA 清除率更高，UGT1A6、UGT1A3 等基因型不同也会影响 VPA 个体代谢差异。

二、卡马西平

（一）药理学概述

卡马西平（carbamazepine，CBZ）为白色或类白色结晶性粉末，无臭无味或微苦，几乎不溶于水，溶于乙醇（1∶10）、氯仿（1∶10）、丙酮、苯和丙基乙二醇。

1. 药动学 CBZ 具一级动力学特征，口服经胃肠吸收进入血液循环，血浆蛋白结合率约 70%~80%，分布容积（V_d）新生儿 1.1~2.5L/kg，儿童 1.2~3.5L/kg，消除半衰期（$t_{1/2}$）约为 10~14 小时。主要在肝脏代谢（98%），少量（约 2%）以原型从肾脏排出。在肝细胞色素酶 P-450（CYP3A4）作用下转化代谢，主要代谢物有 CBZ-10、11- 环氧化物（CBZ-E）、CBZ-E 也具有较强抗癫痫作用，单服 CBZ 时 CBZ-E 与药的比值保持稳定，联用时其他抗癫痫药物可能影响 CBZ-E 水平，导致临床疗效及药物不良反应的变化。

CBZ 在服药初期（数次）出现自身诱导效应，连续服药 2~4 周达到高峰，以后其代谢趋于稳定。自身诱导效应使得 $t_{1/2}$ 缩短，Cl 增加，血药浓度降低。

2. 药效学 CBZ 主要通过阻断突触前钠通道和动作电位发放，阻断神经递质的释放，调节神经兴奋性而用于抗惊厥作用；其他药理作用如通过作用于 γ- 氨基丁酸（GABA）β 受体而产生镇痛效果而用于抗外周神经性疼痛。刺激抗利尿激素（ADH）释放和加强水分在远端肾小管的重吸收有抗利尿作用，但较少单独用于尿崩症等病症的治疗。

常用于复杂部分性、发作性、全身强直以及上述两种混合性发作或其他部分性或全身性发作的癫痫治疗。

3. 药物相互作用

（1）与抗癫痫类药物的相互作用

作用降低：苯巴比妥、苯妥英等肝酶诱导可加速肝脏对 CBZ 转换代谢，导致 CBZ 血药浓度及药理作用降低。

作用增强：丙戊酸等通过抑制 CBZ 代谢物环氧 CBZ-E 转化成 CBZ-10,11- 反二醇的葡萄苷酸化过程，参与水解催化酶的活性，增加其药理作用。而司替戊醇抗癫痫药物，对乙酰氨基酚、右丙氧酚等解热镇痛药竞争性抑制 CBZ 代谢增加 CBZ 血药浓度致药理作用增加。

作用不确定：拉莫三嗪、氯硝西泮、硝西泮等对卡西平血药浓度影响取决于 CBZ 实时的非线性代谢特性，CBZ 血药浓度可表现为增加、影响不明显甚至降低，但反之则加速代谢，明显降低各自的血药浓度。托吡酯对 CBZ 血药浓度影响不明显，但反之则明显降低托吡酯血药浓度。

（2）与其他类药物的相互作用：CBZ 与单胺氧化酶（MAO）抑制药（如苯环丙胺、托洛沙酮、呋喃唑酮、甲基苄肼等）联合使用时，可引起高热、高血压危象、严重惊厥甚至死亡，两药应用时应至少间隔 14 天。当 CBZ 作为抗惊厥用药治疗时，MAO 抑制药可以改变癫痫发作的类型。

（3）食物影响：葡萄柚汁可使 CBZ 血药浓度峰值增加；乙醇增加 CBZ 的神经系统副作用。

4. 用法用量 儿童抗惊厥抗癫痫常用量为 10 ~ 35mg/（kg·d），分 2 ~ 3 次服用；神经源性疼痛常用量 10 ~ 20mg/kg，分 2 ~ 3 次服用；初始从 5mg/（kg·d）的小剂量逐渐增加至目标剂量。

在常规初始剂量基础上，通过 TDM 设计或调整治疗方案到血药浓度维持在 4 ~ 12μg/ml 范围。

5. 禁忌证 CBZ 在下列情况下严禁使用：CBZ 代谢（HLA-A*3101、HLA-B*1502 基因变异）障碍患者，心脏房室传导严重阻滞，有骨髓抑制病史，肝、肾功能严重不全，血小板、血常规及血清铁严重异常等。

6. 药物不良反应 CBZ 使用后常见皮疹、荨麻疹、瘙痒、发热等过敏反应；少见但需警惕药物超敏综合征、Stevens-Johnson 综合征、中毒性表皮坏死溶解症或红斑狼疮样综合征等。

在骨髓抑制或造血功能障碍病史患者中长期用药易致粒细胞减少、骨髓抑制、再生障碍性贫血等。

药物过量中毒可出现视力模糊、复视、眼球震颤、嗜睡、精神错乱或激动不安、罕见中枢神经毒性反应。

（二）血药浓度与药理效应

1. 剂量调整 CBZ 发挥有效治疗药物浓度调节在 4 ~ 12μg/ml，低于 4μg/ml 药效难以发挥，长期持续大于 12μg/ml 可发生程度不同的过量中毒反应，如心跳加快、肌肉抽动、震颤、角弓反张等。若无 TDM 条件的，其剂量应控制在 35mg/（kg·d）以下。

2. 药物过量 当血浓度持续 > 12μg/ml 存在中毒可能，随着过量程度的加重表现为意识障碍、肌肉痉挛、震颤、窒息、晕眩、共济失调、瞳孔散大、眼球震颤、昏迷等。CBZ 药物过量中毒无特殊的解救药物，对严重的中毒患者应立即通过催吐和洗胃等适宜的方法减少药物的吸收，补液及利尿排泄。肾衰患者、严重中毒患者需透析或换血治疗。

（三）TDM 方法

临床常用的 CBZ 的 TDM 方法有色谱法与免疫法，色谱法灵敏度高、特异性好，能很好排除 CBZ 代谢物，常用 HPLC、GC 等方法。免疫法有较成熟的商业化自动化方法及仪器供应，是目前临床主要选择方法，具有操作简便、快捷；但因免疫法的特异性不及色谱法，对 CBZ 及代谢物无法分离，结果较色谱法偏高，常用的有均相酶免疫分析法（MEIA）、自动免疫发光法、荧光偏振免疫法等，可根据实验室条件选用合适的方法。

1. 色谱法

（1）HPLC 法：基于 CBZ 结构中酰胺环具有紫外吸收及亲脂性的特点，利用脂溶性乙酸乙酯溶媒将生物样本中的 CBZ 液－液萃取提取、富集浓缩、定容进样色谱分析。

仪器与试剂：HPLC 仪，UV 检测器，串联双泵，手动进样器等。CBZ 对照品，甲醇（色谱级），超纯水，乙酸乙酯（AR 级）等。

色谱条件：RP-C$_{18}$ 色谱分析柱（5μm Φ3.9mm×150mm column），柱温（25±1）℃，检测波长（210±1）nm，流动相：甲醇－水（50：50，V/V）用前（≤ Φ0.45μm）微孔滤膜过滤，超声脱气 30 分钟，流速：1.0ml/min，进样量：20μl，定量环 10μl 定量，AUFS= 0.02。CBZ 在上述色谱条件下保留时间 t_R=（4.8 ±0.1）分钟。

方法特点：CBZ 在 0.78～50.00μg/ml 范围内线性良好，最低定量限 0.78μg/ml（S/N > 3），最低检测限 0.39μg/ml，回归方程为：$Y=0.409C+0.193$，r=0.999 8，方法回收率 > 95%，日间及日内变异均 < 5%。

血样处理：精取 0.2ml 供试血清（血浆）样品及 2ml 乙酸乙酯置于具塞刻度玻璃试管中，涡旋 1 分钟，3 000r/ml 离心 5 分钟，精取上层有机相 1.5ml，氮气恒流吹干，用 100μl 流动相复溶后吸取 20μl 进样，并同时高中低浓度质控品平行处理进样，按上述色谱条件进样分析。

（2）气相色谱法（GC）

仪器与试剂：岛津 GC-2014C，FID 检测器，SIC-30AC 自动进样器、COT-30A 柱温箱等

色谱条件 A：3% OV-17 为固定相的不锈钢柱，载气为氮气，流速 50ml/min，用 FID 检测。

色谱条件 B：HP-5 熔融石英毛细管柱（25cm×0.2mm ID），载气为氮气。采用程序升温，升温步骤为 60℃（30℃/min）→ 200℃（10℃/min）→ 250℃，250℃保持 10 分钟，检测器 FID 温度 300℃，注射口温度为 240℃，进样分流比为 1：20。

色谱条件 C：YWG-C18 柱，流动相甲醇－水－四甲基乙二胺（68：32：0.4），用冰醋酸调 pH 至 6.4，流速 1ml/min，测定波长 220nm，室温操作。

血样处理：取 1.0ml 血清加 30μl 内标 [5-（4- 甲苯）5- 苯乙内酰脲，0.5μg/ml 甲醇液]，再加入 30μl 含己酸（1mg/ml）的 0.2mol/L 氨溶液剂与

4ml 二氯甲烷，一起振荡混合 2 分钟，离心，取 1.5ml 有机相蒸干，残渣与 75µl 氢氧化三甲苯胺混合 8 分钟，取 5µl 进样分析。

该条件下标准曲线为 $y=0.56+1\ 045.01x$，相关系数 $r=0.999\ 8$；方法回收 > 94%，日间及日内变异均 RSD < 5%。

2. 免疫法

（1）均相酶放大免疫法（EMIT）

方法与原理：样品中游离的 CBZ 小分子抗原与葡萄糖六磷酸脱氢酶（小分子偶联物）竞争性结合特异性抗体位点，样本中游离的小分子抗原越多，竞争结合的抗体位点越多，抗体释放的酶标偶联物就越多。游离出来的小分子 – 酶标偶联物催化 β- 烟酰胺腺嘌呤二核苷酸氧化型（NAD^+）转化为 β- 烟酰胺腺嘌呤二核苷酸还原型（NADH），样本中的小分子抗原浓度与 NADH 的生成量成正比，通过酶浓度的变化即可反映出 CBZ 抗原的含量（浓度）。

仪器与试剂：西门子的 Viva-E 仪器及配套定标、校正、质控试剂。

方法特点：该方法在 0 ~ 20.00µg/ml 浓度范围内线性良好，最低定量检测限 0.1µg/ml，方法回收率（99.5 ± 1.5）%；质控日间变异 < 5%。符合生物样本临床检测方法学要求。

（2）荧光偏振免疫分析法（FPIA）：是以带荧光标记物抗原与 CBZ 结构中"酰胺环"抗体进行抗原 – 抗体免疫结合，利用荧光标记的强度对应背景光强度变化来定量反映出被检测物 CBZ 的量（总量或游离浓度）。

仪器与试剂：血药浓度快速分析仪，常用的有美国 ABBOTT 公司的 TDX、TDXFlx、AXSYM 等仪器，分别为该公司的第一代、第二代、第三代产品，试剂及标准品、校准品、质控品等均由 ABBOTT 公司配套生产供应。

方法特点：该方法在 0 ~ 20.00µg/ml 浓度范围内线性良好，最低定量检测限 0.1µg/ml，方法回收率（101.1 ± 1.3）%；质控日间变异 < 5%。符合生物样本临床检测方法学要求。

（四）TDM 方法要素

1. 分析方法评价

方法：CBZ 的 TDM 方法的建立需考虑方法的专属性、精密度、稳定性等。

血标本：血清或血浆标本，谷浓度在规则服药达到稳态后下次服药前（通常在清晨服药前），峰浓度则在服药 1 ~ 2 小时，同时在服药 7 ~ 10 天注意会出现双峰的代谢特征，采集静脉血 1 ~ 2ml，血细胞凝固后离心分离取血清或血浆标本供检测。

唾液标本：通常在规则服药达到稳态后清晨服药前，清水漱口后弃去初段唾液，连续收集约 15 ~ 30 分钟内的唾液，离心上清液供检测；儿童依从性差，标本采集均需要专业培训，家长难以掌握，儿童极少用。

2. **质量控制** 分析方法不确定度的考察、SOP 制订与严格操作、质控品及质控。

（1）室内质控：定期与临床标本平行监测，月度总结分析，更换检测试剂、检测设备、仪器设备检修后需常规质量控制，均需符合生物样本室内质量控制标准。

（2）室间质控：CBZ 室间质量比评项目可登录国家卫生健康委员会临检室间质评中心官网（www.clinet.com.cn）申请参与室间质评。

3. **监测计划** 建议常规监测谷浓度，首次 TDM 通常在（5~6 个半衰期）规则服药第 2~3 天后，清晨空腹采血样标本。

（五）TDM 结果报告与合理解释

1. **TDM 报告与解释**

（1）检测结果在参考血药浓度范围内，临床疗效满意，肝肾功无异常的患儿，可继续当前治疗方案，定期（6 个月）随访。

（2）检测结果在参考血药浓度范围内，临床疗效满意，肝肾功异常的患儿，应根据肝功的损伤程度调整药物剂量或给药频次。

（3）检测结果不在参考血药浓度范围以外（< 4μg/ml 或 > 12μg/ml），临床无异常，无论肝肾功有无异常的患儿。在诊断明确的前提下，建议结合监测的血药浓度具体数值，拟合出该患儿的消除代谢药动学参数，重新设计治疗方案给药治疗。

2. **影响血药浓度的可能因素** 根据患儿的消除代谢药动学参数，重新设计治疗方案给药治疗。

（1）药物食物影响：参考 CBZ "药物相互作用"项下的叙述，结合患者是否服用相关药物、食物进行解释。

（2）疾病影响：肝脏疾病、血浆白蛋白过低等均可使 CBZ 血药浓度升高。

（3）不确定影响：个体遗传代谢差异，单次用药和重复用药，标本采集时间的准确与否，不同厂家、批号、剂型等。

（六）基于 TDM 下的临床合理用药

1. **给药方案（初始）设计与调整** TDM 下给药方案的设计与调整，参考总论部分药物代谢动力学原理及 TDM 结果，根据具体病例已明确的基本信息按最优条件选择，基于 TDM 监测及结果可采用 PK 参数法、浓度测定法、Bayesian 法等进行设计或剂量调整。

2. **初始方案制定** 依据相关的检查、检验（尤其是特异基因 HLA-A*3101、HLA-B*1502 的变异情况）、患者的病理生理、病历用药资料重整、结合 CBZ 药 PK 参数与特性确定初始方案。

3. 方案的完善调整 监测药物体液中暴露的量、观察疗效、分析未达到治疗预期的影响因素、考虑药物剂量－浓度－疗效的关系，根据 TDM 结果进行相应方案的完善与调整。

4. 个体化用药治疗评价 CBZ 在人体内吸收缓慢、不规则，长时间用药还存在自身诱导代谢等混杂因素，药物发挥药理效应与药物过量等不良反应的发生等与血药浓度相关。儿童用药原则上缺乏新药 I 期临床试验客观数据，加上儿童不同年龄代谢过程的复杂性及个体差异等，尤其是与 CBZ 代谢密切相关的基因（如 HLA-A* 及 HLA-B*）及其多态性，与 CBZ 药物相关性不良反应及其疗效密切相关。

（七）CBZ 的 TDM 进展

1. TDM 方法学进展 CBZ 血药浓度监测始于 20 世纪 30 年代，经历了从紫外分光光度法、高效液相色谱法、荧光偏振免疫法、液质谱联用法以及二维液相色谱法等新技术新方法的建立，从血中 CBZ 药物总浓度检测到游离浓度以及 CBZ 旋光异构体的检测，实现了自动、快速、高分辨和有药理效应异构体成分的目标检测，体现了精准定位和安全。

2. 临床应用进展 CBZ 血药浓度监测从辨别药物中毒及解救、临床个体治疗方案设计、国内外广大学者对群体药代动力学的研究获得特殊人群的药动参数，大量的药物基因组学研究证明 CBZ 在 HLA-A*3101、HLA-B*1502 基因变异人群中出现代谢障碍，发生 SJS 综合比例极高，目前在欧美以及中国香港、台湾等发达地区有条件的医疗机构用 CBZ 前进行了 HLA-A*3101、HLA-B*1502 等基因筛查，对基因缺位的患者，严禁使用 CBZ。

三、苯妥英钠

（一）药理学概述

苯妥英钠（phenytoin sodium，PHT），别名大仑丁，化学结构为 5,5- 二苯乙酰脲的钠盐，分子式 $C_{15}H_{11}N_2NaO_2$，1903 年由 Bitz 合成，1938 年 Merritt 发现 PHT 具有抗惊厥作用，并用于治疗癫痫病。PHT 碱性较强，肌注时刺激性大，故临床上常用口服制剂。

1. 药动学 PHT 吸收缓慢且不规则，主要吸收部位在小肠近端，口服给药达峰时间需 4 ~ 12 小时。PHT 生物利用度受多方面因素的影响，其变化范围较大；新生儿吸收差，口服生物利用度约为 79%，PHT 的平均生物利用度为 73% ~ 90%；但可因个体差异、给药剂量的大小、给药途径的不同、剂型和赋形剂等的改变而获致不同的生物利用度。PHT 吸收后广泛分布于全身，并能透过血脑屏障和胎盘。此外，有少量分布至乳汁中和唾液中。PHT 的表观分布容积为 0.27 ~ 1.00L/kg。PHT 血清白蛋白结合率较高（90% ~ 93%），且可随血浆 pH 的升高而增加。PHT 主要经肝微粒体酶代谢成无活性的羟基化合物。主要代谢物为 5- 羟苯基 -5- 乙内酰脲（约占 81% ~ 84%）。PHT 的 $t_{1/2}$ 可因个体和种族差异、给药途径和剂量大小不同而异；通常其平均半衰期约为 22 小时，但变化范围较大，最长者可达 100 小时以上。PHT 的血浆清除率约为 20ml/h。PHT 经肝脏羟化后的代谢物约 75% 以上以 5- 羟苯基 -5- 乙内酰脲或其与葡萄糖醛酸结合的形式经尿中排泄；极少部分（约 2%）以原形排泄。

PHT 小剂量应用时表现出一级动力学过程，即略增加剂量，稳态血药浓度也成比例升高。然而当剂量达到治疗水平血浆浓度时，因酶的消除过程逐渐达到饱和现象，于是消除过程变为恒速；此时 PHT 即从一级动力学转变为零级动力学过程。这种非线性动力学的特征具有治疗学的重要意义，尤其是 PHT 从一级动力学变为零级动力学后，往往再增加一个中等剂量即可能使血浆药物浓度上升至毒性范围而导致中毒。因此应用 PHT 时须监测血药浓度，并依据血药浓度来调整剂量。

2. 药效学 PHT 对超强电休克、惊厥等强相有选择性对抗作用，而对阵挛相无效或反而加剧，故其对癫痫大发作有良效，而对失神性发作无效。其抗癫痫作用机制尚未阐明，一般认为，增加细胞钠离子外流，减少钠离子内流，而使神经细胞膜稳定，提高兴奋阈，减少病灶高频放电的扩散。适用于治疗全身强直 – 阵挛性发作、部分性发作和癫痫持续状态。

3. 药物相互作用 氯霉素、双香豆素、异烟肼、硫噻嗪、保泰松、磺胺噻嗪、苯丁酰脲、西咪替丁等可升高 PHT 血药浓度。地西泮、氯硝西泮、卡马西平、苯巴比妥、乙醇等可降低 PHT 血药浓度。PHT 能诱导药物代谢，使华法林、双香豆素等抗凝药，可的松、地塞米松等皮质激素、性激素、安替比林、洋地黄、强力霉素、奎尼丁、氟哌啶醇、去甲阿米替林等药物消除加快。卡马西平与 PHT 合用可相互加速代谢。含钙、镁、铝的抗酸药能与 PHT 形成难溶复合物，减少 PHT 的吸收。

4. 用法用量 开始每日 5mg/kg，分 2 ~ 3 次服用，按需调整，维持量为 4 ~ 8mg/kg 或按体表面积 250mg/m²，分 2 ~ 3 次服用。

5. 不良反应 儿童较成人为多，最常见的有眼震、共济失调、齿龈增生（儿童多见）、反应速度降低、行为改变等，但可逆。

（二）TDM 方法学

PHT 的有效治疗浓度为 10 ~ 20μg/ml，当 PHT 血药浓度超过 20μg/ml 时易产生毒性反应，出现眼球震颤；超过 30μg/ml 时，出现共济失调；超过

40μg/ml 时往往出现严重毒性作用，如构音障碍、精神错乱等；超过 50μg/ml 时，出现昏睡和昏迷等。

PHT 的 TDM 方法临床常用的有色谱法与免疫法，色谱法灵敏度高、特异性好，能很好排除 PHT 代谢物，常用 HPLC、GC 等方法。免疫法完成 PHT 的 TDM 有较成熟的自动化商业化的方法及仪器供应，目前临床主要有均相酶免疫分析法（MEIA）、自动免疫发光法、荧光偏振免疫法等，根据实验室条件选用合适的方法。

1. 色谱法 HPLC 法。

仪器与试剂：Waters HPLC 系统（1525 泵、2487 紫外可见光光度检测器、Breeze 色谱工作站），PHT 标准品，甲醇（色谱级）等。

色谱条件：色谱柱 Nava-park C18 柱（3.9mm×150mm，4.8μm）；流动相：甲醇 – 水（50∶50）；流量 1.0ml/min；检测波长 210nm；进样体积 10μl。

方法特点：标准曲线方程为 $Y=0.103\ 3X-0.021\ 03$，$r=0.999\ 3$；浓度在 1.0 ~ 40.0μg/ml 范围内线性关系良好。最低定量检测限 0.05μg/ml。回收率 > 95%，日间及日内变异均 < 5%。

血样处理：取血浆样品，离心后取血清 100μl，置塑料离心管中，加入含内标物 4- 氨基安替比林 10μg/ml 的乙腈溶液 250μl，涡旋 30 秒，4 000r/min 离心 15 分钟，取上清液 10μl 进样，按内标法计算样品浓度。

2. 免疫法

（1）均相酶放大免疫法（EMIT）：样品中游离的 PHT 小分子抗原与葡萄糖六磷酸脱氢酶（小分子偶联物）竞争性结合特异性抗体位点，样本中游离的小分子抗原越多，竞争结合的抗体位点越多，抗体释放的酶标偶联物就越多。游离出来的小分子 – 酶标偶联物催化 β- 烟酰胺腺嘌呤二核苷酸氧化型（NAD^+）转化为 β- 烟酰胺腺嘌呤二核苷酸还原型（NADH），样本中的小分子抗原浓度与 NADH 的生成量成正比，通过酶浓度的变化即可反映出 PHT 小分子抗原的含量（浓度）。

仪器与试剂：一般自动生化分析仪（如 Viva-E 等仪器及配套定标、校正、质控试剂）。

方法特点：该方法在 0.20 ~ 40.00μg/ml 浓度范围内线性良好，定量检测下限 0.1μg/ml，方法回收率（98.5±1.1）%；质控日间变异 < 5%。符合生物样本临床检测方法学要求。

血样处理：3 500 ~ 4 000r/min 离心 5 分钟后取血清 1.5 ~ 2.0ml 于样品杯内上机测试，结果直接读取。

（2）荧光偏振免疫分析法（FPIA）

仪器与试剂：荧光偏振免疫分析仪、普通离心机、YKH- Ⅱ型液体快速混合器、苯妥英钠试剂盒、苯妥英钠标准品。

方法特点：苯妥英钠线性范围是 0.2 ~ 40.0μg/ml，最低定量检测限 0.2μg/ml，方法回收率（97.64% ± 1.82）%，*RSD* 为（0.98 ± 0.44）%；日间及日内稳定性验证平均回收率（97.36 ± 1.92）%，日间及日内变异 *RSD* 平均为（4.91 ± 1.07）%。

3. TDM 要点

（1）分析方法

方法：方法的建立与方法的专属性、精密度、准确性、稳定性等的验证。

血标本：血清或血浆标本，谷浓度在规则服药达到稳态后下次服药前（通常在清晨服药前）、峰浓度则在服药后 1 小时左右，采集静脉血 1 ~ 2ml，离心分离取血清或血浆标本供检测。

唾液标本：谷浓度在规则服药达到稳态后清晨服药前，清水漱口后弃去初段唾液，连续收集约 15 ~ 30 分钟内的唾液，离心上清液供检测；儿童依从性差、标本采集均需要专业培训，家长难以掌握，儿童极少用。

（2）质量控制：分析方法、SOP 制订与严格操作、质控品及质控。

室内质控：定期与临床标本平行检测，定期总结分析；试剂更换、设备、仪器检修后需常规质量控制，均需符合生物样本室内质量控制标准。

室间质控：国家卫生健康委员会临床检验中心开展了 PHT 室间质量比评项目，可登录 www.clinet.com.cn/ 官网申请。

4. 监测计划

建议常规监测谷浓度，TDM 通常在规则服药 5 ~ 6 个 $t_{1/2}$（第 5 ~ 7 天）后理论上达到稳态。

（三）TDM 结果报告与合理解释

1. TDM 报告与解释

（1）PHT 的 TDM 结果无特殊：临床疗效满意，肝肾功无异常，可继续当前治疗方案，定期随访。

（2）PHT 的 TDM 结果无特殊但肝肾功严重异常，应根据肝功的损伤程度及 TDM 结构调整治疗方案。

（3）PHT 的 TDM 结果异常，应结合 TDM 结构，拟合出患儿的代谢药动学参数，重新设计治疗方案给予治疗。

2. 影响血药浓度的可能因素

（1）药物食物影响：PHT "药物相互作用" 项下的叙述，结合患者是否服用相关药物、食物进行解释。

（2）疾病影响：肝脏疾病、血浆白蛋白过低等均可使 PHT 血药浓度升高。

（3）不确定影响：个体遗传代谢差异，标本采集时间的准确与否，不同厂家、批号、剂型等。

（四）基于 TDM 下的临床合理用药

1. 给药方案设计 TDM 下给药方案的设计与调整，参考 PK 原理及 TDM 结果，采用 PK 参数法、浓度测定法、Bayesian 法等进行设计。

2. 治疗方案调整 根据监测药物体液中暴露的量、疗效 P 评估、影响因素、考虑药物剂量－浓度－疗效的关系，根据 TDM 结果进行相应调整。

3. 个体化用药治疗评价 PHT 发挥药理效应与药物过量等不良反应的发生等与血药浓度相关。儿童用药缺乏新药临床试验数据，加上儿童不同年龄代谢过程的复杂性及个体差异等。因此临床应根据各治疗目的与方案，按 mg/（kg·d）少量逐渐递增剂量直至获得满意的治疗效果，或根据 TDM 知识和临床效果对治疗方案进行调整以获得最佳疗效。

（五）苯妥英钠 TDM 的新进展

随着药物基因组学的发展，药物代谢酶的基因多态性的研究越来越受到临床医师的重视；另一方面，基因多态性的研究在临床中的指导意义也越来越大。CYP2C19 基因所编码的蛋白酶位于肝微粒体内，其包括 5 个内含子和 9 个外显子，cDNA 全长 1.94kb，它的底物为美芬妥英。其中编码区为 1.476kb，现已发现 CYP2C19*1 ~ CYP2C19*25 等 27 个等位基因，编码正常酶活性的基因 CYP2C19*1，而突变等位基因影响酶的催化活性或酶蛋白表达，CYP2C19*2 和 CYP2C19*3 为 CYP2C19 最常见的酶缺陷型突变等位基因，可解释 99% 的东方人弱代谢者及 88% 的白种人弱代谢者。

因此，国外相关医学组织建议对准备服用 PHT、丙戊酸钠等的患者进行 CYP2C19 基因多态性检测，观察是否需要用药指导。国内服用 PHT 的患者中，中间代谢型和慢代谢型的几率达到 53.3%；也就是说患者中有近六成的人群会存在轻或重的 CYP2C19 代谢酶底物（如氯吡格雷）抵抗现象。基因多态性在性别上无差异。

四、苯巴比妥

（一）药理学概述

苯巴比妥（phenobarbital，PB），又名鲁米那，化学结构为 5-乙基-5-苯巴比妥酸，分子式为 $C_{12}H_{12}N_2O_3$。

1. 药动学 口服吸收完全但较缓慢，生物利用度 80% ~ 90%，0.5 ~ 1 小时起效，一般 2 ~ 18 小时血药浓度达到峰值。吸收后分布于体内各组织，血浆蛋白结合率约 40%（20% ~ 45%），表观分布容积 0.5 ~ 0.9L/kg，脑组织内浓度最高，骨骼肌内药量最大，可透过胎盘和乳汁。有效血药浓度约

10～40μg/ml，超过 40μg/ml 毒副性反应明显增加。消除 $t_{1/2}$ 较长，呈年龄依赖性，新生儿为 100 小时，窒息的新生儿为 150 小时，1～5 岁儿童为 50～70 小时，较大儿童为 80～100 小时，药物以原形从肾脏排出。

2. 药效学　PB 对中枢的抑制作用随着剂量加大表现为镇静、催眠、抗惊厥及抗癫痫。作用机制是通过调节神经细胞的氯离子通道开放，细胞过极化，拟 γ-氨基丁酸（GABA）的作用。治疗浓度的 PB 可降低谷氨酸的兴奋作用、加强 γ-氨基丁酸的抑制作用，抑制中枢神经系统单突触和多突触传递，抑制癫痫灶的高频放电及其向周围扩散。

此外，PB 对新生儿核黄疸疗效显著；近年研究发现该药物对新生儿窒息的脑细胞有保护作用，这是因为 PB 能增加 Na-ATP 酶活性，降低脑细胞代谢率、降低颅内压、减轻脑水肿，同时能清除脑缺氧状态下过度产生的自由基，从而改善脑的血流灌注，保护脑组织，减轻新生儿缺氧缺血性脑病的脑损害。PB 广泛用于控制多种癫痫发作，对全身强直-阵挛性发作，单纯或复杂部分性发作均能有效控制。由于其安全高效、价廉等特点，目前仍被认为是发展中国家包括我国农村地区的一线治疗药物。

3. 药物相互作用　PB 是一种强效肝药酶（P-450 酶系）诱导剂，也诱导尿苷二磷酸葡萄糖糖苷转移酶（UGT），能加速其他合用药物的代谢，使之血药浓度降低，但不影响其自身的代谢。临床上值得重视的药物相互作用有丙戊酸、副醛等能抑制肝微粒体羟化酶系统，非竞争性地抑制 PB 排泄，可使 PB 血药浓度增高 100%，以至达到临床必须调整剂量的程度；PB 能明显降低新药托吡酯和拉莫三嗪的血药浓度；PB 还诱导其他非抗癫痫药物的代谢，如去氧肾上腺素、华法林、类固醇等。但它在吸收、血浆蛋白取代方面的相互作用临床意义不大。

4. 主要不良反应　最常见的不良反应为镇静，但随着疗程的持续，其镇静作用逐渐变得不明显。可出现认知和记忆的缺损。长期用药，偶见叶酸缺乏和低钙血症。罕见巨幼红细胞性贫血和骨软化。大剂量时可产生眼球震颤、共济失调和严重的呼吸抑制。用本品的患者中约 1%～3% 的人出现皮肤反应，多见者为各种皮疹，严重者可出现剥脱性皮炎和多形红斑（或 Stevens-Johnson 综合征，SJS），中毒性表皮坏死极为罕见。有报道用药者出现肝炎和肝功能紊乱。长时间使用可发生药物依赖，停药后易发生停药综合征。儿童用药可能引起反常的兴奋，应注意。

5. 用法用量　镇静，每次按体重 2mg/kg，或按体表面积 60mg/m²，每日 2～3 次；抗惊厥，每次按体重 3～5mg/kg；抗高胆红素血症，每次按体重 5～8mg/kg，分次口服。

（二）血药浓度与药理效应

PB 血药浓度 < 15mg/L 的患者，一部分仍可控制病情，故在调整给药方案时应以临床疗效为依据，不必过分强调目标范围低限。

血药浓度超过 40mg/L 可出现程度不等的不良反应，如头晕、嗜睡、共济失调、眼震、情感障碍等。

PB 对神经系统的不良反应与剂量有关，如注意力和记忆力下降均与高血药浓度有关，因此临床须做 TDM。血药浓度超过 60mg/L 时，非耐受个体可出现严重毒性反应。PB 催眠量的 5 ~ 6 倍（或治疗量的 15 倍）可致中毒反应，如血尿、自动症、呼吸衰竭以致死亡。

（三）TDM 方法学

PB 的 TDM 方法临床常用的有色谱法与免疫法，色谱法灵敏度高、特异性好，能很好排除 PB 代谢物，常用 HPLC、UV 等方法。免疫法进行 PB 的 TDM 有较成熟的自动化及商业化的方法及仪器供应，是目前临床主要有均相酶免疫分析法（MEIA）、自动免疫发光法、荧光偏振免疫法等，可根据实验室条件选用合适的方法。

1. 色谱法

（1）HPLC 法：是临床常用的 PB 的 TDM 方法之一，灵敏度高、特异性好，能很好排除 PB 代谢物。

仪器与试剂：Waters 680 型高效液相色谱仪，486 紫外可变波长检测器，PB 标准品，甲醇（色谱级）等。

色谱条件：UltrasphereODS（150× 46mm，5μm）色谱柱，柱温为室温，用甲醇 – 0.01mol/L 磷酸二氢钾（50：50）（pH 5.63）为流动相，酮洛芬为内标，在 245nm 处检测。

方法特点：标准曲线线性范围分别为 0.5 ~ 80μg/ml；萃取回收率分别为 92.6% ~ 95.1%，方法回收率为 93.0% ~ 106.9%，最低定量检测限 0.5μg/ml，日内 *RSD* 2.9% ~ 9.2%，日间 *RSD* 2.2% ~ 9.5%。

血样处理：定量样品血清加内标工作液 100μl（含酮洛芬 0.5μg），再加 200μl 的 1mol/L 盐酸溶液，混匀后用 2ml 乙酸乙酯旋涡萃取 5 分钟，离心（3 000r/min）10 分钟，吸取上层液，转移至尖底试管，于 45℃水浴通空气流挥干，残渣用流动相 50μl 溶解，进样 20μl。

（2）紫外分光光度法（UV）：苯巴比妥的 TDM 早期在一些基层医疗机构限于条件采用 UV 方法，该方法的仪器价格低，易普及，但特异性差，干扰因素多，苯巴比妥的结构决定了其在不同酸性条件呈不同价态的盐或游离酸的形式存在，因此对样本的前处理条件控制要求严格。

仪器与试剂：惠普 8453 紫外分光光度仪，PB 标准品，NaOH 溶液、

NH₄Cl、二氯甲烷、磷酸等均为 AR 级。

检测条件：标准石英比色杯，PB 在波长 260nm 处有特征紫外吸收。

方法特点：PB 在 0.5 ~ 80μg/ml 范围有良好的线性标准曲线，方法的萃取回收率分别为 85.2% ~ 90.7%，方法回收率为 90.1% ~ 12.9%，最低定量检测限 1.5μg/ml，日内 *RSD* 3.9% ~ 10.5%，日间 *RSD* 8.2% ~ 11.5%。

血样处理：取血浆 0.5ml，加 0.1mol 磷酸缓冲液（pH=6.8）0.5ml 及二氯甲烷 5ml，振摇离心，取有机相 4ml 置另一试管，加 0.45mol/L NaOH 4ml，振摇离心，取水层于 UV-260nm 处测吸收度（*A*），以 0.45mol/L NaOH 溶液作空白，另取出 2.4ml NaOH 层，加 16% NH₄Cl 0.6ml 混匀于 UV-260nm 处测吸收度（*B*），平行制作空白溶液，吸收度差值（*A* − 1.25*B*）与苯巴比妥浓度作回归处理结果其线性关系良好。

2. 免疫法

（1）均相酶放大免疫法（EMIT）：样品中游离的 PB 小分子抗原与葡萄糖六磷酸脱氢酶（小分子偶联物）竞争性结合特异性抗体位点，样本中游离的小分子抗原越多，竞争结合的抗体位点越多，抗体释放的酶标偶联物就越多。游离出来的小分子 – 酶标偶联物催化 β- 烟酰胺腺嘌呤二核苷酸氧化型（NAD⁺）转化为 β- 烟酰胺腺嘌呤二核苷酸还原型（NADH），样本中的小分子抗原浓度与 NADH 的生成量成正比，通过酶浓度的变化即可反映出 PB 小分子抗原的含量（浓度）。

仪器与试剂：一般自动生化分析仪（如 Viva-E 等仪器及配套定标、校正、质控试剂）。

方法特点：该方法在 0.10 ~ 60.00μg/ml 浓度范围内线性良好，定量检测下限 0.1μg/ml，方法回收率（94.6 ± 2.4）%；质控日间变异 < 5%。符合生物样本临床检测方法学要求。

血样处理：3 500 ~ 4 000r/min 离心 5 分钟后取血清 1.5 ~ 2.0ml 于样品杯内上机测试，结果直接读取。

（2）荧光偏振免疫分析法（FPIA）

仪器与试剂：荧光偏振免疫分析仪、高速离心机、PB 试剂盒、定标液、质控液、缓冲液。

方法特点：PB 线性范围是 0 ~ 80.0μg/ml，方法回收率（100.2 ± 6.8）%，定量检测限 0.5μg/ml，日内 *RSD* 1.23% ~ 2.63%；日间 *RSD* 2.89% ~ 3.44%。

3. PB 的 TDM 要点

（1）方法：PB 的 TDM 方法已报道多为高效液相色谱法，能够符合方法学的专属性、精密度、准确性、稳定性等要求，并验证通过。

（2）标本采集与存储：由于 $t_{1/2}$ 长，且吸收慢，采血时间需作严格规定。

样品短期内（＜24小时）未测定应及时分离血清保存于4～8℃冰箱，若较长时间（＞24小时）未能检测应低温冷冻保存，检测前融冻温平衡后同上前处理标本。

4. 质量控制 分析方法不定期的验证、SOP制订与严格操作、质控品及质控。

室内质控：定期与临床标本平行监测，月度总结分析；更换试剂、检测设备、仪器设备检修后需常规质量控制，均需符合生物样本室内质量控制标准。

室间质控：国家卫生健康委员会临床检验中心开展了PB室间质量比评项目，可在官网www.clinet.com.cn/在线申请参与，结果下发室间比评质控合格证书。

5. 监测计划 中重度肝、肾功（Cl ＜ 30ml/min）损伤患儿在起始剂量或中途调整剂量时，均应定期随访TDM及肝肾功能的监测，通常在同一剂量达稳态（5～6个$t_{1/2}$）即规则服药至少7天以上监测谷浓度。

（四）TDM 结果报告与合理解释

1. TDM 结果报告与解释

（1）PB的TDM结果无特殊，临床疗效满意，肝肾功无特殊的患儿，可继续当前治疗方案，定期随访复查。

（2）PB的TDM结果无异常，疗效满意，肝肾功轻度损伤可继续当前方案；中、重度损伤应及时减少药物剂量或延长给药时间。

（3）PB的TDM结果异常，建议结合监测结果值，拟合出该患儿的消除代谢药动学参数，重新设计治疗方案给药治疗。

2. 影响血药浓度因素

（1）药物相互作用：根据PB"药物相互作用"项下的叙述，结合患者是否服用相关药物、食物进行解释。

（2）疾病影响：肝脏疾病、血浆白蛋白过低等均可使PB血药浓度升高。

（3）不确定的影响：个体遗传代谢差异，标本采集的准确时间，更换厂家、批号、剂型等。

（五）基于 TDM 下的临床合理用药

1. 给药方案设计 TDM下给药方案的设计与调整，参考药物代谢动力学原理及TDM结果，根据具体病例的基本信息可采用PK参数法、浓度测定法、Bayesian法等进行设计或剂量调整。

2. 方案的调整 通过TDM的结果、结合疗效、分析未达到治疗预期治疗效果的影响因素、考虑药物剂量－浓度－疗效的关系，根据TDM结果进行相应方案的完善与调整。

3. 个体化用药治疗评价　PB 药物发挥药理效应与药物过量等不良反应的发生等与血药浓度相关，PB 药物相互影响较其他药物明显，儿童期不同年龄对 PB 的代谢随体内药物代谢酶的量与活性有较大差异，因此临床应根据各治疗目的与方案少量逐渐递增直至获得满意的治疗效果。

（六）苯巴比妥的 TDM 新进展

武晓玉等比较了柱切换 – 高效液相色谱法和荧光偏振免疫法快速监测卡马西平血药浓度的结果相关性，评价柱切换 – 高效液相色谱法用于苯巴比妥治疗药物监测的可行性。通过收集门诊共 52 例癫痫患者血样，在同一天内分别用柱切换 – 高效液相色谱法和荧光偏振免疫法同时测定苯巴比妥血药浓度。以柱切换 – 高效液相色谱法测定值（X），荧光偏振免疫法测定值（Y）进行相关回归分析，并进行配对 t 检验。结果显示柱切换 – 高效液相色谱法和荧光偏振免疫法测定值之间相关性良好，测定值两者之间差异无显著性（$P > 0.05$）。表明柱切换 – 高效液相色谱法灵敏、简单、方便、可靠且能显著降低检测成本。

Vosough 建立了一种简单、高效的生物分析方法，通过高效液相色谱 – 二极管阵列检测（HPLC-DAD）同时测定血浆中苯巴比妥和卡马西平浓度。采用 Bonus-RP 色谱柱，流动相为乙腈 /K_2PO_4（pH=7.5），体积比为（45∶55）。卡马西平和苯巴比妥的平均回收率分别为 89.7% 和 86.1%，相对标准偏差值（RSD）低于 9%。作者也通过多元校正方法（computed elliptical joint confidence region，EJCR）证实了该分析方法的准确性。

祝文兵等建立了一种 HPLC 同时测定癫痫患儿血浆中苯巴比妥、苯妥英钠、卡马西平三种药物浓度。采用 Hypersil ODS$_2$（150mm×4.6mm，5μm）色谱柱，流动相为甲醇 – 水（54∶46），流速为 0.9ml/min，检测波长为 240nm，柱温 25℃，进样量 10μl。结果显示苯巴比妥、苯妥英钠、卡马西平的线性范围分别为 1.04～104.24μg/ml、0.91～67.99μg/ml、0.37～37.00μg/ml，提取回收率分别为 91.50%、89.20%、95.80%。本研究所建立的方法操作简便、结果准确、重现性好，适用于同时测定苯巴比妥、苯妥英钠、卡马西平三种药物的血药浓度。

王刚等采集 298 例儿童癫痫患者服用 PB 常规治疗的监测资料数据，利用 CPKDP 程序分析药动学参数，结合 Bayesian 反馈法及二步迭代估算儿童个体药动学参数。结果癫痫儿童 PB 群体药动学主要参数 k_a、V_d、Cl 在单用 PB 组分别为 0.351/h、0.452L/kg 和 5.135L/（h·kg）；其中性别、身高以及辅助用药、用药持续时间未见明显影响；儿童年龄、体重，合并丙戊酸、氯硝西泮、托吡酯、苯妥英、卡马西平为影响 PB 清除率的重要因素，其中丙戊酸、卡马西平和苯妥英均增加 PB 的清除率，而氯硝西泮、托吡酯则会降低其清除率。

薛继雄等采用荧光偏振免疫法同步测定 50 例癫痫患者的血清与唾液中 PB 的浓度。结果 PB 的唾液浓度与血清浓度的平均比值为（56.17±7.1）%。PB 在血清与唾液之间的浓度经线性回归分析，建立的回归方程 $Y=1.699X+1.079\ 5$，相关系数 $r=0.962\ 0$，表明 PB 唾液与血清中浓度有显著的线性关系。

五、氯硝西泮

（一）概述

氯硝西泮（clonazepam，CZP）为淡黄色或淡黄色结晶性粉末，几乎无臭，无味。在丙酮或氯仿中略溶，在甲醇或乙醇中微溶，在水中几乎不溶。

1. 药动学　氯硝西泮口服后吸收快，其脂溶性高，易透过血脑屏障，用后 20～30 分钟显效。t_{max} 约为 1～3 小时，维持约 6～8 小时，服药 4～8 天后达稳态血药浓度（C_{ss}），血浆蛋白结合率约 86%，V_d 为 1.9～4.4L/kg。$t_{1/2}$ 为 22～38 小时，Cl 为 0.092L/（h·kg）。

主要在肝脏代谢，通过硝基还原而失活，代谢物有 7- 氨基氯硝西泮（7-aminoclonazepam，7-ACZP）和 7- 乙酰氨基氯硝西泮（7-acetylated-7-aminoclonazepam，7-AA-CZP）等，代谢物的抗痫强度约为原药的 1/20。50%～70% 代谢物从尿中排出。

2. 药效学　CZP 短效 BDZ 类药物，是较强的镇静催眠药，是 GABAA 受体的激动剂，能特异地与苯二氮䓬受体结合，作用于 GABAA 受体依赖性氯通道，增加氯离子通道开放频率，提高细胞膜对氯离子的通透性，使膜电位超极化而止痫；并能增强脑内 CABA 抑制功能，阻断癫痫病灶区异常放电的扩散。也作用于边缘系统和皮层下结构，使去甲肾上腺素、多巴胺、5-HT 增高，能提高惊厥阈值。

CZP 剂量与浓度成线性关系，口服 0.029～0.111mg/kg，可产生 10～90ng/ml 血浓度。直肠用药吸收很快，0.1mg/kg 剂量用后 20～40 分钟可达 18～40ng/ml 血浓度。

有效血浓度为 30～90ng/ml。中毒血浓度尚未确定。

3. 药物相互作用　与地西泮类似，与芬太尼、氯胺酮之间有协同作用，注意调整剂量。

4. 主要不良反应　与硝西泮类似，主要不良反应有精神运动技巧减弱，表现为头晕、步态不稳、易跌倒。觉醒度下降等，进行诱导麻醉时可能出现轻度呼吸抑制和血压降低。

5. 血药浓度与药理效应　氯硝西泮有效血药浓度范围为 25～75ng/ml；

当浓度超过 100ng/ml 时，毒性反应发生频率增加；浓度超过 180ng/ml，引发癫痫。

（二）TDM **方法**

氯硝西泮的 TDM 方法，ABBOTT 公司基于 TDX 或 TDXflx 及 AxSYM（尿药浓度）仪器平台以苯基为抗原决定簇的商业化自动化检测，除此以外多见液相色谱为主的色谱检测方法。

1. 色谱法

（1）反相高效液相色谱法

仪器与试剂：LC-10ATvp 系类液相色谱仪、自动进样器（SIL-10ADvp）、柱温箱（CTO-10Asvp）、检测器（SPD-10Avp）、系统控制器（SCL-10Avp），正己烷、乙醇等。

色谱条件：色谱柱为 YWC-C$_{18}$（4.6mm×250mm，10μm）；流动相为甲醇 0.01mol/L－磷酸二氢钠（65：35，V/V），流速为 1.0ml/min；检测器为 UV-277nm，灵敏度为 0.02AUFs。

方法特点：氯硝西泮在 1.50～150ng/ml 范围线性良好，方法回收率为（92.2±5.8）%，定量检测限为 1.5ng/ml，日内 RSD 为 2.93%～6.98%；日间 RSD 为 3.09%～10.04%。

血样处理：取全血 1.5ml，离心分离血清，精吸取血清 0.5ml，加入甲醇 4.5ml，振摇混匀，10 000r/min 机离 5 分钟后，取 20μl 进样。

（2）正相高效液相色谱法

仪器与试剂：SPD-20A20AV 系类液相色谱仪、LC-20AD 低压并联双泵、CBM-20A 自动进样器、CTO-20A 柱温箱、SPD-120A 检测器，正己烷、乙醇等

色谱条件：色谱柱为 YMC-SiO$_2$ 柱（4.6mm×250mm）；流动相为正己烷－无水乙醇（52：48，V/V）；流速为 0.9mml/min；检测器为 UV-254nm；灵敏度为 0.2 AUFS；内标为荼碱。

方法特点：氯硝西泮在 2.00～150ng/ml 范围线性良好，方法回收率为（90.7±4.5）%，定量检测限为 2.0ng/ml，日内 RSD 为 3.35%～7.48%；日间 RSD 为 3.25%～9.74%。

血样处理：取全血 1.5ml，离心分离血清，精密吸取 0.5ml，加入内标溶液 200μl、二氯甲烷 2.0ml，轻轻振摇 2 分钟，3 000～4 000r/min 离心 5 分钟，弃去上层水相，取有机相 1.6ml 置于尖底离心管中，N$_2$ 吹干，残渣加流动相 100μl 溶解，精密吸取 20μl 进样。

2. 免疫法 以苯基安定（benzodiazepines）为抗原决定簇的荧光偏振免疫，仅限于 ABBOTT 公司开发的自动化商业化的方法，如下。

仪器与试剂：TDXFlx，Benzodiazepines Reagent Packx、Benzodiazepines Calibrators、Benzodiazepines Controls 等均为美国 ABBOTT 公司商业供应产品。

方法特点：标准曲线线性范围为 0 ~ 2 000ng/ml；方法回收率为 91.6% ~ 95.1%，最低定量检测限为 5ng/ml，日内 RSD 为 3.9% ~ 8.7%，日间 RSD 为 5.2% ~ 10.3%。

血样处理：定量样品离心（3 000 ~ 4 000r/min）5 分钟，吸取上层血清与检测样品杯，按仪器操作说明即可。

（三）TDM 结果报告与合理解释

1. 药物相互作用 丙戊酸钠对肝微粒体 P-450 酶有抑制作用，可使氯硝西泮血药浓度增高，$t_{1/2}$、AUC、C_{max} 增高，Cl 和 K_e 略有降低。临床上应注意，丙戊酸钠与氯硝西泮合用时，可能会引起困倦、肝脏受损、转氨酶升高，应注意结合临床及血药浓度检测调整剂量。

由于苯巴比妥引起肝滑面内质网增多，使 P-450 酶显著增加，而对氯硝西泮的代谢产生明显的促进作用。苯巴比妥使氯硝西泮血药浓度显著下降，$t_{1/2}$、AUC、C_{max} 显著下降，Cl、V_d、K_e 升高。

2. 影响苯二氮䓬类药物血药浓度的因素大多，也会对氯硝西泮的血药浓度产生类似作用，用药过程中引起重视。

（四）基于 TDM 下的临床合理用药

田国强等研究了氯硝西泮治疗睡眠障碍时血药浓度和用药剂量、临床疗效及不良反应的相关关系。该研究选取 66 例睡眠障碍患者，入院时先评定其匹兹堡睡眠质量指数（PSQI）和治疗不良反应量表（TESS）得分，然后开始氯硝西泮治疗，于服药后 1 ~ 2 周血药浓度达稳态后。给药 1 小时取血 4 ~ 5ml，测定其血清中氯硝西泮浓度，并再次评定其 PSQI 量表及 TESS 量表得分，利用 PSQI 量表减分率作为评定临床疗效的依据，以 TESS 量表变化值作为患者不良反应严重程度的依据。用 SPSS 统计软件对血药浓度和临床用药剂量、临床疗效及不良反应之间的相关性进行 Spearman 相关性分析，利用受试者工作曲线（ROC）对有效浓度阈值进行判断。研究发现，最低有效血药浓度阈值为 16μg/L，血药浓度和临床疗效之间呈显著正相关（r=0.587，$P < 0.01$，n=66），血药浓度和不良反应之间呈显著正相关（r=0.654，$P < 0.01$，n=66）。因此，推荐氯硝西泮临床治疗睡眠障碍时血药浓度适宜范围为 16 ~ 35μg/L。

（五）氯硝西泮 TDM 的新进展

石银涛等建立了一种血液中氯硝西泮及其代谢产物 7- 氨基氯硝西泮的自动固相萃取 – 液相色谱 – 串联四极杆飞行时间质谱（ASPE-LC-Q-TOF/

MS）的快速筛查方法。血液中的氯硝西泮和 7- 氨基氯硝西泮采用固相萃取进行预处理，然后用 LC-Q-TOF/MS 分析。采用 Eclipse Plus C$_{18}$ 色谱柱（50mm×2.1mm，1.8μm），柱温 35℃，流动相为甲醇 -0.2% 甲酸水溶液（含 5mmol/L 甲酸铵，20：80），流速 0.3ml/min，进样量 2μl；电喷雾电离源，正离子检测。在质量检测范围内进行一级和二级质谱全扫描；通过 MS 匹配得分、保留时间偏差、实测质荷比、同位素丰度匹配得分、同位素间距匹配得分对血液中的目标物进行快速筛查与确证。结果显示，目标物的线性范围为 20～1 000ng/ml，相关系数为 0.998 9～0.999 3，检出限为 2～10ng/ml，添加浓度水平为 50ng/ml、200ng/ml、800ng/ml 时平均回收率为 70.6%～91.5%，*RSD* 为 4.7%～9.8%。作者利用软件建立目标物数据库，并应用于实际样品的筛查分析，结果保留时间偏差全部小于 0.1 分钟，质量偏差小于 1mDa，同位素丰度匹配得分、同位素间距得分和 MS 匹配得分均大于 95，能够准确检出氯硝西泮和 7- 氨基氯硝西泮。本方法适用于体内氯硝西泮及其代谢物检测与误用中毒鉴别分析。

周晶等建立了一种同时测定氯硝西泮、拉莫三嗪、苯巴比妥、苯妥英和卡马西平血清浓度的 HPLC 法。血清样品经甲醇沉淀蛋白后直接进样分析，色谱柱为 Waters C$_{18}$（4.6×250mm，5μm），流动相为甲醇 – 水（55：45），检测波长 235nm。线性范围分别为：拉莫三嗪 1.3～50.0μg/ml；苯巴比妥：2.5～100.0μg/ml；苯妥英：2.2～70.0μg/ml；卡马西平：1.8～35.0μg/ml；氯硝西泮：2.5～80.0μg/ml。低、中、高浓度的质控样品回收率均高于 95%，相对标准差（*RSD*）均小于 10%。结果显示本方法操作简便、结果稳定可靠，适用于上述药物的临床血药浓度监测。

Favreto 等建立了一个高灵敏度、高选择性和快速的 LC-MS/MS 分析方法，对人体血浆中的氯硝西泮进行定量分析。色谱柱为 Waters ACQUITY UPLC BEH C$_{18}$（50mm×2.1mm，1.7mm），梯度洗脱速率为 0.25ml/min，流动相 A 为 0.5% 的甲酸溶液，流动相 B 为乙腈 – 甲醇 – 甲酸（75：25：0.5，*v/v/v*）。质谱采用电喷雾电离模式，标准曲线线性范围为 0.3～50.0ng/ml，定量下限为 0.3ng/ml。所有质控样本间的日内和日间精密度（*RSD*）低于 10%，准确度（*RE*）范围是 2.6%～6.6%。该方法可以用于人血浆中氯硝西泮的生物等效性研究和常规治疗药物监测。

六、硝西泮

（一）药理学概述

硝西泮（nitrazepam，NZP）亦称硝基安定或硝二基氮䓬，分子式为 C$_{15}$H$_{11}$N$_3$O$_3$，分子量为 281.27，为淡黄色结晶性粉末，无臭，无味。不溶于水，微溶于乙醇（1∶120）和氯仿（1∶45）。

1. 药动学　口服吸收生物利用度 78%，1～2 小时达峰浓度，血浆蛋白结合率为 85%～90%，表观分布容积为 2.4L/kg。可透过胎盘屏障。肝脏代谢，NZP 先代谢成 7-氨基硝基西泮，然后再乙酰化。45%～65% 的代谢物从尿中排泄，14%～20% 原药经粪便排出。其余长期结合于组织或以不能测定的代谢物排出，极微量从乳汁排出。不诱导自身代谢，清除半衰期为 20～30 小时，2～3 天血药浓度达稳态。

2. 药效学　NZP 为中效类 BDZ 类药物，作用类似地西泮，具有抗焦虑、催眠及较强的抗惊厥作用。药理作用除与 BDZ 受体有关，还因为作用于电压门控的钠离子通道，使开放的钠离子通道失活，故抗癫痫作用强。

NZP 剂量和血浓度相关较好，具有二室模型药动学特征。有效血浓度为 80～110ng/ml，浓度＞220ng/ml 时中毒。

3. 药物相互作用　与乙醇合用可加强乙醇的作用，有可致死的报道。乙醇也能使 NZP 血浓度升高，余同地西泮。

4. 主要不良反应　常见嗜睡，可见无力、头痛、头晕、恶心、便秘等。偶见皮疹、肝损害、骨髓抑制，长期使用可产生耐受性和依赖性。

（二）血药浓度与药理效应

有效血药浓度为 30～180ng/ml。

（三）TDM 方法学

硝西泮的 TDM 方法，ABBOTT 公司基于 TDX 或 TDXflx 及 AXMY（尿药浓度）仪器平台以苯基安定为抗原决定簇的商业化自动化检测，除此以外多见液相色谱为主的色谱检测方法。

1. 色谱法

仪器与试剂：SPD-20A20AV 系类液相色谱仪、LC-20AD 低压并联双泵、CBM-20A 自动进样器、CTO-20A 柱温箱、SPD-120A 检测器，乙腈、醋酸钠、甘氨酸、氢氧化钠、叔丁基甲醚等。

色谱条件：色谱柱为 Nova-pakC$_{18}$ 钢柱（3.9mm×150mm，10μm），流动相为乙腈和 0.05mol/L 醋酸钠溶液，二者体积比为 35∶65，流速 0.8ml/min，紫外检测波长 260nm，柱温为室温，进样量 20μl。

方法特点：硝西泮在 20.0～200ng/ml 范围线性良好，相关系数 r=0.9992，t=49.96 分钟，P＜0.01。血清最低检测浓度为 4.0ng/ml。日内 RSD 4.95%～10.25%；日间 RSD 4.17%～11.54%。

血样处理：精取血清样品 200μl，加乙腈 2ml 充分震荡混匀，10 000r/min 离心 5 分钟，取上清液 20μl 进样分析。

2. 免疫法　NZP 的 TDM 免疫方法，ABBOTT 公司以苯基安定

（benzodiazepines）为抗原决定簇开发了荧光偏振免疫分析方法，具体同氯硝西泮。

（四）TDM 结果报告与合理解释

1. 人种差异 硝西泮在欧洲人和日本人的药代动力学参数无明显差异，与年龄、身高、体重无关。

2. 人群差异 健康志愿者的药代数据显示食物不影响 C_{max} 和 AUC，但低热量的食物可能会延迟 t_{max}。肥胖人群因表观分布容积增加，$t_{1/2}$ 延长，血浆蛋白结合率在肥胖人群中略微降低。

3. 疾病因素 轻中度肾功能不全不影响硝西泮的药代动力学参数。

4. 药物相互作用 红霉素能增加硝西泮的 C_{max} 和 AUC，缩短达峰时间，$t_{1/2}$ 不变，对代谢产物生成无影响，但总体评估这些改变的临床意义不大。丙磺舒会降低硝西泮的清除率，利福平能增加硝西泮清除率。

（五）基于 TDM 下的临床合理用药

张华年等对 8 例痉挛婴儿服用硝西泮的血药浓度进行了监测，对硝西泮的合理用药进行了探讨。在采用 0.5mg/（kg·d）的治疗方案中，8 例中有 2 例不在有效血药浓度范围，分别高达 351ng/ml 和 361.8ng/ml，但其疗效不优于其他病例，出现明显嗜睡等不良反应。遂将其剂量组建调整至 0.35mg/（kg·d），血药浓度下降至 180ng/ml 水平。

（六）硝西泮 TDM 的新进展

盛高峰等建立了一种同时测定血清中多种抗癫痫药物（硝西泮、卡马西平、苯巴比妥、氯硝西泮）的 HPLC 方法。色谱柱为 Nova-pak C_{18} 柱（150mm×3.9mm，4μm）；流动相为 0.01mol/L 磷酸二氢钾缓冲液（pH 2.15）- 乙腈（29：71，V/V），检测波长 223nm；流速 1ml/min，柱温 30℃。

结果显示，样品血清经处理，所留杂质不干扰被检测药品。在该色谱条件下以上药物能良好分离，在 0.01 ~ 10mg/L 范围浓度与峰面积呈良好的线性关系（$r > 0.999\ 0$），方法回收率均大于 90%，日内、日间 RSD 均小于 10%。研究显示该方法快速、准确、简便、实用，适用于以上治疗药物的治疗监测。

Nasser 建立了一个简单、灵敏和快速的微萃取方法，联合 HPLC 对硝西泮和咪达唑仑进行定量分析。该方法采用 Plackett-Burman 设计筛查了影响萃取效率的重要参数。为获取最优条件，采用了 Box-Behnken 设计。最终确定在保留时间为 20.0 分钟、pH 7.88 的条件下，用 29.1μl 的十一烷醇、1.36% NaCl（W/V），10.0μl 十二烷基硫酸钠（25μg/ml），1.0μl 的吐温 80（25.0μg/ml）作为乳化剂。在选定的实验条件下，作者对分析方法的线性范围、重复性、检测限、提取回收率进行验证。其中，硝西泮和咪达唑仑的定量下限分别为 0.017ng/ml 和 0.086ng/ml，提取回收率大于 91%，可以成功地用来对血浆中的药物浓度进行测定。

七、地西泮

（一）药理学概况

地西泮（diazepam）亦称安定（valium），为白色或类白色的结晶性粉末，无臭，味苦，在乙醇中溶解，在水中几乎不溶，分子式 $C_{16}H_{13}ClN_2O$，分子量 284.74。

1. 药动学 地西泮口服吸收快，生物利用度为 80%~90%，口服后 14~45 分钟起效，肌注 0.5~2 小时，静注 1~3 分钟起效；t_{max} 时间因给药途径不同而存在较大差异，口服 0.5~2 小时，肌注 0.5~1.5 小时，静注 0.25 小时；达稳态时间 4~10 天；血浆蛋白结合率为 90%~99%，$t_{1/2}$ 为 20~70 小时；V_d 为 0.7~2.6L/kg，其游离部分的表观分布容积为 132.7L/kg，能透过血脑屏障和胎盘屏障，99% 在肝脏代谢，代谢物去甲西泮（demethyldiazepam），加羟基为去甲羟西泮（oxazepam），三者均有药理活性。小于 1% 原药经尿排除，Cl（0.38±0.06）ml/（min·kg），清除一半：地西泮为 20~60 小时，去甲西泮为 65~95 小时，去甲羟西泮为 9~12 小时。长期应用可有蓄积作用。连续服用 4~8 天血浓度可达稳态。

地西泮抗临床惊厥的有效血浓度为 300~700ng/ml，当血浓度达 600~1 200ng/ml 时抗 EEG 棘慢波。

2. 药效学 地西泮为苯二氮杂草类（BDZ）抗焦虑药，随着用药剂量增大而具有抗焦虑、镇静、催眠、抗惊厥、抗癫痫及中枢性肌肉松弛作用。抗焦虑作用很强，这可能与其选择性地作用于大脑边缘系统，与中枢 BDZ 受体结合而促进 γ-氨基丁酸（GABA）的释放或促进突触传递功能有关。BDZ 类还作用在 GABA 依赖性受体，提高 GABA 在中枢神经系统的抑制，增强脑干网状结构受刺激后的皮层和边缘性觉醒的反应的抑制，增强脑干网状结构受刺激后的皮层和边缘性觉醒反应的抑制和阻断；较大剂量时可诱导入眠，与巴比妥类催眠药比较，它具有治疗指数高、对呼吸影响小、对快波睡眠（REM）几乎无影响，对肝药酶无影响，以及大剂量时亦不引起麻醉等特点；还具有较好的抗癫痫作用，对癫痫持续状态极有效，静脉注射时可使得 70%~80% 的癫痫得到控制，但对癫痫小发作及小儿阵挛性发作不如硝西泮；中枢性肌肉松弛作用比氯氮草强，为其 5 倍，而抗惊厥作用很强，为氯氮草的 10 倍。

3. 药物相互作用

（1）与中枢神经系统抑制药（如乙醇、全麻药、可乐定、镇痛药）、吩

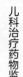

噻嗪类、单胺氧化酶 A 型抑制药、三环类抗抑郁药、筒箭毒碱、戈拉碘铵合用，作用相互增强。

（2）与影响肝药酶细胞色素 P-450 的药物合用，可发生复杂的相互作用：卡马西平、苯巴比妥、苯妥英、利福平为肝药酶的诱导剂，可增加本品的消除，使血药浓度降低；异烟肼为肝药酶的抑制剂，可降低本品的消除，使半衰期延长。

（3）与左旋多巴合用，左旋多巴疗效降低。

（4）其他：与抗高血压药和利尿降压药合用，降压药作用增强；与地高辛合用，地高辛血药浓度增加。

4. 主要不良反应　地西泮的主要不良反应常见有嗜睡、轻微头痛、乏力、运动失调，与剂量有关；偶见低血压、呼吸抑制、视力模糊、皮疹、尿潴留、忧郁、精神紊乱、白细胞减少等；长期应用可致耐受性与依赖性，突然停药有戒断症状出现。

（二）血药浓度与药理效应

由于地西泮是快速型镇静药物，其血药浓度下降也快，应用本品治疗癫痫持续状态必须重复应用，或静脉滴注维持，并在控制发作后维持有效血药浓度以防复发，最低有效浓度不得低于 400ng/ml，推荐抗惊厥（对抗慢波与棘慢波）的有效浓度范围为 1 000 ~ 3 000ng/ml。

用法用量：小儿常用量，抗癫痫、癫痫持续状态和严重复发性癫痫，出生 30 天 ~ 5 岁，肌内或静脉注射（静脉注射为宜），每 2 ~ 5 分钟，0.2 ~ 0.5mg，最大限量 5mg；5 岁以上儿童，肌内或静脉注射（静脉注射为宜），每 2 ~ 5 分钟，1mg，最大限量 10mg；如需要，2 ~ 4 小时内重复上述剂量治疗；重症破伤风解痉，出生 30 天 ~ 5 岁 1 ~ 2mg，必要时 3 ~ 4 小时重复注射；5 岁以注射 5 ~ 10mg/ 次。

（三）TDM 方法学

地西泮的 TDM 方法，ABBOTT 公司基于 TDX 或 TDXflx 及 AXMY（尿药浓度）仪器平台以苯基安定为抗原决定簇的商业化自动化检测，除此以外以液相色谱为主的色谱检测方法。

1. 高效液相色谱法

仪器与试剂：SPD-20A20AV 系类液相色谱仪、LC-20AD 低压并联双泵、CBM-20A 自动进样器、CTO-20A 柱温箱、SPD-120A 检测器，乙腈、醋酸钠、甘氨酸、氢氧化钠、叔丁基甲醚等。

色谱条件：色谱柱　ODS C_{18} 柱，C_{18} 预柱；柱温 25℃；流动相为甲醇 – 水（71：29，V/V），水中含 0.14ml 正丁胺、0.09ml 冰乙酸，pH 为 6.43；流速为 0.8ml/min，检测器为 UV-230nm；进样量为 20μl。

血样处理：取血清 0.1ml，加 0.3ml 甲醇，在涡旋混合器上混合 1 分钟，15 000r/min，离心 10 分钟，取上清液 20μl 进样测定。

方法特点：地西泮在 10 ~ 3 000ng/ml 范围内线性良好，最低检测限为 50ng/ml，日内 *RSD* 7.65% ~ 11.22%；日间 *RSD* 5.88% ~ 12.04%。

2. 免疫法 地西泮的 TDM 免疫方法，ABBOTT 公司以苯基安定（benzodiazepines）为抗原决定簇开发了荧光偏振免疫分析方法，具体同氯硝西泮。

（四）TDM 结果报告与合理解释

1. 遗传因素 地西泮的药效动力学（如药物与受体的亲和力）存在明显的个体和种族差异。同等剂量的地西泮在不同个体之间的效应相差较大，在种族之间中国人对地西泮较西方白种人敏感，在服用剂量方面较西方人低。在长期连续用药的情况下，西方人较白种人更容易引起较多的药物蓄积作用。虽然不同的环境因素可能是引起个体差异较多一个原因，但遗传因素在这些差异中起着不可忽视的作用。研究表明，CYP2C19 在地西泮的药物动力学个体差异方面有着显著影响。

2. 年龄 老年与婴幼儿患者地西泮和去甲地西泮的血药浓度峰值较成人低。

3. 病理 不同的甲状腺功能状态对地西泮药物动力学有影响，不仅影响了药物在体内的代谢消除过程，同时尚在不同程度上影响药物的吸收和分布，使血药浓度 c_{max} 升高，AUC 增大，提示临床甲减和重度甲亢患者服用地西泮时应适当调整剂量。

4. 药物相互作用 甲氧氯普胺、丙戊酸钠、西咪替丁、螺内酯都会影响地西泮的药动学参数。

（五）基于 TDM 下的临床合理用药

阳利龙等报道了地西泮治疗新生儿破伤风杆菌引起的急性严重感染的病例。通过监测地西泮的血药浓度，发现用药剂量与血药浓度有一定的相关性。当患儿达到"安定化"（即肌张力基本正常、无抽搐时反应，呼吸正常，面色红润，在强刺激时可有短阵抽搐；患者处于浅反射迟钝）时，地西泮血药浓度在 1 000 ~ 3 000ng/ml 以及大于 3 000ng/ml 较多，考虑到大于 3 000ng/ml 副作用较大，建议治疗过程中地西泮血药浓度在 1 000 ~ 3 000ng/ml 范围内较好。

（六）地西泮 TDM 的新进展

郭志磊对高效液相色谱法测定人血浆中地西泮浓度的方法进行了改进。采用的色谱柱为 HyperSil C$_{18}$ 柱（250.0mm × 4.6mm，5μm），流动相为乙腈 – 水（55：45），柱温 30℃，流速 1ml/min，检测波长 308nm，进样量 30μl。

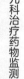

结果显示地西泮与血浆中内源性杂质分离良好，保留时间为 5.8 分钟，线性范围为 1 ~ 50mg/L（r=0.999 2，n=5），日内、日间 RSD 小于 5%，回收率大于 80%。研究表明该方法快速简便，准确度、灵敏度高，适用于地西泮血药浓度的检测。

王伟等建立了测人血浆中地西泮及其代谢物奥沙西泮、卡马西平、拉莫三嗪、氯硝西泮等浓度的方法。采用 UPLC-MS/MS 方法，以磺胺甲噁唑（SMZ）为内标，血浆经甲醇直接沉淀后进样分析。色谱柱为 Waters ACQUITY UPLC HSS PFP 柱（2.1mm×100mm，1.8μm），流动相为 0.1% 甲酸的 5mmol/L 乙酸铵水溶液 -0.1% 甲酸的甲醇溶液（0 ~ 5 分钟，35：65 → 10：90），流速为 0.2ml/min。结果卡马西平、拉莫三嗪、氯硝西泮、地西泮和奥沙西泮血药浓度分别在 2.4 ~ 600ng/ml（r=0.999 7），2.52 ~ 630ng/ml（r=0.992 0），2.08 ~ 520ng/ml（r=0.997 9），2.28 ~ 570ng/ml（r=0.998 2），8.0 ~ 800ng/ml（r=0.999 2），线性良好；最低检出限分别为 0.24ng/ml，0.63ng/ml，0.52ng/ml，0.57ng/ml，3.2ng/ml。日内、日间精密度均 < 15%；提取回收率均 > 70%，且 RSD < 15%。该方法灵敏、快速、专属性强，可用于临床血药浓度测定及药动学研究。

八、奥卡西平

（一）药理学概述

奥卡西平（oxcarbazepine，OXC），为卡马西平的 10- 酮基衍生物，呈白色至淡黄色的结晶性粉末；几乎无臭，微溶于三氯甲烷、甲醇、丙酮和二氯甲烷，水、乙醇、0.1mol/L 盐酸溶液或氢氧化钠溶液中几乎不溶，本体与主要代谢物 10，11- 二氢 -10- 羟基卡马西平（monohydroxycarbazepine，MHD）在 254nm 与 305nm 的波长处有最大吸收。

1. 药动学 OXC 作为前体药物，口服后通过胃肠道吸收、在肝脏中快速完全地转化为有药理活性的代谢产物 MHD，随后大部分的 MHD 在 UDP-葡萄糖醛酸转移酶的作用下与葡萄糖醛酸发生结合反应形成葡萄糖醛酸苷，小部分则被氧化成无药理活性的反式二醇卡马西平。多次口服 OXC 可在 2 ~ 3 天，体内 MHD 达稳态，其稳态浓度与奥卡西平的给药剂量之间存在一定的线性关系，但在儿童则另有其自身的规律，平均稳态血药浓度为 8 ~ 19μg/ml。体内 OXC 的药时曲线下面积（AUC）仅为 MHD 的 1% ~ 2%，因此临床上对 OXC 的量效评价是通过对其活性代谢物 MHD 来实现。MHD 的 t_{max} 为 4 ~ 6 小时，MHD 的 $t_{1/2}$ 为 8 ~ 10 小时，肾功能受损者（Cl < 30ml/min）$t_{1/2}$ 延长至 19 小时以上。V_d 约为 7 ~ 8L/kg，Hb 约为 40%，代谢物在体内分布广泛，易透过胎盘和血脑屏障，乳汁中药物浓度为血药浓度的

50%，94%～97.7% 经肾脏排出，仅少量（1.9%～4.3%）由消化道排泄，多次给药的平均稳态血药浓度为 2～19μg/ml。

2. **药效学** OXC 是 CBZ 的 10- 酮基衍生物，药效与 CBZ 相似，其主要代谢物 MHD 通过阻断脑细胞的电压依赖性钠通道，阻止病灶放电的扩布而选择性抑制大脑皮质运动功能而发挥抗癫痫作用。用于癫痫复杂部分性发作和全身强直阵挛性发作。还可作为对卡马西平不耐受尤其的患儿的替代药物治助治疗。

3. **药物相互作用** OXC 与丙戊酸合用可使 MHD 的血浆浓度减少，降低药理作用。OXC 与苯妥英钠合用可降低后者的代谢，血药浓度升高甚至发生毒性反应。OXC 与拉莫三嗪合用可使肝脏对后者的代谢增加，血药浓度降低，抗癫痫作用减弱。OXC 与激素类避孕药合用可使后者失效。

4. **主要不良反应** OXC 常见的不良反应表现为轻微头晕、头痛、嗜睡，复视。少见视力模糊、恶心、消化不良、皮疹和协调障碍等。过量后可出现共济失调。

5. **用法用量** 2 岁及以上的儿童单药和联合用药：起始量 8～10mg/（kg·d），分两次给药；维持剂量平均 30mg/（kg·d）；如需加量可每周增加每天的剂量，每次增量不超过 10mg/（kg·d），最大剂量不超 46mg/（kg·d）。MHD 的血药浓度监测对安全用药及治疗方案的调整有积极指导意义。

轻到中度肝功损害的患儿不必进行药物剂量调整。重度肝损伤及肾功能损伤患儿（Cl < 30ml/min），起始量减半，增加剂量的时间间隔不得少于一周，或在血药浓度监测下调整剂量，直到获得满意的临床疗效。

（二）血药浓度与药理效应

目前有关 MHD 有效血药浓度范围的参考值缺乏高质量文献或大样本多中心的系统研究，有文献报道其有效血药浓度为 3～35μg/ml。

OXC 和 MHD 在儿童体内的清除率似乎与儿童体表面积之间存在负相关，2～5 岁与 6～12 岁儿童相比，MHD 在 2～5 岁儿童体内的 $t_{1/2}$ 更短，相对清除率更高。儿童、成年及老年人中均未发现性别对奥卡西平及 MHD 的药代动力学造成很大影响。

OXC 发生不良反应与 MHD 平均血药浓度有关，所以血药浓度监测有助于避免药物过量中毒等不良反应的发生，尤其是对老人、儿童、孕妇和肾功能严重损害者的特殊患者提高疗效更有临床意义。

（三）TDM 方法

目前 MHD 的 TDM 主要有 HPLC、GC 及薄层色谱法等，供临床应用的主要是 HPLC 法。

1. HPLC 法 基于 MHD 结构中酰胺环具有紫外吸收特征的酮基及脂溶性的特点，以脂溶性溶媒如乙酸乙酯将生物样本中的 MHD 液－液萃取提取、富集浓缩、定容稀释后进样作色谱分析。

仪器与试剂：PLC 仪，紫外检测器，手动或自进样器，分析天平（万分之一），普通型离心机等。MHD 及 OXC 对照品，甲醇（色谱级）等。

色谱条件：RP-C$_{18}$ 分析柱，检测波长（254±1）nm；柱温（25±1）℃；流动相为甲醇－水（50：50，V/V），流速 1.0ml/min；进样量 20μl，定量环 10μl 定量，AUFS=0.02。MHD 在上述色谱条件下保留时间 t_R 为（4.8±0.1）分钟。

方法特点：内标法，在色谱条件下，MHD 在 1.25～80μg/ml 范围内线性关系良好，回归方程为 $C=0.566A-0.151\ 5$，$r=0.999\ 3$，最低定量检测限 1.25μg/ml（S/N=3.45）。方法回收率＞95%，日间与日内精密度变异＜6%。

血样处理：定量取供试血清/血浆并加入定量内标液于离心试管内，精确加样品及 2ml 乙酸乙酯置于具塞刻度玻璃试管中，涡旋 1 分钟，3 000r/min 离心 5 分钟，精取上层有机相 1.5ml，恒温恒流氮气吹干，用 100μl 流动相复溶后进样 20μl，分析目标成分的血药浓度。

2. TDM 要点

方法：MHD 的 TDM 方法已报道多为高效液相色谱法，能够符合方法学的专属性、精密度、准确性、稳定性等要求并验证通过。

血标本：血清或血浆标本，谷浓度在规则服药达到稳态后下次服药前（通常在清晨服药前），峰浓度则在服药后 2 小时左右，采集静脉血 1～2ml，血细胞凝固后离心分离取血清或血浆标本供检测。

唾液标本：MHD 血中药物浓度与唾液中药物浓度存在一定的相关性，通常规则服药达到稳态后清晨服药前清水漱口后弃去初段唾液，连续收集约 15～30 分钟内的唾液，离心上清液供检测；儿童依从性差、标本采集均需要专业培训，家长难以掌握，儿童极少用。

3. 质量控制 分析方法不确定程度、SOP 制订与严格操作、质控品及质控等是保证结果准确的基本要素。

室内质控：与临床标本平行监测，月度或定期质控图及分析；在更换试剂、检测设备、仪器设备检修后需常规质量控制，均需符合生物样本室内质量控制标准。

室间质控：目前卫生健康委员会临床检验中心未开展 OXC 的室间质量比评项目，有条件可组织当地及多地区间的质量比评。

4. 监测计划 中重度肝、肾功（Cl＜30ml/min）能损伤患儿的起始剂量或中途调整剂量，均应定期随访 TDM 及监测肝肾功能，通常在同一剂量达稳态（5～6 个半衰期），即规则服药至少 3 天以上监测谷浓度，而有的药

（如 PB）则需要 2 ~ 3 周后才能达稳态。

（四）TDM 结果报告与合理解释

常规监测谷浓度，首次 TDM 通常在（5 ~ 6 个 $t_{1/2}$）规则服药后至少 3 天以上，清晨空腹采血样标本。

1. TDM 结果与解释

结果正常无特殊：当检测结果在参考血药浓度范围内，临床疗效满意，肝肾功无异常的患儿，可继续当前治疗方案，一般 6 个月左右定期随访。

结果正常肝功异常：当检测结果在参考血药浓度范围内，临床疗效满意，肝功严重异常的患儿，应根据肝功的损伤程度调整药物剂量或给药频次。

结果异常：当检测结果不在参考血药浓度范围以外（< 3μg/ml 或 > 35μg/ml），临床无异常，无论肝肾功有无异常的患儿。在诊断明确的前提下，建议结合监测的血药浓度具体数值，拟合出该患儿的消除代谢药动学参数，重新设计治疗方案给药治疗。

2. 血药浓度因素

药物：OXC 的主要代谢物 MHD 虽然受药物影响较小，对明确存在显著相互干扰的药物如丙戊酸、苯妥英钠、拉莫三嗪等长期联合应用，应通过 TDM 明确患儿的药动学参数，重新设计治疗方案给药治疗。

疾病：患有肝脏疾病、低蛋白血症等可使 MHD 血药浓度升高。

其他因素：遗传代谢差异、标本采集的准确时间、服用药品更换生产企业、剂型甚至批号等。

（五）基于 TDM 下的临床合理用药

1. 给药方案的设计与调整 TDM 下给药方案的设计与调整，参考总论部分药物代谢动力学原理及 TDM 结果，根据具体病例已明确的基本信息按最佳条件选择恰当的 PK 模型，可通过参数法、浓度测定法、Bayesian 法等进行治疗方案的设计或剂量调整。

（1）初始方案制定：依据相关的检查、检验（尤其是特异基因 HLA-A* 3101、HLA-B*1502 的变异情况）、患者的病理生理、病历用药资料，重整、结合 CBZ 药 PK 参数与特性确定初始方案。

（2）方案调整：监测药物体液中的药物暴露量、观察疗效、分析未达到治疗预期的影响因素、考虑药物剂量–浓度–疗效的关系，根据 TDM 结果进行相应方案的完善与调整。

2. 用药评价 OXC 是近年新引入国内的新型抗癫痫新药，在人体吸收、分布、代谢、排泄等存在多种混杂因素影响，药物发挥药理效应与药物过量等不良反应的发生等与血药浓度相关。国内儿童用药缺乏新药临床试验的客观数据，加上儿童不同年龄代谢过程的复杂性及个体差异等。因此临床应根据各治疗目的与方案，少量逐渐递增直至获得满意的治疗效果；TDM的开展对临床治疗方案的调整以及判断"药物－剂量－浓度－效应"提供了客观科学的依据。

3. 用药评价 OXC 发挥药理效应与药物过量等不良反应的发生与血药浓度相关。因儿童用药缺乏新药临床试验的客观数据，加上儿童不同年龄代谢过程的复杂性及个体差异等，应根据 TDM 的结果对临床治疗方案进行调整并推断"药物－剂量－浓度－效应"的科学客观评价。

（六）OXC 的 TDM 进展

OXC 及其主要药理活性代谢 MHD 的血浆蛋白结合率相对稳定，并不随其血清浓度的改变而发生显著变化。但两者均不与 α_1-酸性糖蛋白结合而受其影响，研究发现 MHD 与红细胞之间有较强的亲密性，MHD 在红细胞中的浓度比其血浆浓度高 50%，在调整给药剂量时不仅应考虑药物的血浆浓度，甚至还要考虑到药物在红细胞内的浓度，因此有必要深入开展细胞内的TDM 及药动学规律探讨。

此外 OXC、MHD 均具有手性原子而存在空间立体（R/S）异构，异构体在药代动力学上的立体选择通常直接或间接对其药理和毒理有一定的影响，表现出抗癫痫活性存在相差，在人体内 MHD 主要以 S-型存在，而在狗等哺乳动物体内则刚好相反。对 OXC、MHD 开展异构体的 TDM，阐明药代动学上的立体选择性，有利于更好地发挥药物作用，减少不良反应的发生。

OXC 和 MHD 脂溶性较强，两者均可迅速通过血脑屏障，其血清浓度和脑内浓度有较好的相关性，MHD 在唾液中的浓度与其血清浓度也有较好的相关性，因此可尝试进行脑脊液或唾液 TDM，探讨血液与脑脊液或唾液中浓度的相关性，获得更多的信息，有助于实现精准的定量治疗。

九、左乙拉西坦

（一）药理学概述

左乙拉西坦（levetiracetam，LEV），化学名（S）-α-乙基-2-氧代-1-吡咯烷乙酰胺，分子式为 $C_8H_{14}N_2O_2$，分子量为 170.21，是一种新型广谱AEDs。

1. 药动学 LEV 具有较好的 AEDs 药动学特性，口服吸收完全，生物利用度 > 95%，给药后血药浓度 1~2 小时达峰，与血浆蛋白结合极少，1~2天快速达到稳态浓度，有效血浓度为 23~46μg/ml，药物的血浆半衰期（$t_{1/2}$）新生儿为 16~18 小时，6~12 岁儿童为 5~7 小时，大龄儿童为 10~11 小时，成人为 6~8 小时，老年人为 10~11 小时，肾病患者可延长为 25 小时。

LEV 大部分不经过体内代谢，小部分经水解为无活性产物，主要由肾脏排泄，66% 以原型排出，27% 为无活性性代谢产物，平均体内总清除率为 0.96ml/（min·kg），儿童为 1.5（1.43±0.36）ml/（min·kg）。

2. 药效学 LEV 是新型抗癫痫药物，其抗癫痫机制可能为：与脑内突触囊泡蛋白（synaptic vesicle 2A）结合；抑制海马 CA1 区锥体神经元高电压激活的 N 型钙通道；通过解除负性变构剂（β-carbolines 和锌）对 γ- 氨基丁酸能和甘氨酸能神经元的抑制，间接增强中枢的抑制作用；阻断大脑皮质 γ- 氨基丁酸受体下调，并将下调的受体滞留于海马而增强 γ- 氨基丁酸对神经元回路的抑制作用。

用于治疗 16 岁以上癫痫部分发作或全身强直阵挛性发作的单药或添加治疗；用于 4～16 岁儿童部分发作或全身强直阵挛性发作的添加治疗，亦对肌阵挛发作有效。近 2 年已有左乙拉西坦口服溶液（开浦兰）上市，可用于成人、儿童及 1 个月以上婴儿癫痫患者部分性发作的添加治疗。

3. 药物相互作用 儿童患者同时服用酶诱导型抗癫痫药，LEV 体内表观总清除率增加约 22%；LEV 不影响卡马西平、丙戊酸钠、托吡酯或拉莫三嗪的血药浓度。

4. 药物不良反应 儿童最常见的不良反应较成人高（儿童 38.6%，成人 18.6%），主要有嗜睡、敌意、神经质、情绪不稳、易激动、食欲减退、乏力和头痛。

5. 用法用量 儿童起始剂量为 10mg/（kg·d），最大剂量为 60mg/（kg·d），分 2 次口服，剂量变化应以每两周每次增加或减少 10mg/kg，每日 2 次，应尽量使用最低有效剂量。

（二）TDM 方法

1. HPLC 法 LEV 的 TDM 目前无自动化商业化的方法及仪器设备供应市场，常根据实验室已有的条件自建，多用 HPLC 法。

仪器与试剂：岛津 LC-10ATVP 泵，SPD-10AVP 紫外检测器，CTO-10ASVP230VCE01 柱温箱，紫外分光光度仪（HP8451UV，Hewlett packard），万分之一分析天平（COBOS 公司，A-120-CSI），800-I 型离心机（上海手术器械厂），YKH-I 型涡旋混合器（江西医疗器械厂），ODS－SPE 柱等高效液相色谱仪；左乙拉西坦对照品，正常空白人血清。

色谱条件：Hypersil C_{18}（4.6mm×200mm，10μm）色谱柱；检测波长 210nm；流动相为乙腈－水（6：94），流速为 0.8ml/min；柱温 30℃；进样量 20μl。

方法特点：LEV 血清样品线性范围为 0.7～100.0μg/ml，最低定量检测限 0.25μg/ml，方法回收率为 95.7%～102.6%，日内、日间 *RSD* 均小于 7.5%。

血样处理：量取血清 0.5ml 上 SPE 柱，待其充分浸润自然沥干，用蒸馏水 0.5ml 进行淋洗，弃去淋洗液，静置 5 ~ 10 分钟，加入 20% 乙腈水溶液 1ml 于 SPE 柱进行洗脱，收集洗脱液，涡旋混合后，直接进样测定。

2. TDM 要点

（1）分析方法：方法的建立与方法的专属性、精密度、准确性、稳定性等是保证结果准确的基本要素。

（2）血标本：血清或血浆标本，谷浓度在规则服药达到稳态后下次服药前（通常在清晨服药前），峰浓度则在服药 1 小时左右，采集静脉血 1 ~ 2ml，血细胞凝固后离心分离，取血清或血浆标本供检测。

（3）唾液标本：谷浓度在规则服药达到稳态后清晨服药前，清水漱口后弃去初段唾液，连续收集约 15 ~ 30 分钟内的唾液，离心上清液供检测；儿童依从性差，标本采集均需要专业培训，家长难以掌握，儿童极少用。

（4）其他标本：CSF、脑组织匀浆等，需根据标本性质分离提取、富集浓缩目标成分。

（5）质量控制：分析方法不确定干扰因素的考察、SOP 制订与严格操作、质控品及质控。

室内质控：定期与临床标本平行监测，定期总结分析；更换检测试剂、检测设备、仪器设备检修后需常规质量控制，均需符合生物样本室内质量控制标准。

室间质控：目前国家卫生健康委员会临床检验中心未开展 LEV 的室间质量比评项目，有条件可组织当地及多地区间的质量比评。

（6）监测计划：建议常规监测谷浓度，首次 TDM 通常在（5 ~ 6 个 $t_{1/2}$），即规则服药 2 ~ 3 日后，清晨空腹采血样标本。

（三）TDM 报告与解释

1. TDM 报告与解释

（1）结果若无异常，临床疗效满意，肝肾功能无异常的患儿，可继续当前治疗方案，6 个月左右定期随访。

（2）结果若无异常，临床疗效满意，但肝肾功严重异常的患儿，应根据肝功的损伤程度调整药物剂量或给药频次。

（3）检测结果异常，不在参考血药浓度范围以外，临床无异常，无论肝肾功能有无异常的患儿。在诊断明确的前提下，建议结合监测的血药浓度具体结果，拟合出该患儿的消除代谢药动学参数，重新设计治疗方案给药治疗。

2. 影响血药浓度因素

患儿对 LEV 的消除代谢的改变，直接影响药物在靶组织内的暴露，临床主要考虑如下影响因素。

（1）药物食物影响：LEV "药物相互作用" 项下的叙述，结合患者是否服用相关药物、食物进行解释。

（2）疾病影响：轻到中度肝功能损害的患者 LEV 清除率的改变不明显，不需要调整剂量；但肝功能损害合并有肾功能损害的患者，需要调整剂量。

（3）其他不确定的影响：个体遗传代谢差异，标本采集的准确时间，LEV 制剂剂型与生产企业众多，更换厂家、批号、剂型等均可导致一定程度的变异。

（四）基于 TDM 下的临床合理用药

1. 给药方案（初始）设计与调整 TDM 下给药方案的设计与调整，参考总论部分药物代谢动力学原理及 TDM 结果，根据具体病例已明确的基本信息按最优条件选择，基于 TDM 监测及结果可采用 PK 参数法、浓度测定法、Bayesian 法等进行设计或剂量调整。

2. 初始方案制定 依据相关的检查、检验，患者的病理生理，病历用药资料重整、结合 LEV 的 PK 参数与特性确定初始方案。

方案的完善与调整，监测药物体液中暴露的量、观察疗效、分析未达到治疗预期的影响因素、考虑药物剂量－浓度－疗效的关系，根据 TDM 结果进行相应方案的完善与调整。

3. 个体化治疗评价 LEV 在人体吸收、分布、代谢、排泄等存在多因素混杂影响，药物发挥药理效应与药物过量等不良反应的发生与血药浓度相关。由于儿童用药缺乏新药临床试验的客观数据，加上儿童不同年龄代谢过程的复杂性及个体差异等，因此临床应根据各治疗目的与方案，少量逐渐递增直至获得满意的治疗效果，TDM 的开展对临床治疗方案的调整以及判断"药物－剂量－浓度－效应"提供了客观科学的依据。

王颖慧、王丽等对 90 例 LEV 单药治疗不同类型的患儿进行血药浓度疗效分析，血药浓度和疗效无明显相关性（$r=0.13$，$P < 0.05$）。尚需更多病例分不同年龄组不同体重组等验证。

（五）左乙拉西坦 TDM 的新进展

Grim 等分别在 A、B 实验室对 40 例服用 LEV 的癫痫患者（3～57 岁）唾液和血液药物浓度的相关性进行分析。回归分析得到线性方程的相关系数分别为 A：$r=0.872$；B：$r=0.857$。可见唾液和血液药物浓度有很好的相关性。

王颖慧、王丽等分析了来自北京大学第一医院的 361 名癫痫儿童（0.5～14 岁）的 418 个血液样本，建立了适用于中国儿童癫痫患者的 LEV 群体药代动力学模型。并得出 LEV 口服清除率公式如下：$Cl/F = 1.35 \times$（体重 /25.26）$^{0.578}$，LEV 口服清除率随体重增加而增加，体重大清除率高于体重小者，说明了儿童生长发育与清除率密切相关，随体重增加，清除率增加，从而加快药物代谢过程。

十、拉莫三嗪

（一）药理学概述

拉莫三嗪（lamotrigine，LTG）是苯三嗪类的新一代广谱抗癫痫药，化学名称为 3,5- 二氨基 -6-（2,3- 二氯苯基）-1,2,4- 三嗪，其分子式为 $C_9H_7N_5Cl$。

1. 药动学 LTG 在肠道内吸收迅速、完全，没有明显的首过代谢，生物利用度 > 95%，口服给药后约 1～3 小时达到血浆峰浓度。表观分布容积为 0.92～1.22L/kg。血浆蛋白结合率约为 55%。进食后的达峰时间稍延迟，但吸收的程度不受影响，$t_{1/2}$ 为 15～35 小时，LTG 经肝脏代谢，有多种代谢途径，主要通过 UDP- 葡萄糖醛酸转移酶与葡萄糖醛酸结合进行代谢，主要代谢产物为 N2 和 N5 葡萄糖醛酸结合物，但无药理学活性。尿中排出的原形药不足 10%，粪便中所排出的与药物有关的物质仅约为 2%，血液透析可少量清除本药。

2. 药效学 LTG 通过阻断电压依从性 Na^+ 通道和抑制谷氨酸释放产生膜稳定作用。用于治疗成人及 12 岁以上儿童癫痫部分发作或全身强直阵挛性发作的单药或添加治疗；用于 2～12 岁儿童部分发作或全身强直阵挛性发作的添加治疗；亦对 Lennox-Gastaut 综合征有效，有效血药浓度范围一般推荐 3～15μg/ml，若与丙戊酸等药联合应用时推荐 3～10μg/ml，单药治疗推荐 8～15μg/ml。

3. 药物相互作用 与经典的 AEDs 不同，LTG 不经氧化代谢，也没有明显的肝药酶诱导和抑制作用，因而对其他合用药物的代谢无明显影响。但 LTG 的代谢明显受到合用药物的影响。当与酶诱导剂如卡马西平和苯妥英合用时，平均 $t_{1/2}$ 缩短到 14 小时左右，当单独与丙戊酸钠合用时，平均 $t_{1/2}$ 增加到近 70 小时。当同时合用酶诱导剂和酶抑制剂时，其相互作用比较复杂，$t_{1/2}$ 可能增高、降低或与单药时相近，因此有必要进行血药浓度监测。

4. 药物不良反应 LTG 的起始剂量是影响皮疹发生率的重要因素，减少起始剂量可以显著减少严重皮疹的发生。LTG 相关皮疹发生机制目前尚不明确，临床观察认为，引起皮疹的危险因素包括与丙戊酸联用，初始剂量超过推荐剂量，递增剂量超过推荐剂量，有其他抗癫痫药物过敏史者。

Duchowny 等通过 252 例 16 岁以下儿童参与的一项开放研究，发现最常见的不良反应是眩晕（9.1%）、嗜睡（7.9%）、恶心（6.3%）、呕吐（5.2%）和头痛（5.2%），最严重的不良反应是肺炎（3.0%）和感染（1.9%）。

5. 用法用量 合用丙戊酸钠时，初始剂量为 0.15mg/（kg·d），每日服用一次，连服两周；随后两周每日一次，每次 0.3mg/kg。此后，应每 1～2

周增加剂量，最大增加量为 0.3mg/kg，直至达到最佳的疗效。通常达到最佳疗效的维持量为 1～5mg/（kg·d），单次或分两次服用。

合用酶诱导剂时，初始剂量为 0.6mg/（kg·d），分两次服，连服两周；随后两周剂量为 1.2mg/（kg·d），分两次服。此后，应每 1～2 周增加一次剂量，最大增加量 1.2mg/（kg·d），直至达到最佳的疗效。通常达到最佳疗效的维持量为 5～15mg/（kg·d），分两次服用。

单药或合用其他不明显抑制或诱导拉莫三嗪葡萄糖醛酸化药物时，初始剂量为 0.3mg/（kg·d），每日一次或分两次服用，连服两周；随后两周每日一次或分两次服用，每次 0.6mg/（kg·d）。此后，应每 1～2 周增加剂量，最大增加量为 0.6mg/kg，直至达到最佳的疗效。通常达到最佳疗效的维持量为 1～10mg/（kg·d），单次或分两次服用，每日最大剂量为 200mg。

在大多数研究中，LTG 的起效浓度和中毒浓度有明显重叠现象。服用治疗剂量的患者血药浓度范围在 2.5～5μg/ml，大于 15μg/ml 时副反应发生几率剧增，但也有患者能耐受的。

（二）方法学

1. HPLC 法　LTG 的 TDM 目前无自动化商业化的方法及仪器设备供应市场，常根据实验室已有的条件自建，多用 HPLC 法。

仪器与试剂：Agilent1100 系列高效液相色谱仪，包括自动进样系统、柱温箱、自动脱气系统和 HP 工作站；TGL-16G 高速离心机；VTX-3000L 涡旋混合仪。LTG 对照品，甲醇（色谱级）等。

色谱条件：色谱柱为 Inertsil ODS-3 柱（4.6mm×250mm，5μm）；流动相为甲醇－水（45:55）；流速 1ml/min；柱温 25℃；检测波长 225nm。LTG 的保留时间为 10.4 分钟。

方法特点：LTG 在 0.8～40.0μg/ml 浓度范围内线性关系良好（$r = 0.999\,9$），最低定量限 0.8μg/ml，方法的回收率分别为 97.78%～99.68%；日内、日间精密度 RSD 均小于 5%。

血样处理：空腹静脉血 1～2ml，3 000～4 000r/min 离心约 5 分钟后取血清 180μl 于 1.5ml 离心管中，加入甲醇 420μl，涡旋混匀 60 秒，1 200r/min 离心 10 分钟，取上清液 20μl 进样分析。

2. TDM 要点

方法：LTG 的 TDM 方法已报道多为高效液相色谱法，能够符合方法学的专属性、精密度、准确性、稳定性等要求并验证通过。

血标本：血清或血浆标本，谷浓度在规则服药达到稳态后下次服药前（通常在清晨服药前），峰浓度则在服药后 2 小时左右，采集静脉血 1～2ml，血细胞凝固后离心分离取血清或血浆标本供检测。

唾液标本：LTG 血中药物浓度与唾液中药物浓度存在一定的相关性，通常规则服药达到稳态后清晨服药前清水漱口后弃去初段唾液，连续收集约 15~30 分钟内的唾液，离心上清液供检测；儿童依从性差，标本采集均需要专业培训，家长难以掌握，儿童极少用。

3. 质量控制 分析方法不确定度的考察、SOP 制订与严格操作、质控品及质控。

（1）室内质控：定期与临床标本平行监测，月度总结分析；更换试剂、检测设备、仪器设备检修后需常规质量控制，均需符合生物样本室内质量控制标准。

（2）室间质控：目前国家卫生健康委员会临床检验中心未开展 LTG 的室间质量比评项目，有条件可组织当地及多地区间的质量比评。

4. 监测计划 在中重度肝、肾功能（Cl < 30ml/min）损伤患儿，起始剂量或中途调整剂量，均应定期随访 TDM 及监测肝肾功能，通常在同一剂量达稳态（5~6 个 $t_{1/2}$），即规则服药至少 3 天以上监测谷浓度。

（三）TDM 结果报告与合理解释

1. LTG 的 TDM 结果与解释

（1）LTG 的结果无特殊，临床疗效满意，肝肾功能无中度以上损伤的患儿，可继续当前治疗方案，定期（6 个月左右）随访复查。

（2）LTG 的结果无特殊但肝肾功能严重受损，虽 LTG 血药浓度在参考血药浓度范围内，临床疗效暂时满意，但肝肾功能严重异常，应根据 TDM 结果并参考肝肾功能的情况及时调整治疗方案。

（3）LTG 的 TDM 结果异常，结合 TDM 的血药浓度具体数值，拟合出该患儿的药代动力学参数，调整治疗方案。

2. 影响血药浓度因素 患儿对 LTG 的消除代谢的改变，直接影响药物在靶组织内的暴露，临床主要考虑如下影响因素。

（1）药物食物影响：LTG "药物相互作用" 项下的叙述，结合患者是否服用相关药物、食物进行解释。

（2）疾病影响：肝肾功能对 LTG 的清除率也有较大的影响，在严重肝功能损害的患者中，LTG 清除率降低，半衰期延长到了 110 小时；而在严重肾功能损害的患者中，LTG 半衰期延长到了 50 小时。

（3）其他不确定的影响：包括个体遗传代谢差异，标本采集的准确时间，LTG 生产厂家、批号、剂型等均可导致一定程度的结果变异。

（四）基于 TDM 下的临床合理用药

1. 给药方案设计与调整 TDM 下给药方案的设计与调整，参考药物代谢动力学原理及 TDM 结果，按 TDM 监测结果根据 PK 参数法、浓度测定法、Bayesian 法等进行设计或剂量调整。

2. 方案制订 根据患者的检查、检验，患者的病理生理、用药资料，结合 LTG 的 PK 参数与特性确定初始方案。

3. 方案调整 监测药物在体液中暴露的量、观察疗效、分析未达到治疗预期的影响因素、考虑药物剂量－浓度－疗效的关系，根据 TDM 结果进行相应方案进行完善与调整。

4. 个体化用药治疗评价 LTG 发挥药理效应与药物过量等不良反应的发生与血药浓度相关。因 LTG 缺乏儿童用药的新药临床实验客观数据，加上儿童不同年龄代谢过程的复杂性及个体差异等，应根据治疗目的与方案逐渐递增或递减至获得满意的治疗效果，TDM 的开展对临床治疗方案的调整以及判断"药物－剂量－浓度－效应"提供了客观科学的依据。

（五）拉莫三嗪 TDM 的新进展

LTG 监测样本类型有血液、唾液和乳汁。血液是 TDM 工作中常用的药物浓度监测标本，但血液采集有创伤、易感染。而唾液采集无痛、经济、简便，尤其适用于儿童患者，而且唾液中蛋白含量极少，唾液浓度可以代表与药效直接相关的游离浓度，使之成为 TDM 的研究热点。有研究表明癫痫患者可以自行采集唾液后邮寄至实验室，此过程方便。

Ryan 等收集了 31 例癫痫患者（年龄 2～60 岁）的唾液与血样，通过两个实验室测定，研究 LTG 唾液与血液浓度的相关性，结果唾液与血液浓度相关性好。

Stephen 等收集 7 例健康志愿者、20 例儿童和青少年服药后血样和刺激与自然条件下唾液进行测定，结果刺激与自然条件下唾液浓度无差异；血药浓度与唾液浓度显著相关。

张珅、王丽等收集了诊断为原发性或无特殊病因治疗的 39 例症状性癫痫患儿的 53 个血清及唾液浓度样本，其中男性 27 人，女性 12 人，平均年龄 7.86 岁（1～15 岁），LTG 唾液与血清浓度相关性良好，其比值为 0.42±0.11。

以上研究结果均表明 LTG 血清和唾液之间有显著的相关性，可以用唾液替代血液对 LTG 进行治疗药物监测，唾液的采集简便无创尤其适用于儿童患者。

何大可、王丽等回顾性研究了进行血药浓度监测的 284 例中国癫痫儿童患者的 404 个血药浓度点，用 NONMEN 软件拟合出 LTG 的单室模型一级吸收和消除过程，建立了适用于中国癫痫儿童的个体化给药模型，最终模型中体质量和合并用药是重要的协变量。经验证，最终模型可以稳定且有效地预测出 LTG 的血药浓度。

第四节　基于 TDM 或 PPK 的临床案例

案例 1

【病史简介】

患儿，女，3 岁 8 月，体重 26.8kg，近 1 个月内出现不明原因抽搐 4 次，每次持续 3 ~ 5 分钟不等，抽搐中表现为呼之不应，意识丧失，面及唇周发绀，口流白沫，双上肢强直，每次抽搐后全身乏力、精神差，呈嗜睡状，为明确诊治入院。

检查：EEG 示顶叶、额叶皆出现弥漫性不规则 δ、α- 慢波。头颅 MRI 提示顶叶、额叶、侧叶多个癫痫灶。

检验：血常规（－）、生化肝肾功无特殊、血尿代谢筛查（－）。

结合临床表现拟给予丙戊酸钠抗癫痫治疗，初拟方案为：给予丙戊酸钠（VPA-Na）（片）200mg，口服 1 次后 12 小时抽血测定 VPA 血药浓度为 17.85μg/ml，再次给 VPA-Na（片）200mg，口服 12 小时后再次测定血药浓度为 24.25μg/ml。如何进一步确定该患儿的治疗方案？

【诊断】

癫痫

【病情分析】

患儿肝肾功能正常，首次抗癫痫药物治疗，考虑选择广谱抗癫痫药物丙戊酸钠，为减少反复调整剂量延误治疗，拟通过给予试验剂量探索患儿的主要 PK 参数，据此制定治疗计划。

【方案调整与治疗转归】

患儿两次口服 VPA-Na 片后 12 小时测定血药浓度，其代谢均落在消除相，根据一房室模型参考重复一点法可获取该患儿的药动学参数：消除速率常数（k）、消除半衰期（$t_{1/2}$）、清除率（Cl）

$k=\ln[C_1/(C_2-C_1)]/\tau=\ln[27.85/(38.25-27.85)]/12=0.082$（/h）

$t_{1/2}=0.693/k=0.693/0.082=8.45$（h）

$V_d=D\cdot e^{-kt}/c_1=200e^{-0.086\times12}/17.86=3.99$（L）

依据质量平衡定律，药物在体内的量（$V_d\cdot dC/dt$）应等于进入体内（$F\cdot D/\tau$）和排出体外（$Cl\cdot C$）的差，其中 dC/dt 可通过两次血药浓度变化率来表达，$Cl\cdot C$ 中的血药浓度 C 可通过两次浓度的均值表达，（VPA-Na 生物利用度 $F\geq0.95$）即有：

$$d\cdot\frac{C_2-C_1}{t_2-t_1}=\frac{FD}{\Delta t}-Cl\cdot\frac{C_2+C_1}{2}$$

$$Cl=\left(\frac{FD}{\tau}-V_d\cdot\frac{C_2-C_1}{t_2-t_1}\right)/\left(\frac{C_2+C_1}{2}\right)=\left(\frac{0.95\times200}{12}-3.98\times\frac{38.25-27.85}{24-12}\right)/\left(\frac{38.25+27.85}{2}\right)=0.37\,(\text{L/h})$$

VPA-Na 有效血药浓度参考范围是 50 ~ 100μg/ml，以此设定为稳态下目标血药浓度上、下限，则相应需要给予药物剂量为：

$$D_{min}=\frac{\tau kV_dC_{ss,av}}{F}=\frac{12\times0.082\times(3.99\times10^6)\times(50\times10^{-3})}{0.95}=206.64\,(\text{mg})$$

$$D_{max}=\frac{\tau kV_dC_{ss,av}}{F}=\frac{12\times0.082\times(3.99\times10^6)\times(100\times10^{-3})}{0.95}=413.28\,(\text{mg})$$

计算结果上下限分别为每次 206.64mg 和 413.28mg，间隔 12 小时一次；参考理论计算，实际方案为第一周 200mg/ 次，每日 2 次；第二周 200mg/ 次每日 2 次；第三周 300mg/ 次，每日 2 次；第四周 400mg/ 次，每日 2 次。

按第四周剂量规则服药 10 日后监测丙戊酸血药浓度结果为 70.85μg/ml，肝肾功能无异常，随访半年后复查血药浓度 78.48μg/ml，EEG 较前改善，肝肾功能无异常，临床也无癫痫样发作表现。

说明：本例计算是剔除了诸多协变量干扰，模拟为最简单的完全线性代谢动力学的最基本计算；体内的实际情况要复杂得多，需考虑众多的混杂因素干扰引入全量模型及校正参数。

案例 2

【病史简介】

患儿，男，4 岁 10 月，体重 30.5kg，不明原因抽搐发作近 2 个月余，表现为睁眼，四肢不规则抽搐，持续时间为 5 ~ 10 秒，睡眠时偶发作。当地医院诊断为复杂性癫痫，给予 OXC 150mg 口服 2 次 /d，1 个月 20 日，现较前有好转（发作频次较前减少，每次持续时间未超过 5 秒）但偶有轻微发作，为求进一步明确诊治入院。

入院检查：V-EEG 显示双侧额叶、顶叶较多棘波、棘慢波，睡眠期增多。头颅 MRI 提示额叶多个癫痫灶。

检验：血常规及生化肝肾功无特殊，血尿代谢筛查（-），MHD 血药浓度（谷），5.27μg/ml。

【诊断】

癫痫

【病情分析】

患儿癫痫（局灶性发作）诊断明确，根据 TDM 结果该患儿规则服用当前剂量的 OXC 1 个月 20 天，临床体征较前有好转，但未完全控制症状，同时 TDM 结果提示血药浓度在参考浓度（3 ~ 30μg/ml）下限，在安全范围内药理效应与暴露剂量（血药浓度）正相关，可适当提高血药浓度最大程度发挥其抗癫痫疗效；因 OXC 及 MHD 均为肾型排泄类药物，前期规则服药已到稳态，可考虑按稳态一点法进行剂量调整。

【TDM 要点】

设定目标药物 MHD 暴露量（浓度），参考有效浓度范围选中位值（C'=12μg/ml）为第一次调整目标，根据稳态一点法，则调整剂量 D' 为：

$$D'=（C'·D_1）/C'=（12×150×2）/5.98=602（mg）$$

为便于执行医嘱并增加患儿服药依从性，调整治疗方案目标血药浓度下的剂量为：300mg，口服，q12h；在目前剂量下每周增加量：2.5mg/（kg·d），至第三周后调整到目标剂量，随访 1 个月。复查 MHD 血药浓度为 10.92μg/ml，肝肾功无特殊，随访当月未再次复发。

案例 3

【病史简介】

患儿，男，6 岁，体重 36.8kg，身长 125cm。主因反复惊厥发作 1 年后就诊，当地医院诊断为复杂性癫痫，给予丙戊酸钠 0.2g 口服，每日 2 次，服药 1.5 个月疗效不佳；加服 CBZ 140mg 口服，每日 2 次，2 周后较前发作次数有所减少（具体定量减少次数不详），目前仍然表现为突然瞪眼，四肢不规则挥舞，持续时间为 10～20 秒，发作较频繁，睡眠时可发作 10～30 次不等，为进一步诊治入院。

检查：V-EEG 显示双侧额极、额较多棘波、棘慢波，睡眠期增多；头颅 MRI 提示额叶多个癫痫灶。

检验：血生化、血尿代谢筛查（－）；TDM，CBZ 2.91μg/ml（4～12μg/ml），VPA 33.78μg/ml（50～100μg/ml）。

【诊断】

复杂癫痫

【多科协作】

现 TDM 结果提示血浓度偏低，请协助诊疗及剂量调整。

【病情分析】

患儿癫痫（局灶性发作）诊断明确，根据 TDM 结果该患儿已服用 CBZ、丙戊酸 2 种 AEDs，其中服丙戊酸 1.5 个月未见好转，说明丙戊酸未发挥有效的血药浓度，但经过 TDM 及其浓度较参考下限（50μg/ml）还低，可能是未能发挥有效作用的原因之一；加用 CBZ 后有一定好转，但仍未能完全控制癫痫样发作表现，可能与未达到该药物有效血药浓度有关。

【方案调整与治疗转归】

综合以上分析，结合 TDM 结果重新调整治疗方案如下。

丙戊酸：丙戊酸谷浓度有效治疗参考范围为 50～100μg/ml，临床及患者服药为每日早晚各 1 次，即给药时间间隔约 12 小时，以按此方案服药 1.5 个月，可认为血药浓度已达稳态，根据有效稳态血药浓度范围相关药动学参数模型有：

$k_\beta = \ln(C_{max}/C_{min})/\tau = \ln(100/50)/12 = 0.693/12 = 0.058$

$t_{1/2} = 0.693/k_\beta = 0.693/0.058 = 11.95$（h）

目前每 12 小时给丙戊酸 200mg 口服，测得血药为 33.78μg/ml，据药动学函数有：

$V_d = [D \cdot e^{-k_\beta \tau}]/c = [(200) \cdot e^{-0.058 \cdot 12}]/(33.78 \cdot 0.001) = 10\,243\text{ml} = 10.24$（L）

简单视为一房室模型，目标治疗设为最低有效浓度 $C_{min} = 50$μg/ml，每次给药剂量为：

$$D_1 = \frac{\tau k_\beta V_d \overline{C}_{ss}}{F} = \frac{12 \times 0.058 \times 10.24 \times 50}{1} = 356.35\ (\text{mg})$$

然而根据理想的稳态平均浓度计算则有：$\overline{C}_{ss} = (C_{max} - C_{min})/\ln(C_{max}/C_{min}) = (100-50)/\ln2 = 72.15$μg/ml（$C_{max} = 100$μg/ml 与 $C_{min} = 50$μg/ml），以此为目标治疗，需要调整的剂量为：

$$D_2 = \frac{\tau k_\beta V_d \overline{C}_{ss}}{F} = \frac{12 \times 0.058 \times 10.24 \times 72.15}{1} = 547.58\ (\text{mg})$$

经计算，其剂量每次可在 356 ~ 547mg 之间调整，从最低有效浓度 $C_{min} = 50$μg/ml 为第一目标调整，剂量从 300mg/ 次，每日 2 次开始；之后依次每周递增 10 ~ 15mg/（kg·d），到第四周达到 500mg/ 次，每日 2 次，第五周复查血药浓度，结果血药浓度为 68.76μg/ml。

CBZ 方案制定：CBZ 谷浓度有效治疗参考范围为 4 ~ 12μg/ml，临床及患者服药为每日早晚各 1 次，已服药 2 周，根据稳态血药浓度范围有：

$k_\beta = \ln(C_{max}/C_{min})/\tau = \ln(12/4)/12 = 0.693/12 = 0.091$

$t_{1/2} = 0.693/k_\beta = 0.693/0.091 = 7.62$（h）

目前每 12 小时给 CBZ 140mg 口服，测得血药为 4.91μg/ml，据药动学函数有：

$V_d = [D \cdot e^{-k_\beta \tau}]/c = 140 \cdot e^{-0.091 \cdot 12}/4.91 = 9.57$（L）

简单拟合为一房室模型，从参考范围可知平均稳态浓度：

$\overline{C}_{ss} = (C_{max} - C_{min})/\ln(C_{max}/C_{min}) = (12-4)/\ln3 = 7.28$（μg/ml）

以平均稳态浓度调整剂量参考：

$$D = \frac{\tau k_\beta V_d \overline{C}_{ss}}{F} = \frac{12 \times 2 \times 0.091 \times 9.75 \times 7.28}{0.65} = 238\ (\text{mg})$$

为维持较为理想的稳态血药浓度，以有效浓度 $C_{min} = 7.28$μg/ml 为第一目标，以 140mg/ 次的剂量开始，每周一次递增剂量 3 ~ 5mg/（kg·d），到第四周达到 350mg/次，每日 2 次的剂量，第五周复查血药浓度，结果血药浓度为 6.72μg/ml。随访半年无癫痫样的表现再次发作，6 个月后复查肝功无异常，复查 CBZ 血药浓度为 6.94μg/ml、VPA 血药浓度为 70.43μg/ml。

案例 4

【现病史】

患儿，男，6.5 岁，体重 35kg，2 个月前无明显诱因出现癫痫样发作数次（具体不详），来院就医诊断为癫痫，给予口服 LTG，第一周口服 1.5mg/（kg·d），分两次；第二周增加剂量至 2.5mg/（kg·d），分两次，第三周增加剂量至 3.5mg/（kg·d），分两次，第四周增加剂量至 4.5mg/（kg·d），分两次，按体重剂量为 75mg，2 次/d，继续当前剂量服药至第六周末来院复诊，自述较强有癫痫样发作频次较 1 个月前明显减少，每次发作的持续时间也缩短，目前仍未完全控制症状，尤其是有感冒时发作频率增加。

【辅检】

检查：EEG 提示左侧额叶弥漫性棘波、棘慢波；头颅 MRI 提示额叶多个癫痫灶。

检验：血常规及肝肾功生化等无特殊；TDM，LTG 3.719μg/ml（3 ~ 15μg/ml）。

【诊断】

癫痫

【病情分析】

患儿癫痫诊断及定位明确，患儿服用 LTG 后病情有明显好转但未完全控制，TDM 结果提示 LTG 血药浓度虽达到有效血药浓度下限但仍有较大的加量空间，是否与 LTG 药物暴露量不足有关，可适当加量剂量调整方案进行观察。

【方案调整与治疗转归】

该患者具有正常的肝肾功能，目前服用 LTG（稳态浓度是 3.719μg/ml），增加 LTG 的剂量可经过简单的计算如下。

通过稳态血药浓度（1）式获得相应浓度下剂量（D），即有：

$$C_{SS} = \frac{FD}{\tau \cdot Cl} \qquad (1)$$

假设生物利用度 F、清除率 Cl、给药间隔 τ 值对同一患儿无明显生理病理改变下保持相对不变，因此，C_{ss} 与 D 呈正比，有：

$$\frac{C_{SS,new}}{D_{new}} = \frac{C_{SS,old}}{D_{old}} \qquad (2)$$

通过公式（2）就可以求出需要预设（本例预设为 10μg/ml）新的稳态血

药浓度 $C_{SS,new}$ 值下的需要剂量 D_{new}：

$$D_{new}=（C_{SS,new}/C_{SS,old}）\cdot D_{old}=（10/3.719）\times 150=403.33mg$$

为便于分剂量准确，实际处方为 200mg/ 次，2 次 /d，规则服药 1 个月后再次复查 LTG 血药浓度为 9.85μg/ml，期间未见复发。

参考文献

[1] 中华医学会儿科学分会神经学组 . 儿童癫痫长程管理专家共识 . 中华儿科杂志，2013, 51(9): 699-703.

[2] 肖花明，王毅 . 癫痫的药物治疗研究进展 . 世界临床药物，2012, 33(1):22-24.

[3] 李发美 . 医药高效液相色谱技术 . 北京：人民卫生出版社，2000.

[4] 郝润喜，闫彩萍，刘玉玺，等 . 高效液相色谱 – 柱前衍生法测定丙戊酸镁血药浓度 . 药物分析杂志，1997, 17（3）：172.

[5] 郁健，王广基，杜春波，等 . 高效液相色谱法测定人血中丙戊酸的含量 . 中国药科大学学报，1998, 29（1）：45.

[6] 国家药典委员会 . 临床用药须知 . 北京：人民卫生出版社，2005.

[7] 李金恒 . 临床治疗药物监测的方法和应用 . 北京：人民卫生出版社，2003.

[8] 王刚，谷容，刘彬，等 . 高效液相色谱法同时测定 4 种抗癫痫药物及 1 种代谢物血药浓度 . 中国药学杂志，2004, 39(4):300-303.

[9] 王刚，邓玉，刘彬 . 高效液相色谱法同时测定拉莫三嗪和单羟基卡马西平血药浓度 . 中国新药与临床杂志，2009,28（10）：757-760.

[10] 喻东山 . 奥卡西平临床应用的安全性 . 药物不良反应杂志，2007, 9(2):105-107.

[11] 汪洋，宋新文，许琼，等 . 癫痫患儿奥卡西平活性代谢产物血药浓度监测结果回顾分析 . 中国现代应用药学，2012, 29(5):461-465.

[12] 陈新谦，金有豫，汤光 . 新编药物学 . 15 版 . 北京：人民卫生出版社，2005.

[13] 郝润喜，闫彩萍，刘玉玺 . 高效液相色谱 – 柱前衍生法测定丙戊酸镁血药浓度 . 药物分析杂志，1997, 17（3）：172.

[14] 王颖慧，王丽，吴晔，等 . 左乙拉西坦血药浓度与剂量以及疗效分析 . 中国医药指南,2012,10(27): 74-76.

[15] 王颖慧，王丽 . 抗癫痫新药的治疗药物监测进展 . 儿科药学杂志,2010,3(16): 51-54.

[16] 李琳琳，宋新文，汪洋，等 . 固相萃取高效液相色谱法测定左乙拉西坦

血药浓度.中国临床药理学杂志，2012,4(28): 289-291.

[17] 王颖慧，王丽，卢炜，等.中国癫痫儿童左乙拉西坦群体药代动力学模型探讨.中国实用儿科杂志,2012，7(27): 517-521.

[18] 周素琴，张鸿燕，果茵茵.荧光偏振免疫法与高效液相色谱法测定人血清中卡马西平、苯巴比妥浓度的比较.中国医院药学杂志,2010，30(14): 1242-1244.

[19] 林志燕，刘海涛，舒扬，等.HPLC法同时测定血中拉莫三嗪、奥卡西平活性代谢物药物浓度及其在儿童癫痫中的应用.儿科药学杂志，2013，19(2): 4-7.

[20] 鲁静，陈天朝.超高效液相色谱法测定血清中苯妥英钠、苯巴比妥和卡马西平的浓度.中国临床药理学杂志,2015，(02): 119-121.

[21] 任秀华，杜光，杨惠，等.HPLC-MS同时测定人血浆中卡马西平和苯妥英钠的血药浓度.中国现代应用药学，2013，(12): 1337-1342.

[22] 武晓玉，王荣，谢华，等.柱切换–高效液相色谱法与荧光偏振免疫法快速监测苯巴比妥血药浓度的比较.中国医院药学杂志，2014，34，(2):87-90.

[23] 石银涛，冯柏霖，王绘军，等.ASPE-LC-Q-TOF/MS检测血液中氯硝西泮和7-氨基氯硝西泮.药物分析杂志，2015，(04):605-611.

[24] 张华年，胡家胜，彭智聪，等.高效液相色谱法检测婴儿痉挛患儿血清硝西泮.中国医院药学杂志，2004，24(4): 248-250.

[25] 王伟，刘永锁，乔湜，等.UPLC-MS/MS法同时测定人血浆中卡马西平、拉莫三嗪、氯硝西泮、地西泮及其代谢物奥沙西泮浓度.中国现代应用药学，2013，(11): 1215-1219.

[26] PATSALOS PN，BERRY DJ，BOURGEOIS BF，et al.Antiepileptic drugs-best practice guidelines for therapeutic drug monitoring: a position paper by the subcommission on therapeutic drug monitoring.ILAE Commission on Therapeutic Strategies.EPILEPSIA，2008，49(7): 1239.

[27] DASGUPTA A.Therapeutic Drug Monitoring Newer drugs and biomarkers. Basel: Pharmaceuticals，2012: 245-246.

[28] SHORVON SD.The epidemiology and treatment of chronic and refractory epilepsy.EPILEPSIA，1996，37(2): S1-S3.

[29] EADIE M, FJE V.Antiepileptic drugs pharmacology and therapeutics. Berlin: Springer-Verlag，1999: 172-187.

[30] CONTIN M, MOHAMED S, CANDELA C,et al.Simultaneous HPLC-UV analysis of rufinamide, zonisamide, lamotrigine, oxcarbazepine monohydroxy

derivative and felbamate in deproteinized plasma of patients with epilepsy.J Chromatogr B Analyt Technol Biomed Life Sci, 2010, 878(3-4): 461-465.

[31] BURT M, ANDERSON DC, KLOSS J,et al.Evidence-based implementation of free phenytoin therapeutic drug monitoring.Clin chem, 2000, 46(8): 1132-1135.

[32] ODANI A, HASHIMOTO Y, OTSUKI Y,et al.Genetic polymorphism of the CYP2C subfamily and its effect on the pharmacokinetics of phenytoin in Japanese patients with epilepsy.Clin Pharmacol Ther, 1997, 62(3): 287-292.

[33] BRANDOLESE R, SCORDO MG, SPINA E, et al.Severe phenytoin intoxication in a subject homozygous for CYP2C9*3.Clin Pharmacol Ther, 2001, 70(4): 391-394.

[34] VOSOUGH M, GHAFGHAZI S, SABETKASAEI M.Chemometrics enhanced HPLC-DAD performance for rapid quantification of carbamazepine and phenobarbital in human serum samples.Talanta, 2014, 119: 17-23.

[35] MORABIA A, COSTANZA MC.What is this thing called preventive medicine(II). Prey Med, 2008, 47:1-2.

[36] RIZKALLA NA, FEUDTNER C, DAI D, et al. Patterns of medication exposures in hospitalized pediatric patients with acute renal failure requiring intermittent or continuous hemodialysis. Pediatr Crit Care Med, 2013, 14(9):394-403.

[37] FLESCH G.Overview of the clinical pharmcokinetics of oxcarbazepine.Clin Drug Investig, 2004, 24(4)：185-203.

[38] SHEINER LB. An introduction to mixed effect model:concepts,definitions,and justification.J pharmacokinet Biopharm, 1991, 19(3):113.

[39] WADE JR, KELMAN AW, HOWIE CA, et al. Effect of misspecification of the absorption process on subsequent parameterestimation in population analysis.J Pharmacokinetic Biopharmaceutics, 1993, 21 (2)：209-222.

[40] CRAMER JA, PRRRINE K, DEVINSKY O, et al.Development and crosscultural translations of a 31-item quality of life in epilepsy inventory. Epilepsia, 1998, 39(1)：81-88.

[41] DICKINOS RG, HOOPER WD, DUNSTAN PR, et al.First dose and steady-state pharmacokinetics of oxcarbazepine and its 10-phdroxy metabolite.Eur J Clin Pharmacol, 1989, 37(1):69-74.

[42] TOMSON T, JOHANNESSEN SI.Therapeuticmonitoring of the new an tiepileptic drugs. Eur J Clin Pharm acol, 2000, 55：697-705.

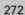

儿科治疗药物监测与合理用药

[43] DOWNES KJ，HAHN A,WILES J，et al. Dose optimization of antibiotics in children: application of pharmacokinetics/ pharmacodynamics in pAEDsiatrics.Int J Antimicrob Agents，2014，43(3):223-230.

[44] PATSALOS PN，ELYAS A A，ZAKRZEW SKA JM，et al.Protein bin ding of oxcarbazepine and its primary active metabolite，10-hydroxycarbazepine，inpatients with trigem in alneuralgia. EurJ ClinPh arm acol，1990，39：413-4l5.

[45] DA-KE HE，LI WANG，WEI LU，et al. Population pharmacokinetics of lamotrigine in Chinese children with epilepsy. Acta Pharmacologica Sinica，2012，33：1417-1423.

[46] SVEIN IJ，TORBJORN T. Pharmacokinetic Variability of Newer Antiepileptic Drugs When is Monitoring Needed. Clin Pharmacokinet，2006，45（11): 1061-1075.

[47] SHIBATA M，HASHI S，NAKANISHI H，et al.Detection of 22 antiepileptic drugs by ultra-performance liquid chromatography coupled with tandem mass spectrometry applicable to routine therapeutic drug monitoring. Biomed Chromatogr，2012，26(12)：1519-1528.

[48] FERREIRA A，RODRIGUES M，OLIVEIRA P，et al.Liquid chromatographic assay based on microextraction by packed sorbent for therapeutic drug monitoring of carbamazepine, lamotrigine, oxcarbazepine, phenobarbital, phenytoin and the active metabolites carbamazepine-10,11-epoxide and licarbazepine.J Chromatogr B Analyt Technol Biomed Life Sci，2014，971: 20-29.

第十章 儿童神经系统疾病常用药物TDM

下篇

第十一章 儿童精神疾病常用药物 TDM

第一节 儿童常见精神疾病与药物治疗概述

随着社会的发展，医学模式从传统的生物医学模式转变为生物－心理－社会医学模式。健康不仅要求身体的健康，躯体无病不能代表完全健康，还必须具备心理健康和社会功能健全。儿童青少年精神疾病涉及与脑发育有关的生物科学和与社会－社区共同因素、家庭功能、亲子关系及正常儿童青少年发育有关的社会科学。

1. 儿童常见情绪障碍疾病类型 国际疾病诊断与分类（ICD-10）系统将儿童和青少年精神和行为障碍（包括精神发育迟滞）分为精神发育迟滞，特定的言语和语言发育障碍，特定学校技能发育障碍，特定性运动功能发育障碍，混合性特定发育障碍，广泛性发育障碍，通常起病于童年、少年期的行为和情绪障碍、多动性障碍、品行障碍，特发于童年期的情绪障碍，特发于童年和少年期的社会功能障碍、抽动障碍，通常起病于童年和少年期其他行为情绪障碍等。儿科常见精神疾病有注意缺陷多动障碍、孤独症和其他广泛性发育障碍、抽动障碍、儿童情绪障碍等。

注意缺陷多动障碍（attention-deficit/hyperactivity disorder，ADHD）是最常见的儿童期精神障碍之一，患病率为 5% ~ 8%，主要表现为注意障碍、多动、冲动，继发性影响学业、伙伴关系、家庭关系及社会适应能力。治疗以药物治疗和社会心理治疗为主。药物治疗主要有中枢神经兴奋药和非中枢神经兴奋药，具体见后。

儿童孤独症（autistic spectrum disorder，ASD）是发病于婴幼儿时期的神经心理发育障碍性疾病，以社会交往障碍、交流障碍、活动内容和兴趣的局限及刻板重复的行为方式为基本特征。ASD 药物治疗作为辅助治疗，针对 ASD 患儿伴有的情绪行为异常，也为家长日常照料及教育训练提供条件。

抽动障碍是一种常见的起病于儿童和青少年时期，具有明显遗传倾向的神经精神性障碍，主要表现为一个或多个部位肌肉不自主地、反复快速地运动抽动和发声抽动的综合征，并可伴有注意力不集中、多动、强迫动作和思维等。抽动障碍病程不一，可呈短暂性的或是慢性的甚至持续终生。临床表现为一种不随意的、突然发生的、快速的、反复出现的、无明显目的的、非节律性的运动或发声。治疗主要通过药物治疗和心理治疗，药物有泰必利、氟哌啶醇和可乐定等。

2. 儿童情绪障碍疾病的治疗 儿童精神障碍大多与素质及环境因素有关，对于很多儿童和青少年精神疾病治疗需要综合模式，药物治疗和心理治疗相辅相成，互为促进。药物治疗是儿童青少年精神障碍的综合模式治疗方案中的一个重要组成部分，但远不如内科疾病重要，一般只是对症治疗和辅助治疗的作用。一般儿科临床用药与成人用药有很大区别，但是，目前儿童精神科使用的药物大多数与成人使用的相同，只是剂量不同和适应证有所扩展。过去针对儿童和青少年的精神科用药主要是经验性用药，其最大的缺点是剂量不易掌握，容易影响疗效，剂量过量容易引起药物中毒。

由于用药存在个体差异和药物动力学差异，应借助实验室分析血药浓度，它比单纯根据临床经验调整药物剂量有很多优点：可缩短获得最佳治疗反应的时间；整体上提高治疗有效性，减少了盲目性；如果患儿对适宜血药浓度水平仍无效，临床有充足依据改用其他治疗；有利检测药物的毒副反应；医生分辨治疗无效是由于服药不合作还是由于药代动力学的变异。

（1）儿童精神障碍药物：主要有用于治疗注意缺陷多动障碍（ADHD）的药物如中枢兴奋剂、抗抑郁剂、苯二氮䓬类药物、β受体拮抗剂、α_2受体激动剂。此外，目前美国FDA批准用于治疗ADHD的新增药物，中枢兴奋剂和托莫西汀，二者也被许多国家列为治疗ADHD的一线用药。

（2）中枢神经兴奋剂：通过增加中枢及外周的多巴胺、去甲肾上腺素而起作用，可有效提高中枢神经系统的功能活动，觉醒与警觉水平，是治疗ADHD的主要药物。临床常用的中枢神经兴奋药包括哌甲酯、苯丙胺、匹莫林，我国目前只有哌甲酯，商品名为利他林。

1）哌甲酯：主要通过抑制突触前膜多巴胺和去甲肾上腺素受体回吸收来提高突触间隙的多巴胺和去甲肾上腺素，适用于治疗ADHD、发作性睡病、孤独症的注意力不集中、多动和冲动症状等。用法与用量为6~17岁儿童和青少年每日最适剂量0.3~0.8mg/kg。学龄儿童可每次5mg，每日1~2次开始，每周逐渐增加5~10mg，每日最大推荐剂量60mg，最后一次给药不晚于入睡前4小时。

2）盐酸托莫西汀：去甲肾上腺再摄取抑制药，2002年被美国FDA批准用于治疗6岁及以上儿童、青少年及成人的ADHD。能通过1日1次或2次给药，在 24 小时内有效控制靶症状。体重小于 70kg 的儿童及青少年患者，每日初始剂量约为 0.5mg/kg，服药至少 3 日后增加至每日目标剂量，约 1.2mg/kg，每日最大剂量不可超过 1.4mg/kg 或 100mg。对于体重大于 70kg 者，每日初始总剂量为 40mg，服用至少 3 日后增加至目标剂量，每日 80mg，再继续服用 2～4 周如仍未能达到最佳疗效，每日剂量最大可增加至 100mg，长期使用无成瘾性，停药时无须缓慢减药。

（3）抗精神疾病药物：是一类用于治疗精神分裂症及其他精神病性症状的药物。尽管抗精神病药对成人主要用于治疗重性精神病，但在儿童精神科中，其常常被用来治疗一些非精神病性的精神障碍。抗精神病药可用于儿童精神分裂症、孤独症及具有攻击性行为紊乱的患儿。随着新型抗精神病药的出现，可将抗精神病药划分为典型和非典型抗精神病药。典型抗精神病药主要阻断 D_2、M_1 等受体，非典型抗精神病药在 D_2 受体阻断的基础上，还通过阻断脑内 5- 羟色胺受体，增强抗精神病作用，减少因多巴胺受体阻断导致的不良反应。

目前，被美国 FDA 正式批准用于儿童和青少年精神障碍的药物有氟哌啶醇、硫利达嗪、利培酮、奥氮平、喹硫平、帕利哌酮及阿立哌唑等。

1）硫利达嗪：属于第一代抗精神病药，2000 年被美国 FDA 发布警告其可导致心电图的 Q-T 间期延长，该效应是剂量依赖性，随之可能导致尖端扭转型室性心律失常和猝死。因此其应被作为治疗精神分裂症的二线药物，当其他抗精神病药物治疗无效或是不能耐受时才考虑使用。

2）氟哌啶醇：是高效价的第一代抗精神病药物的代表，抗精神病作用强，适用于治疗急、慢性精神病性障碍，Tourette 综合征及严重的多动、攻击、冲动、破坏性行为。

主要作用于多巴胺受体、α 肾上腺受体、胆碱能受体、5- 羟色胺受体。药物口服易吸收，生物利用度在 40%～70%，半衰期为 15～25 小时，一般服用一周后达稳态血药浓度。有效剂量为 6～20mg/d，维持量为 2～6mg/d。不推荐 3 岁以下儿童使用，口服儿童开始每次 0.5～4mg，每日 2 次，最大每日剂量 20mg。对非精神病性行为障碍及 Tourette 综合征患者治疗剂量较小，一般在 0.05～0.075mg/（kg·d）。对于拒绝服药的患儿可用肌注，2～5mg/ 次，每日 1～2 次。

血药浓度在 1～3ng/ml 时抽动或 Tourette 综合征儿童的症状可以明显改善，对精神障碍儿童治疗有效时血药浓度一般为 6～10ng/ml。

3）利培酮：属于第二代抗精神病药，是最常用的儿童青少年抗精神病药。美国 FDA 批准用于治疗 13～17 岁精神分裂症患者、10～17 岁双相障碍 - 躁狂发作 / 混合发作患者，5～16 岁孤独症患者的易激惹症状等，从小剂量开始，以后每周增加。国外推荐儿童剂量 0.01 ~ 0.1mg/（kg·d），分 1 ~ 2 次口服。儿童起始剂量为 0.5mg/d，每周增加 0.5mg/d，直到剂量达到 1 ~ 3.5mg/d。

4）奥氮平：属于第二代抗精神病药，美国 FDA 批准用于治疗 13 ~ 17 岁精神分裂症患者，13 ~ 17 岁双相障碍患者的躁狂发作和混合发作。奥氮平对 13 岁以下儿童的疗效、安全性还没有定论，因此对该年龄的患儿首先应明确诊断，认真权衡后才能考虑使用。国外推荐儿童剂量 0.1 ~ 0.2mg/（kg·d），分 1 ~ 2 次服用，起始剂量 2.5 ~ 5mg/d，目标剂量 10mg/d。

5）喹硫平：属于第二代抗精神病药，可用于改善精神分裂症患者的阳性症状、阴性症状及认知功能缺陷，还可以用来治疗双相障碍躁狂发作和抑郁发作。美国 FDA 批准用于治疗 13 ~ 17 岁精神分裂症患者，10 ~ 17 岁双相障碍患者；国外推荐儿童剂量 0.7 ~ 4.0mg/（kg·d），分 1 ~ 2 次服用，儿童起始剂量为 12.5mg/d。最佳日治疗剂量 400 ~ 750mg。加量应缓慢，避免过早出现嗜睡、困倦、直立性低血压等不良反应。

6）阿立哌唑：属于第二代抗精神病药，美国 FDA 批准用于治疗 13 ~ 17 岁精神分裂症患者，10 ~ 17 岁双相障碍患者，6 ~ 17 岁孤独症患者的易激惹症状，从小剂量开始，同时检测血压、血糖等。推荐剂量 1 ~ 2mg/d，分 1 ~ 2 次服用。

（4）抗抑郁症药物：用于治疗各种抑郁障碍和预防抑郁症复发的药物，主要有三环类抗抑郁药、非可逆性单胺氧化酶抑制剂、选择性 5-羟色胺再摄取抑制药（SSRIs）、去甲肾上腺素素摄取抑制剂及新型混合性抗抑郁药。SSRIs 选择性抑制突触前膜对 5-羟色胺的回吸收，对去甲肾上腺素影响很小，除舍曲林外几乎不影响多巴胺的回吸收，此类药已成为儿童、青少年最常使用的抗抑郁药，其不良反应少，更安全，尤其是过量使用时心脏毒副反应相对较少。

目前临床上的 SSRIs 类药物有氟西汀、帕罗西汀、舍曲林、氟伏沙明和西酞普兰，适用于抑郁症、心境恶劣、焦虑障碍、进食障碍、强迫症和创伤后应激障碍。

1）氟西汀：学龄儿童初始剂量为 5 ~ 10mg/d，年龄更小的儿童从 2.5mg/d 开始。应缓慢加量，起效时间一般需要 2 ~ 3 周，氟西汀被美国 FDA 批准用于治疗 7 岁以上儿童重性抑郁障碍和 7 ~ 17 岁儿童强迫症。

2）舍曲林：儿童初始剂量为 12.5 ~ 25mg/d，起效时间一般需要 1 ~ 2 周。国外推荐儿童剂量为 1.5 ~ 3mg/d。舍曲林被美国 FDA 批准用于治疗 6 岁以上儿童强迫症。

3）氟伏沙明：8 ~ 17 岁患儿初始剂量通常为 12.5 ~ 25mg/d，睡前服用，然后 4～7 日增加 25mg/d，最高 200mg/d。国外推荐儿童剂量为 1～4.5mg/（kg·d），氟伏沙明被 FDA 批准用于 8 岁以上的儿童强迫症。

（5）心境稳定剂类药物：用于治疗躁狂发作和预防躁狂发作和抑郁发作的药物，包括碳酸锂、丙戊酸盐、卡马西平，及近年开发的新型抗癫痫药拉莫三嗪、托吡酯等。此外，一些抗精神病药如氯丙嗪、氟哌啶醇，苯二氮䓬类药物如氯硝西泮、劳拉西泮等对躁狂发作也有一定疗效。

碳酸锂，锂盐是最为常用的治疗双相情感障碍躁狂发作和作为有过躁狂发作史的双相障碍患者的维持治疗的药物，常用的碳酸锂，包括碳酸锂片剂及胶囊、枸橼酸锂缓释剂。

锂盐对躁狂发作有显著疗效，但其作用机制目前尚不明确，主要集中在电解质、中枢神经递质、环磷酸腺苷几方面。锂盐能置换细胞内钠离子，降低细胞的兴奋性，还能与钾、钙和镁离子相互作用，改变细胞内外分布，取代这些离子的某些生理功能。锂盐能抑制脑内去甲肾上腺素、多巴胺和乙酰胆碱的合成和释放，并增加突触前膜对去甲肾上腺素和 5-羟色胺再摄取。锂盐还能促进 5-羟色胺的合成和释放。锂盐能抑制腺苷酸环化酶，使第二信使环磷酸腺苷生成减少，降低靶细胞生理效应。

口服易吸收，t_{max} 为 2～4 小时，$t_{1/2}$ 为 12～24 小时，达到血清稳态需经 5～7 日，脑脊液达稳态浓度则更慢，各组织分布速率不同，肾脏最快，肝脏、骨骼及肌肉次之，脑组织最慢。锂离子不与血浆和组织蛋白结合，随体液分布至全身各组织。浓度不一，甲状腺和肾浓度最高，脑脊液浓度约为血浓度一半，在口服后 24 小时达到高峰，锂在体内无代谢变化，95% 由尿排泄，少量从粪便、汗液、唾液和乳汁排泄。

长期应用一般不产生耐受和戒断反应，但可能出现各种不良反应。副作用发生的频度和严重程度与患者的年龄、应用剂量、疗程等有关。剂量小、每日 1 000mg 以下，加量缓慢者副作用较少且轻。副作用与血药锂浓度相关。早期副作用有无力、疲乏、嗜睡、手指震颤、厌食、上腹不适、恶心、呕吐、稀便、腹泻、多尿、口干等。后期，由于锂盐的持续摄入，病人持续多尿、烦渴、体重增加、甲状腺肿大、黏液性水肿、手指细震颤。

锂盐中毒征兆：表现为呕吐和腹泻加重或再次出现、震颤、抽动、呆滞、困倦、眩晕、构音不清和意识障碍等。应立即检测血锂浓度，如血锂超过 1.4mmol/L 应减量。如临床症状严重应立即停止服用锂盐。血锂浓度越高，脑电图改变越明显，因而监测脑电图有一定价值。

锂盐治疗中的安全性监测：因锂盐不与血浆和组织蛋白结合，主要通过肾脏排泄，其毒性大，治疗窗窄，中毒现象时有发生，需经常监测其浓度。抽取血锂时间应在患者分次服药并在末期服药 12 小时后，即 12 小时标准血清锂浓度。此时摄入和排出的锂几乎相等，能更好地反映稳态血锂浓度，采血时间要相对固定，不同时间采集的血标本锂浓度差异有统计学意义。12 小时血清锂浓度严格要求时间前后误差不超过半小时，否则难以反映稳态血浓度。

（6）抗焦虑药：用以减轻焦虑症状的药物，包括苯二氮䓬类药物丙米嗪、丁螺环酮、巴比妥类等。现在常用的抗抑郁药在临床上也能改善焦虑症状。

丙米嗪适用于少动少语为主要表现的抑郁，及伴有焦虑和抑郁的注意缺陷多动障碍患者。小剂量的丙米嗪可用于功能性遗尿症。为突触前去甲肾上腺素和 5- 羟色胺再摄取抑制剂。主要阻滞突触前膜对去甲肾上腺素的再摄取，及阻滞 M 受体、H_1 受体和 α_1 受体。前者可能与抗抑郁作用有关，后者则可能与副作用有关。口服易吸收，有首过作用，半衰期为 19 ~ 24 小时，有效血药浓度 150 ~ 225ng/ml，血浆结合率为 90%。由肝脏细胞色素酶（CYP）1A2、2C、2D6 和 3A4 等催化，生成活性物质去甲米帕明、2- 羟米帕明和 2- 羟去甲米帕明等，与葡萄糖醛酸结合则失活。该药 70% 从尿液排出，22% 由粪便排出。推荐用于 6 岁以上儿童起始剂量：功能性遗尿，6 岁 ~ 12 岁儿童服用 25 ~ 50mg/d，12 岁以上青少年服用 50 ~ 75mg/d。

第二节　儿童常见精神疾病治疗药物的 TDM 概况

抗精神疾病药又称神经阻滞剂，除了用于精神分裂和偏执性精神障碍外，分裂情感障碍、分裂样精神障碍和其他具有精神运动性兴奋、妄想和幻想等症状的精神障碍皆为其适应证。可见，抗精神疾病药的作用谱甚广，几乎涵盖了绝大部分精神病性症状。目前，抗精神疾病药种类较其他器官系统疾病相对较少，儿童基本使用成人药物品规，在不良反应方面亦较成人明显，尤其是锥体外系症状和迟发性运动障碍。其安全性有效性用药是临床追求的目标，开展 TDM 是解决这一问题的有效的方式之一。

抗精神疾病药物常用的 TDM 成熟的商业检测方法相对较少，目前常用的方法主要有高效液相色谱法（HPLC）、气相色谱法（GC）等。需要注意的是 TDM 在抗抑郁药的应用上有一定的局限性。已有研究表明，三环类抗抑郁药引起的心电图特异性改变（如 QRS 间期延长 100 毫秒，终末 40 毫秒电轴右偏 > 120º）是严重的心血管和神经学毒性的可靠预测指标。然而血中的三环类抗抑郁药浓度与其临床表现的毒性并不具有很好的相关性，尤其是在过量服用三环类药品的情况下。造成这种现象的原因很多，有药动学方面的原因，如三环类药物多采用口服给药因而存在首过效应，致使其生物利用度产生较大差异。另外，许多三环类抗抑郁药在体内代谢为各自具有活性的二胺类活性代谢产物，而临床上这些活性代谢产物没有得到普遍监测。另一方面，抗抑郁药的代谢差异还与年龄显著相关。Preskorn 等对住院儿童的及其代谢产物去甲丙米嗪的稳态浓度进行检测后发现，丙米嗪及去甲丙米嗪的稳态浓度在该人群中差异分别为 12 倍和 72 倍。此外，种族差异也是引起抗抑郁药浓度波动的重要因素。

虽然抗精神疾病药物的治疗药物监测仍存在一些局限，如有些抗精神病药物并没有明确的数据支持其血药浓度与剂量、疗效、不良反应之间的关系，很多抗精神病药物缺乏足够的临床药代动力学的数据，需继续进行相关研究。但在精神药理学领域，长期有效的血药浓度监测可判断患者的依从性和避免药物不良反应的发生，对血药浓度的探索是非常有价值的，越来越多的证据表明，它可以提高临床疗效，尤其是患者对治疗剂量没有明显反应或不良反应出现时，这对于患者选择药物种类和适宜的剂量都有很大帮助。

第三节　儿童常见抗精神疾病药物的 TDM

一、碳酸锂

（一）药理学概述

碳酸锂（分子式 Li_2CO_3）为白色无臭的颗粒状粉末，分子量为 73.89，微溶于水，不溶于乙醇，溶于酸性溶液，并且有冒泡的现象。

1. 药动学　碳酸锂及其他锂盐在 12 岁以下儿童使用受限，因此较缺乏儿童的药代动力学客观数据，其主要药动学特征。

碳酸锂及其他锂盐口服后在胃肠道吸收迅速、完全，无首过效应，其生物利用度近 100%。不同类型的制剂对药物达峰时间有影响，传统片剂、胶囊或水剂服用后 0.5～3 小时出现血药浓度高峰，缓释制剂可在 2～12 小时达到峰值。连续服用常规剂量 5～7 天后血药浓度达稳态。但脑脊液达稳态浓度较慢，因为锂离子虽吸收快，但通过血脑屏障进入脑组织和神经细胞需要一定时间，从而导致显效缓慢。

锂离子吸收后广泛分布于全身各组织，在 6～10 小时内完成全部分布；其中骨骼、甲状腺和脑脊液中的浓度高于血浆浓度。锂离子的主要分布过程为：开始锂离子主要分布于细胞外液中，8～10 小时进入细胞内液，在红细胞内锂的浓度是血浆锂离子浓度的 40%～80%。锂离子不与血浆和组织蛋白结合，随体液分布于全身，各组织浓度不一，甲状腺、肾脏锂浓度最高，其次是肌肉、骨、肝等组织，脑组织中浓度最低，通过血脑屏障进入脑组织和

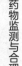

神经细胞需要一定时间，并逐渐蓄积于细胞内，排出也较慢。锂离子可以通过胎盘进入胎儿血液中。乳汁中的锂离子的浓度是血清锂浓度33%~50%，唾液中锂的浓度较高，为血清锂的2~3倍。锂盐的药动学性质为典型的二室模型，并且血浆和唾液中有非常相似的药动学性质。分布半衰期约1小时。用药初始的表观分布容积为0.3~0.4L/kg，总表观分布容积均值为0.7~1L/kg。

碳酸锂在体内无代谢变化，90%~98%以原型经肾排泄，因此受肾功能影响大，少量从粪便、唾液、汗液和乳汁排泄。单剂量给药后15分钟即可在尿中出现锂离子，排泄的高峰时间为服药后的1~2小时，6~7小时逐渐减少，在24小时可累计排出50%~75%，最终全部由肾脏排出。碳酸锂78%~80%在肾脏近曲小管重吸收，由肾小球滤过的锂离子在近曲小管与Na^+竞争重吸收，摄入钠盐过多，锂盐排出增加；摄入钠盐过少，锂在肾小管的重吸收增加，血锂浓度上升，可导致体内锂滞留，引起中毒。因此在锂的治疗中除监测血锂浓度外，还应监测血钾和血钠的水平。锂的消除速率与给药剂量和血药浓度有关，消除半衰期随血药浓度变化而变化。肾功能正常的患儿消除半衰期为12~24小时，但肾功能低下的患儿半衰期相对延长，肾损伤患儿的半衰期可长达40~50小时。所以治疗开始后4~7日才能达到稳态血药浓度。

服用给定剂量的碳酸锂后，由于血锂浓度个体差异大，所产生的疗效和不良反应也有较大个体差异，并且锂制剂的治疗浓度和中毒浓度间治疗窗较窄，为保证患儿的血药浓度在适当范围内，应进行血药浓度监测。此外，血锂浓度还受给药方案（每天一次给药还是分次给药）、患儿的肾功能、饮食习惯、疾病状态、药物相互作用、血样标本和取样时间，以及锂制剂种类和生物利用度等多种因素影响。实际操作中，一般要求在剂量稳定4~7日的前提下，在末次服药后12小时抽取血样标本，用来测定血锂浓度。

2. 药效学　碳酸锂及其他锂制剂给药后，释放出的锂离子在身体多个部位与钠离子竞争。治疗剂量的锂离子对正常个体没有明显作用。锂离子不是镇静药或兴奋药，这是锂制剂区别于其他抗精神疾病药物的显著特点。尽管研究已经发现锂离子在细胞水平具有多方面的作用，但碳酸锂用于治疗躁狂症的作用机制目前尚未确定，其可能的作用机制有以下几方面。

（1）对神经递质的影响：治疗浓度锂离子能抑制去甲肾上腺素和多巴胺释放，并增加神经元的再摄取；加速儿茶酚胺在神经突触前的降解，从而降低突触间隙的去甲肾上腺素浓度，同时锂还降低突触后受体的敏感性，因此锂离子可纠正处于躁狂状态时神经元间儿茶酚胺类过度活动的状态，保持脑内去甲肾上腺素和乙酰胆碱的平衡。另外，锂还可促进5-羟色胺的合成和释放，使其在突触部位含量增加而有助于情绪稳定。

（2）对第二信使系统的影响：锂盐通过抑制腺苷酸环化酶，干扰细胞内信息传递的第二信使 cAMP，从而导致依赖于该第二信使系统的神经传递作用减弱。

（3）影响葡萄糖的代谢：锂影响糖原合成有关酶的活性，从而增加葡萄糖的摄取及糖原在脑和肌肉中的储存。锂还能促进磷酸盐进入肌细胞而使葡萄糖的转运增加。

（4）对离子通道和离子分布的影响：锂离子可以取代钠、钾、镁、钙等离子，影响细胞膜泵的功能，使神经细胞兴奋性降低。（此外锂离子还能刺激粒－单核巨噬系统造血祖细胞生长，延长粒细胞的半衰期，并能促进集落刺激因子的合成，增强巨噬细胞的吞噬作用。锂离子还可促进红细胞与血小板的增殖，具有升高外周血细胞作用。

另外锂离子还能使出血时间缩短，出血量减少，具有止血作用，具体机制待进一步研究。

3. **药物相互作用** 锂盐与 ACEI 类合用，可导致血锂浓度增加。多数研究显示血管紧张素转化酶抑制剂如卡托普利、依那普利、赖诺普利和锂盐合用都可导致血锂浓度升高。尽管具体的病理机制还不清楚，但是研究结果提示与 ACEI 类对肾素－血管紧张素－醛固酮系统的抑制作用有很大关系。锂的肾排泄依赖于两个因素，即肾小球的滤过作用和近端肾小管内钠的浓度，这两个因素都可以被 ACEI 所抑制。ACEI 能够抑制血管紧张素Ⅱ的产生，从而减少水的摄入量，增加尿钠增多引起的血容量不足的趋势。此时需要考虑这一系列的反应给患儿所带来的风险，血管紧张素Ⅱ分泌不足或过度会导致充血性心力衰竭或血容量不足。接受锂盐治疗的患者，在原有锂盐治疗的基础上加用坎地沙坦、洛沙坦或缬沙坦之后出现锂中毒。其病理机制可能与 ACEI 类相似。

锂盐与酚噻嗪类利尿药合用，后者抑制远端肾小管对钠的重吸收导致低钠血症，随后引起近段肾小管对钠的重吸收增加，如此反复引起血锂浓度升高。锂盐治疗稳定的患儿在开始酚噻嗪类利尿药治疗后就面临着发生锂中毒的高风险。在开始利尿药治疗的 3～5 日内就可以监测到血锂浓度已经达到中毒的水平。髓袢利尿药（呋塞米、布美他尼和依他尼酸）似乎很少引起锂盐的蓄积，但是仍需慎用，尤其是对于那些限制钠摄入的患儿更需慎用。因此对于锂盐治疗稳定的患儿，在必须进行利尿治疗时，建议把锂盐的剂量减至原来的 25%～50%，并且每周测定两次血锂浓度直到再次达到稳定的状态，此时优先推荐髓袢利尿药如布美他尼或呋塞米。

此外，有锂盐合用维拉帕米后出现神经毒性的报道。此时血锂浓度仍维持在正常治疗范围内，这可能是锂盐和维拉帕米对神经内分泌的协同作用所致。也有锂盐和地尔硫草及其他药物合并用药引起神经毒性的报道。

锂盐与抗精神病药和抗焦虑药合用，对于急性躁狂的控制，锂盐起效太慢不能单独使用，此时必须合并另一种抗精神病药物治疗，应当引起注意的是这种联合用药可能会发生药物相互作用和不良反应。如氯丙嗪治疗能够增加锂的肾排泄，这就意味着停止使用氯丙嗪后，会导致血锂浓度急剧升高，反过来锂盐也能够降低氯丙嗪的血药浓度，对于先前两种药物治疗稳定的患儿，突然停用锂盐就会引起氯丙嗪中毒。因此在将要停用锂盐时，应当适当地减少氯丙嗪的剂量。

锂盐和氟哌啶醇之间的药物相互作用可能以神经阻滞剂恶性综合征的形式表现，尽管联合用药的风险很小，但是临床使用时还是应当意识到这一点。尽管锂盐和地西泮的相互作用可导致机体体温过低，但是这可能仅是个体特异的反应，而不是一种真正的药物相互作用。一般情况下，认为锂盐和苯二氮草类药物的联合应用是较安全的。

锂盐与抗癫痫药合用，如使用苯妥英或苯巴比妥的患儿合并使用锂盐制剂，出现中枢神经系统的毒性的发生概率明显增加，出现这些症状时需进行血锂浓度的测定。合并使用卡马西平可导致肾排泄功能下降甚至肾衰竭，致体内血锂浓度达到中毒水平。

锂盐与 NSAIDs 和阿片类镇痛药合用，均存在药物相互作用。锂盐与 NSAIDs 中的双氯芬酸、布洛芬、吲哚美辛、萘普生、吡罗昔康、罗非考昔合用后，会引起肾清除率降低，血锂浓度升高，某些情况下甚至会导致锂中毒。

对锂盐治疗的患者出现的轻微的暂时性疼痛和发热的处置已有相应的规定，这种情况下首选镇痛药为对乙酰氨基酚。对于长期治疗的患者，舒林酸是较安全的选择。应当尽可能避免使用双氯芬酸、布洛芬、吲哚美辛、酮洛芬、萘普生、保泰松、吡罗昔康等 NSAIDs，如果必须使用上述药物中的一种，就要减少目前所使用的锂盐的维持量。

当锂盐和曲马多合用时，由于这两种药物对 5- 羟色胺有协同作用，所以存在中枢神经系统毒性的风险。

4. 主要不良反应

（1）胃肠道系统：锂盐的主要不良反应，往往发生在中毒症状的早期，是严重中毒症状的先兆，表现为胃部不适、恶心、呕吐、厌食，甚至腹痛、腹泻、便秘或胃部疼痛等。也可产生口干、多饮多尿（尿量最多每日可达 5~8L）和尿崩症样症状群。

（2）内分泌系统：锂盐可拮抗甲状腺素的产生、释放和利用，使甲状腺功能减退。

（3）神经系统：肌无力、肌肉痉挛、震颤、认知障碍、镇静、共济失调，严重时可出现萎靡、无力、嗜睡、躁动、定向力丧失，甚至记忆障碍、意识错乱、视物模糊及耳鸣、抽搐、腱反射亢进等症状。一旦出现中枢神经系统不良反应要立即停药。

（4）其他：体重增加、脱发、良性白细胞增多、痤疮、水肿、高热和心律失常（少数患者可有心电图的非特异性改变，为锂和钾竞争性作用的结果）。

（二）血药浓度与药理效应

由于锂盐的治疗浓度与中毒浓度之间的范围很窄，所以即使是在锂盐的治疗过程中也可能会发生中毒。对于不良反应较轻的患儿，暂时停用锂盐，并给予大量的钠和输注大量液体都可能会使锂盐的不良反应减轻；对于重症锂中毒的患者，可能需要进行透析和支持性治疗措施。对于新近发生的急性锂盐过量，如果在服药后的 1 小时内，应当立即进行洗胃使胃排空。然而对于缓释制剂的过量来说，洗胃的效果就很有限，因为缓释制剂不在胃内进行分解，建议立即进行全肠灌洗。进一步的处置措施涉及提高肾清除率或有效加快锂盐的排泄，应当确保充分补液，矫正电解质失衡状态。对有症状的患儿进行心电图的监测。在重度中毒时，血液透析是一种可以选择的治疗措施，尽管血液透析能够有效降低血锂浓度，但是在停用透析时，有出现反跳性血锂浓度回升的风险，此时需要长期反复地进行透析治疗。腹膜透析不如血液透析有效，因此在没有血液透析装备的情况下才会考虑使用腹膜透析。

锂离子疗法需要通过测定血锂浓度监测，达到既有疗效又不会导致中毒的血锂浓度，必须因人而异。通常碳酸锂最适有效血药浓度为 0.8 ~ 1.5mmol/L。在治疗急性躁狂性精神病或躁狂症时需要 1.0 ~ 1.5mmol/L，超过 2.0mmol/L 即出现中毒症状。

多数患儿在血锂浓度为 0.8mmol/L 或以上时产生疗效，也有个别的患者在血锂浓度仅有 0.4mmol/L 时就出现了疗效，但通常难以在测量前把这些患儿鉴别出来。通常情况下血锂浓度达到 1.5mmol/L 以上时才会出现中毒效应，但对于少数敏感患者血锂浓度仅有 1.0mmol/L 时就可能会出现中毒效应，推荐儿童治疗浓度范围 0.4 ~ 1.0mmol/L。

（三）TDM 方法学

1. 火焰光度法 锂是金属离子，当在一个稳定的火焰中燃烧时，锂离子可产生颜色，有颜色的锂离子火焰能在 670.8nm 波长处发射光强度，其颜色的强度与样品中锂浓度成正比，可做定量测定。可用火焰光度法测定微量血清中的碳酸锂浓度，也可用火焰光度法测定血浆中碳酸锂的浓度，测定方法分别如下。

（1）火焰光度法（一）

仪器与试剂：德国蔡氏Ⅲ型火焰光度计，燃烧气为乙炔，助燃气为空气，流量为 0.4kg/cm²，锂滤光片，狭缝调节最大，仪器用去离子水空白调零点。

分析方法：标准溶液原液的制备，精密称取碳酸锂标准品 14.77mg，加去离子水至 100ml，终浓度为 4mEq/L。标准应用溶液的制备为，取上述原液，用去离子水稀释成 0.04mEq/L、0.08mEq/L、0.16mEq/L、0.32mEq/L、0.40mEq/L 浓度的标准溶液。取上述标准溶液，分别把各种浓度的标准液进行测定，每个浓度测 5 次，取平均读数与作标准曲线图，考核锂离子在火焰光度法测定法中的线性范围和相关性。取待测血清 0.5ml，用去离子水稀释到 20 倍，直接在火焰光度计上测定其读数，在每次测定血清样品时，同时测定标准液（0.2mEq/L）的读数。

锂浓度的计算：将测定的标准溶液和血清样品的读数根据下式求算锂离子的浓度。

C_{Li} =（血清样品的读数 / 标准品读数）× 0.2 × 20

（2）火焰光度法（二）

仪器与试剂：国产 6400 型火焰光度计，锂滤光片波长 670.70nm，67002 型。

分析方法：制备锂标准储存液（1.5mol/L），精确称取硫酸锂（$Li_2SO_4 \cdot H_2O$）0.1919g 溶于 1 000ml 无离子水中。制备锂标准应用液（0.15mol/L），锂标准储存液以无离子水稀释而成。用肝素抗凝血液，分离血浆，血浆 0.5ml 加无离子水 4.5ml 混合，为测定管。

将正常人血浆 0.5ml 加无离子水 4.5ml 混合，为正常人血浆空白对照管。将两量程拨至"3"处，以无离子水调零点，再以锂标准应用液（0.15mol/L）为标准，调定所需的位置，一般定在"30"刻度进行定标，再重复 1 次。将待测样品进行测量，连续测试 3 ~ 5 份样品后，用无离子水和锂标准应用液再定标 1 次。记录每一样品的读数，用无离子水清洗 1 ~ 2 分钟。每批测定样品时应同时做 1 份正常人血浆空白。采集血液样品的时间一般在服药后 12 小时为宜。

锂浓度的计算：C_{Li}=[（样品读数 – 正常人血浆空白读数）/ 标准液读数]× 0.15 × 5

2. 原子吸收火焰法 原子吸收的方法是将稀释的标本吸入乙炔火焰中，利用空心阴极元素灯源发出被测元素的特征辐射光，为火焰原子化器产生的样品蒸汽中的待测元素基态原子所吸收。锂在波长 670.8nm 处的被吸光的特征辐射光的大小与标本中的锂浓度成正比，因为该方法运行成本低，稳定性、重复性好，并有良好的精密度和准确度，比较适合中小型儿童专科医院及综合医院儿科的临床实验室常规使用。

仪器设备：TAS-986型原子吸收分光光度计。氘灯背景校正、自吸收背景校正、波长扫描、寻峰定位、光谱带宽度、回转元素灯架、原子化器高度和位置、燃气流量、灯电流和光电倍增管负高压等功能的自动调节。采样后不能在4小时之内测定，应分离血清。在一般患儿可能关系不大，但在细胞内外锂浓度悬殊的患儿，及时分离血细胞就十分必要。KCl 5.0mmol/L，NaCl 140mmol/L是为了样品空白液与血清有同等量的钾或钠，以排除钾、钠可能发生的干扰，保持同一测定背景（钾的特征辐射光波长为767nm，钠的特征辐射光波长为589nm）。

锂元素测定的条件：工作灯电流2.0mA，光谱带宽0.2nm，负高压300.0V，燃气流量1 500ml/min，单缝燃烧器，空气－乙炔火焰，其缝长10～300px，缝宽0.5～0.7mm。设置工作锂灯波长，单击"寻峰"对选定的波长进行寻峰（检测锂的特征辐射光准确度），使锂特征波长在（670.8±0.3）nm，大于或小于0.3nm用标准配置的Hg灯进行波长校正。进行参数设置，设置测量重复次数、设置火焰法的测量参数，测量方式为连续自动测定，间隔时间为1秒，采样延时为"0"秒。进行样品参数设置，测量校正方法为标准曲线法，设置标准曲线浓度，锂标准浓度为0.5mmol/L、1.0mmol/L、2.0mmol/L。仪器用无离子水自动校零。进行标准曲线的测量，仪器以无离子水自动校零后，进行测量准备，分别吸入上述用无离子水1∶10稀释3个浓度的标准液，仪器会自动绘出标准曲线，要使标准曲线的线性相关系数在0.999以上。待测样品测量以无离子水校零，取待测血清1.0ml加9.0ml无离子水，以储存空白稀释液作样品空白，测定其含量。

分析方法特点：联机运行，仪器自检氘灯反射镜电机、元素灯电机、燃烧头高度电机、光谱带宽电机及波长电机。

（四）TDM结果报告与合理解释

影响锂离子测定结果的因素主要有以下几方面。

其他无机离子：在正常血清水平的钾、钠、磷、硫、钙、氯等离子存在时，对锂的测定一般无干扰，但当钙离子浓度较高时可以影响锂的测定结果。

燃烧气乙炔的纯度与火焰的不稳定性，可直接影响检测的灵敏度和稳定性。乙炔的流量变化可造成火焰的不稳定性。

溶血：溶血可造成红细胞内的锂进入血清中，而使实测的血清锂浓度偏高，因此取样时应避免溶血，否则影响测定结果。

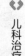

锂盐浓度：可通过测定唾液中锂的浓度来预测血清浓度，但必须建立测定唾液和血清锂浓度恒定的比值后方可使用。

疾病：患儿自身的疾病状态可影响锂的血清浓度水平。在患儿出现呕吐、腹泻、侵袭性感染、出汗过多，或者处于其他引起钠过度丢失，从而升高血锂浓度的状态时，需要暂时减量或停用锂盐。反过来说，增加血钠水平也可能降低血锂浓度。因此接受锂盐治疗的患者都应当保持适当的水摄入量，应当避免因为饮食改变或服用含钠的药物，以避免影响血锂浓度。

合并用药：当锂盐与其他药物合用时，也可能存在药物相互作用。

（五）基于 TDM 下的临床合理用药

临床上常选用碳酸锂或碳酸锂缓释片治疗 12 岁以上儿童少年狂躁症。普通碳酸锂片剂用于急性躁狂，宜从小剂量开始，一次 0.125 ~ 0.25g，一日 2 ~ 3 次，之后根据病情需要，服药反应及血锂浓度逐渐增加剂量，通常治疗剂量为 1g/d 左右，一般不超过 1.5g/d，血锂浓度以 0.8 ~ 1.2mmol/L 为宜。维持治疗，不超过 1.0g/d，剂量最好根据血锂浓度调整，血锂浓度以 0.4 ~ 0.8mmol/L 为宜。碳酸锂缓释片用于急性躁狂，从小剂量开始，逐渐达到 0.9 ~ 1.5g/d，分为 1 ~ 2 次服用。维持治疗，一日 0.6 ~ 0.9g，剂量应根据血锂浓度调整，推荐浓度范围同上。

碳酸锂：起始剂量治疗 4 ~ 7 日后，可以根据测定的血锂浓度调整剂量，必须是在严格控制的状态下抽取的血标本（末次服药后的 12 小时抽取血标本），此后每周进行一次血锂浓度的测定，直到以稳定的剂量治疗 4 周为止，之后将监测的频率减为每 3 个月测定一次血锂浓度。如果患儿的情况发生改变，以致影响了锂的药动学或需要量，就应当重新开始对血锂浓度的密切监测，直至再次达到稳态血浓度。这些能够影响到锂药动学或需要量的情况包括锂制剂的更换、并发症、饮食习惯的改变、体温的变化及使用药物相互作用等。已经发现锂盐的长期使用与甲状腺障碍、轻度的认知和注意障碍有关。所以只有在有明确治疗指征的情况下，才能采取长期锂盐治疗的措施。此时对患儿定期地进行评估，必要时可继续治疗 3 ~ 5 年。

尽管在较低的治疗浓度时也可以出现毒性作用，但是血锂浓度在 1.5mmol/L 左右时很可能就会出现毒性作用，此时需要立即停药。锂盐中毒的征象包括逐渐加重的腹泻、呕吐、食欲减退、肌无力、嗜睡、眩晕、共济失调、耳鸣、视觉模糊、四肢末端和下颌的震颤、肌肉高度敏感、手足舞蹈样运动、发音困难和昏睡。严重过量时血锂浓度将超过 2mmol/L，此时的症状包括反射亢进和四肢张力过高、晕厥、中毒性精神病、癫痫发作、多尿、肾衰竭、电解质紊乱、脱水、循环衰竭、昏迷，甚至会出现死亡。

突然中断锂盐治疗的几天内会出现停药症状，如焦虑、震颤、疲劳、恶心、出汗、头痛、睡眠障碍、腹泻或视力模糊。这些症状可能完全是一种情感障碍的复发。所以在决定停用碳酸锂治疗后，应逐渐减少锂盐的剂量，而非突然从高量直接停用。终止锂盐治疗可导致疾病复发。一般情况下，锂盐治疗终止的最初几周内出现的疾病复发都只是双相障碍复发的一种形式，并不能据此预测患儿将会出现较高的复发率。然而，一些研究发现突然终止锂盐治疗的患儿中复发的比率达到50%，研究人员认为复发的比例太高而不能通过疾病的自然病程来解释。对于先前锂盐治疗稳定至少18个月的双相障碍患者，在小于2周的时间内快速撤药与用2～4周的时间逐渐停药的患儿相比，出现疾病早期复发的风险明显升高。

（六）碳酸锂TDM新进展

碳酸锂的检测方法除常用的火焰光度法和原子吸收火焰法以外，还有原子吸收光谱法和火焰原子发射光度法，现将后两种方法简要介绍如下：

1. 原子吸收光谱测定血浆和红细胞锂 所用仪器为360型原子吸收分光光度计，配备有锂空心阴极灯，工作灯电流15mA，偏振谱670.8nm，狭缝宽0.7nm，空气、乙炔火焰各自调到58%和35%。输出压空气为2.8kg/cm²，乙炔气为5.7kg/cm²，样品被输入为5秒，在3秒读出之前允许稳定信号。样品抽吸时间约6ml/min，仪器敏感度是70μg/L。结果由仪器连接的25.4cm条形图记录器打印，输出为10mV。

在管中收集全血样品，用EDTA抗凝，取一定体积放在混合器上5分钟，定量抽取血样测定微量血细胞比容，11 500rpm离心5分钟，吸出0.5ml全血并稀释5倍。剩余的血样品2 000rpm离心5分钟。吸出0.5ml血浆样品并稀释5倍。在原子吸收分光光度计检测被稀释的全血、血浆样品。将全血和血浆样品的吸光度与1.0mmol/L标准血浆样品吸光度比较。可计算出红细胞内锂浓度及血浆锂浓度。

2. 火焰原子发射光度法检测全血锂浓度 使用Hitachi Z-8000极化Zeeman原子吸收分光光度计，微型信息处理器与原子吸收分光光度计连接，处理数据。一个可用水冷却的鱼尾状的燃烧器，狭缝：10cm×0.05cm，使用空气、乙炔火焰。待测样本为在无菌条件下用静脉穿刺方法收集正常人的血样品，使用含有EDTA作为抗凝药的4ml VACUETTES。在收集后12小时分析样品。血样品用0.02mol/L HNO₃稀释。记录发射信号：通过抽吸样品在空白、标准、血样空白和血样进入空气－乙炔火焰偏振谱为670.8nm；狭缝0.4nm；燃烧器类型为标准；燃烧器高为7.5mm；氧（空气）压为1.6kg/cm²；燃料（C₂H₂）压为0.4kg/cm²；测定模式为发射，锂离子检测限和敏感度分别为0.19μg/L、0.6μg/L。

二、丙米嗪

（一）药理学概述

丙米嗪又名米帕明，化学结构近似吩噻嗪类，为亚胺二联苯衍生物，临床常用其盐酸盐，为白色或微黄色结晶性粉末，无臭，味灼而麻；遇光渐变色，易溶于水，遇水渐变黄红色，可溶于乙醇、丙酮和氯仿，几乎不溶于乙醚。

1. 药动学 丙米嗪口服后在体内吸收迅速而完全，血浆蛋白结合率为60%～96%，并可与血管外组织相结合，用药后2～8小时血药浓度达到高峰，生物利用度29%～77%，有高血浆蛋白结合率和高脂溶性，其分布容积较约为15～30L/kg，可透过各种屏障，分布于全身组织，在肾、脑及肝中分布较多，游离型药物则通过血脑屏障进入脑组织，主要分布在脑基底核，小脑中含量最低；血浆半衰期为6～20小时，与血浆蛋白和血管外组织的紧密结合使得药物急性中毒时采用血液透析治疗难以奏效。婴幼儿和儿童较成年人的脂肪少，分布容积较小，游离丙米嗪所占的比率较大，因此儿童对丙米嗪更为敏感。

丙米嗪口服存在首关效应，主要经肝脏代谢，其代谢产物去甲丙米嗪也是三环类抗抑郁药。丙米嗪及其代谢产物在肝脏可与葡萄糖醛酸结合，经肾小球滤过由肾脏排出。酸化尿液可使服用丙米嗪患者的总排出量增加10%～40%。

2. 药效学 丙米嗪对正常人不产生明显提高情绪作用，而抑郁症患者连续服药2～3周后，精神振奋、情绪高涨，出现明显抗抑郁作用。丙米嗪能选择性地抑制神经末梢突触前膜对NE、5-HT的再摄取，使突触间隙NE和5-HT递质的浓度增加，促进突触传递功能，从而产生抗抑郁作用。临床用于治疗各种类型的抑郁症，对内源性抑郁症、反应性抑郁症疗效较好，对更年期抑郁症、神经官能性抑郁症及强迫症也有效；对精神分裂症伴发的抑郁状态疗效差，但是用药后可以提高患者的情绪，具有行为激活作用。此外该药还可用于小儿遗尿症的治疗。

3. 用法用量 推荐儿童剂量：6～7岁儿童（体重20～25kg）25mg；8～11岁儿童（25～35kg）25～50mg；11岁以上儿童（35～54kg）50～75mg；睡前给药，治疗包括一个逐渐停药的阶段，持续治疗不应超过3个月。在下一个疗程开始前建议作全检查。

4. 药物相互作用 丙米嗪可增强拟肾上腺素类药物的升压作用，故用本类药物治疗期间禁止与升压药（肾上腺素、去甲肾上腺素）合用，否则易引起阵发性高血压和心律失常。

此外，丙米嗪与舒托必利合用，可导致室性心律失常，尤其是尖端扭转性室性心动过速。丙米嗪与单胺氧化酶抑制药如苯乙肼、异卡波肼、异烟肼、异丙肼、呋喃唑酮、反苯环丙胺等药物合用，可引起中枢兴奋、惊厥等不良反应，严重时产生高血压危象、高热、昏迷等中毒症状，如需合用两者剂量均应减小。丙米嗪可以增强哌替啶的呼吸抑制作用，对肺病患者作用更为明显。卡马西平、苯巴比妥、苯妥英钠等肝药酶诱导药可加快丙米嗪代谢，降低丙米嗪的血药浓度，使其作用减弱。丙米嗪不宜与抗胆碱药合用，否则可能导致抗胆碱综合征。

5. 不良反应　最常见为抗胆碱作用，主要表现为口干、便秘、尿潴留、视物模糊、心率加快等。少数人可出现失眠、眩晕、精神紊乱、震颤、多梦等神经精神症状。大剂量可诱发癫痫样发作或躁狂状态、抽搐或痉挛，亦可出现荨麻疹、心肌损害、粒细胞减少等。

（二）血药浓度与药理效应

丙米嗪有效血药浓度为 200～250ng/ml，最小中毒浓度为 450ng/ml。

（三）TDM 方法学

丙米嗪的 TDM 目前尚无自动化商业化的仪器设备与试剂供应市场，临床常用 HPLC 法测定丙米嗪及其代谢产物的浓度。

仪器与试剂：日立 638-50 型高效液相色谱仪，日立 635- 多波长紫外检测器，丙米嗪、去甲丙米嗪、阿米替林对照品、甲醇、Na_2CO_3、$NaHCO_3$、盐酸、己烷、异戊醇等。

色谱条件：色谱柱为日立 250mm×4mm ID 不锈钢管，内装 YQC-80 硅胶（5μm）；流动相为甲醇 – 水（97：3）（内含 0.05mol/L 醋酸铵、0.1mol/L 氢氧化铵，调节 pH8.8 左右），紫外检测波长为 250nm，流速为 1ml/min，纸速为 2.5mm/min。

样品测定：精密称取适量丙米嗪和去甲丙米嗪，各置 100ml 容量瓶中，用甲醇溶解并定容为储备液。以上述溶液配制含两种药物各为从 0.05μg/ml 到 2.2μg/ml 的系列浓度标准溶液备用。精密称取适量阿米替林，于 100ml 容量瓶中用甲醇溶解并定容，将此溶液适量稀释成含 3.5μg/ml 阿米替林作为内标液使用。

血样处理：静脉血 2～4ml，置于含肝素抗凝药离心管中，离心分离 10 分钟（2 500r/min），精密量取血浆 1ml，置离心管中，加入 3.5μg/ml 阿米替林内标液 20μl，混匀，加入 pH 为 10.4 的 Na_2CO_3-$NaHCO_3$ 缓冲液 2ml、己烷（含 1.5% 异戊醇）3ml，振摇 10 分钟，离心分离 10 分钟，有机层用 HCl 酸化后，分离水层，加 NaOH 使呈碱性，用 3ml 己烷提取其中药物，有机相低压干燥，去除己烷，残留物用 40μl 流动相复溶，取 20μl 进样。

方法特点：线性范围 1 ~ 440ng/ml，方法回收率高中低浓度平均大于75%，代谢物去甲丙米嗪回收率平均大于 56%，最低定量检测限丙米嗪1.0ng/ml，日间、日内变异均小于 8%。

（四）TDM 结果报告与合理解释

抑制或诱导细胞色素 P-450 同工酶 CYP2D6 的药物可影响三环类药物的代谢，产生明显的血浆药物浓度的改变。丙米嗪的不良反应可被抗胆碱能作用的药物或中枢神经系统抑制剂（包括乙醇）加重。巴比妥类药物和其他的酶诱导剂（如利福平）以及一些抗癫痫药能加快三环类抗抑郁药的代谢，可降低血药浓度和减弱抗抑郁药的疗效。西咪替丁、哌甲酯、抗精神病药和钙通道阻滞剂会降低三环类抗抑郁药的代谢，可能引起血药浓度增加和相应的毒性作用。

（五）基于 TDM 下的临床合理用药

丙米嗪主要经肝脏代谢，其代谢产物去甲丙米嗪也是三环类抗抑郁药，一般认为仲胺类代谢物对 NE 摄取抑制作用强，而叔胺类代谢物对 5-HT 摄取抑制作用强。所以服用丙米嗪应同时监测其仲胺代谢产物的血药浓度，并以两者之和评价其血药浓度与药效的关系。此外丙米嗪的羟基化代谢产物也具有药理活性，这是这类药物个体差异大的主要原因。

（六）丙米嗪 TDM 的新进展

丙米嗪是最早应用于临床的三环类抗抑郁药，其血药浓度的测定方法除高效液相色谱法外，还有气相色谱法、薄层色谱法等，由于这些方法灵敏度、准确度均较高，因此可为其药效学及药动学的研究与临床治疗药物浓度的监测提供有效、便捷的测定。

第四节　基于 TDM 或 PPK 的临床案例

【病史简介】

患儿，张 ××，男，11 岁，身高 146cm，体重 58kg。病史 6 个月，主要为间歇夜间睡眠减少，兴奋，说话比平时明显增多，吹牛说大话，指责同学和家长，活动多，随手花钱。患者最初 2 次发作时间均约 1 周，程度较轻，自行缓解，未引起家属重视。此次发作持续约 2 周，患者行为鲁莽，冲动，有时发脾气，摔东西，多次和同学发生冲突，上课时注意力很容易分散，明显影响患者的学习和交往，今由家属送来就诊。家属否认患者曾有超过 2 周的明显情感低落的表现。

入院检查：未见双眼突出，双侧扁桃体未见肿大，心肺听诊（－），神经系统检查未引出病理反射。脑电图正常，未见尖波、棘波等癫痫波形。甲状腺 B 超（－）。

检验：血常规、肝肾功能、皮质醇、泌乳素无特殊。甲状腺功能五项（－）。

精神检查：意识清，对答切题，查及躁狂综合征。患者有时说自己能力比别人强，能很快就赚一百万元，称自己的亲友是中央的高官，达到夸大妄想的程度。患者否认有凭空闻人语、疑人害等体验。

【诊断】

双相情感障碍，目前为有精神病性症状的躁狂。

【病情分析】

患者 3 次发作均表现为躁狂症状，按照 ICD-10 诊断标准，双相情感障碍，目前为无精神病性症状的躁狂诊断明确。根据 TDM 结果该患儿已服用碳酸锂普通片、奥氮平 4 日，其中碳酸锂普通片 0.125g，口服 3 次 /d。兴奋程度稍降低，但未完全控制。说明碳酸锂未发挥有效的 AEDs，经过 TDM 知其浓度为 0.6mmol/L，较碳酸锂的有效血药浓度参考值下限（0.8mmol/L）还低，可能是其未能发挥有效作用的原因之一。可适当提高血药浓度以发挥其抗躁狂疗效。

【TDM 要点】

设定目标药物碳酸锂暴露量（浓度），参考有效浓度范围选 0.8 ~ 1.2mmol/L 为第一次调整目标，参考碳酸锂的半衰期，及患者服药的依从性，初次调整剂量为 0.25g，口服 3 次 /d，根据病情变化，每 3 日增加剂量 0.5g/d，至 1 周后调整至目标剂量。第 7 日复查血锂浓度为 1.1mmol/L。随访 2 周，病情明显好转，血常规、心电图、肝肾功能、甲状腺功能复查未见异常。继续治疗随访 1 个月未见复发。

参考文献

[1] 杜亚松. 儿童青少年临床精神药理学. 北京：人民卫生出版社，2011.

[2] 苏林雁. 儿童精神医学. 长沙：湖南科学技术出版社，2014.

[3] 郭兰婷. 儿童少年精神病学. 北京：人民卫生出版社，2009.

[4] 郑毅. 儿童注意缺陷多动障碍防治指南. 北京：北京大学医学出版社，2007.

[5] 刘靖，马俊红，杨文，等. 儿童孤独症精神药物治疗研究的系统回顾. 中国儿童保健杂志，2010，10(18)：732-735.

[6] 江开达. 精神药理学. 北京：人民卫生出版社，2007.

[7] BACHMANN CJ, AAGAARD L, BURCU M, et al. Trends and patterns of an tidepressant use in children and adolescents from five western countries,

2005-2012. EurNeuropsychopharmacol, 2016,26(3):411.

[8] HOU L, HEILBRONNER U, DEGENHARDT F, et al.Genetic variants associated with response to lithium treatment in bipolardisorder: a genome-wide association study. Lancet, 2016,12:1085-1093.

[9] PORTUGAL LC, ROSA MJ, RAO A,et al. Can Emotional and Behavioral Dysregulation in Youth Be Decoded from Functional Neuroimaging? PLoSOne,2016,11(1):e0117603.

[10] BIOQUE M, LLERENA A, CABRERA B, et al. APharmacovigilance Study in First Episode of Psychosis: Psychopharmacological Interventions and Safety Profiles in the PEPs Project.Int J Neuropsychopharmacol,2016, 19(4):121.

第十二章　儿童抗细菌感染常用药物 TDM

第一节　儿童常见细菌感染及抗感染药物概述

感染性疾病（本章节仅限细菌感染，简称感染）是儿童时期的常见多发病，由于儿童免疫系统正处于发育阶段，特别是新生儿免疫功能低下，更容易发生细菌感染。

细菌可侵犯全身引起感染，如败血症，也可导致局部感染，如肺炎、皮肤软组织感染、肠炎、颅内感染、感染性心内膜炎等，感染可因不同的病原菌所致，临床医师及药师应熟悉儿科临床感染性疾病常见的致病菌，在使用抗菌药物前完善相关的病原学检查，在病原学结果出来前可参考本地流行病学特点经验性抗感染治疗，明确病原后立即针对性的病原治疗。

一、儿童常见感染性疾病

（一）新生儿败血症

新生儿败血症根据发病时间的不同，分为早发性和晚发型，出生 1 周内的败血症称为早发型败血症，1 周后的败血症称为晚发型败血症，通常早发型败血症同围产期感染有关，而晚发型败血症与社区获得性感染和医院获得性感染有关。新生儿败血症可累及各个系统，常出现的临床表现为反应差、体温不稳定、呼吸异常、黄疸、低血糖、面色差等，可归纳为"少吃、少哭、少动、面色不好、体温不升、体重不增"。在西方发达国家，无乳链球菌是导致新生儿早发性败血症的主要病原菌，而大肠埃希菌是导致死亡率最高的细菌。我国新生儿败血症以葡萄球菌和大肠埃希氏菌为主，凝固酶阴性葡萄球菌主要见于早产儿，尤其长期动静脉置管患儿多见，金黄色葡萄球菌主要见于皮肤化脓性感染，产期或产时感染以大肠埃希氏菌为主的革兰氏阴性菌常见，气管插管机械通气患儿以 G⁻ 菌，如肺炎克雷伯菌、铜绿假单胞菌及沙雷菌常见。

小婴儿中社区获得性败血症的主要病原菌依次为金黄色葡萄球菌、大肠埃希氏菌、肺炎克雷伯菌、肺炎链球菌和沙门氏菌。

（二）细菌感染性肺炎

根据感染来源，分为社区获得性肺炎（community acquired pneumonia, CAP）和医院获得性肺炎，CAP 指原本健康的儿童在医院外获得的感染性肺炎。不同年龄的儿童病原学具有区别，年幼儿的 CAP 50% 由病毒感染所致，年长儿通常由细菌和肺炎支原体感染所致。肺炎链球菌是导致儿童 CAP 最常见的细菌，流感嗜血杆菌、卡他莫拉菌是儿童社区获得性肺炎的常见细菌，社区相关性耐甲氧西林金黄色葡萄球菌是重要细菌之一，多发生在年幼儿。1～3 个月内儿童常见细菌为肺炎链球菌、大肠埃希氏菌、肺炎克雷伯菌及金黄色葡萄球菌，少见细菌为非发酵革兰氏阴性菌、百日咳杆菌及流感嗜血杆菌及卡他莫拉菌。3 个月～5 岁儿童为肺炎链球菌、流感嗜血杆菌（b 型、不定型），卡他莫拉菌，金黄色葡萄球菌及肺炎支原体，少见病原为肺炎克雷伯杆菌、大肠埃希氏菌、结核分枝杆菌、嗜肺军团菌及肺炎衣原体，5～15 岁常见病原菌为肺炎链球菌，肺炎支原体，少见细菌为化脓性链球菌、金黄色葡萄球菌、结核分枝杆菌、流感嗜血杆菌（b 型、不定型）、肺炎衣原体及嗜肺军团菌。

（三）尿路感染

尿路感染（urinary tract infection, UTI）是儿童常见的细菌感染性疾病之一，包括下尿路感染（尿道炎及膀胱炎）和上尿路感染（肾盂肾炎）。新生儿及小婴儿常表现为非特异性症状，包括反应差、不明原因发热、黄疸等，年长儿常表现为排尿困难，尿频、尿急及尿痛、腹痛等，可伴有血尿。常见的病原菌为大肠埃希氏菌，尿细菌培养及菌落计数是诊断尿路感染的主要依据。通常认为清洁中段尿培养阳性，每毫升尿液中菌落数计数大于 10^5 可以确诊，对于临床高度怀疑 UTI 而尿普通细菌培养阴性者，应作 L- 型细菌和厌氧菌培养。

（四）感染性腹泻病

儿童感染性腹泻通常由胃肠道病毒和细菌感染所致，临床表现为大便性状改变（呈稀便、水样便、黏液便或脓血便），大便次数比平时增多。细菌感染主要为革兰氏阴性菌，包括大肠埃希氏菌、弯曲菌、沙门氏菌、志贺菌属常见，通常细菌感染发病季节集中在每年夏季，主要病原为致泻性大肠埃希氏菌和志贺菌属。

（五）感染性心内膜炎

感染性心内膜炎是由病原微生物引起的心内膜、心脏瓣膜或邻近大动脉内膜的感染，并伴有赘生物形成。感染性心内膜炎的临床表现多样，主要取决于病原微生物种类、有无心脏基础性疾病和原发感染部位，临床可表现为发热、新出现杂音或原有杂音性质改变、栓塞等。主要致病菌为革兰氏阳性菌，包括链球菌、葡萄球菌和肠球菌，占 90% 以上，革兰氏阴性菌对心瓣膜黏附性差，新生儿及免疫功能低下者发生细菌性心内膜炎时感染革兰氏阴性菌风险增加。

（六）细菌性脑膜炎

儿童细菌性脑膜炎临床常表现为发热、颈强直、前囟张力增高，意识改变，严重者可发生抽搐。在新生儿及小婴儿中，可仅表现为反应差，无发热、颈强直及前囟张力增高表现。诊断有赖于临床表现及实验室检查，脑脊液检查是诊断细菌性脑膜炎的金标准，通过脑脊液培养及药敏实验可指导临床用药。

不同年龄阶段细菌性脑膜炎的病原菌不一致，小于 1 个月患儿常见致病菌为无乳链球菌、大肠埃希氏菌、单核细胞增多性李斯特杆菌及克雷伯菌属，推荐抗菌药物为氨苄西林联合头孢噻肟或氨苄西林联合氨基糖苷类治疗；1 ~ 23 个月以肺炎链球菌、脑膜炎奈瑟菌、无乳链球菌及流感嗜血杆菌及大肠埃希氏菌多见，推荐方案为万古霉素联合头孢三代治疗；2 岁以上儿童常见病原菌为脑膜炎奈瑟菌和肺炎链球菌，推荐万古霉素联合头孢三代治疗。细菌性脑膜炎治疗疗程参见表 12-1。

表 12-1　细菌性脑膜炎不同致病菌的抗菌疗程

致病菌	疗程 /d
脑膜炎奈瑟菌	7
流感嗜血杆菌	7
肺炎链球菌	10 ~ 14
无乳链球菌	14 ~ 21
需氧革兰氏阴性杆菌 *	21
单核细菌增多性李斯德菌	≥ 21

注：* 新生儿疗程应更长些，CSF 细菌培养阴性后再用 2 周，或总疗程≥ 3 周

（七）急性骨髓炎

儿童急性骨髓炎发病率约为 0.01% ~ 0.02%，通常由血源性感染所致。临床表现为发热，肢体局部出现红肿热痛，活动受限，新生儿和小婴儿可同时并发软组织炎症及化脓性关节炎。通常为单一部位发病，但耐甲氧西林金黄色葡萄球菌感染者可并发多灶性感染。主要病原菌为金黄色葡萄球菌感染

所致，新生儿骨髓炎主要由 B 组链球菌感染所致。

二、儿童感染性疾病的药物治疗原则

考虑细菌感染时需进行抗感染治疗，抗感染治疗应根据感染类型、病情严重程度、病原菌种类及感染部位和性质等选择抗感染药物并决定疗程，某些特殊抗生素在治疗时，为确保疗效，需进行 TDM 监测。

抗感染的药物治疗原则：

1. 严格掌握抗菌药物治疗的指征，临床考虑细菌感染时方有抗菌药物治疗指征。

2. 在使用抗菌药物治疗前尽早尽快采集相应的临床标本进行病原学检验，力求尽早明确病原，参考药敏试验结果并结合临床情况进行抗菌药物调整。在未明确致病菌前，应根据患儿感染疾病类型及临床症状，并结合本地区近期感染性疾病病原及药敏情况经验性选择抗菌药物。

3. 临床医师应掌握抗菌药物药理学特点，有针对性地选择抗菌药物，避免抗菌药物不良反应，根据药代动力学和药效学相结合原则制定给药频率。

4. 制订治疗方案时，重度及抗菌药物不宜到达的特殊部位感染，宜选择静脉途径给药治疗，药物剂量应在治疗药物剂量范围高限，轻症感染应选用口服给药方式，药物剂量在治疗剂量低限；尽量避免局部使用抗菌药物；抗菌药物治疗疗程根据患儿病情而定，一般应用至体温正常、症状消退后72 ~ 96 小时；特殊病原菌感染，如结核分枝杆菌、深部真菌感染等需足疗程治疗，防止复发。

5. 联合用药需有明确的指征，包括病原菌尚未查明的严重感染、单一抗菌药物不能控制的需氧菌及厌氧菌混合感染、单一抗菌药物不能有效控制的感染性心内膜炎或败血症等重症感染、需长疗程，但病原菌易对某些抗菌药物产生耐药性的感染，如结核、深部真菌感染等，联合用药时应考虑抗菌药物的协同作用。

6. 某些毒性较大药物，如氨基糖苷类、喹诺酮类抗生素在儿童阶段避免使用。肝肾功能毒性大的药物须行治疗性药物浓度监测。

三、抗感染药物的药理学特点

抗细菌感染药物根据药物的化学结构可分为 β 内酰胺类、氨基糖苷类、大环内酯类、喹诺酮类、糖肽类、四环素类、磺胺类、呋喃类、林可霉素类、磷霉素类、酰胺类、利福霉素、碳青霉烯类等，根据药代动力学及药效学参数可分为浓度依赖性和时间依赖性抗菌（表 12-2）。

浓度依赖性抗菌药是指药物的疗效与 C_{max} 有关，药物的抗菌活性随着药物浓度的增大而增大，评价抗菌药物疗效的指标包括 C_{max}/MIC 与 $AUC_{0\sim24}/MIC$。时间依赖性抗菌药物是指药物的疗效与浓度大于 MIC 的时间（time above MIC，T）有关，当其药物浓度达到一定程度后，再增加剂量，其抗菌疗效不再增加，评价此类药物的疗效主要用药物浓度大于 MIC 的时间。评价抗生素效果还包括抗生素后效应（post antibiotic effect，PAE）。细菌与抗生素短暂接触后，当药物消除后浓度大大低于 MIC 时，细菌生长仍然受到抑制的效应。

表 12-2　常用抗菌药物分类

分类	PK/PD 参数	抗菌药物
浓度依赖性	C_{max}/MIC 或 $AUC_{0\sim24}/MIC$	氨基糖苷类、喹诺酮类、甲硝唑、两性霉素 B
时间依赖性（短 PAE）	$T > MIC$	β 内酰胺类、大环内酯类、碳青霉烯类、氟胞嘧啶、克林霉素、噁唑烷酮类、氟胞嘧啶类
时间依赖性（长 PAE）	$AUC_{0\sim24}/MIC$	四环素、万古霉素、替考拉林、氟康唑、阿奇霉素、链霉素

第二节　抗感染药物的 PK/PD 研究进展

　　根除致病菌并避免耐药菌株的生成是抗感染治疗的主要目的，制订抗感染药物合适的给药方案是临床面临的关键问题。致病菌、人体和药物的复杂性导致了个体间存在巨大差异，这往往是抗感染治疗失败的主要因素。而近年来，以 PK/PD 为理论基础的抗感染治疗 PK/PD 模型在临床的应用快速发展，为临床用药的安全性和有效性提供了更为科学的理论依据。药代动力学（pharmacokinetics，PK）着重阐明机体对药物的作用，即药物在体内的吸收、分布、代谢和排泄及其经时过程；药效动力学（pharmacodynamics，PD）描述药物对机体的作用，即效应随着时间和浓度而变化的动力学过程，二者是同步进行着的两个密切相关的动力学过程，但是长期以来，对二者的研究被分割地看待，使得 PK 和 PD 的研究存在一定的局限性。随着 PK 和 PD 研究的不断深入，人们逐渐意识到这一问题，进而提出了 PK/PD 结合模型，其本质是研究一种药量与效应之间的转换过程，对于抗感染治疗而言，抗感染药物抗菌活性变化的时间过程与临床疗效有着直接关系，它决定了达到成功治疗的给药剂量和给药方法，PK/PD 模型为其探讨浓度 – 时间 – 效应三者之间的相互关系提供了有力的工具。

（一）抗感染药物的药动学与药效学的相关概念

1. 时间依赖性和浓度依赖性　从 PK/PD 的角度，抗感染药物大致可以分成时间依赖性和浓度依赖性两类，时间依赖性抗感染药物指药效学参数具有时间依赖性，在作用部位的药物浓度相同的情况下，不同时间所产生的效应是不同的，这类药物常常具有增敏或耐受现象，通常要求其 PK/PD 指标是血药浓度大于 MIC 的时间间期（$T >$ MIC）与给药间期（τ）之比（$T >$ MIC）大于 40% ～ 50% 才有充分效果；浓度依赖性抗感染药物指药物的效应只取决于作用部位的药物浓度，药效学参数不随时间而变化，浓度与杀菌活性正相关，随着药物血药浓度的增高，杀菌效果增加，通常要求其 PK/PD 指标是峰浓度对 MIC 的比值（C_{max}/MIC $\geqslant 8 \sim 10$）或者是 AUC 对 MIC 的比值（AUC/MIC $\geqslant 100 \sim 125$）才有治疗效果。而至于哪一种药动药效学指标最能反映其临床疗效，则取决于该抗感染药物本身的杀菌活性和作用的持续性。另外要值得注意的是，由于血浆蛋白结合的存在，能发挥药效的只有游离的药物，所以在研究抗感染药物 PK/PD 时，要考察血浆蛋白结合率，并将其带入计算。这时得到的参数就是 f（C_{max}/MIC），f（AUC/MIC），f（$T >$ MIC），见图 12-1。

一般而言，β 内酰胺类包括青霉素类、头孢类、碳青霉烯类、克林霉素属于时间依赖性，由于其杀菌效果主要取决于血药浓度超过所针对细菌的 MIC 的时间，其给药原则应缩短间隔时间，具体的给药频率由其半衰期和抗菌药物后效应（PAE）的长短来定；氨基糖苷类、喹诺酮类、甲硝唑、两性霉素 B 属于浓度依赖性杀菌剂，对于这类药物，在保证安全性的前提下，应使用大剂量、延长给药间隔时间以提高血药峰浓度，如一天给药一次；阿奇霉素和万古霉素虽然属于时间依赖性，但它们的最佳药动药效学指标却是 AUC/MIC，这是因为它们都有较长的 PAE。

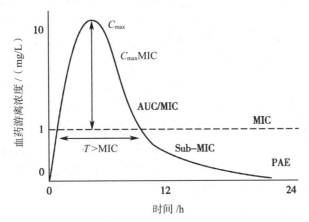

图 12-1　药动学 / 药效学相关性模式图

2. 抗感染药物 PK/PD 主要研究方法

（1）体外动态模型：传统的抗感染药物药效学的研究手段诸如最低抑菌浓度测定（MIC 测定）、杀菌曲线等都是在静态情况下观察固定浓度的抗感染药物对细菌的作用，而体外动态模型更能反映抗感染药物在体内杀灭微生物的动态过程。

目前，抗菌药物的体外动力学模型所模拟的基本上均为一级吸收和消除的动力学过程，包括一室模型、二室模型、联合用药模型等。各种研究模型都形象的比喻为由几个容器通过硅胶管相连组成，通常包括一个新鲜培养基的储存容器、废液收集容器和一个模拟体内药物浓度变化的容器，即中央室是模型的核心结构。动态的体外模型能够很直观地观察联合用药的效果和不同药物治疗作用的优劣。但其应用也存在一些限制，如试验条件的控制，缺少宿主因素如血浆蛋白结合、代谢、宿主自身的免疫机制等。

（2）体内感染模型：经典的小鼠大腿感染模型和其他部位的感染模型作为确立药敏转折点和评价耐药性临床意义的经典方法，自 20 世纪 70 年代创建以来，至今仍广泛应用。动物体内感染模型主要用于寻找预测临床疗效的药动药效学指标并确定其阈值，研究阈值的大小是否与动物种属、感染部位（血、肺、腹膜、软组织）、致病菌种有关，同时比较与同类药物的阈值是否一致。但动物体内感染模型也存在一些不足之处，如由于种属间的差异，一般动物的血清清除率要比人快；动物的血清蛋白结合率通常要比人的低；动物实验往往需要较高的给药剂量，造成非线性动力学特征的出现；同时还需要灵敏的药物测定手段去测定组织这些隔室间的浓度，这些药物可以延长对敏感菌的抑制；动物造模大多都是短期急性的感染，而且是人为的，与真正的细菌感染有所差异，同时由于宿主免疫系统受损很难完全消除细菌；细菌的生长只是局部的；种属差异也会导致 E_{max}（最大效应）的不同等。

（3）临床试验与群体药动学方法：由于以上种种因素的限制，要获得各 PK/PD 参数的最优范围，还需要进行临床试验。Drusano 提出一整套如何利用临床前的药动药效学和 I 期临床（正常人体）药动学推导出找出临床 III 期试验的最佳给药方案，通过大量的临床试验研究可以为各种抗感染药物建立最优 PK/PD 参数，指导用药，甚至个体化给药。如通过给药剂量、患者体重及肌酐清除率估算 AUC，细菌培养估算 MIC，测算最优给药剂量。进一步通过群体药动学的研究还可以估算出 PK/PD 参数较具代表性的范围，寻找其最优值，制定给药剂量。近年来，群体药动学理论和软件的更新为抗感染药物 PK/PD 的发展提供了有力工具，常用的如蒙地卡罗（Monte Carlo）计算方法等。

（二）PK/PD 模型研究进展

1. 基于机制的 PK/PD 模型 分析抗感染药物的疗效和 PK/PD 参数一般运用药物的暴露，MIC 和总体效应。而运用基于机制的数学模型能够描述在整个过程中微生物的数量及抗感染药物的瞬时作用，模型至少包括一个微生物繁殖的亚模型和一个抗感染药物药效的亚模型，从而用来分析药物对细菌、真菌和病毒的作用。近年来，耐药菌株亚群的定量和建模也越来越受关注，称之为"inoculum effect（接种效应）"，当体外接种微生物数量较大时，杀菌速度减慢，因此模型的建立应尽量减少此类的遗漏变数偏误。基于机制的 PK/PD 模型能帮助我们更深入了解药物浓度与效应间的关系，其拟合计算也将更为精确，可用于预测药物作用并优化给药方案，防止耐药的发展。同时，运用拟合和外推计算可用于分析特殊患者（特别是 PK 发生显著改变的患者）的给药方案，如肾衰患者。

2. MCS 传统的 PK/PD 模型虽考虑了药物浓度随时间的持续变化，但未将不同个体对药物处置过程的差异及不同患者所感染细菌的敏感性差异考虑进去，因此利用该法制订的给药方案往往只对个体有效，不能保证对所有患者群体都有效。MCS 是一种基于"随机数"的计算方法，该方法通过随机产生符合某一药物药动学参数分布的数据和细菌对该药物敏感性的数据后，以这些数据为基础计算出能够代表该药效应指标的 PK/PD 指数值，最后通过统计该指数值的达标率来判断该给药方案的治疗效果。该方法既考虑了不同个体对药物处置过程的差异，又考虑了病原微生物对药物敏感性的差异，并可以通过多次模拟（5 000 次或 10 000 次，甚至更多次）来提高预测结果的准确性。MCS 在建模数据选用充足的情况下能够保证所有患者群体的有效治疗。

3. 防突变浓度及突变选择窗 传统理论认为细菌长期暴露在亚抑菌浓度的抗微生物药下容易产生耐药性。Dong 等最先提出了一个不同的理论，该理论认为抗微生物药在杀灭病原菌过程中存在一个防突变浓度（mutant prevention concentration，MPC）该浓度高于 MIC 值，在该浓度以上细菌不容易产生耐药性，但一旦药物浓度介于 MIC 与 MPC 之间时，细菌极易产生耐药性，该浓度范围定义为突变选择窗（mutant selection window，MSW），并提出选择指数的概念（selection index，SI，SI = MPC/MIC）。该理论认为药物的 SI 越小，其防突变能力越强，要避免用药过程中出现细菌耐药，除须满足获得治疗效果的 AUC/MIC 外，还要尽可能保持药物浓度在 MPC以上。

目前关于浓度依赖性药物氟喹诺酮的 MPC 和 MSW 的研究较多，这些研究主要集中在分枝杆菌、肺炎链球菌和铜绿假单胞菌中及对该理论的更深入探讨上。传统 PK/PD 模式与 MSW 理论存在本质上的差异。随着 MPC 研究的不断深入，MSW 理论日益受到临床重视，为优化抗菌药物治疗方案和限制耐药突变菌株选择性增殖提供了新思路。

（三）展望

抗感染治疗 PK/PD 已成为制订合理给药方案，提高疗效，减少不良反应行之有效的方法和科学依据。更好地了解 PK/PD 能防止耐药的产生，减少个体差异，提高抗感染治疗成功率。在不久的未来，抗感染药物效应模型还将进一步发展，如用于描述体现药物相互作用的基于机制的 PK/PD 模型；用于描述抗感染药物药效和毒性，从而用于权衡用药安全和风险的整合 PK/PD 模型；而描述抗感染药物效应的数学模型还应包括描述疾病临床过程的亚模型，描述免疫系统作用的微生物变异，患者顺应性及更多的亚模型。近10 年来，临床群体药代动力学模型和蒙地卡罗模拟结合临床前实验确定的靶值，利用电脑模拟比较不同给药方案的中靶率，弥补了临床试验所无法获得的信息。方法学的突破，新的临床效应指标的寻找，在今后抗感染治疗过程中必将为之带来新的契机。

第三节　儿童感染性疾病常用药物的 TDM 概况

近年来 TDM 被广泛应用到多类药物的浓度监测中，但 TDM 在抗感染药物治疗中的作用一直存在着不同的观点。抗菌药物种类繁多，包括天然来源、人工合成及半合成类，目前只有少数因其有一定的毒性、严重的不良反应，需要进行药物浓度监测。在这些抗菌药物当中多数为氨基糖苷类抗生素，如阿米卡星、庆大霉素、妥布霉素等，尚包括糖肽类抗生素如万古霉素以及人工合成的抗菌药物等，远不能满足临床需求。

30 多年前，有学者开始研究抗菌药物浓度与疗效之间的关系，以期在人体内达到与体外相似的有效浓度，为达到良好的抗感染效果。基于多种因素，目前需进行 TDM 的抗菌药物仍然需满足：治疗指数小、安全范围窄、个体差异大、毒副作用大、需长时间药物治疗，如氨基糖苷类抗生素及万古霉素 / 去甲万古霉素等，此类药物在应用时既要确保疗效又要尽可能减少不良反应的发生率，尤其用于肝肾功能严重损伤以及儿童、老年等特殊人群时，开展 TDM 显得非常必要，也是安全有效合理使用的有效手段之一。

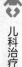

一、阿米卡星

（一）药理概述

阿米卡星又名丁胺卡那霉素、阿米卡霉素，英文名 amikacin、amikin 等。本品为卡那霉素 A 的半合成衍生物的硫酸盐。为白色结晶性粉末，几乎无臭，无味。极易溶于水，不溶于甲醇、丙醇、乙醚等有机溶剂，属于氨基苷类抗生素，注射液为无色或微黄色的澄明液体。

1. 药动学　肌内注射后迅速被吸收，主要分布于细胞外液，正常婴儿脑脊液中浓度可达同时期血药浓度的 10%～20%，当脑膜有炎症时，则可达同期血药浓度的 50%，但在心脏心耳组织、心包液、肌肉、脂肪和间质液内的浓度很低；5%～15% 的药量重新分布到各种组织，可在肾脏皮质细胞和内耳液中积蓄。可穿过胎盘，尿中浓度高，滑膜液中可达治疗浓度。支气管分泌物、胆汁及房水中浓度低，腹水中浓度很难预测。分布容积 0.21L/kg，蛋白结合率低，在肾脏皮质中可与组织结合；肌内注射后 0.75～1.5 小时达峰值；静滴后 15～30 分钟达峰值；消除 $t_{1/2}$ 成人为 2～2.5 小时，无尿患者中 $t_{1/2}$ 可长达 30 小时，烧伤患者为 1～1.5 小时；胎儿为 3.7 小时，新生儿为 4～8 小时。在体内不代谢，主要经肾小球滤过排出，9 小时内排出 84%～92%；一次肌内注射 0.5g，尿药浓度可高达 800μg/ml 以上，24 小时内排出 94%～98%，10～20 天内完全排泄。血液透析与腹膜透析可自血液中清除相当量的药物，从而显著缩短 $t_{1/2}$。

2. 药效学　对多数肠杆菌科细菌，如大肠埃希氏菌、克雷伯菌属、肠杆菌属、变形杆菌属、志贺菌属、沙门氏菌属、枸橼酸杆菌属、沙雷菌属等均具良好作用，对铜绿假单胞菌及其他假单胞菌、不动杆菌属、产碱杆菌属等亦有良好作用。最突出的优点是对许多肠道革兰氏阴性杆菌所产生的氨基糖苷类钝化酶稳定，不会为此类酶钝化而失去抗菌活性。临床分离的肠杆菌科细菌中，对庆大霉素、妥布霉素和奈替米星等氨基糖苷类耐药者约 60%～70% 对本品仍敏感。近年来革兰氏阴性杆菌中对阿米卡星耐药菌株亦有增多。革兰氏阳性球菌中本品除对葡萄球菌属中甲氧西林敏感株有良好抗菌作用外，肺炎链球菌、各组链球菌及肠球菌属对之大多耐药。阿米卡星对革兰氏阳性球菌（金黄色葡萄球菌除外）、厌氧菌、立克次体、真菌和病毒无效。阿米卡星与半合成青霉素类或头孢菌素类合用常可获协同抗菌作用。

主要用于对庆大霉素、卡那霉素耐药的革兰氏阴性杆菌如大肠埃希氏菌、变形杆菌和铜绿假单胞菌引起的感染。

3. 药物相互作用 阿米卡星与羧苄西林以足量合用时，对铜绿假单胞菌的某些敏感菌株有协同作用（但不可在同一静脉输液瓶中混合后应用）。

与强利尿药（如呋塞米、依他尼酸等）联用可加强耳毒性。

与其他有耳毒性的药物（如红霉素等）联合应用，耳中毒的可能加强。

与头孢菌素类联合应用，可致肾毒性加强。右旋糖酐可加强本类药物的肾毒性。

与肌肉松弛药或具有此种作用的药物（如地西泮等）联合应用可致神经-肌肉阻滞作用的加强。新斯的明或其他抗胆碱酯酶药均可拮抗神经-肌肉阻滞作用。

与碱性药（如碳酸氢钠、氨茶碱等）联合应用，抗菌效能可增强，但同时毒性也相应增强，必须慎重。

青霉素类对某些链球菌的抗菌作用可因氨基糖苷类的联用而得到加强。

4. 主要不良反应 耳毒性和肾毒性与卡那霉素相近，故肾功能减退者、脱水者、老年患者及使用强效利尿剂的患者应慎用或减量。其他副作用尚有恶心、呕吐、头痛、药物热、关节痛、贫血及肝功能异常等。个别患者可出现过敏性休克，可有听力及肾损害，可引起胃肠道反应，如恶心、呕吐、食欲缺乏、腹胀、腹泻。个别病例有药热、皮疹、肌肉震颤、麻木、关节痛、嗜酸性粒细胞增多。可引起肝损害、贫血、血压下降。长期使用，可引起二重感染。

5. 用法和用量 肌内注射或静脉滴注，一日 10mg/kg，推荐一日 1 次，或分 2 次给药，一疗程不超过 10 日。

（二）血药浓度与药理效应

阿米卡星为浓度依赖性抗菌药物，根据 PK 特征应满足 $C_{max}/MIC \geq$ 8~10 或 $AUC/MIC \geq$ 100~125 才能够保障有效血药浓度能足够杀灭病原微生物。有效谷浓度 1~4μg/ml（谷浓度），15~25μg/ml（峰浓度），应避免峰血药浓度持续在 35μg/ml 以上和谷浓度超过 10μg/ml，耳毒性和肾毒性主要与血药浓度谷值过高有关，因此用药过程应监测血药浓度，进行给药剂量调整以避免血药浓度谷值过高。阿米卡星血药浓度过低，其疗效可能不佳以及易发生细菌耐药。

（三）TDM 方法学

因阿米卡星不具有紫外特征吸收，若采用色谱法则需要衍生化处理引入紫外特征基团才能够通过紫外检测器检测，这会显著增加检测误差，少见有报道用于临床标本检测。因此阿米卡星多用免疫法如荧光偏振免疫分析法完成 TDM，本章主要介绍 FPIA 法。

原理：是以带荧光标记物抗原与阿米卡星进行抗原-抗体免疫结合，利用荧光标记的强度改变来定量反映出被检测物阿米卡星的量（浓度）。

仪器与试剂：血药浓度快速分析仪，常用的有美国 ABBOTT 公司的 TDX、TDXFlx、AXSYM 等仪器，检测试剂及标准品、校准品、质控品等均由 ABBOTT 公司配套生产供应。

方法特点：该方法在 0～40.00μg/ml 浓度范围内线性良好，最低定量检测限 0.1μg/ml，方法回收率（98.3±1.3）%，质控日间变异＜5%。符合生物样本临床检测方法学要求。

血样处理：检测样品的血清或血浆（100～300μl）直接加于样品检测杯上机测试即可，自动完成并报告结果，可同时进行多个样品及急诊通路检测。

（四）质控

国家卫生健康委员会临床检验中心尚未开展室间质评，主要通过室内质控来保证检测的准确性。

（五）TDM 结果报告与合理解释

1. 掌握必要的资料　包括患者自身的临床资料及所用药物相关的药品信息。其中患者的临床资料包括：一般情况，如年龄、性别、体重、身高等；并发症，主要是能够影响药动学参数的疾病；肝肾功能；电解质；营养状态；合并用药；采样情况；与药物相关的信息，包括患者用药情况、该药的剂量－血药浓度－效应之间的相关程度和影响因素、该药的动力学参数的群体值等。

2. 比较实测结果与预期结果　阿米卡星如果实测结果与预测结果不相符时，在确认检测结果准确的情况下，可从药物制剂的生物利用度、影响药动学参数的生理与病理等诸多因素考虑。对阿米卡星来说，特别是在肾功能不全的情况下，应注意调整给药剂量。

3. 采标本的注意要点　时间点以稳态谷浓度暴露时间点为达稳态后下次给药前采血，峰浓度为给药结束后 0.5～1 小时。采血部位如果是静脉给药应从对侧静脉采血。

4. 失水　可使血药浓度增高，易产生毒性反应。

（六）基于 TDM 下的合理用药

口服生物利用度小于 0.05，原型药尿排泄率 0.98，说明肾排泄是药物主要的消除方式；计算阿米卡星清除率经验公式为 0.6Ccr+0.14[Ccr 为肌酐清除率，单位为 ml/（min·kg）]；表观分布容积 0.27L/kg；半衰期 2～3 小时；有效血药浓度峰值为 20～30μg/ml，有效血药浓度谷值不大于 10mg/L。不能检测血药浓度时，应根据测得的肌酐清除率调整剂量。首次给予饱和量（10mg/kg）后，有肾功能不全、前庭功能或听力减退的患者所用维持量酌减，即剂量不变，延长给药间期；或给药间期不变，每次剂量减少或停用本品。其维持量可按下式计算：

1）延长给药间期（h），每次用量（5~7.5mg/kg），给药间期＝患者血肌酐值（mg/100ml）×9。

2）减少每次给药量，每12小时用药一次：每次剂量＝患者肌酐清除率（ml/min）×7.5（mg/kg）/正常人肌酐清除率（ml/min）。

二、庆大霉素

（一）药理学概述

庆大霉素是1969年从放线菌科小单孢子菌发酵产生并开始用于临床，系碱性化合物，为C1、C1a、C2、C2a等组分为主的混合物的硫酸盐，其中C1约为25%~50%，C1a约为15%~40%，C2-C2a约为20%~50%，分子式为$C_{21}H_{43}N_5O_7$，分子量477.59。本品为白色或类白色的粉末，无臭，有引湿性，在水中易溶，在乙醇、丙酮、三氯甲烷或乙醚中不溶，按无水物计算，每1mg的效价不得少于590庆大霉素单位。

1. 药动学 庆大霉素口服几乎不吸收，肌内注射吸收迅速且完全，局部冲洗或局部应用后亦可经身体表面吸收一定量。吸收后主要分布于细胞外液，极少在体内代谢，其中5%~15%再分布到组织中，在肾皮质细胞中积蓄，本品可穿过胎盘；表观分布容积为0.2~0.25L/kg，尿液中药物浓度高，支气管分泌物、脑脊液、蛛网膜下腔、眼组织以及房水中含药量少。蛋白结合率低或很低。肌内注射或静脉滴注后30~60分钟血药浓度达峰值，肌内注射后的血药峰浓度一般为按体重肌内注射剂量（mg/kg）的4倍，静脉滴注完毕后可达4~6μg/ml，婴儿单次给药2.5mg/kg后可达3~6μg/ml；发热或大面积烧伤患者，血药浓度可能有所降低。成人消除$t_{1/2}$为2~3小时，肾功能衰退者40~50小时。发热、贫血、严重烧伤患者或合用羧苄西林患者$t_{1/2}$可能缩短；<5岁的儿童的平均Cp为成人的1/2，5~10岁为成人的2/3，小儿$t_{1/2}$为5~11.5小时，体重轻的$t_{1/2}$较长；在妇科、外科及烧伤的不同患者间有很大差异。在体内不代谢，经肾小球滤过排出，尿中浓度可超过100μg/ml，24小时内排出50%~93%。新生儿出生3日以内者，给药12小时内排出10%；新生儿出生5~40日者给药12小时内排出40%。血液透析与腹膜透析可从血液中清除相当药量，使$t_{1/2}$显著缩短。

2. 药效学 硫酸庆大霉素为氨基糖苷类广谱抗生素，对多种革兰氏阴性菌及阳性菌都具有抑菌和杀菌作用。对铜绿假单胞菌、产气杆菌、肺炎杆菌、沙门氏菌属、大肠埃希氏菌及变形杆菌等革兰氏阴性菌和金黄色葡萄球菌等作用较强。其作用机制是与细菌核糖蛋白体亚单位上的特异性蛋白牢固结合，干扰核糖蛋白体功能，阻止蛋白质合成，并引起翻译信使核糖核酸（mRNA）上密码的错误而合成无功能蛋白质。适用于治疗敏感革兰氏阴性杆菌，如大肠埃希氏菌、克雷伯菌属、肠杆菌属、变形杆菌属、沙雷菌属、铜绿假单胞菌以及葡萄球菌甲氧西林敏感株所致的严重感染，如败血症、下呼吸道感染、肠道感染、盆腔感染、腹腔感染、皮肤软组织感染、复杂性尿路感染等。治疗腹腔感染及盆腔感染时应与抗厌氧菌药物合用，临床上多采用庆大霉素与其他抗菌药联合应用。与青霉素（或氨苄西林）合用可治疗肠球菌属感染。用于敏感细菌所致中枢神经系统感染，如脑膜炎、脑室炎时，可同时用庆大霉素鞘内注射作为辅助治疗。

3. 用法用量 儿童口服 10～15mg/（kg·d）用于胃肠道感染，肌内注射或稀释后静脉滴注，儿童 3～5mg/（kg·d），每 12 小时 1 次（成人 1 次 80mg/8 万单位，或按体重 1 次 1～1.7mg/kg，每 8 小时 1 次；或 1 次 5mg/kg，每 24 小时 1 次），疗程为 7～14 日，期间应尽可能监测血药浓度，尤其新生儿或婴儿。

鞘内及脑室内给药：剂量为成人 1 次 5～10mg，小儿（3 个月以上）一次 1～2mg，每 2～3 日 1 次。注射时将药液稀释至不超过 0.2% 的浓度，抽入 5ml 或 10ml 的无菌针筒内，进行腰椎穿刺后先使相当量的脑脊液流入针筒内，边抽边推，将全部药液于 3～5 分钟内缓缓注入。

肾功能减退患儿的用量：按肾功能正常者每 8 小时 1 次，1 次的正常剂量为 1～1.7mg/kg，肌酐清除率为 10～50ml/min 时，每 12 小时 1 次，1 次为正常剂量的 30%～70%；肌酐清除率 < 10ml/min 时，每 24～48 小时给予正常剂量的 20%～30%。肌酐清除率可直接测定或从患者血肌酐值计算获得。

血液透析后可按感染严重程度，成人按体重一次补给剂量 1～1.7mg/kg，小儿（3 个月以上）1 次补给 2～2.5mg/kg。

4. 药物相互作用

（1）与其他氨基糖苷类合用或先后连续应用，因药物蓄积可增加耳毒性、肾毒性以及神经肌肉阻滞作用的可能性。与神经肌肉阻滞药合用，可加重神经肌肉阻滞作用。

（2）与卷曲霉素、顺铂、依他尼酸、呋塞米或万古霉素等合用或先后连续应用，可增加耳毒性与肾毒性的可能性。

（3）与头孢噻吩合用可能增加肾毒性。

（4）与多黏菌素类合用或先后连续应用，可增加肾毒性和神经肌肉阻滞作用。

（5）其他肾毒性及耳毒性药物均不宜与该品合用或先后连续应用，以免加重肾毒性或耳毒性。

5. 用药注意事项

（1）应监测血药浓度，尤其在新生儿、老年和肾功能不全的患者。外科、妇科、产科或烧伤患者由于个体差异较大，按计算剂量可能低于最小常用量或超过最大常用量。接受庆大霉素鞘内注射者应同时监测脑脊液内药物浓度。

（2）不能测定血药浓度时，应根据测得的肌酐清除率调整剂量。

（3）给予首次饱和剂量（1~2mg/kg）后，有肾功能不全、前庭功能或听力减退的患者所用维持量应酌减，剂量不变，延长给药间隔时间；或给药间期不变，每次剂量减少或停用庆大霉素，其维持量可按下式计算，①延长给药间期（h），每次剂量不变（1~2mg/kg），给药间期 = 患者血肌酐值（mg/100ml）×8 或②减少维持剂量，每8小时给药1次，每次剂量 = 患者体重（kg）× 常规用量（mg/kg）/ 患者血肌酐值（mg/100ml）。

由于庆大霉素在体内不代谢，主要经尿排出，因此肾功能减退的患者中可能引起药物积聚达中毒浓度。

（4）患者应给予充足的水分，以减少肾小管损害。

（5）长期应用可能导致耐药菌过度生长。

（6）有抑制呼吸作用，不得静脉推注。对链球菌感染无效。由链球菌引起的上呼吸道感染不应使用

6. 不良反应

（1）庆大霉素全身应用合并鞘内注射时引起腿部抽搐、皮疹、发热和全身痉挛等。庆大霉素引起肾功能减退的发生率较妥布霉素高。大剂量用药容易导致水肿。

（2）发生率较多者有听力减退、耳鸣或耳部饱满感（耳毒性）、血尿、排尿次数显著减少或尿量减少、食欲减退、极度口渴（肾毒性）、步履不稳、眩晕（耳毒性，影响前庭；肾毒性）。发生率较低者有呼吸困难、嗜睡、极度软弱无力（神经肌肉阻滞或肾毒性）。

（3）停药后如发生听力减退、耳鸣或耳部饱满感，须引起注意。不良反应与卡那霉素近似，用量小时反应较轻，如用量大，疗程长，偶见肠道菌群紊乱，一旦出现即停药，可恢复正常。可有白细胞减少，听力及肾损害。个别病例口周、面部和四肢皮肤发麻，眩晕，耳鸣。偶有过敏性休克，主要症状为呼吸道阻塞及循环障碍，半数以上病例经抢救无效而死亡，故有人认为该品的最严重的不良反应为速发型过敏性休克，可引起罗姆伯格综合征（闭目难立，暗处和洗脸时站不稳）中毒症状。

（4）大剂量用药容易导致水肿，可有尿闭、急性肾衰及神经系统症状。

吸入可有过敏反应、哮喘。滴眼可有水肿、中毒性结膜炎。本品偶可引起呼吸抑制，国内外均有报道。还偶可引起多发性神经病变和中毒性脑病。过敏反应少见，偶可出现皮肤瘙痒、荨麻疹等，一般不影响药物的继续应用，停药后皮疹很快消退。引起过敏性白细胞减少及中性粒细胞减少者也偶见。偶可引起贫血、白细胞减少、粒细胞减少、血小板减少、低血压。本品可引起恶心、食欲减退、呕吐、腹胀等胃肠道不适症状，少数患者可出现肝功能改变，如血清氨基转移酶升高、絮浊反应阳性等。

（二）血药浓度与药理效应

庆大霉素的有效治疗浓度范围推荐为 4～10μg/ml。应避免高峰血药浓度持续在 12μg/ml 以上和谷浓度在 2μg/ml 以上。

接受庆大霉素鞘内注射应监测脑脊液内药物药度，不能够监测者应根据测得的肌酐清除率调整剂量。外科、妇科、产科或烧伤患者由于个体差异较大，按计算剂量可能低于最小常用量或超过最大常用量。

（三）庆大霉素的 TDM 方法学

目前，国内外关于庆大霉素血药浓度的测定方法主要有免疫法与色谱法，其中免疫法多为商业化自动化方法，如荧光偏振免疫法、自动免疫发光法、酶免疫法（EMIT）等，具有特异、灵敏、操作简便、快捷等优点，但相对荧光偏振免疫法所需仪器设备及试剂成本较高；色谱法主要为高效液相色谱法（HPLC）等，具有检测成本低、结果准确、易推广普及等优点，但需要样本前处理及干扰结果准确性的环节因素较多，对操作人员的熟练程度要求也较高。

1. 色谱法（柱前衍生的 HPLC 法）

仪器与试剂：SPD-20A20AV 系类液相色谱仪、LC-20AD 低压并联双泵、CBM-20A 自动进样器、CTO-20A 柱温箱、SPD-120A 检测器，庆大霉素对照品、甲醇、磷酸二氢钾、硫酸锌等。

色谱条件：色谱柱为 C18 柱（250mm×4.6mm，5μm），流动相为甲醇 - 磷酸二氢钾缓冲液（20∶80，v/v），流速 1.2ml/min，检测波长 281nm，进样量 20μl，庆大霉素保留时间约 10 分钟，色谱分析 15 分钟内完成。

方法特点：方法回收率 > 95%，日内 RSD < 3.8%，日间 RSD < 3.4%，在 5～80μg/ml 浓度范围内呈良好的线性关系，最低检测浓度为 5μg/ml（S/N > 3）。

血样处理：取血浆 200μl，加内标液 50μl，涡旋混匀后再加入精密称取的硫酸锌 0.005g，在涡旋振荡器上混匀 2 分钟，离心（16 000r/min）10 分钟，取上清液 20μl 进样。

2. 免疫法

（1）放射免疫法：放射免疫法测庆大霉素血药浓度为早期仪器自动检测的方法之一，采用放射性同位素示踪标记抗体与目标成分庆大霉素抗原结合发生免疫反应来定量反映庆大霉素的单位含量。该方法较之前的微生物法比较具有自动化高、检测周期短、灵敏度高、特异性高等特点。但因存在放射污染等不利影响，目前已不用该方法检测血中药物浓度。

（2）均相酶放大免疫法（EMIT）

方法与原理：样品中游离的庆大霉素小分子抗原与葡萄糖六磷酸脱氢酶（小分子偶联物）竞争性结合特异性抗体位点，样本中游离的小分子抗原越多，竞争结合的抗体位点越多，抗体释放的酶标偶联物就越多。游离出来的小分子酶标偶联物催化 NAD^+ 转化为 NADH，样本中的小分子抗原浓度与 NADH 的生成量成正比，通过酶浓度的变化即可反映出庆大霉素抗原的含量（浓度）。

仪器与试剂：西门子的 Viva-E 仪器及配套定标、校正、质控试剂。

方法特点：该方法在 0 ~ 20.00μg/ml 浓度范围内线性良好，最低定量检测限 0.1μg/ml，方法回收率 98% ~ 101%。日内及日间精密度良好，*RSD* 均小于 5%，符合生物样本临床检测方法学要求。

血样处理：检测样品的血清或血浆（150 ~ 200μl）直接加于样品检测杯上机测试即可，自动完成并报告结果，可同时进行多个样品及急诊通路检测。

（3）荧光偏振免疫分析法（FPIA）：是以带荧光标记抗原与庆大霉素结构环进行抗原 – 抗体免疫结合，利用荧光标记的强度对应背景光强度变化来定量反映出被检测物庆大霉素的量（浓度）。

仪器与试剂：血药浓度快速分析仪，常用的有美国 ABBOTT 公司的 TDX、TDXFlx、AXSYM 等仪器，分别为该公司的第一代、第二代、第三代产品，试剂及标准品、校准品、质控品等均由 ABBOTT 公司配套生产供应。

方法特点：该方法在 0 ~ 20.00μg/ml 浓度范围内线性良好，最低定量检测限 0.1μg/ml，方法回收率（96.41 ± 1.35）%，质控日间变异 < 5%。符合生物样本临床检测方法学要求。

血样处理：检测样品的血清或血浆（100 ~ 300μl）直接加于样品检测杯上机测试即可，自动完成并报告结果，可同时进行多个样品及急诊通路检测。

（四）TDM 结果报告与合理解释

庆大霉素的药物暴露与效应之间有一定的相关性，血药浓度监测是克服个体差异大，减少药物性伤害的最有效方法之一，常见影响其血药浓度的因素有：

1. 年龄 年龄是引起药物作用个体差异的原因之一，药品说明书资料是针对成年组而获得，对婴幼儿患者用药缺乏相应的推荐资料，新生儿单位重量的 V_d 大于成人，庆大霉素清除率与日龄显著相关，随着出生后日龄的增加，新生儿肾小球滤过率逐渐增加，细胞外液量逐渐减少，$t_{1/2}$ 逐渐缩短。可结合胎龄和出生后日龄等因素对药动学参数加以校正，从而制定适合其治疗的个体化治疗方案。

此外老年患者因年龄的增长，肾小管滤过功能减退，体内药物的清除减慢，庆大霉素的肾排泄能力下降，其清除率平均为年轻人的 69.89%。

2. 肝肾功能 肾功能正常与否是影响庆大霉素清除的关键因素，肾功能不全时，庆大霉素清除率下降，半衰期延长，血药浓度升高。因此应重点关注患者的肌酐值、肌酐清除率等肾功指标，并据此决定庆大霉素的给药剂量和频次。

3. 药物相互作用 药物间相互作用是影响庆大霉素的体内代谢，或加重其药品不良反应。大量报道都认为庆大霉素的肾毒性与合用喹诺酮类、氟康唑、利尿药等药物有关，可加重药物对耳、肾功能的损害。

（五）基于 TDM 下的临床合理用药

庆大霉素血药峰谷浓度是指导剂量调整最常用的方法，应至少在第 5 次给药前采血测定庆大霉素血药浓度。药品说明书及相关文献推荐的维持治疗血药谷浓度在 4 ~ 10μg/ml，应避免血药峰浓度持续在 12μg/ml 以上和谷浓度在 2μg/ml 以上。

但近年来国内外众多的临床研究与专家共识和临床指南均推荐氨基糖苷类包括庆大霉素等属于典型的时间依赖性抗生素，要保持药物暴露的 AUC/C_{min} 的时间大于 100 及其以上方可获得较为理想的杀菌效果，为此有很多学者主张 1 日 1 次给药方式，但多数对比研究认为 1 日 2 次给药与 1 日 1 次给药疗效无显著差异但其耳肾毒性的 ADR 发生率有明显降低，尤其是肾功能减退、老年患者、新生儿、婴幼儿等特殊群体可考虑 1 日 2 次给药方案。

德国哥廷根大学医院研究证实，庆大霉素峰浓度 > 4.8μg/ml 时才有效，谷浓度 < 2μg/ml 时才无毒性；若峰 / 谷浓度之比大于 4，不但可以挽救或延缓 70% 危重患者的生命，且还可明显减少住院费用，获得药物经济学效益（王丽，Binder，2004）。王珏、梁文权等建立了新生儿庆大霉素的群体药代动力学模型并将其用于预测血药浓度，获得理想的效果。此外徐铭浦、凌骝、黄仲义等研究比较了 1 日 2 次滴注庆大霉素给药方案获得的 PK 参数优于 1 日 1 次给药方案。

三、万古霉素

（一）药理学概述

万古霉素（vancomycin）是由东方链霉菌（streptomyces orientalis）菌株产生的一种糖肽类窄谱抗生素。分子式为 $C_{66}H_{74}ClN_9O_{24}$，分子量为 1 412.5。其盐酸盐为淡棕色粉末，无臭、味苦。在水中易溶，水溶液能被多种重金属类沉淀，5% 的水溶液 pH 为 2.8~4.5。具有独特的三重抗菌机制：抑制细菌细胞壁的蛋白质合成，改变细菌细胞膜的通透性，阻碍细菌 RNA 的合成。

1. 药动学 万古霉素口服不易吸收，肌内注射可致局部剧痛和组织坏死，只能静脉给药。1 次静脉给药 0.5g 后，血药峰浓度达 20~30mg/L，给药 1g 后约 25~50mg/L；$t_{1/2}$ 成人为 6 小时（4~11 小时），严重肾功能不全者可延长至 7.5 日，小儿约 2~3 小时。吸收后可广泛分布于全身大多数组织和体液内，在血清、胸膜、心包、腹膜、腹水和滑膜液中可达有效浓度；尿中浓度高；胆汁中不能达有效浓度；正常情况透过血脑屏障进入脑脊液的量有限，但脑膜炎症时可进入脑脊液并达有效治疗浓度；可通过胎盘，分布容积 0.43~1.25L/kg。万古霉素蛋白结合率约 55%，可经肝脏代谢，约 80%~90% 在 24 小时内由肾小球滤过经尿以原形排泄，少量经胆汁排除，不能通过血液透析或腹膜透析有效清除。

2. 药效学 万古霉素为窄谱抗菌药物，对革兰氏阳性菌杀灭作用强大，尤其对金黄色葡萄球菌、表皮葡萄球菌、化脓性链球菌、肺炎链球菌等有较强的抗菌活性。对多数革兰氏阴性、分枝杆菌属及厌氧菌和细菌无效。被美国食品药品管理局（FDA）批准用于耐甲氧西林金黄色葡萄球菌（MRSA）和耐甲氧西林凝固酶阴性葡萄球菌（MRCON）、肠球菌引起的感染，是目前治疗 MRSA/MRCON 和肠球菌重症感染的首选抗生素。口服可用于难辨艰难梭菌引起的假膜性肠炎和消化道感染的治疗。万古霉素可以单独用药，也可与其他抗生素联合用药。与其他抗生素无交叉耐药性，极少出现耐药菌株。近年来由于抗生素的过度滥用，已出现了对万古霉素耐药菌株，如耐万古霉素的肠球菌，造成微生物感染病防治的压力。

3. 药物相互作用 与氨基糖苷类药合用，对肠球菌有协同抗菌作用，同时，合用和先后应用也可增加耳毒性和肾毒性；与三代头孢菌素合用，对金黄色葡萄球菌和肠球菌有协同作用；与两性霉素 B、利尿剂及环孢素合用增加肾毒性。

4. 主要不良反应 耳毒性和肾毒性是最主要的不良反应。

（二）血药浓度与药理效应

万古霉素血浆半衰期与肾功能有关，半衰期越长，血药浓度越高，药物的肾毒性也越大。影响肾毒性的主要因素是万古霉素的药物浓度和使用疗程。有资料显示，监测药物浓度对于降低万古霉素的肾毒性发生率很有必要。文献报道万古霉素耳毒性的发生与药物浓度过高有关，当血药浓度持续数天超过 80μg/ml 时，即会损害听力。在临床使用中，必须监测万古霉素血浆药物浓度，尤其是需要进行长疗程治疗或有肾功能减退或有听力减退及耳聋病史的患者。

建议万古霉素的血浆药物峰浓度不应超过 25～40μg/ml、谷浓度不应超过 15～20μg/ml，血浆药物峰浓度高于 50μg/ml、谷浓度高于 20μg/ml，存在潜在或实际中毒的可能，为此将其视为中毒范围。

除此之外，还应该根据病原菌的敏感性选择万古霉素的临床治疗浓度范围以获得满意的治疗效果：当病原菌（尤其是 MRSA）的 MIC ≥ 1μg/ml 时，综合 AUC/MIC > 400，万古霉素谷浓度应提升至 15～20μg/ml；MIC < 1μg/ml 的较敏感菌，谷浓度值可维持在 10～15μg/ml 即可。

（三）万古霉素的 TDM 方法学

目前，国内外关于万古霉素血药浓度的测定方法主要有免疫法与色谱法，其中免疫法多为商业化自动化方法，如荧光偏振免疫法、自动免疫发光法、酶免疫法（EMIT）等，具有特异、灵敏、操作简便、快捷等优点，但相对荧光偏振免疫法所需仪器设备及试剂成本较高；色谱法主要为高效液相色谱法（HPLC）等，具有检测成本低、结果准确、易推广普及等优点，但需要样本前处理及干扰结果准确性的环节因素较多，对操作人员的熟练程度要求也较高。

1. 色谱法（高效液相色谱法）

仪器与试剂：SPD-20A20AV 系类液相色谱仪、LC-20AD 低压并联双泵、CBM-20A 自动进样器、CTO-20A 柱温箱、SPD-120A 检测器，万古霉素对照品、甲醇、磷酸二氢钾、硫酸锌等。

色谱条件：色谱柱为 C18 柱（250mm×4.6mm，5μm），流动相为甲醇－磷酸二氢钾缓冲液（20∶80，*v/v*），流速 1.2ml/min，检测波长 281nm，进样量 20μl，万古霉素保留时间约 10 分钟，色谱分析 15 分钟内完成。

方法特点：方法回收率 > 95%。日内 *RSD* < 3.8%，日间 *RSD* < 3.4%。在 5～80μg/ml 浓度范围内呈良好的线性关系，最低检测浓度为 5μg/ml（S/N > 3）。

血样处理：取血浆 200μl，加内标液 50μl，涡旋混匀后再加入精密称取的硫酸锌 0.005g，在涡旋振荡器上混匀 2 分钟，离心（16 000r/min）10 分钟，取上清液 20μl 进样。

2. 免疫法

（1）均相酶放大免疫法（EMIT）

方法与原理：样品中游离的万古霉素小分子抗原与葡萄糖六磷酸脱氢酶（小分子偶联物）竞争性结合特异性抗体位点，样本中游离的小分子抗原越多，竞争结合的抗体位点越多，抗体释放的酶标偶联物就越多。游离出来的小分子酶标偶联物催化 NAD^+ 转化为 NADH，样本中的小分子抗原浓度与 NADH 的生成量成正比，通过酶浓度的变化即可反映出万古霉素抗原的含量（浓度）。

仪器与试剂：西门子的 Viva-E 仪器及配套定标、校正、质控试剂。

方法特点：该方法在 0 ~ 80.00μg/ml 浓度范围内线性良好，最低定量检测限 0.1μg/ml，方法回收率 98% ~ 101%。日内及日间精密度良好，*RSD* 均小于 5%，符合生物样本临床检测方法学要求。

血样处理：检测样品的血清或血浆（100 ~ 300μl）直接加于样品检测杯上机测试即可，自动完成并报告结果，可同时进行多个样品及急诊通路检测。

（2）荧光偏振免疫分析法（FPIA）：是以带荧光标记物抗原与万古霉素结构环进行抗原 – 抗体免疫结合，利用荧光标记的强度对应背景光强度变化来定量反映出被检测物万古霉素的量（浓度）。

仪器与试剂：血药浓度快速分析仪常用的有美国 ABBOTT 公司的 TDX、TDXFlx、AXSYM 等仪器，分别为该公司的第一代、第二代、第三代产品，试剂及标准品、校准品、质控品等均由 ABBOTT 公司配套生产供应。

方法特点：该方法在 0 ~ 80.00μg/ml 浓度范围内线性良好，最低定量检测限 0.1μg/ml，方法回收率（97.1 ± 1.3）%，质控日间变异 < 5%。符合生物样本临床检测方法学要求。

血样处理：检测样品的血清或血浆（100 ~ 300μl）直接加于样品检测杯上机测试即可，自动完成并报告结果，可同时进行多个样品及急诊通路检测。

（四）TDM 结果报告与合理解释

万古霉素的药理作用与血药浓度之间有一定的相关性，血药浓度的治疗范围是血药浓度监测的重要指标，常规剂量下，因患者的药动学个体差异，血药浓度差别大，治疗水平参差不齐，所以在治疗过程中，对于血药浓度进行检测并根据结果及时调整给药方案，使血药浓度维持在一个安全有效的范围内，常见的影响因素有：

1. 年龄　年龄是引起药物作用个体差异的原因之一，药品说明书资料是针对成年组而获得，对婴幼儿患者用药缺乏相应的推荐资料，新生儿的 V_d

都大于成人，尤其是早产儿，万古霉素清除率与胎龄显著相关，随着出生后日龄的增加，新生儿肾小球滤过率逐渐增加，细胞外液量逐渐减少，$t_{1/2}$逐渐缩短。可结合胎龄和出生后日龄等因素对动学参数加以校正，从而制订适合其治疗的个体化治疗方案。

2. 肝肾功能 可显著影响万古霉素的清除，肾功能不全时，万古霉素清除率下降，半衰期延长，血药浓度升高。应综合考虑患者的肌酐值、肌酐清除率以及万古霉素的血清蛋白结合率等因素，决定给予万古霉素的剂量和频次，并严格根据肾功能的变化调整用药，并同时监测肾功能的变化情况。

3. 药物相互作用 影响万古霉素的体内代谢，或加重其药品不良反应机率。喹诺酮类、呋塞米类药物，本身可导致肾毒性。有报道万古霉素的肾毒性与合用喹诺酮类、氟康唑、袢利尿药等药物相关，可加重药物对耳、肾功能的损害。有报道称，当万古霉素与左氧氟沙星合用时，血浆与肾组织中的万古霉素水平显著增高。当临床需要万古霉素联用此类致肾毒性药物时，应十分谨慎，并同时注意监测耳、肾功能变化。

（五）基于 TDM 下的临床合理用药

1. 基于血药谷浓度的调整 万古霉素血药谷浓度是指导剂量调整最常用的方法，应至少在第 5 次给药前采血测定万古霉素血药浓度。既往药品说明书及相关文献推荐的维持治疗血药谷浓度在 5 ~ 10μg/ml，但近年来国内外众多的临床研究与专家共识和临床指南均推荐血药谷浓度非 MRSA 的非血流、颅内、心内膜等复杂的重症感染应不低于 10μg/ml；由 MRSA 引起的复杂及重症感染（如血流感染、脑膜炎、重症肺炎及感染性心内膜炎等），推荐的谷浓度维持在 15 ~ 20μg/ml；若万古霉素药物浓度过低（如谷浓度长期 < 10μg/ml）则因药物暴露不足易诱导细菌产生耐药菌株导致侵袭性感染。以上推荐的监测范围均是针对静脉滴注。近年来，静脉 24 小时连续给药开始应用于临床。该给药方式的肾毒性发生风险与传统静脉滴注相比较小，而且便于浓度监测和剂量调整。达到稳态后，可以在任意时间采血。推荐的浓度范围为 15 ~ 25μg/ml。

美国感染病协会和美国医院药师学会对以下人群推荐进行血药谷浓度监测：大剂量应用万古霉素长程治疗，血药谷浓度需要维持在 15 ~ 20μg/ml 的患者；肾功能减退、老年患者、新生儿、婴幼儿等特殊群体；需联合使用其他耳、肾不良反应药物的患者。

2. 基于万古霉素 MIC 的建议 美国临床实验室标准化协会公布的万古霉素药物敏感试验敏感折点为 MIC ≤ 1μg/ml，对于大部分肾功能正常患者而言，给予万古霉素 15 ~ 20mg/kg 每 8 ~ 12 小时 1 次，可达到理想的血药谷浓度并获得较好治疗效果；1μg/ml < MIC ≤ 2μg/ml，根据患者临床治疗

反应决定是否继续使用；若 MIC > 2μg/ml 且临床治疗反应不佳，则采用替代治疗。

（六）万古霉素 TDM 相关的新进展

万古霉素作为第一个推荐治疗 MRSA 的药物需进行药物浓度监测，以减少肾毒性和保证临床疗效。为了提高万古霉素 TDM 的监测水平，几乎世界各区域均不同程度组织开展研究，为万古霉素临床应用指南提供了大量客观科学数据，大多患者使用该药治疗时参考这一推荐剂量和浓度监测范围，获得满意效果。同时也有许多研究证明，有相当部分的患者未按指南推荐方案实施，结果不能达到万古霉素的有效治疗浓度，治疗失败的几率大幅度增加。

早期的资料显示，万古霉素具有典型的肾毒性。近期，一些临床研究结果表示，当万古霉素按常规剂量（1g，q12h 或 15mg/kg，q12h）单独使用时，其肾毒性的发生率与其他没有肾毒性的药物相似，但治疗失败发生率也相应增高。在不良反应方面，Jeffres MN 等通过 logistic 回归方法，分析了94 名使用万古霉素的患者发生肾毒性的情况，结果高谷浓度（谷浓度 > 15mg/L）及万古霉素疗程 ≥ 14 日，是发生万古霉素相关肾毒性的危险因素。所以，剂量过大、服用药物过量和肾功能不全者或老年、新生儿、婴幼儿患者使用万古霉素易发生耳、肾毒性，应用时须严格控制给药剂量并监测血药浓度。

目前，一些系统性评价和可选择性的护理建议判断万古霉素的规范使用获益和不良反应等文献报道，虽然总体质量等级属于中等，但对万古霉素规范使用的内容已清晰呈现，各指南在万古霉素谷浓度、监测频率和药物浓度监测靶值等方面逐渐趋于一致。

基于模型的万古霉素 TDM 已有报道。赵维等建立了万古霉素新生儿群体药代动力学 – 药效学模型。根据定量药理学研究结果，开发了万古霉素新生儿个体化给药软件。医生只需输入患儿的年龄、体重和肌酐值，该患儿的个体化剂量就会自动计算出来。应用该软件后，患儿达到目标血药浓度的比例由 41% 提高到了 71%。经过药物浓度监测调整个体化剂量后，所有患儿均达到目标浓度。在 190 名新生儿参加的临床验证研究中，没有发生一例万古霉素所致的肾毒性病例。

四、替考拉宁

（一）药理学概述

替考拉宁是一种在化学和微生物性质上与万古霉素相似的糖肽类抗生素，由放线菌发酵产生。性状为类白色或淡黄色冻干块状物及粉末，无臭，味苦；有吸湿性。在水中易溶，在二甲基甲酰胺中溶解，在乙腈、甲醇、乙醇和丙酮中几乎不溶。

1. 药动学　替考拉宁口服给药难以吸收，血清蛋白结合率高达 90%～95%。肌内注射吸收迅速，生物利用度约为 94%；静脉注射用后其血药浓度显示出两相分布，一相较快速的分布紧接着是一相较慢的分布，其分布 $t_{1/2}$ 分别为 0.3 小时和 3 小时。静脉注射和肌内注射给药后，药物可广泛渗透入各组织中，其中在皮肤、骨组织、肾、支气管、肺和肾上腺中浓度较高，但不能透入红细胞、脑脊液和脂肪。在体内很少代谢，80% 以上的给药量在 16 日内以原型经肾脏排出，其余经粪便排泄。肾功能正常者清除 $t_{1/2}$ 约 70～100 小时，肾功能不全者半衰期延长，不能通过血液透析有效清除。

2. 药效学　通过与敏感细菌细胞壁前体肽聚末端的丙氨酰丙氨酸相结合，阻断构成细菌细胞壁的高分子肽聚糖合成，导致细胞壁缺损而杀灭细菌。此外，也可能改变细菌细胞膜渗透性，并选择性地抑制 RNA 的合成。

替考拉宁对大多数金黄色葡萄球菌的作用强于万古霉素，对表皮葡萄球菌的作用与万古霉素相似，对其他凝固酶阴性葡萄球菌（尤其是溶血性葡萄球菌）的抗菌作用较万古霉素差。由于独特的作用机制，很少出现耐药菌，所以对青霉素类及头孢菌素类、大环内酯类、四环素类、氯霉素类、氨基糖苷类、利福平耐药的革兰氏阳性菌仍有抗菌活性，还可用于难辨梭状芽孢杆菌引起的消化道感染。

3. 药物相互作用　与环丙沙星合用，可增加发生惊厥的危险；与氨基糖类类、两性霉素 B、环孢素等合用或先后应用，可能增加耳毒性或肾毒性。

4. 主要不良反应　皮疹、瘙痒、药物热等过敏反应；恶心、呕吐、腹泻等胃肠道反应；嗜酸性粒细胞增多、白细胞减少、血小板减少或增多；血清氨基转移酶和 / 或血清碱性磷酸酶升高。

（二）血药浓度与药理效应

替考拉宁血药浓度与抗菌治疗效果之间有一定相关性，治疗多重耐药革兰氏阳性菌引起的中重度感染，血药谷浓度应大于 10mg/ml，方能达到理想的治疗效果。对于化脓性关节炎、金黄色葡萄球菌性心内膜炎和其他可能的严重金黄色葡萄球菌感染，有建议替考拉宁有效治疗浓度应大于 20mg/L。目前推荐采用负荷给药方式（6mg/kg，静脉滴注，每 12 小时一次，连续 3 剂负荷给药后改为 6mg/kg，静脉滴注，1 次 /d），以期使替考拉宁血药谷浓度快速达到 10mg/L 以上。

（三）TDM 方法学

替考拉宁是由一组化学结构非常相似的主要化合物组成的抗生素混合

物，主要成分为 TA2-1、TA2-2、TA2-3、TA2-4、TA2-5，另含有少量降解产物 TA3-1 及杂质，其中以 TA2-2 为主，占各组分总含量的 40% 以上，TDM浓度主要以此成分来反映。

已报道的用于替考拉宁测定的方法主要有高效液相色谱法、LC-MS法、胶束电动毛细管色谱法以及微生物检定法等。由于替考拉宁化学组成复杂，建立快速、简便、准确的 HPLC 法相对较难，国内外文献多采用梯度洗脱的RP-HPLC 方法分析，梯度洗脱方法耗时较长，基线不易平稳，溶媒消耗量大，色谱柱需要再平衡，完成一个样品分析时间需 40 分钟以上，不适宜样品多、快速获得分析结果的要求。

RP-HPLC 法如下。

仪器与试剂：岛津 SPD-20A20AV 系列液相色谱仪、LC-20AD 低压并联双泵、CBM-20A 自动进样器、CTO-20A 柱温箱、SPD-120A 检测器，替考拉宁对照品、乙腈、磷酸二氢钾、硫酸锌等。

色谱条件：RP-C$_{18}$（4.6mm×250mm，5μm）柱；流动相为乙腈 0.05mol/L-KH$_2$PO$_4$ 溶液（体积比 28：72，pH=3.2）；检测波长为 240nm；流速为 1.0ml/min；柱温为 25℃。

样品处理：取血浆样品 200μl，乙腈 600μl，涡旋 20 秒，混合离心（10 000r/min），吸取上清液，0.22μm 微孔滤膜滤过液进样。

方法特点：在上述色谱条件下，以浓度对峰面积作线性回归处理，结果替考拉宁质量浓度在 4～48μg/ml 浓度范围内线性关系良好，工作曲线方程 $C=0.2576A-24.76$，$r=0.999\,42$，血药浓度检测限位 0.5μg/ml，最低定量检测限 2μg/ml，方法的平均回收率为 91.43%，日内、日间精密度均小于 6%。

（四）TDM 结果报告与合理解释

替考拉宁对肝功能影响小，在体内代谢很少，97% 的药物从尿中以原型排出，肾功能障碍患者 $t_{1/2}$ 明显延长。替考拉宁的药物不良反应发生率亦与 C_{min} 水平密切相关。

（五）基于 TDM 下的临床合理用药

对于大多数患者，给予常规剂量后，至少 4 日后 C_{min} 才能超过 10μg/ml。起始的负荷给药方式有助于早期达到有效治疗浓度，在治疗开始前 2 日的负荷给药结束后，需要根据患者 TDM 结果和肌酐清除率调整维持量。尤其当肾功能不全患者使用替考拉宁时，为了明确替考拉宁能否达到治疗水平，同时为了避免药物在体内蓄积中毒，寻找理想的维持剂量对肾功能不全患者进行替考拉宁治疗药物浓度监测，是非常有必要的。对于肾功能不全患者，应密切注意病情及肾功能变化，及时调整给药方案。

（六）替考拉宁 TDM 相关的新进展

替考拉宁的重要药动学参数为 $T > MIC$ 的时间，已有研究证实替考拉宁的高剂量、低剂量与疗效的相关性，因此多次给药有利于保证血清药物浓度高于 MIC 的时间不小于 50%～80%。并且，在体外实验中，高剂量的替考拉宁并未表现出浓度依赖性杀菌活性。因此替考拉宁进行 TDM，应结合患者、药动学和药效学等因素，为感染患者制定优化的治疗方案是十分必要的。

五、利奈唑胺

（一）药理学概述

利奈唑胺为一种化学合成的噁唑烷酮类（oxazohdinone）抗生素。分子式 $C_{16}H_{20}FN_3O_4$，分子量 337.35，性状为白色粉末或类白色粉末。

1. 药动学 利奈唑胺化学性质稳定，可通过静脉滴注或口服途径给药。血浆蛋白结合率约为 30%。健康志愿者的稳态表观分布容积平均为 40～50L。口服用药后约 1～2 小时达血浆峰浓度，可快速分布于灌注良好的组织，组织渗透能力强。主要分布于上皮细胞、骨骼、脑脊液、唾液、汗液等组织。消除半衰期 $t_{1/2}$ 成人 5.4 小时，儿童 2.6 小时。50%～70% 由肝脏代谢，但不通过人体细胞色素 P-450 酶代谢，也不抑制人体细胞色素同工酶（1A2，2C9，2C19，2D6，2El，3A4）的活性。非肾脏清除率约占总清除率的 65%，稳态时约 30% 药物以原形随尿液排泄。食物对利奈唑胺的吸收影响较小，口服给药可不考虑进食时间。

2. 药效学 通过作用于细菌 50S 核糖体亚单位，抑制 mRNA 与核糖体连接，抑制细菌蛋白合成的起始阶段发挥抑菌作用。该药用于治疗已确诊的革兰氏阳性球菌引起的感染，对葡萄球菌属、肺炎链球菌属、肠球菌属细菌均具有高度的抗菌活性。包括其中的甲氧西林耐药金黄色葡萄球菌（MRSA）、青霉素中介肺炎链球菌、万古霉素耐药肠球菌（VRE）、甲氧西林耐药凝固酶阴性葡萄球菌。

3. 药物相互作用 与选择性 5- 羟色胺在吸收抑制剂合用，可引起中枢神经系统毒性或高血清素综合征；可能增加多巴胺、肾上腺素等肾上腺素能样药物的升压作用；与富含酪胺的食物或饮料同时服用时可能引起显著的升压反应。

4. 主要不良反应 骨髓抑制（包括贫血、白细胞减少、各类血细胞减少和血小板减少）；消化道症状及失眠、头昏、药物热、皮疹等。

（二）血药浓度与药理效应

利奈唑胺为时间依赖性抗菌药且具有较长的消除半衰期（$t_{1/2}$ 和 PAE），

评价抗菌效应通过 PK/PD 参数为药物暴露与效应提供了一个有效指标，即血药浓度高于细菌 MIC 的时间（t_{MIC}）或 $AUC_{0\sim24}$ / MIC 应能够充分覆盖最低杀菌浓度以上。众多研究显示利奈唑胺血药浓度大于 MIC 时间（$T > MIC$）占 85% 以上可作为良好疗效预测指标，或 $AUC_{0\sim24}$ / MIC 在 80 ~ 120 也可预测治疗获得良好疗效。但因为目前尚无有关利奈唑胺药物浓度与临床疗效相关性的确切的数据，利奈唑胺未有得到公认确切适宜的有效药物浓度治疗范围。有文献报道，利奈唑胺的谷浓度 15 ~ 20μg/ml 与谷浓度（7.8 ± 2.5）μg/ml 的患者对比疗效无显著性差异，但发生利奈唑胺相关性血小板减少和肝脏功能受损风险更高，有学者推荐非急性或非重度感染治疗应以 5 ~ 10μg/ml 为有效参考范围。

（三）TDM 方法学

利奈唑胺是新型噁唑烷酮类抗菌药物，国内外对测定利奈唑胺浓度均无自动化的商业仪器试剂及方法供应市场，科研或临床探索常见有微生物法、高效液相色谱法、液相色谱 – 质谱法（LC-MS/MS）等报道。微生物法操作复杂、专属性不强；而 LC-MS/MSPLC 法定量限相对较高、灵敏度较低；LC-MS/MS 法因仪器昂贵，操作要求专业、熟练，难以普及。本章主要介绍 HPLC 法及 LC-MS/MS 法。

1. HPLC 法

仪器与试剂：岛津 SPD-20A20AV 系列液相色谱仪、LC-20AD 低压并联双泵、CBM-20A 自动进样器、CTO-20A 柱温箱、SPD-120A 检测器，利奈唑胺对照品、乙腈、甲酸、高氯酸等。

色谱条件：色谱柱为 Zorbax SB-C$_{18}$ 柱（4.6mm × 150mm，5mm）；前置柱为 Zorbax EP-C$_{18}$ 柱（4.6mm × 15mm，5μm）；流动相为乙腈 – 水（含 0.1% 甲酸）（20 ∶ 80，v/v）；流速 1.0ml/min；柱温 25℃；进样量 25μl；检测波长 254nm。

方法特点：线性范围为 0.2 ~ 25.0μg/ml，定量下限为 0.2μg/ml，日内、日间 $RSD \leqslant 3.8\%$，方法回收率 82.2% ~ 101.4%。

样品处理：血浆样品 200μl 置 EP 管中，依次加入 50μg/ml 内标储备液 50μl 和 5% 高氯酸水溶液 200μl，涡旋混匀 1 分钟后，15 000r/min 离心 10 分钟，取上清液 20μl 进样分析。

2. LC-MS/MS 法

仪器与试剂：IBM300 型 LC-MS/MS 液相色谱串联质谱仪，利奈唑胺、呋喃唑酮对照品、乙腈等。

色谱条件：前置柱为 ZORBAX EP-C$_{18}$ 柱（2.1mm × 15mm，3.5μm）；色谱柱为 Eclipse Plus C$_{18}$ 柱（2.1mm × 100mm，3.5μm）；流动相为乙腈 – 水

（50：50）；流量为 0.3ml/min；进样量 2μl；柱温 35℃；离子源为 ESI 源；正离子模式检测，多反应监测（MRM）扫描；毛细管电压 3 500V，干燥气温度 350℃，离子源雾化气（N_2）流量 10L/min，雾化气压 38psi；利奈唑胺 m/z 338.2 → m/z 296 与呋喃唑酮 m/z 226.1 → m/z 122；扫描时间 100 毫秒。碎裂电压分别为 140V（利奈唑胺）和 115V（内标，呋喃唑酮）；碰撞能利奈唑胺 15eV，呋喃唑酮 20eV。

方法特点：利奈唑胺在 20 ~ 4 000ng/ml 范围内线性良好，最低定量限为 20ng/ml，方法回收率在 90% ~ 98%，日内、日间 $RSD \leq 6.83\%$。

样品处理：取血浆样品 100μl 及 200μg/ml 内标储备液 100μl 加入乙腈 800μl 中，涡旋混匀 1 分钟后，在 13 000r/min 下离心 10 分钟，取上清液 150μl 加入棕色样品瓶避光进行 LC-MS/MS 分析。

（四）TDM 结果报告与合理解释

影响利奈唑胺代谢的因素均有可能影响其体内的药物浓度，如年龄、机体清除率、联用药物等。

（五）基于 TDM 下的临床合理用药

轻、中度（Child-Pugh Class A 和 Child-Pugh Class B）肝功能不全患者的药代动力学特征无显著变化，因此无须调整剂量，重度（Child-Pugh Class C）肝功能不全患者的药代动力学数据缺乏；各级肾功能损伤的患者药代动力学无显著变化，虽肾清除降低，但非肾清除增加，所以无须调整剂量，但应注意代谢产物的积累，两种主要的代谢产物在重度肾功能不全（Ccr < 30ml/min）时累积量增加，达 7 ~ 8 倍，应警惕不良反应发生。

（六）利奈唑胺 TDM 相关的新进展

TDM 作为一个安全的工具，最基本的要求是有明确最佳药物反应和药物相关毒性的浓度范围。目前为止有关利奈唑胺血药浓度的阈值水平并没有得到非常明确的界定和大样本临床数据验证。根据日本研究中肾功能不全患者的早期观察，当利奈唑胺血药浓度 C_{min} > 22μg/ml，被认为毒副作用与过高的药物浓度相关。然而，近期一项长期使用利奈唑胺治疗、监测药物浓度的回顾性研究结果对这个阈值提出质疑。后者采用 Logistic 回归分析，结果显示利奈唑胺 C_{min} > 8 ~ 10μg/ml 时易导致相关性血小板减少；近期的前瞻性研究结果表明，发生血液系统毒性反应的患者利奈唑胺平均 C_{min} 为 9 ~ 10μg/ml，这与 DiPaolo 的研究结果一致，同时说明日本研究中的利奈唑胺 C_{min} 定为 22μg/ml 的阈值过高。目前儿童的研究阈值与临床观察结果一致，说明不同患者使用利奈唑胺治疗时 TDM 对于改善预后有潜在的价值，尤其对于长期使用利奈唑胺治疗的患者。

Matsumoto 等对 11 例成年肾功能不全患者应用利奈唑胺，测定给药过程中不同时间点利奈唑胺的血浆药物浓度，并根据 Cockcroft-Gault 公式计算肌酐清除率，结果显示利奈唑胺的清除率取决于肌酐清除率，且血小板的减少呈血药浓度依赖性。研究结果提示，肾功能不全可导致利奈唑胺血药浓度增高，进而增加发生血小板减少的概率。Dennis 和 Stalker 的研究结果显示，严重肾功能不良的患者多次应用利奈唑胺后，其主要代谢产物 PNU-142586 和 PNU-142300 的积蓄可达正常人的 10 倍，这说明肾功能不全者应用利奈唑胺可增加血小板减少机率。因此，监测利奈唑胺的药物浓度有助于提高患者的用药安全性。

第五节　基于 TDM 的临床案例

案例 1

　　患儿，男，15 岁，因"发热 5 天"入院，入院后血培养提示嗜麦芽寡氧单胞菌，药敏试验提示对氨苄西林、头孢他啶及派拉西林他唑巴坦耐药，阿米卡星敏感，肝功能 GPT 30U/L, GOT 43U/L, TBIL 10μmol/L, DBIL 2μmol/L, 肾功能 BUN 4.23mmol/L, CRE 88μmol/L, WBC 28.0×10^9/L, N 90%, L 8%, Hb 123g/L, PLT 145×10^9/L, 临床诊断脓毒血症。患儿体重为 50kg，身高 165cm，体表面积 $1.53m^2$，根据 SchWartz 公式计算患儿肌酐清除率 Ccr 为 80.5ml/min，入院后第 2 天给予阿米卡星 0.4g 静脉滴注，每天 3 次治疗，第 3 剂给药后上午 8 点检测阿米卡星血药浓度为 2mg/L，8 点至 9 点间输注阿米卡星 0.4g，9 点采集血药浓度为 22.1mg/L，11 点采集血药浓度为 11.9mg/L，下午 16 点采集血药浓度为 2.5mg/L。

　　药师检查了该患儿的用药情况，发现该患儿在检测血药浓度前一天晚 22 点有一次阿米卡星用药，即提前 2 小时用药，因此该患儿的血药浓度非稳态浓度。为达到稳态血药峰浓度 28mg/L，稳态谷浓度 3 ~ 5mg/L，需重新制定给药方案。药师首先将患儿的临床一般资料、药物剂量、给药时间和血药浓度输入药代动力学软件内，采用贝叶斯药代动力学计算程序计算患儿 V_d = 0.24L/kg, $t_{1/2}$ = 2.4h, k_e = 0.292/h。通过计算机程序计算目标血药浓度剂量，得出 0.5g 静脉滴注，每天 3 次给药能达到稳态峰浓度 28mg/L，谷浓度为 3.6mg/L。

案例 2

　　患儿，女，8 岁，因"发热皮疹 2 天"入院，入院后血培养提示耐甲氧西林金黄色葡萄球菌，药敏试验提示对万古霉素敏感，肝功能 GPT 45U/L, GOT 23U/L, TBIL 12μmol/L, DBIL 3μmol/L, 肾功能 BUN 13.2mmol/L, CRE 123mmol/L; WBC 35.0×10^9/L, N 85%, L 12%, Hb 106g/L, PLT

$145 \times 10^9/L$，临床诊断金黄色葡萄球菌败血症，肾功能损害。患儿体重为 32kg，身高 135cm，体表面积 $1.1m^2$，根据 SchWartz 公式计算患儿肌酐清除率 Ccr=33.9ml/min（2.034L/h），入院后给予万古霉素治疗，要求稳态峰浓度达 20～40mg/L，谷浓度在 15～20mg/L 范围内。

先根据儿童万古霉素群体药代动力学参数设计给药方案，根据公式计算出该患儿万古霉素消除速率常数 k=0.033/h，再根据消除速率常数 κ 可推算出消除半衰期，进而可计算出给药间隔为 24 小时，再根据公式计算患儿维持给药剂量为 250mg。该患儿给药至第 5 剂至第 6 剂时监测患儿血药浓度，结果谷浓度为 16mg/L，峰浓度为 38mg/L，符合给药要求。

参考文献

[1] 申昆玲.结核病.儿科学.8 版.北京：人民卫生出版社，2013.

[2] 马玙，朱莉贞，潘毓萱.结核病.北京：人民卫生出版社，2006.

[3] 肖和平.结核病防治新进展.上海：复旦大学出版社，2004.

[4] 刘传玉.结核病现代防治.郑州：河南科学技术出版社,2002.

[5] 万瑞香，刘涵云，韩志武.新编儿科药物学.3 版.北京：人民卫生出版社，2013.

[6] 张洁,谭浩.利福平与其他药物相互作用研究进展.天津药学,2009,21（1）:69-72.

[7] 张利斌,张晓庆,郝晓晖,等.HPLC 对肺结核患者利福平血药浓度的监测.同济大学学报医学版，2012，33（3):64.

[8] 中国防痨协会.耐药结核病化学治疗指南（2015）.中国防痨杂志，2015，(5): 421-469.

[9] 赵冠人，彭明丽，申健，等.HPLC-MS/MS 方法同时检测人血浆中异烟肼、利福平、乙胺丁醇、吡嗪酰胺和左氧氟沙星的浓度.中国药物应用与监测,2015，12(1): 16-19.

[10] 李立茂，简学武，何新国，等.抗结核药物的规范使用及其对结核病控制成效的影响.医药导报，2004，23(3):145-146.

[11] SINGH M，MYNAK ML，KUMAR L，et al. Prevalence and risk factors for transmission of infection among children in household contact with adults having pulmonary tuberculosis. Arch Dis Child，2005，90(6): 624.

[12] CHUNG HS，LEE JH.Bronchoscopic assessment of the evolution of endobronchial tuberculosis. Chest，2000，117(2): 385-392.

[13] PEREZ-VELEZ CM，MARAIS BJ.Tuberculosis in children. N Engl J Med，2012，367(4): 348-361.

第十一章 儿童抗细菌感染常用药物TDM

下篇

[14] MCILLERON H, WASH P, BURGER A, et al. Determinants of rifampin, isoniazid, pyrazinamide, and ethambutol pharmacokinetics in a cohort of tuberculosis patients. Antinicrobial Agents and Chemotherapy, 2006, 50: 1170-1177.

[15] ZHU M, BURMAN WJ, STARKE JR, et al. Pharmacokinetics of ethambutol in children and adults with tuberculosis. Int J Tuberc Lung Dis, 2004, 8(11): 1360.

[16] UM SW, LEE SW, KWON SY, et al.Low serum concentrations of anti-tuberculosis drugs and determinants of their serum levels. Int J Tuberc Lung Dis, 2007, 11(9): 972.

[17] JIN M, HUANG H, CHEN XS. Determination of isoniazid in blood and urine samples by reversed-phase high performance liquid chromatography. Se Pu, 2002(20):442-445.

[18] ZHU M, STARKE JR,BURMAN WJ,et al. Population pharmacokinetic modeling of pyrazinamide in children and adults with tuberculosis. Pharmacotherapy, 2002,22(6): 686-695.

[19] AGBOKPONTO JE. Sensitive liquid chromatography-mass spectrometry determination of isoniazid: Elimination of matrix effects,2014.

[20] ZHANG X, XUAN Y,SUN A,et al. Simultaneous determination of isoniazid and p-aminosalicylic acid by capillary electrophoresis using chemiluminescence detection. Luminescence,2009,(24):243-249.

[21] MOUSSA LA. Therapeutic isoniazid monitoring using a simple high-performance liquid chromatographic method with ultraviolet detection. J Chromatogr B Analyt Technol Biomed Life Sci,2002,766: 181-187.

[22] AMLABU V. Isoniazid/acetylisoniazid urine concentrations: markers of adherence to isoniazid preventive therapy in children. Int J Tuberc Lung Dis,2014,18: 528-530.

[23] SCHAAF HS. Isoniazid pharmacokinetics in children treated for respiratory tuberculosis. Arch Dis Child,2005,90:614-618.

[24] BALDAN HM, DE ROSA HJ, BRUNETTI IL,et al. The effect of rifampicin and pyrazinamide on isoniazid pharmacokinetics in rats. Biopharmaceutics & drug disposition,2007,28:409-413.

[25] PARKIN DP.Trimodality of isoniazid elimination: phenotype and genotype in patients with tuberculosis. American journal of respiratory and critical care medicine,1997,155:1717-1722.

[26] VERHAGEN LM. Pharmacokinetics of anti-tuberculosis drugs in Venezuelan children younger than 16 years of age: supportive evidence for the implementation of revised WHO dosing recommendations. Trop Med Int Health,2012:1449-1456.

[27] UM S.Low serum concentrations of anti-tuberculosis drugs and determinants of their serum levels. The International Journal of Tuberculosis and Lung Disease 11,2007:972-978.

[28] SAIKI RK,WALSH PS,LEVENSON CH,et al.Genetic analysis of amplified DNA with immobilized sequence-specific oligonucleotide probes. Proc Natl Acad Sci USA, 1989,86:6230-6234.

[29] WEBER WW, HEIN DW. N-acetylation pharmacogenetics. Pharmacol Rev,1985,37: 25-79.

[30] CONTE JE. Effects of gender, AIDS, and acetylator status on intrapulmonary concentrations of isoniazid. Antimicrob Agents Chemother,2002,46:2358-2364.

[31] MCILLERON H. Isoniazid plasma concentrations in a cohort of South African children with tuberculosis: implications for international pediatric dosing guidelines. Clinical Infectious Diseases,2009,48:1547-1553.

[32] IWASA M.Modified diagnostic criteria of drug-induced liver injury proposed by the international consensus meeting. Hepatogastroenterology,2005, 52:869-874.

[33] BEKKER A. Pharmacokinetics of isoniazid in low-birth-weight and premature infants. Antimicrobial agents and chemotherapy,2014,58:2229-2234.

[34] AZUMA J.NAT2 genotype guided regimen reduces isoniazid-induced liver injury and early treatment failure in the 6-month four-drug standard treatment of tuberculosis: a randomized controlled trial for pharmacogenetics-based therapy. European journal of clinical pharmacology, 2013,69:1091-1101.

[35] SAMANDARI. 6-month versus 36-month isoniazid preventive treatment for tuberculosis in adults with HIV infection in Botswana: a randomised, double-blind, placebo-controlled trial. Lancet,2011, 377:1588-1598.

[36] ORMEROD LP. Drug therapy for children with tuberculosis. Archives of disease in childhood,2012,97:1097-1101.

[37] AMLABU V,MILLIGAN C,JELE N,et al.Isoniazid/acetylisoniazid urine concentrations: markers of adherence to isoniazid preventive therapy in children. Int J Tuberc Lung Dis,2014,18:528-530.

[38] ALSULTAN A，PELOQUIN CA. Therapeutic drug monitoring in the

treatment of tuberculosis: an update. Drugs, 2014,74:839-854.

[39] PASIPANODYA JG, MCILLERON H,BURGER A,et al.Serum drug concentrations predictive of pulmonary tuberculosis outcomes. J Infect Dis, 2013,208(9):1464-1473.

[40] ZHU M,STARKE JR,BURMAN WJ,et al.Population pharmacokinetic modeling of pyrazinamide in children and adults with tuberculosis. Pharmacotherapy, 2002,22(6):686-695.

[41] RAMACHANDRAN G, HEMANTH KAK,BHAVANI PK, et al. Age, nutritional status and INH acetylator status affect pharmacokinetics of anti-tuberculosis drugs in children. Int J Tuberc Lung Dis, 2013,17(6): 800-806.

[42] THEE S,SEDDON JA, DONALD PR, et al. Pharmacokinetics of isoniazid, rifampin, and pyrazinamide in children younger than two years of age with tuberculosis: evidence for implementation of revised World Health Organization recommendations. Antimicrob Agents Chemother,2011,55(12): 5560-5567.

[43] PELOQUIN C.Use of therapeutic drug monitoring intuberculosis patients. Chest,2004,126(6):1722.

第十三章 儿童抗结核常用药物 TDM

第一节 儿童结核病及抗结核药物治疗概述

一、儿童结核病流行状况

结核病（tuberculosis）目前仍是我国乃至全世界最重要的慢性传染病之一，其患病率和死亡率仍高。目前全世界约有 1/3 人口即 20 亿人感染结核分枝杆菌，其中 95% 在发展中国家。全球大约有 130 万结核病儿童，每年约 40 万~50 万儿童死于结核病。营养不良、卫生保健条件差、对结核病患者管理不善、防治措施不力、耐药结核杆菌和人类免疫缺陷病毒（HIV）流行等都是人群结核病高发的原因。

我国为结核病高发地区，结核病年发病人数约为 130 万，占全球发病的 14.3%，位居全球第 2 位。1990 年全国抽样调查显示，14 岁以下儿童结核分枝杆菌感染率为 9.6%。2000 年全国抽样调查显示，14 岁以下儿童肺结核患病率为 91.8/10 万，15 岁及以上人群肺结核患病率为 466/10 万。2010 年全国抽样调查显示，15 岁及以上人群肺结核患病率降至 459/10 万。

二、儿童结核病分类

儿童结核病包括原发性肺结核、急性粟粒性肺结核、结核性脑膜炎、结核性胸膜炎、淋巴结结核、肠结核、结核性腹膜炎、骨关节结核、泌尿系结核以及先天性结核等。

（一）原发性肺结核

儿童时期的肺结核主要是原发性肺结核，包括原发综合征和支气管淋巴结结核，是结核分枝杆菌第一次侵入人体（原发感染）所致。

（二）急性粟粒性肺结核

急性粟粒性肺结核也称急性血行播散性肺结核，为大量结核杆菌同时或在极短时间内相继进入血流所引起。可以在任何季节和任何年龄发生。

（三）结核性脑膜炎

结核性胸膜炎是结核分枝杆菌引起的中枢神经系统感染性疾病，是小儿结核病中最严重的临床类型之一，若不及时诊断和进行有效治疗，易致死亡。常在原发感染后 3 ～ 6 月内发生，好发年龄为 6 个月 ～ 3 岁。主要由结核杆菌血行播散所致。

由于原发性肺结核的初染病灶紧邻胸膜，容易引起胸膜反应，另外儿童对结核分枝杆菌高度过敏，因此小儿原发性肺结核常并发结核性胸膜炎，以渗出性胸膜炎最多见。渗出性胸膜炎多见于较大儿童，3 岁以上儿童占 87.6%。多发生在原发感染后半年内。

（四）淋巴结结核

淋巴结结核是儿童期肺外结核的最常见类型，可见于各年龄期，但以婴幼儿及学龄前儿童为最多见，全身各组淋巴结均可发生结核病变，但最多见的是颈部、颌下、锁骨上及腋窝浅表淋巴结。传染途径最多为淋巴血行播散，故周围淋巴结结核常涉及多组淋巴结，并常与胸腔或腹腔内淋巴结结核同时存在。

（五）肠结核

肠结核可能为肠道原发综合征的一部分，也可为全身血行播散性结核的一部分。结核病变可发生于肠道任何部位，但好发部位为回盲部，其次为空肠下段、回肠、升结肠及阑尾，而十二指肠、胃及乙状结肠则较少见。临床上多合并肠系膜淋巴结结核及结核性腹膜炎，统称为腹腔结核病。

（六）结核性腹膜炎

结核性腹膜炎可能为全身血行播散性结核的一部分，但更多见的是由肠结核、肠系膜淋巴结结核或泌尿生殖系统结核直接蔓延而来。腹膜及网膜表面可散布多数粟粒结节，有时融合成较大病灶，中心有干酪样变。临床上多合并肠系膜淋巴结结核。

（七）骨关节结核

儿童骨关节结核是全身性结核感染的局部表现，主要为结核分枝杆菌血行播散所致。还可能为淋巴源性播散或来自于潜伏的转移病灶。

（八）泌尿系结核

泌尿系结核主要是肾结核以及继发于肾结核的输尿管及膀胱结核。从初染至临床肾结核的间隔时间为 3 ～ 20 年，平均 8 年，主要见于学龄儿童和少年。

（九）先天性结核

先天性结核是指胎儿经胎盘感染的结核病，发病率较低。多于生后 1 个月内起病，病死率高。病因主要为人型结核分枝杆菌，而牛型结核分枝杆菌感染虽有报道，但极罕见。

三、儿童结核病的药物治疗

（一）抗结核药物治疗目的

杀灭病灶中的结核分枝杆菌；防止血行播散。

（二）治疗原则

1. 早期治疗

（1）早期病变中的细菌多，生长繁殖迅速，代谢活跃，药物最易发挥作用。

（2）早期病变较易恢复。

2. 剂量适宜 既能发挥最大杀菌或抑菌作用，同时患者也易耐受，毒性反应不大。剂量不足的危害是治疗无效，容易产生耐药菌。

3. 联合用药

（1）菌群中细菌对药物敏感性不全相同，可有不同比率的自然耐药变异菌存在，联合用药可防止耐药性产生。

（2）联合用药可针对各种代谢状态细菌及细胞内外菌选药，以达到强化疗效的目的。

4. 规律用药 用药不能随意间断。

5. 坚持全程 化疗要坚持全程，目的在于消灭持存菌，防止复发。

6. 分段治疗

（1）强化阶段：用强有力的药物联合治疗，目的在于迅速消灭敏感菌及生长分裂活跃的细菌。强化阶段疗程为 3 个月，是化疗的关键阶段。

（2）巩固（继续）阶段：目的在于消灭持存菌。巩固治疗效果，防止复发，巩固阶段疗程多为 9 ~ 21 个月。

（三）目前常用的抗结核药物

1. 杀菌药物

（1）全杀菌药：如异烟肼（isoniazid，INH）和利福平（rifampin，RFP）。

（2）半杀菌药：如链霉素（streptomycin，SM）和吡嗪酰胺（pyrazinamide，PZA）。

2. 抑菌药物 常用者有乙胺丁醇（ethambutol，ELB）及乙硫异烟胺（ethionamide，ETH）。

（四）主要抗结核药物

1. 异烟肼（INH 或 H） 目前儿童抗结核治疗的首选药物，其特点是①疗效高：口服后吸收迅速，能在几天内杀死病灶中多数结核分枝杆菌群，作用不受环境酸碱度影响；②渗透性强：INH 分子小，可渗透到各种组织、体液和脑脊液中，又能渗透到干酪病灶中；③全杀菌药：INH 对细胞内和细胞外结核分枝杆菌均有杀灭作用，对干酪病灶内代谢缓慢的持存菌亦有一定作用，是全杀菌药；④副作用少，安全性好：INH 所致肝损害在儿童明显低于成人。儿童推荐剂量为 10～15mg/（kg·d），晨起空腹顿服，最大剂量为 300mg/d。

2. 利福平（RFP 或 R） 利福平为儿童抗结核治疗的主要药物之一，其特点是①起效快，作用广，发挥杀菌效力仅需 1 小时，对细胞内、外的结核分枝杆菌均有杀灭作用，为全杀菌药。②口服吸收良好：渗透人体腔量为血浓度的 1/3。③ RFP 与 INH 和 EB 有协同作用。INH 和 RFP 联合灭菌作用比任何其他联合用药均强。④ RFP 主要副作用是肝损害，剂量大时毒副作用增多。与 INH 联合用药可增加肝毒作用，儿童联合使用 INH 和 RFP 时，二者剂量最好各不超过 10mg/（kg·d），晨起空腹顿服。RFP 与 PZA 合用增加肝损害机会。

3. 吡嗪酰胺（PZA 或 Z） 其特点是①作用受酸性环境影响：当 pH 5.0～5.5 时，PZA 对结核分枝杆菌发挥抑菌甚至杀菌作用，而对细胞外结核分枝杆菌（pH 为中性和偏碱性）无杀菌作用，属半杀菌药；②抑制巨噬细胞内结核分枝杆菌的生长，巨噬细胞内休眠的结核分枝杆菌是结核病复发的基础，PZA 对预防结核病复发有重要意义；③能渗透到很多组织及体液包括脑脊液；④ PZA 与 INH 联用可增强杀菌作用，目前 INH+RFP+PZA 为治疗结核病的最强大组合，为治疗结核病的一线药物，儿童推荐剂量为 20～30mg/（kg·d）。

4. 链霉素（SM 或 S） 其特点是①在细胞外 pH 中性和偏碱性环境中发挥作用，对生长繁殖活跃的细胞外结核分枝杆菌有杀菌作用，对巨噬细胞内的结核分枝杆菌无作用，故称半杀菌药；②对新鲜渗出性病灶和空洞中的结核分枝杆菌抗菌作用最强，治疗小儿急性血行播散性结核最适宜；③能渗入肺、肝和肾等脏器及浆膜腔；④毒副作用主要是听力损害和耳聋。推荐剂量为 20～30mg/（kg·d），疗程 2～3 个月，应用时需进行听力监测，有药物性耳聋家族的患儿应禁用。WHO 已将本药撤出一线药物之列。

5. 乙胺丁醇（EB） 为抑菌药，WHO 已将本药列为一线药物，逐渐取代了 SM。其特点是：

（1）EB 在 pH 中性时作用最强。

（2）EB 与 INH 和 RFP 等联合应用，可延缓二者耐药性的产生。

（3）EB 通透性较好。在正常情况下难通过血脑屏障，而当脑膜炎症时脑脊液内浓度增高，可达血浓度 20%～40%。

（4）EB 副作用主要为球后视神经炎，视力减退，中心盲点和绿视能力丧失。副作用与剂量有关，儿童推荐剂量为 15～25mg/（kg·d）。

一、儿童结核病的特点

随着耐药结核杆菌的流行感染的机会增多，儿童结核病发病率呈逐年增多趋势。由于儿童自身免疫力较弱，感染结核分枝杆菌后易扩散，极易发展为肺外结核或严重的活动性结核病；未经治疗的潜伏性结核感染患儿在数年后，可能演变为成人时期结核病的内源性感染源。年幼儿童在原发感染 1 年内再感染时，大多数患儿（＞90%）病变在原感染基础上有进一步发展的高风险；同时多重耐药性结核菌株（MDR-TB）的产生，大大增加了再治疗的难度，已成为目前世界性防治结核病的严重问题。

无论在我国还是世界上，儿童结核病都是一个严峻的社会问题，给社会造成了严重的经济负担和社会影响。流行病学显示，儿童结核病有如下特点：高感染率、高患病率、高耐药率、农村疫情高于城市、高病死率、低递降率等。

儿童结核病的这些特点使得在开展儿童结核病防治时困难重重。

二、抗结核药物 TDM 的意义

抗结核药物经吸收入血后，在病灶部位需要达到一定的浓度才能起到抑制或杀灭结核杆菌的作用，药物浓度低很可能诱发耐药，浓度过高会增加药物毒副作用。通过治疗药物监测（TDM）指导临床用药，获得最大的药物治疗效果、减小药物毒性，是结核病治疗中一个新的发展方向。

1. 常用抗结核药物及其血药浓度监测 儿科临床常用的抗结核药物有异烟肼、利福平、利福喷汀、乙胺丁醇、吡嗪酰胺、对氨基水杨酸钠、乙（丙）硫异烟胺、链霉素、（丁胺）卡那霉素、卷曲霉素、利福布汀、氟喹诺酮类等。抗结核药物多具有较高的肝提取率，同时自身诱导对肝药酶的影响显著，药物相互之间干扰也非常突出，多方面的因素均对体内血药浓度产生影响，而异常的血药浓度可能导致对肝、肾功能的损害以及产生耐药从而使疗效降低。

（1）对肝脏和肾脏功能的损害：异烟肼、利福平、吡嗪酰胺、对氨基水杨酸钠、乙（丙）硫异烟胺等容易对肝脏造成损害；对肾脏功能的损害是链霉素、（丁胺）卡那霉素、卷曲霉素等的主要副反应之一。抗结核药物的血药浓度与其造成的肝肾功能损害存在显著的相关性。

（2）药动学的影响：抗结核药物如异烟肼在肝内乙酰化时的转化速度个体差异很大，导致患者血中游离异烟肼浓度差异大。另外在药物联用时，异烟碱和合用药物的血药浓度会产生相互影响。如异烟肼与利福平存在显著的相互影响，也能显著抑制双香豆素类抗凝血药、苯巴比妥类药物的代谢，导致这些药物血药浓度增高、作用增强；与皮质激素合用则降低异烟肼的药效，对此进行 TDM 是非常必要的。

（3）耐药性的影响：常规剂量的异烟肼和利福平在细胞内、外都能达到杀菌要求，而乙胺丁醇、对氨基水杨酸钠等常规剂量在体内难以能达到最低抑菌浓度，由于毒副反应通过加大剂量达到有效治疗水平的同时其毒副作用更加明显，为此通过 TDM 精准调整剂量显得十分必要。

2. 儿童抗结核治疗药物监测的意义　2014 年 WHO 结核病计划儿童结核病管理指南（第 2 版）指出，目前用于推荐治疗儿童结核病的一线药物如表 13-1：

表 13-1　儿童结核病推荐药物

药物	推荐日剂量	备注
异烟肼（H）	10mg/kg（7～15mg/kg）	最大剂量 300mg/d
利福平（R）	15mg/kg（10～20mg/kg）	最大剂量为 600mg/d
吡嗪酰胺（Z）	35mg/kg（30～40mg/kg）	
乙胺丁醇（E）	20mg/kg（15～25mg/kg）	

异烟肼和利福平是治疗小儿结核病的首选药物，可用于全身各脏器各种类型的结核病。吡嗪酰胺是小儿结核病强化治疗期不可缺少的灭菌药物，目前公认的抗结核菌一线药物，适用于小儿各种结核病；对耐异烟肼和利福平结核菌感染患儿亦有效；其易透过血脑屏障，临床用于结核性脑膜炎的治疗。乙胺丁醇是抑菌性药物，一般不单独应用，临床上多与其他药物联合，起到防止结核菌耐药产生。

结核病的治疗疗程一般为 6～18 个月，与成人相比，儿童发病迅速，转变容易，肝肾功能还不健全，这就给结核病的治疗带来了更大的风险，因此 TDM 是通过测定药物浓度调整治疗方案，对患者进行个体化治疗，从而达到提高药物疗效、降低药物不良反应的目的。

三、抗结核药物 TDM 在我国的开展状况

1. 抗结核药物的 TDM 方法以及监测时间点的选择　目前主要采用高效液相法、气 – 质联用法、液 – 质联用法等进行抗结核药物的血药浓度监测。另外，抗结核药物的峰浓度与抗菌作用密切相关，药物每日剂量一般一次顿服。患者接受标准治疗方案时，异烟肼、利福平、乙胺丁醇和吡嗪酰胺一般在给药后 2 小时达峰值，可测定给药至少 2 小时后的稳定峰浓度作为 TDM 的指标，对于评估治疗的有效性可选择每天服药前作为谷浓度的采血点。

2. 抗结核药物 TDM 的研究现状　有研究分别对成人和儿童结核患者治疗中乙胺丁醇的药动学进行了研究，发现成年结核患者的乙胺丁醇血浆浓度通常低于预测值，大多数儿科的结核患者血浆浓度也很低。因此，在这些患者中需要加大药物剂量，并进行药物浓度监测。另有采用液 – 质联用法测定异烟肼、利福平、乙胺丁醇、吡嗪酰胺、乙酰基异烟肼、25- 去乙酰毛花苷丙利福平的血清浓度，结果发现，在 69 名结核患者中，有一半的患者血药浓度低于正常范围。因此，对部分患者需要考虑加大抗结核药物的初始剂量，同时在治疗中通过 TDM 进行适时的剂量调整，克服药物吸收弱的不足。

目前，国内已有医院正在开展结核病的血药浓度监测。如同济大学附属肺科医院采用高效液相法监测利福平的血药浓度；天津市海河医院采用高效液相法监测利福平和异烟肼的血药浓度；首都医科大学附属北京胸科医院采用 LC-MS/MS 方法同时监测人血浆中异烟肼、乙胺丁醇和吡嗪酰胺的浓度；解放军 309 医院药剂科用 HPLC-MS/MS 方法同时监测人血浆中异烟肼、利福平、乙胺丁醇、吡嗪酰胺的浓度。重庆医科大学附属儿童医院采用二维液相色谱同时监测人血浆中异烟肼、利福平、乙胺丁醇、吡嗪酰胺的浓度。总体来说，抗结核治疗药物监测目前在全国范围内开展较少，儿童则更是与其发病人群与发生率极不相称，重视儿童结核病，总结儿童结核病用药情况，正确开展儿童用药的血药浓度监测，提高儿科医生乃至全社会对儿童结核病防治的认识，对防治儿童结核的发生与传播都具有非常重要意义。

第三节　儿童常用抗结核药物的 TDM

一、异烟肼

异烟肼为无色结晶，或白色至类白色的结晶性粉末；无臭，味微甜后苦；遇光渐变质。在水中易溶，在乙醇中微溶，在乙醚中极微溶解，熔点为 $170 \sim 173\,℃$，化学名为 4- 吡啶甲酰肼，分子式为 $C_6H_7N_3O$，分子量为

137.14，注射剂为无色或微黄色的澄明液体。

（一）药理学概述

1. 药动学 异烟肼口服后迅速自胃肠道完全吸收，生物利用度约90%，蛋白结合率低，约为 0~10%，婴幼儿更低，血浆达峰时间 t_{max} 为 1~2 小时，V_d 为（0.61±0.11）L/kg，异烟肼组织分布广且穿透力强，可渗入关节腔、胸、腹水以及纤维化或干酪化的结核病灶中，也易透入细胞内作用于已被吞噬的结核杆菌。异烟肼分子量小，易于透过血脑屏障，脑脊液中浓度可达血药浓度的 20%~33%，脑膜有炎症时，脑脊液浓度几乎与血药浓度相等，故而成为儿童原发性结脑的首选药物。异烟肼主要在肝脏中通过乙酰化代谢，由 N-乙酰基转移酶 -2 水解为无活性代谢产物乙酰异烟肼，随即又分解为单乙酰肼或双乙酰肼，乙酰化速率由遗传决定。快乙酰化者，消除 $t_{1/2}$ 短（0.5~1.6 小时），93% 药物以乙酰化型从尿中排出；慢乙酰化者消除 $t_{1/2}$ 为 2~6 小时。新生儿，体液和细胞外液都相对较成人多，故而会使细胞外液药物浓度减低，儿童肝脏乙酰化能力较差，肾脏血流量和肾小球滤过率均低于成人，本品消除半衰期会延长；70% 的给药量在 24 小时内经肾脏排泄，其中 63% 的药物以乙酰化型从尿中排出。少量的药物也可从唾液、痰液和粪便中排出，相当量的本品可经血液透析和腹膜透析清除。

2. 药效学 异烟肼为异烟腙的酰肼化合物，是一个前体药物，可被分枝杆菌的过氧化氢酶——过氧化物酶（KatG）激活。对各型结核分枝杆菌都有高度选择性抗菌作用，对生长繁殖期各型结核分枝杆菌有强烈的杀菌和抑菌作用，异烟肼是目前抗结核药物中具有最强杀菌作用的合成抗菌药，对其他细菌几乎无作用。异烟肼在细胞内、外的浓度都能达到最小抑菌浓度的 10 倍以上。临床上用于各型肺结核进展期、溶解播散期、吸收好转期，尚可用于结核性脑膜炎和其他肺外结核的治疗，目前异烟肼仍是儿童结核治疗的首选药物。常需要与其他药物联用，以增强疗效、减少耐药菌的产生。此外，对痢疾、百日咳和睑腺炎等的治疗亦有效。

3. 药物相互作用 含铝制酸药可延缓并减少异烟肼口服后的吸收，使血药浓度减低，故应避免两者同时服用，或在口服制酸药物前至少 1 小时服用异烟肼。婴幼儿胃内酸度低于成人，会对弱碱性药物异烟肼吸收增加。

抗凝血药（如香豆素或茚满双酮衍生物）与异烟肼同时应用时，由于抑制了抗凝药的酶代谢，使抗凝作用增强。

利福平与异烟肼合用时可增加肝毒性的可能性，尤其是已有肝功能损害者或为异烟肼快乙酰化者，因此在疗程的头 3 个月应密切随访有无肝毒性征象出现。同时异烟肼会影响利福平的吸收，故联用时注意间隔 6 小时以上。

与抗结核药物链霉素合用时注意定期监测儿童的听力功能及肾功能。

异烟肼为维生素 B_6 的拮抗剂，可增加维生素 B_6 经肾排出量，因而可能导致周围神经炎，儿童处在快速生长发育时期，因此使用异烟肼时维生素 B_6 的需要量增加。

肾上腺皮质激素用于许多儿童疾病的治疗，如哮喘、特异性湿疹、风湿性心肌炎等。合用时，可增加异烟肼在肝内的代谢及排泄，导致后者血药浓度减低而影响疗效，在快乙酰化者更为显著，应适当调整剂量。

异烟肼可升高儿童的中枢镇静药物卡马西平血药浓度，而卡马西平可诱导异烟肼的微粒体代谢，形成具有肝毒性的中间代谢物增加。

异烟肼抑制丙戊酸和地西泮的清除。

异烟肼可使糖代谢紊乱，对儿童生长发育产生广泛影响；食物中特别是高糖食物可以显著降低异烟肼的 C_{max} 和 AUC。

异烟肼与麻黄碱、肾上腺素等合用，中枢神经系统兴奋加重引起失眠、高血压危象。

4. 不良反应　常用剂量不良反应的发生率较低。剂量加大至 6mg/（kg·d）时，不良反应发生率显著增加，主要为周围神经炎及肝脏毒性。不良反应发生者还有步态不稳或麻木针刺感、灼烧感或四肢疼痛、深色尿、眼或皮肤黄染、食欲不佳、异常乏力或软弱、恶心或呕吐（肝毒性的前驱症状）。发生率极少者有：视力模糊或视力减退；发热、皮疹、血细胞减少及男性乳房发育等。可因神经毒性引起抽搐。慢性乙酰化者的不良反应多发生在血液、内分泌和神经系统；快乙酰化者则较多引起肝脏损害。

（二）血药浓度与药理效应

当儿童使用异烟肼的剂量为每日 1 次 5mg/（kg·h），其异烟肼最高血药浓度远低于异烟肼的治疗有效药物浓度范围。因此儿童患者应调整剂量为 8～12mg/kg，在此剂量下异烟肼的血药浓度能达到有效杀菌药物浓度 3～5μg/ml。

（三）TDM 方法

异烟肼 TDM 目前尚无自动化商业化的仪器试剂供应，多为各 TDM 实验室自建方法，常见有 HPLC、LC-MS/MS、毛细管电泳化学发光法（CE-CL）和逐步注入分析法（SWIA）等，相关参数见表 13-2。但目前用于异烟肼的 TDM 方法主要是前 2 种，这 2 种测定方法的基本原理相同，将血浆中的蛋白质和异烟肼成分分离，然后选用特定的流动相在 C_{18} 柱上进行梯度洗脱，得到单一的异烟肼成分，最后在特定波长下检测异烟肼的特征峰。建立标准曲线，利用内标法可以计算出血浆样品中异烟肼的血药浓度。

表 13-2 异烟肼体内药物浓度不同测定方法比较

仪器类别	样本种类	取样时间点	样本用量	检测设备	检测时长	测定范围
HPLC	血浆	用药 3 小时	100μl	HPLC	20 分钟	0.9 ~ 15.0mg/L
HPLC	血浆	口服用药 3 小时	500μl	紫外	15 分钟	0.5 ~ 8μg/ml
HPLC	血浆	NS	200μl	LC-MS/MS	7 分钟	5 ~ 3000ng/ml
HPLC	尿液	用药 4 小时	NS	HPLC-MS/MS	NS	0.125 ~ 20mg/L
CE-CL	血清	NS	100μl	CE-CL	NS	1 ~ 200μg/ml
SWIA	尿液	用药 6 小时内每 2 小时	100μl	紫外	NS	1 ~ 100mmol/L

注：HPLC—高效液相色谱；CE-CL—毛细管电泳化学发光；SWIA—逐步注入分析。NS 表示文献中没有提及具体参数

1. HPLC 法

仪器与试剂：岛津 CBM-20A 紫外检测器、LC-20AD 及 LC-20AT 串并联低压泵，SIL-20AC 自动进样器等液相色谱系列，异烟肼对照品、磷酸二氢钾、乙腈、乙酰苯胺等试剂。

色谱条件：C_{18} 柱，20 分钟的梯度洗脱，洗脱液为磷酸二氢钾溶液（pH=6.24，作为溶剂 A）和乙腈（作为溶剂 B），流速为 0.8ml/min，检测波长 261nm。

血样处理：服药达稳态患儿血浆样品 100μl，加入三氯乙酸和含内标无乙酰苯胺乙腈溶液 2ml，离心去除其中的蛋白质；取其上清液适量加入醋酸铵中混匀进样，C_{18} 柱 20 分钟程序梯度洗脱，分析。

方法特点：异烟肼血药浓度在 0.9 ~ 15.0mg/L 范围内有良好的线性关系，r=0.998 4，最低检测限可以精确至 0.6mg/L，方法回收率 93.14%，日间和日内精密度变异 RSD < 6.47%。

2. LC-MS/MS 法

仪器与试剂：岛津 LCMSMS2020 液质联用仪器，异烟肼对照品、甲醇/乙酸铵、乙腈、6- 甲基烟酸等试药。

色谱质谱条件：C_{18} 柱 10 分钟程序低压梯度洗脱，流动相甲醇 – 乙酸铵缓冲溶液（97：3），流速 1.0ml/min，阻力管截流按 7：3 分配（UV 与 LC/MS），内标 6- 甲基烟酸，UV 检测波长，261nm，柱温 40℃，柱压 0 ~ 40MPa，进样量 20μl，ESI 离子源，SCI（+）扫描方式，加氢目标离子 m/z 为 138.1，离子碎片 136 和 139，离解电压 1.1KV，雾化 N_2 1.5L/min；干燥

N_2 15L/min，干燥温度 200℃，模块加热温度 400℃。

血样处理：服药达稳态患儿血浆样品 100μl，加入 6- 甲基烟酸的内标溶液 50μl，13 000r/min 离心 5 分钟，去除其中的蛋白质；取其上清液 10μl 进样分析。

方法特点：异烟肼血药浓度在 5 ~ 3 000ng/ml 范围内有良好的线性关系（r=0.999 1），最低定量检测限 5ng/ml，方法回收率 95.27%，日间和日内精密度变异 RSD < 3.18%。

（四）TDM 结果报告与合理解释

研究表明，异烟肼在被人体摄入之后，会进行一系列的代谢活动，从而影响它的血药浓度水平，也影响了异烟肼的治疗效果。对儿童而言，异烟肼的血药浓度除了和体内吸收与代谢有关外，主要和年龄、剂量、HIV 感染、联合用药以及 2 小时内异烟肼的乙酰化程度等因素有关。因此，这些因素都能影响异烟肼的 TDM 结果，在临床用药时尤应注意。

1. **年龄**　儿童不同年龄对异烟肼的药代动力学参数有着重要的影响作用，幼儿对异烟肼的消除作用要明显快于较大年龄的儿童和成人。实验发现，尽管摄入异烟肼的药物剂量相近，但是和年龄较大的儿童相比，幼儿（小于 3 岁）的血药浓度水平要低很多，导致无法发挥正常的抗结核疗效，并且长期使用该剂量下的异烟肼可能会导致耐药性的产生。研究建议，在给幼儿使用异烟肼时应当适当提高异烟肼的使用剂量，从而可以获得安全有效的血药浓度。因此，根据 2010 年世界卫生组织（WHO）的新修订，儿童抗结核药物异烟肼的推荐剂量从每日 1 次 5mg/kg 增加至每日 1 次 10mg/kg，同时异烟肼的最高血药浓度也得到了大幅增加，这在小于 2 岁的儿童上得到了证实。

2. **剂量**　对于成人或年龄较大的儿童，使用异烟肼治疗结核病时需要根据体重调节使用的剂量；而对于幼儿，应根据幼儿的体表面积来计算异烟肼的初始剂量，根据 TDM 结果和临床主要生化指标。

3. **联合用药**　异烟肼联合利福平时会增加异烟肼在体内的清除率，从而降低了异烟肼的血药浓度。

4. **采样时间**　N- 乙酰化酶 2（NAT2）的代谢能力是造成异烟肼 TDM 个体差异的一个重要决定因素。N- 乙酰化酶 2 是一种肝细胞非微粒体酶，可以将被人体吸收的异烟肼乙酰化，从而降低了异烟肼的血药浓度。根据代谢能力不同，N- 乙酰化酶 2 可以分为快代谢型和慢代谢型 2 类。成人服用异烟肼 2 小时时，慢代谢型患者（异烟肼乙酰化比例 < 0.2）中异烟肼的血药浓度要显著高于快代谢型患者（异烟肼乙酰化比例 > 0.2）的血药浓度；而小于 2 岁的儿童患者中，服用相同剂量的异烟肼后，慢代谢型患者的最高血药浓度同样高于快代谢型患者的最高血药浓度。因此，对于慢代谢型患者，需要适当地减少异烟肼的用量，避免一系列的副作用。N-乙酰化酶2代谢能力的差异能够直接导致异烟肼血药浓度的变化，而这种差异是由基因多态性造成的。统计发现，欧洲的慢代谢患者占比为40%~70%，而亚洲的慢代谢型患者占比为16.7%~26.7%。因此，监测异烟肼乙酰化程度来快速区分快、慢代谢型患者是十分必要的，对异烟肼的临床合理用药也有着重要的指导意义。

（五）基于 TDM 下的临床合理用药

当测得的异烟肼血药浓度在有效浓度范围 3~5μg/ml 之内，那么建议维持此药物浓度；一般情况下，异烟肼的用药剂量每增加 1mg/kg，其 2 小时的血药浓度增加 0.327μg/ml，所以在临床上当患者的异烟肼血药浓度偏低时可以适当增加异烟肼的用量。而当临床患者的异烟肼血药浓度超出其有效浓度范围时，可能会引起较严重的肝损害，所以要根据血药浓度及时调整异烟肼的使用剂量。

由于异烟肼被人体摄入后代谢成为具有肝脏毒性的物质，会使患者发生肝损害，因此，在患者用药期间，需要定期检查肝功能，主要是监测谷丙转氨酶（GPT）和血清总胆红素（TBIL）的水平。根据国际共识会议标准将药物诱导的肝损伤进行分类，可以分成以下几类：

轻度肝损伤：GPT 为 2~5 倍的正常值上限（ULN），同时 TBIL 正常。

中度肝损伤：GPT 上升至 5~10 倍的 ULN，或者 GPT 小于 5 倍 ULN，同时 TBIL 为 2~5 倍的 ULN。

重度肝损伤：GPT 大于 5 倍的 ULN，同时 TBIL 大于 5 倍的 ULN。如果在使用异烟肼治疗结核病的过程中引起轻度肝损伤，可根据 TDM 结果调整给药方案而不需停药或更换；引起中度或重度肝损伤，须停药并选择对肝脏无损伤或损伤较轻的其他抗结核药物，如乙胺丁醇和链霉素等。当肝功能恢复正常时需要逐渐恢复异烟肼的治疗，并且从小剂量开始使用，继续进行药物浓度监测。

（六）异烟肼 TDM 相关的新进展

1. 基因导向的个体化剂量有助于预防早期药物治疗的失败和不良反应的发生。新近研究发现使用通常推荐剂量（5mg/kg）组的患者肝脏损伤的发生率为 78%，而通过 N-乙酰化酶 2 基因（Nat2）的快慢乙酰化状态而调整用药剂量的患者（慢乙酰化患者给予 2.5mg/kg）不仅有良好的药效作用产生，同时没有一例患者发生肝脏损伤的不良反应。

2. 对于合并 HIV 的患者，异烟肼血药浓度监测对于结核的治疗方案调整有重要的指导意义。对于 HIV 患者合并结核的儿童治疗方案仍有争议，专家建议先给予异烟肼、利福平、吡嗪酰胺治疗，2 个月后停用吡嗪酰胺，

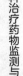

利福平和异烟肼继续治疗，总疗程 9~12 个月。一周一次的异烟肼联合利福平用药方式达不到治疗的血药浓度，且较低 AUC 与 HIV 患者治疗无效或复发有关，所以对于免疫缺陷的患者应当在血药浓度监测结果的指导下提高药物的治疗剂量。此外，Amlabu 近来的研究了 31 名平均年龄为 7.7 岁的 HIV 感染患儿预防性应用异烟肼，其用药 4 小时后尿液中的异烟肼和乙酰异烟肼的含量可以提示药物的吸收的程度。对于接受 36 个月异烟肼治疗的结核杆菌阳性的 HIV 患者死亡率较 6 个月治疗周期的患者下降了 3 倍。

二、利福平

（一）药理学概述

利福平（rifampicin）又名甲哌利福霉素，分子式为 $C_{43}H_{58}N_4O_{12}$，化学名称为 3-[[（4- 甲基 -1- 哌嗪基）亚氨基] 甲基]- 利福霉素。该药物为鲜红色或暗红色结晶性粉末；无臭，无味；易溶于三氯甲烷，溶解于甲醇，水溶性较弱；对光亮较为敏感，密封保存在干燥阴暗处；其 pK_a 为 1.7（8-OH），7.9（N）；水溶液 pH 为 4.0~6.5。

1. 药动学

（1）吸收：利福平药动学个体间差异较大，口服易吸收，F 可达 90%~95%，血浆蛋白结合率达到 60%~90%，饮食及胃肠 pH 均会对利福平的血药浓度产生影响；酸化可增加利福平血药浓度，新生儿胃液分泌较少，胃内 pH 较高（pH > 4），因此新生儿和儿童需要相对较大的剂量才可达到与成人相同的血药浓度。儿童胆汁功能较成人差，作为脂溶性强的利福平，与胆汁盐结合较少而吸收较成人要多。儿童胃排空和肠蠕动逐步健全，药物吸收速度变快，达峰时间缩短，因此，需要考虑不同年龄儿童的取血时间。此外，肠黏膜的面积和小肠血流量的变化，同样会影响药物的吸收。

（2）分布：利福平穿透力强，体内分布极其广泛，在许多组织和包括脑脊液在内的体液中均可达到治疗浓度。新生儿和婴儿细胞外的液体和总液体比例较成人高，液体与脂肪的比例较高，如根据体重给药，儿童的血药浓度相对较低。白蛋白和 α_1 酸性糖蛋白的含量，同样会影响利福平的分布。儿童白蛋白相对较少，血浆中游离利福平浓度会升高。此外，区域血流、组织灌注等同样影响药物的分布。

（3）代谢：利福平主要在肝脏代谢，脂质功能基团极不稳定，在胆汁中易被水解，在高 pH 环境中，又易被底物特异性的酯酶催化，口服 6 小时后，几乎全部去乙酰化。儿童肝脏药物代谢酶活性相对较低，随着年龄的增长，不断提高，对于利福平的代谢能力逐步提高。

（4）排泄：30% 的利福平及其代谢物由尿液排泄（其中约 7% 为原型）；

另约 60% ~ 65% 的药物由粪便排泄。

药动学参数：利福平口服后，2 ~ 4 小时血中达峰，成人一次口服 600mg 后峰浓度可达 7 ~ 9μg/ml；30 分钟内静脉滴注 0.6g 后峰浓度可达 17.5μg/ml，有效浓度可维持 6 小时，其消除 $t_{1/2}$ 为 1.5 ~ 5 小时，肝损伤患者服药后，$t_{1/2}$ 显著延长。对于婴幼儿，在给予相同剂量时，其血药浓度要低于成人，见表 13-3。

表 13-3　利福平药动学参数对比

剂量 /（mg/kg）	年龄	t_{max}/h	$t_{1/2}$/h	C_{max}/（μg/ml）
10	平均 23 天	—	—	1.9
10	4 ~ 18 个月	—	—	3.5
10	8 ~ 12 个月	—	—	3.8
10	2 ~ 6 岁	4	2.5	4.5（±0.1）
10	6 ~ 10 岁	3.7	2.2	5.3（±0.7）
10	10 ~ 14 岁	4.3	2.1	5.4（±0.6）
10	成人	2 ~ 4	1.5 ~ 5	9

2. 药效学　利福平为利福霉素类半合成广谱抗菌药，对多种病原微生物均有抗菌活性。对结核分枝杆菌和部分非结核分枝杆菌（包括麻风分枝杆菌等）在宿主细胞内外均有明显的杀菌作用。利福平对需氧革兰氏阳性菌具良好抗菌作用，包括葡萄球菌产酶株及甲氧西林耐药株、肺炎链球菌、其他链球菌属、肠球菌属、李斯特菌属、炭疽杆菌、产气荚膜杆菌、白喉杆菌、厌氧球菌等。

对需氧革兰氏阴性菌如脑膜炎奈瑟球菌、流感嗜血杆菌、淋病奈瑟球菌亦具高度抗菌活性。利福平对军团菌属作用亦良好，对沙眼衣原体、性病淋巴肉芽肿及鹦鹉热等病原体均具抑制作用。细菌对利福霉素类抗生素有交叉耐药。

其抗菌机制为特异性抑制分枝杆菌和其他微生物的 DNA- 依赖性 RNA 多聚酶，与依赖于 DNA 的 RNA 多聚酶的 β 亚单位牢固结合，从而抑制细菌 mRNA 的合成，防止该酶与 DNA 连接，从而阻断 RNA 转录过程，对人和动物细胞内的 RNA 多聚酶没有影响。利福平单独使用以产生耐药性，这可能与细菌 RNA 多聚酶 ropB 基因突变有关，这种突变将降低利福平与 RNA 多聚酶结合的亲和力，进而降低药效；但与其他抗生素无交叉耐药。

利福平对繁殖期结核杆菌作用最强，对静止期的结核杆菌也有杀菌作用，但所需浓度比繁殖期细菌约高 10 倍。利福平能透入细胞内，故对吞噬细胞内的结核杆菌也有杀灭作用。

3. 药物相互作用 利福平为细胞色素 P-450 酶超级家族的诱导剂，可加速其自身及许多药物的代谢，包括口服抗凝药、巴比妥类药物、洋地黄毒苷、奎尼丁、磺酰脲类口服降糖药、茶碱、口服避孕药、维拉帕米等。

与四环素联用，对革兰氏阳性球菌、脑膜炎双球菌、耐药性金黄色葡萄球菌有协同抗菌作用。与卡那霉素、链霉素、紫霉素联用有协同抗结核作用。

与异烟肼合用，对结核杆菌有协同的抗菌作用，但肝毒性也加强，尤其是原有肝功能损害者和异烟肼快乙酰化患者。

4. 不良反应 利福平主要不良反应常见有以下几种。

（1）消化道：常见畏食、恶心、呕吐、腹胀、腹泻、胃痛；少见咽痛、口舌疼痛；还可引起胰腺炎。

（2）肝脏：肝毒性，多发生在与其他抗结核药合并用药时。表现为氨基转移酶升高、肝大，严重时伴黄疸（巩膜和皮肤黄染）、胆道梗阻者更易发生。但多数患者表现一过性氨基转移酶升高。

（3）泌尿生殖系统：罕见蛋白尿、血尿、尿量或排尿次数显著减少（间质性肾炎）；甚至引起肾衰竭。

（4）血液系统：可致白细胞、血小板、血红蛋白减少，嗜酸粒细胞增多，异常青肿或出血，甚至引起溶血性贫血。

（5）骨骼系统：长期应用可引起低钙血症，儿童可发生佝偻病样改变，少数成年患者可出现骨软化症。

（二）血药浓度与药理效应

利福平的治疗浓度范围为 5～10μg/ml，体内平均血药浓度维持在 MIC 的 5 倍以上，用药通常有效。由于该药的血药浓度和药动学个体差异大，长期服用可引起半衰期缩短，血药浓度降低，肝功能损害，结核菌耐药等，有些患者临床治疗效果不显著，为使该药更合理地应用于临床，应对其临床的血药浓度进行监测和个体化用药。

（三）TDM 方法学

利福平 TDM 方法目前尚无自动化商业化的仪器与试剂供应，各 TDM 实验室多为自创，主要有 HPLC、LC-MS、LC-MS/MS、飞行串联质谱（MALDI-TOF/TOF）等，其主要特点见表 13-4，本章仅以较易普及的 HPLC 为例简介，其余见相关参考文献。

表 13-4 利福平 TDM 不同方法比较

仪器 类别	样本 种类	取样 时间点	样本用量 / µl	检测 设备	检测 时长	测定范围 / （µg/ml）
HPLC	血浆	NS	450	UV	10min	0.5 ~ 20
HPLC	血浆	NS	100	UV	4min	1 ~ 50
HPLC	血浆	NS	200	MS	11.5min	–
HPLC	血浆 / 尿液	NS	100	UV	6min	2 ~ 20
HPLC	血浆	NS	500	UV	4.65min	0.16 ~ 20
HPLC	血浆	2/4/8h	200	UV	7.4min	0.1 ~ 100
HPLC	血浆	NS	50	MS/MS	3min	0.2 ~ 24
MALDI-TOF/TOF	血浆	用药 2h	200	MS	NS	0.016 ~ 1.6

HPLC 法

仪器和试剂：LaChrom（四元 L-7100 泵和 L-7455 二极管阵列检测系统），Lichrospher 100RP-18 column（125mm × 4.6mm I.D.，5µm），前置同样装填材料的保护柱（10mm × 4.6mm I.D.，3µm）和 Zorbax Eclipse® XDB-C$_8$ column（125mm × 4.6mm I.D.，5µm），色谱通过 HPLC-System-Manager HSM D-7000 处理。

分析条件：流动相由硼酸盐缓冲液（0.2mol/L，pH 7.2，当日准备；A 组分）和甲醇（B 组分）组成。经过一个 5 分钟的线性洗脱过程（B 组分从 80% 到 20%），保持 3 分钟，之后回到初始条件，流速为 1ml/min。进样前等待 5 分钟，波长 255nm。

血样处理：达稳态患儿血浆样品 500µl，加入到 1.5ml 试管中，加入 200µl 甲醇，人工振摇 1 分钟，10 000r/min 离心 5 分钟。N$_2$ 流下蒸发干燥，再加入 100µl 流动相复溶 20µl 进样分析。

方法特点：利福平血药浓度在 0.2 ~ 40µg/ml 范围内有良好的线性关系（r=0.999 1），最低定量检测限 0.2µg/ml，方法回收率 92.71%，日间和日内精密度变异 RSD < 5.18%。

（四）TDM 结果报告与合理解释

通过 TDM 得到利福平的监测结果，对于结果的差异，要通过多方面的因素进行判断，找到因此浓度偏差的原因，从而制定个体化的给药方案。

1. **年龄** 儿童相关药动学特点及影响：见药动学特点。

2. **疾病** HIV 成人患者利福平血药浓度较非合并 HIV 患者人群低，儿童 HIV 患者与非 HIV 患儿血药浓度无显著改变。

3. 药物相互作用 利福平为细胞色素 P-450 酶超级家族的诱导剂，可加速其自身及许多药物的代谢，丙磺舒可与本药竞争被肝细胞的摄入，使本药血药浓度增高并产生毒性反应。但该作用不稳定，故通常不宜合用丙磺舒增高本药的血药浓度。对氨基水杨酸盐可影响本品的吸收，导致其血药浓度减低。氯苯酚嗪可减少利福平的吸收，达峰时间延迟且半衰期延长。

因此，对于利福平 TDM 结果，要结合利福平药物特点和儿童药物代谢动力学特点，进行药物治疗的评价和个体化给药方案的制订。

（五）基于 TDM 下的临床合理用药

对于儿童患者，服用利福平（10～20mg/kg）5 日以后，可以进行血药浓度的检测。在服药 2 小时后抽取血样，通过特定分析方法，得到血药浓度结果。利福平的治疗谷浓度范围目前公认为 5～10μg/ml。有报道利福平血药浓度较低，易导致利福平单药耐药，儿科建议利福平的 C_{max} 不低于 6.6μg/ml，成人利福平 C_{max} 为 8～24μg/ml。对于血药浓度在目标治疗范围的患者，继续保持监测；对于血药浓度在目标范围以外的患者，需要结合 TDM 报告，根据患者的具体情况，制订个体化的药物调整方案。利福平血药浓度较低时，需要增加利福平的给药剂量。而当利福平血药浓度较高时，则需要酌情减少给药剂量，同时密切监测患者的肝功能。当患者患有某种疾病或存在合并用药，需要根据具体情况，结合 TDM 报告，调整利福平给药方案。

（六）利福平 TDM 相关的新进展

利福平是用于治疗结核的一线药物，尽管如此，仍有绝大多数患者对利福平不敏感，存在耐药及复发的情况。出现该情况的可能性很多，其中，服药后血药浓度未达最佳有效浓度是重要的原因之一。过去认为，对于大多数一线抗结核药物而言，口服 2 小时后，血药浓度可达到高峰。但近几年来，随着样品处理方法的改进、检测手段精确度的提升以及越来越多临床多中心试验的完成，许多试验数据显示，利福平的吸收存在极大的差异性。

1. 血药浓度与临床疗效的进展 在绝大多数情况下，服药后 2 小时的血药浓度达不到峰值。2010 年对美国弗吉尼亚州的 42 名结核病患者进行的回顾性研究显示，服药 2 小时，未达有效抑菌浓度的样本比例为 52%；Magis 等人于 2012 年对一名结核复发患者进行的试验显示，服药 2 小时，利福平的血药浓度为 5.6mg/L，低于有效浓度；2011 年对 20 名结合患者进行的试验显示，67% 的患者服药 2 小时后，血药浓度低于有效抑菌浓度；此外，在 2013 年的国际抗菌药物和化疗跨学科会议上发表文章显示，在 35 名结核患者中，服药 2 小时后的血药浓度未达标率为 58%。因此，通过对患者进行准确的血药浓度监测进而改进初始给药剂量，对于治疗结核病而言具有重大而深远的意义。

2. 血药浓度监测方法的新进展　近几年来，对于利福平血药浓度的监测的相关研究有了新的进展。越来越多的试验数据显示，单一的服药 2 小时后的血液样本，不足以正确的反映最大血药浓度；增加服药后 6 小时的样本可能更准确；此外，Marieke 等于 2015 年对 55 名结核病患者进行的试验显示，对服药后 1 小时、3 小时、8 小时这三个时间点进行血药浓度监测，并以此调整初始给药剂量，更能有效的提升患者的治愈率。

三、吡嗪酰胺

（一）药理学概述

吡嗪酰胺（pyrazinamide，PZA）又名氨甲酰基吡嗪、吡嗪甲酰胺、异烟酰胺。吡嗪酰胺为白色或类白色结晶性粉末，在水中略溶，在甲醇或乙醇中微溶，熔点为 188 ~ 192℃，分子式是 $C_5H_5N_3O$，分子量为 123.11。

1. 药动学　吡嗪酰胺口服后由胃肠道迅速吸收，口服 2 小时后血药浓度达峰，顿服后的血药浓度较分次服用可维持较长时间；广泛分布于全身组织中，血脑屏障通透好，在肝、肺、脑脊液中的药物浓度与同期血药浓度相近。主要在肝内代谢，服药后 24 小时内由尿排出 4% ~ 14% 的原形药，该品的血浆蛋白结合率为 50%，半衰期约 9 小时；主要在肝内代谢水解成有抗菌活性的吡嗪酸，继而羟化成为无活性的代谢物，经肾小球滤过排泄。Roy V 等研究了肺结核儿童的吡嗪酰胺的药代动力学：用药 6 小时后，平均 C_{max} 为（41.2 ± 11.8）μg/ml，t_{max} 为（2.9 ± 1.7）小时，$t_{1/2}$ 为（10.9 ± 4.5）小时，V_d 为（16.1 ± 10.9）L，CL 为（20.2 ± 16.3）ml/min。Zhu M 等探讨了吡嗪酰胺在患肺结核儿童和成人之间的药动学差异，90 名患者包括 67 名成年人以及 23 名儿童，根据体重给予吡嗪酰胺，结果显示与成人相比，儿童表现出了吸收慢、清除快的药动学特点。

2. 药效学　吡嗪酰胺的化学结构类似烟酰胺，进入细胞可起杀菌作用，在 pH 较低的条件下抗菌活性较强。吡嗪酰胺是一线抗结核药，对细胞内缓慢生长的结核杆菌效果较好，并且吡嗪酰胺与其他抗结核药不产生交叉耐药性，主要用于经一线药物治疗无效的病例，常与其他抗结核药联合应用。在 pH 5 ~ 5.5 时，杀菌作用最强，而其他药物无法做到，因此可缩短结核病化疗期，在现在结核病控制中起着不可或缺的作用。

吡嗪酰胺的作用机制可能与吡嗪酸有关，因在酸性条件下吡嗪酰胺发挥抗菌作用的方式为吡嗪酰胺渗透入吞噬细胞后进入结核杆菌体内，菌体内的酰胺酶使其脱去酰胺基，转化为吡嗪酸。吡嗪酸在接近中性 pH 环境下以阴离子形式存在，通过被动运输和有缺陷的外排机制扩散到膜外。在酸性条件

儿科治疗药物监测与合理用药

下，阴离子形式将质子转化成为不带电荷的吡嗪酸又扩散回膜内。吡嗪酸进入的量比外排的多从而导致结核杆菌内的吡嗪酸积累，并且吡嗪酸进入细菌内时带入质子，导致细胞质的酸化，质子动力的破坏和能量的降低抑制了膜对营养物质的转运功能，使细菌由于缺少营养而死亡。另一方面就是酸性条件本身就会破坏细菌的膜电位，影响营养物质转运使细菌死亡。

此外，吡嗪酰胺在化学结构上与烟酰胺相似，可以通过取代烟酰胺而干扰脱氢酶，阻止脱氢作用，妨碍结核杆菌对氧的利用，影响细菌的正常代谢而造成死亡。

吡嗪酰胺与其他抗结核药（链霉素、异烟肼、利福平及乙胺丁醇）联合用于治疗结核病。吡嗪酰胺仅对分枝杆菌有效，也是结核性脑膜炎除异烟肼外的必选药物。

3. 药物相互作用

与乙硫异烟肼合用时可增强肝毒性等不良反应。

与异烟肼、利福平合用有协同作用。与利福平合用时，利福平能抑制肾小管对尿酸的重吸收，可以减少吡嗪酰胺导致的关节痛。

与苯妥英和苯妥英钠的合用，使后者血药浓度保持在较高水平，增加苯妥英类药物的毒性，表现为共济失调、反射亢进、眼球震颤和肢体震颤。

吡嗪酰胺可诱导环孢素的代谢，使后者血药浓度降低，从而降低其疗效。

吡嗪酰胺与别嘌醇、秋水仙碱、丙磺舒、磺吡酮合用时，可影响这些药物治疗痛风的疗效。需要联合应用时应调整剂量，以便控制高尿酸血症和痛风。

4. 主要不良反应

（1）消化道：常见肠胃不耐受、食欲低下、恶心、腹痛、呕吐，偶可引起溃疡病发作。

（2）肝脏：肝损害，如氨基转移酶升高、肝大；肝损害与用药剂量和疗程有关，在常用量下较少发生肝损害，大剂量长期使用常引起肝功能异常、黄疸，甚至严重中毒性肝炎，出现严重肝细胞坏死。老年人、酗酒和营养不良者肝损害的发生率增加。肝功能不全者及3岁以下儿童禁用吡嗪酰胺。国外资料表明，吡嗪酰胺的肝毒性呈剂量相关性。

（3）内分泌：对肾小管分泌有抑制作用，可引起高尿酸血症、痛风性关节炎等。

（4）血液系统：偶可引起低色素性贫血和溶血反应。

（5）其他：可见异常乏力或软弱、畏寒。还可引起过敏反应，表现为药物热、皮疹、光敏反应等。

（二）血药浓度与药理效应

儿童及成人按 25~35mg/（kg·d）的剂量服用吡嗪酰胺后的 C_{max} 约为 20~60μg/ml，t_{max} 约 1~2 小时，$t_{1/2}$ 约为 9 小时；按照 50mg/kg 的剂量每日 2 次服用吡嗪酰胺后的 C_{max} 约为 60~90μg/ml。有研究表明当吡嗪酰胺的 C_{max} 低于 35μg/ml 时治疗面临失败的危险，其他的研究发现当 C_{max} 低于 58μg/ml 时患者的痰片培养很难在 2 个月之内发生好转。因此，它可能是合理的目标更高的峰浓度，然而，这将需要使用更高的剂量，这可能会增加肝毒性。

对于低龄儿童使用相同的体重剂量时，体内测到的吡嗪酰胺浓度远低于成人。对吡嗪酰胺在患肺结核儿童中的药动学特点进行了评价，患者年龄在 6~12 岁之间，给药剂量为 35mg/kg，在给药 1 小时、2 小时、4 小时、6 小时、12 小时和 24 小时后取血测定吡嗪酰胺浓度，在用药 2 小时的峰浓度达到 41.2μg/ml，在 6 小时和 12 小时的浓度分别降为 32.8μg/ml 和 20.5μg/ml。得到比较一致的认可吡嗪酰胺的有效谷浓度不得低于 20μg/ml，在 6 小时的时候所有患者的血药浓度均大于 20μg/ml，然而在 12 小时的时候只要 6 名患者血药浓度大于 20μg/ml。由于药物疗效与血药浓度密切相关，调整药物剂量尽快达到有效血浓度可明显地提高疗效，同时药物毒副作用与血药浓度密切相关，及时监测血药浓度可帮助诊断和处理药物中毒。

（三）TDM 方法学

表 13-5　吡嗪酰胺 TDM 检测方法比较

待测药物	仪器类型	检测设备	样本种类	样本种类	检测波长	取血时间点	测定范围
吡嗪酰胺	HPLC	UV	血浆	100μl	268nm	给药后 0、2h、3h、4h、7h、24h、48h	0.1~80μg/ml
	LCMS	MS	血浆	100μl	m/z 124.1→79.0	给药后 2h	1~50μg/ml

目前关于吡嗪酰胺血药浓度监测方法的报道主要包括 HPLC、HPLC-MS 法（表 13-5）。Graham SM 等招募了 27 名结核病儿童，对其进行了 1 周 3 次的抗结核治疗，第 1 次口服吡嗪酰胺之前记为 0，口服之后分别在 2 小时、3 小时、4 小时、7 小时、24 小时和 48 小时取血，48 小时的血液样本要在下一次口服吡嗪酰胺之前完成，血液样本提取血浆并 -70℃ 保存。利用 HPLC

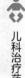

测定血浆中的吡嗪酰胺浓度，采用 HyPurity C$_{18}$ 柱（150mm×4.6mm，5.0μm），流动相为乙腈和 0.06% 三氟乙酸溶液（5/95，v/v），流速 1.2ml/min，检测波长为 268nm。取 100μl 的血浆样品加入到 1.5ml 的离心管中，加入 40μl 内标溶液（10μg/ml 乙酰唑胺的乙腈溶液），涡旋混合 30 分钟后，离心沉淀蛋白质（10 分钟，12 000×g），吸出上清液，37℃ 水浴氮气吹干，用 300μl 流动相复溶，涡旋，装入自动进样瓶中，进样体积为 60μl。结果显示：在范围 0.1~80μg/ml 内线性良好。

赵冠人等利用 HPLC-MC 测定血浆中的吡嗪酰胺浓度，仪器包括 API 3200 型三重四级杆串联质谱仪，配有离子喷雾离子化源（ESI），Prominence LC-20A 超快速高效液相色谱系统。色谱柱：Agilent 口服 roshell 120SB C$_{18}$ 柱（4.6mm×50mm，2.7μm）；柱温 35℃；流动相为甲醇 -0.2% 醋酸溶液（50∶50，v/v），采用梯度洗脱。取血浆样品 100μl 于 1.5ml 离心管中，加入内标对乙酰氨基酚溶液 10μl，加入甲醇 300μl，涡旋混合 1 分钟，离心 12 分钟（13 200×g，4℃），取上清液 200μl，加入去离子纯化水 400μl，涡旋混合 1 分钟，取上清液 5μl 进样分析。结果显示，内源性物质对测定无干扰，在范围 1~50μg/ml 内线性良好。

（四）TDM 结果报告与合理解释

抗结核药经口服吸收后，需要在病灶部位达到一定的浓度才能起到抑制或杀灭结核杆菌的作用，药物浓度过低可能诱发耐药，过高则会增加药物的毒副作用。因此，在用药过程中需进行血药浓度监测，才能达到临床合理用药。儿童因生长发育在吸收、分布、代谢、排泄方面的差异对药物血药浓度有着至关重要的影响，除此之外，年龄、性别、基因、营养状况、人类免疫缺陷病毒（HIV）感染都会对药物浓度产生影响。

1. 年龄　吡嗪酰胺在结核儿童体内的药动学参数，药物推荐剂量是根据成人的药动学参数得到的，结果显示与成人相比，按照推荐剂量儿童间歇服用吡嗪酰胺测到的浓度明显偏低，其他研究同样显示儿童能够延迟对吡嗪酰胺的吸收。Ramachandran G 的研究发现给予根据体重计算的吡嗪酰胺剂量，结果发现年龄小于 3 岁儿童的血药浓度明显小于年龄大于 3 岁的儿童。一些研究同样发现：儿童的年龄越小，测得的吡嗪酰胺浓度越低，这可能是由于年龄越小，相对更大的肝体重比例导致了更快地药物清除速率。因此针对儿童抗结核的治疗，有必要提高吡嗪酰胺的用量，并且计算用药剂量应根据体表面积而不是体重。

2. 体重　有研究将受试儿童分为 4 组：6~10kg、11~17kg、18~25kg 以及 26~30kg，各组根据体重给予吡嗪酰胺，结果显示每组测得的血药浓度存在着差异。

3. 营养状态　根据年龄 / 体重（weight-for-age，WFA）指数对患者的营养状况进行了评估，大于 80%WFA 的属于正常，60% ～ 80%WFA 的属于营养不良，小于 60%WFA 的属于消瘦。药物的分布与营养状态有着紧密的联系，由于营养不良引起的病理生理学的改变能够改变药物的药动学过程、机体对药物的反应以及毒性。有的研究发现与正常的儿童相比，营养不良的儿童测得的吡嗪酰胺血药浓度较低，Graham SM 等的研究同样验证了这一观点。因此营养状况能够成为评价抗结核药物浓度水平的一个指标。

4. 剂量　2010 年世界卫生组织调整了儿童抗结核药物的推荐剂量，吡嗪酰胺的给药剂量从 25mg/kg 增加到了 35mg/kg，Thee S 的研究对世界卫生组织关于吡嗪酰胺剂量调整前后在小于 2 岁儿童体内的药动学差异进行了评价，当给药剂量为 25mg/kg 时只有 25% 的儿童血药浓度达到 35μg/ml 以上，而当剂量增加到 35mg/kg 时 95% 的儿童血药浓度达到 35μg/ml 以上，结果显示更高的剂量能够使吡嗪酰胺更好地到达治疗浓度范围。

5. 联合用药　当吡嗪酰胺的给药剂量为 25mg/kg 时，联合应用利福平能够降低吡嗪酰胺的最高血药浓度（C_{max}），其他的研究显示在成年人抗结核治疗中联合应用利福平能够降低吡嗪酰胺的血药浓度。这可能是由于利福平是一种肝药酶诱导剂，联合应用能够降低药物的半衰期。

结核病的治疗是复杂的，并且需要多个月抗结核药物的联合应用，儿童的给药剂量多是依据体重来计算，但是据此确定剂量未充分体现遗传代谢的个体差异、也未考虑年龄体重（WFA）因素，早期中断治疗往往导致治疗失败及复发，除了考虑疗效，抗结核药物引起的副作用直接影响了疗程的持续，周围神经病变、视力障碍、肝毒性和瘙痒只是这些副作用。

（五）基于 TDM 下的临床合理用药

吡嗪酰胺儿童剂量用推荐为 35mg/（kg·d），2 ～ 3 次服用；FDA 批准的药品使用说明书的用法为每日 15 ～ 30mg/（kg·d）顿服；《中国国家处方集》儿童用法推荐每日 20 ～ 30mg/（kg·d）顿服。

有资料表明吡嗪酰胺对敏感菌株的最低抑菌浓度（MIC）为 20μg/ml，其半衰期为 9 ～ 10 小时，李立茂等认为抗结核药物分次给药改为 1 次顿服，使药物浓度达到 MIC 的 10 倍以上，才具有杀菌活性。1 日 1 次顿服同样符合药代动力学特点，有利于提高药物的组织浓度，增加抗菌效果，吡嗪酰胺的半衰期较长，也支持 1 日 1 次给药方案。另外，患者服药次数减少，有助于提高患者用药依从性。

而对于儿童的抗结核治疗，应充分考虑年龄、营养状态、剂量、HIV 感染以及联合用药等因素，使治疗达到最佳治疗效果。

儿科治疗药物监测与合理用药

（六）TDM 相关的新进展

随着抗结核药物的广泛应用，耐药结核病患者日益增多，经药敏试验证实耐异烟肼和利福平，或同时耐异烟肼和利福平及其他抗结核药的结核杆菌尤其是多重耐药肺结核（multidrug resistant tuberculosis，MDR-TB），耐药结核菌防治成为结核病控制中的难题，可喜的是有研究表明利用吡嗪酰胺联合氧氟沙星和左氧氟沙星对 MDR-TB 有效，并且吡嗪酰胺的用量也大大降低，减少了副作用的发生。

HIV 感染的结核患者被认为更容易导致治疗失败、复发以及获得性的药物耐受，尤其是在服用异烟肼以及利福霉素类治疗结核时这种情况更容易发生，服用此类药物时药代动力学显示药物耐受与血药浓度之间存在着联系，所以在 HIV 感染的结核患者中，异烟肼和利福霉素类药物 TDM 已成为常规，Ahmed R 的研究表明在结核病合并 HIV 感染的患者中更容易出现异烟肼以及利福霉素类吸收不充分的问题，所以在服用此类药物时应注意TDM，必要时应提高服用剂量。

儿童抗结核治疗中，HIV 感染状态也成为影响治疗成功与否的重要因素，虽然 Thee S 和 Graham SM 的研究都表明 HIV 的感染未能影响吡嗪酰胺在受试儿童中的血药浓度，但是抗结核药物血药浓度低的现象很普遍，为了使药物达到有效的杀菌或抑菌浓度，因此通过 TDM 调整给药剂量是很有必要的。

参考文献

[1] 江载芳，邓文碧，赵顺英.肺结核病·肺外结核病//江载芳，申昆玲，沈颖.诸福棠实用儿科学.8版.北京：人民卫生出版社,2015.

[2] 申昆玲.结核病//王卫平.儿科学.8版.北京：人民卫生出版社，2013:216-231.

[3] 赵顺英.结核病//方峰，俞蕙.小儿传染病学.4版.北京：人民卫生出版社，2014.

[4] 李拯民.结核病分类//马玙，朱莉贞，潘毓萱.结核病.北京：人民卫生出版社，2006.

[5] 肖和平.结核病防治新进展.上海：复旦大学出版社，2004.

[6] 刘传玉.结核病现代防治.郑州：河南科学技术出版社,2002.

[7] 万瑞香，刘涵云，韩志武.新编儿科药物学.3版.北京：人民卫生出版社，2013.

[8] 张洁，谭浩.利福平与其他药物相互作用研究进展.天津药学，2009,21(1): 69-72.

[9] 张利斌，张晓庆，郝晓晖，等．HPLC 对肺结核患者利福平血药浓度的监测．同济大学学报：医学版，2012,33 (3): 64.

[10] SINGH M，MYNAK ML，KUMAR L，et al. Prevalence and risk factors for transmission of infection among children in household contact with adults having pulmonary tuberculosis. Arch Dis Child，2005，90(6): 624.

[11] CHUNG HS，LEE JH.Bronchoscopic assessment of the evolution of endobronchial tuberculosis. Chest，2000，117(2): 385-392.

[12] PEREZ-VELEZ CM， MARAIS BJ.Tuberculosis in children. N Engl J Med, 2012，367(4): 348-361.

[13] MCILLERON H， WASH P， BURGER A，et al. Determinants of rifampin, isoniazid, pyrazinamide, and ethambutol pharmacokinetics in a cohort of tuberculosis patients. Antinicrobial Agents and Chemotherapy，2006，50: 1170-1177.

[14] ZHU M， BURMAN WJ， STARKE JR，et al. Pharmacokinetics of ethambutol in children and adults with tuberculosis. Int J Tuberc Lung Dis，2004，8(11): 1360.

[15] UM SW，LEE SW，KWON SY，et al.Low serum concentrations of anti-tuberculosis drugs and determinants of their serum levels. Int J Tuberc Lung Dis，2007，11(9): 972.

[16] JIN M， HUANG CHEN, XS. Determination of isoniazid in blood and urine samples by reversed-phase high performance liquid chromatography. Se Pu，2002(20):442-445.

[17] ZHU M, STARKE JR,BURMAN WJ,et al. Population pharmacokinetic modeling of pyrazinamide in children and adults with tuberculosis. Pharmacotherapy,2002,22(6): 686-695.

[18] AGBOKPONTO JE. Sensitive liquid chromatography-mass spectrometry determination of isoniazid: Elimination of matrix effects,2014.

[19] ZHANG X, XUAN Y,SUN A,et al. Simultaneous determination of isoniazid and p-aminosalicylic acid by capillary electrophoresis using chemiluminescence detection. Luminescence,2009,(24):243-249.

[20] MOUSSA LA. Therapeutic isoniazid monitoring using a simple high-performance liquid chromatographic method with ultraviolet detection. J Chromatogr B Analyt Technol Biomed Life Sci,2002,766: 181-187.

[21] AMLABU V. Isoniazid/acetylisoniazid urine concentrations: markers of adherence to isoniazid preventive therapy in children. Int J Tuberc Lung

Dis,2014,18: 528-530.

[22] SCHAAF HS. Isoniazid pharmacokinetics in children treated for respiratory tuberculosis. Arch Dis Child,2005,90:614-618.

[23] BALDAN HM, DE ROSA HJ, BRUNETTI IL,et al. The effect of rifampicin and pyrazinamide on isoniazid pharmacokinetics in rats. Biopharmaceutics & drug disposition,2007, 28:409-413.

[24] PARKIN DP.Trimodality of isoniazid elimination: phenotype and genotype in patients with tuberculosis. American journal of respiratory and critical care medicine,1997,155:1717-1722.

[25] VERHAGEN LM. Pharmacokinetics of anti-tuberculosis drugs in Venezuelan children younger than 16 years of age: supportive evidence for the implementation of revised WHO dosing recommendations. Trop Med Int Health,2012:1449-1456.

[26] UM S.Low serum concentrations of anti-tuberculosis drugs and determinants of their serum levels. The International Journal of Tuberculosis and Lung Disease,2007, 11: 972-978.

[27] SAIKI RK,WALSH PS,LEVENSON CH,et al.Genetic analysis of amplified DNA with immobilized sequence-specific oligonucleotide probes. Proc Natl Acad Sci U S A,1989, 86: 6230-6234.

[28] WEBER WW,HEIN DW. N-acetylation pharmacogenetics. Pharmacol Rev,1985,37: 25-79.

[29] CONTE JE. Effects of gender, AIDS, and acetylator status on intrapulmonary concentrations of isoniazid. Antimicrob Agents Chemother,2002,46: 2358-2364.

[30] MCILLERON H. Isoniazid plasma concentrations in a cohort of South African children with tuberculosis: implications for international pediatric dosing guidelines. Clinical Infectious Diseases,2009,48:1547-1553.

[31] IWASA M.Modified diagnostic criteria of drug-induced liver injury proposed by the international consensus meeting. Hepatogastroenterology,2005, 52:869-874.

[32] BEKKER A. Pharmacokinetics of isoniazid in low-birth-weight and premature infants. Antimicrobial agents and chemotherapy,2014,58:2229-2234.

[33] AZUMA J.NAT2 genotype guided regimen reduces isoniazid-induced liver injury and early treatment failure in the 6-month four-drug standard treatment of tuberculosis: a randomized controlled trial for pharmacogenetics-based

therapy. European journal of clinical pharmacology, 2013,69:1091-1101.

[34] SAMANDARI T. 6-month versus 36-month isoniazid preventive treatment for tuberculosis in adults with HIV infection in Botswana: a randomised, double-blind, placebo-controlled trial. Lancet,2011, 377:1588-1598.

[35] ORMEROD LP. Drug therapy for children with tuberculosis. Archives of disease in childhood,2012,97:1097-1101.

[36] AMLABU V,MILLIGAN C,JELE N,et al.Isoniazid/acetylisoniazid urine concentrations: markers of adherence to isoniazid preventive therapy in children. Int J Tuberc Lung Dis,2014,18:528-530.

[37] ALSULTAN A, PELOQUIN CA. Therapeutic drug monitoring in the treatment of tuberculosis: an update. Drugs, 2014,74:839-854.

[38] PASIPANODYA JG, MCILLERON H,BURGER A,et al.Serum drug concentrations predictive of pulmonary tuberculosis outcomes. J Infect Dis, 2013,208(9):1464-1473.

[39] RAMACHANDRAN G, HEMANTH KAK,BHAVANI PK, et al. Age, nutritional status and INH acetylator status affect pharmacokinetics of anti-tuberculosis drugs in children. Int J Tuberc Lung Dis, 2013, 17(6): 800-806.

[40] THEE S,SEDDON JA, DONALD PR, et al. Pharmacokinetics of isoniazid, rifampin, and pyrazinamide in children younger than two years of age with tuberculosis: evidence for implementation of revised World Health Organization recommendations. Antimicrob Agents Chemother,2011, 55(12): 5560-5567.

[41] PELOQUIN C.Use of therapeutic drug monitoring intuberculosis patients. Chest,2004,126(6):1722-1724.

第十四章　儿童抗真菌感染常用药物 TDM

第一节　儿童常见深部真菌感染及抗感染治疗概述

一、儿童常见深部真菌感染

（一）概述

自然界中真菌种类繁多，其中能引起人感染的占极少部分，包括致病真菌、条件致病真菌（机会真菌）、致敏真菌和产毒、促癌和致癌真菌。根据真菌侵犯的部位，临床上把真菌病分为浅部真菌病及深部真菌病，念珠菌病是介于浅部和深部的真菌病。此外某些非致病性真菌或正常菌群如白念珠菌、隐球菌等，可在免疫低下的患者中引起感染，称为条件致病性真菌病。近年来条件致病性真菌病日益增多，新的致病菌也不断出现，真菌病的预防性治疗和经验性治疗越来越普遍。同时由于儿童发育的特殊性，抗真菌药物在吸收、代谢、分布和排泄等方面存在差异，导致许多抗真菌药物血药浓度的个体差异较大，TDM 是儿童抗真菌药物治疗中的一个重要环节。

（二）儿童常见深部真菌感染

深部真菌感染是指致病菌不仅侵犯皮肤、黏膜而且侵犯深部组织和内脏所致的疾病，常为继发感染，临床表现复杂，严重者可致死亡。

1. **念珠菌病**　是由念珠菌属引起的皮肤、黏膜、脏器的急性、亚急性或慢性炎症，少数可以引发败血症，本病多见于儿童，有的自婴儿发病后长期潜伏至成人时再发病。按照临床表现可分为黏膜念珠菌病、皮肤念珠菌病、念珠菌变态反应和系统性念珠菌病等。常用治疗念珠菌病的药物有：制霉菌素、两性霉素 B、氟胞嘧啶、氟康唑、卡泊芬净等。

2. **隐球菌病**　是一种侵袭性真菌病，由隐球菌引起的深部真菌感染。该菌可经呼吸道或皮肤黏膜破损处侵入人体，血行播散至脑、骨骼和皮肤，多数病例有中枢神经系统受损，新型隐球菌亦可播散至肺部、皮肤、黏膜、骨骼、关节和其他内脏。呈急性或慢性病程，各种年龄均可发病。两性霉素B、氟胞嘧啶对隐球菌有良好的抑制作用。氟康唑可在脑脊液中达到有效的治疗浓度，其他唑类药物，如伏立康唑、伊曲康唑等也可用于新型隐球菌的治疗。

3. 曲霉病　是条件致病性真菌病，常见致病菌有烟曲霉和黄曲霉。过敏体质者吸入曲霉孢子可触发 IgE 介导的变态反应而引起支气管痉挛；致病菌主要经呼吸道吸入侵犯肺部，也可侵犯皮肤、黏膜，严重者可发生败血症，使其他组织和系统受累；近年来证明一些曲霉可致癌。分为肺曲霉病、变态反应性曲霉病、全身性曲霉病等。抗真菌治疗可首选两性霉素 B，也可并用氟胞嘧啶、伊曲康唑、伏立康唑等。卡泊芬净也可用于其他抗真菌药物疗效不佳的曲霉菌病。

4. 组织胞浆菌病　是由荚膜组织胞浆菌引起的一种传染性很强的真菌病。本菌存在于被蝙蝠、鸡粪等污染的土壤中，在污染严重的地区可见组织胞浆菌病的区域性爆发和流行。人类感染的主要途径是经呼吸道吸入小分生孢子，引起肺部感染，经血液播散到单核 – 巨噬细胞系统，可累及全身各脏器，引起广泛病变。本病半数患者为儿童，且多为播散型。组织胞浆菌病的中重度感染包括脑膜炎，首选两性霉素 B 含脂制剂，病情显著改善后改为伊曲康唑。

二、常用抗深部真菌感染药物

抗真菌药根据化学结构的特点分为抗生素类、唑类、嘧啶类、棘白菌素类等。

抗生素类抗真菌药的代表药物是两性霉素 B，它与真菌细胞膜上的固醇类结合，改变膜的通透性，使菌体破坏，起杀菌作用，是治疗各种严重真菌感染的首选药，具有广谱抗真菌活性，口服、肌内注射均难吸收，临床采用缓慢静脉滴注给药。用于治疗全身性真菌感染，如念珠菌败血症、组织胞浆菌病等，也可用于某些严重的深部真菌病，尤其是对合并有免疫缺陷或严重粒细胞缺乏症患儿的治疗。

唑类抗真菌药物为合成的抗真菌药，抗菌作用与两性霉素 B 相似，本类药物在肝脏代谢，主要经胆汁排出，生物利用度高、半衰期长、水溶性好，可口服给药及静脉注射。其主要毒性为贫血、胃肠道反应、皮疹等。包括咪唑类和三唑类，现应用较多的是三唑类抗真菌药，如氟康唑、伊曲康唑和伏立康唑目前已成为治疗深部真菌感染的首选药，主要用于各种念珠菌、隐球菌病及各种真菌引起的脑膜炎及艾滋病患者口腔、消化道念珠菌病等。但是三唑类药物的个体药动学差异较大，且易与其他药物发生相互作用，使得在临床应用过程中很难准确预测其血药浓度，为了提高药物治疗效果，避免毒副作用，优化临床治疗方案，需要在其使用过程中进行 TDM。

嘧啶类抗真菌药的代表药物为氟胞嘧啶（5-FC），它作用于细胞核，是 β-1,3 葡聚糖合成酶抑制剂，尽管 5-FC 的毒性和快速耐药性限制了临床应用，此药物仍是治疗隐球菌性脑膜脑炎的一线用药（可与两性霉素 B 合用），尤其适用于其他药物穿透不好的组织部位（如眼睛、脑膜、尿道等）。

棘白菌素类是最新的抗真菌药物，代表药物为卡泊芬净、米卡芬净，以真菌细胞壁为作用靶位，抑制真菌细胞壁合成。口服生物利用度很低，故只有静脉注射剂型。本类药物不良反应少且患者耐受好，一般用于治疗其他治疗无效或不能耐受的念珠菌和侵袭性曲霉菌感染，以及预防免疫缺陷病等高危患者的真菌感染。但棘白菌素类抗真菌药在尿中浓度极低，不宜用于治疗念珠菌尿路感染。

第二节　抗真菌药物 TDM 概况

抗真菌药物的疗效是治疗真菌感染的关键，临床上常使用的抗真菌药物品种相对较少，且治疗窗窄、安全性低，很难达到理想的疗效。影响抗真菌治疗疗效的因素众多，即使选对了药物种类和剂量，由于部分抗真菌药物的药动学参数个体差异，且可能与合并用药发生相互作用，这些抗真菌药物的血药浓度表现出高度差异性，仍有治疗失败和毒性发生的可能。为了避免患者个体间血药浓度差异导致浓度未达到治疗范围而引起的治疗失败，或超出安全范围而引起的不良反应，对这些抗真菌药物进行 TDM 是一个必需且有效的方法。

目前临床常用的真菌代表性药物有伏立康唑、伊曲康唑、卡泊芬净、两性霉素 B 等，随着多重感染、严重感染的发生率显著上升，儿童患者使用抗真菌药物在临床并不罕见。儿童不是缩小的成人，作为特殊的用药群体，他们有自己独特的生理特点。因此，不同时期孩子对药物的吸收、分布、代谢和排泄能力都不同，绝不能单纯按体重、年龄或体表面积来换算，针对儿童患者的抗真菌药物血药浓度监测十分必要。

抗真菌血药浓度监测标本可选用血液、尿液、唾液、脑脊液等，其中最常用的为血液。临床 TDM 的常用方法有很多，如原子吸收法、色谱法、免疫学方法、毛细管电泳法、分光光度法等，抗真菌药物 TDM 最常用的方法是高效液相色谱法（HPLC 法），或者在 HPLC 基础上串联质谱。目前大部分的研究者采用 HPLC，HPLC 各类分离机制（正相、反相、离子交换、体积排阻）中，反相色谱（RP-HPLC）明显优于其他各类方法而被广泛用于

TDM 中，大多数药物（极性、非极性、离子型）均可被 RP-HPLC 分离测定。另外最近发展的新固定相，有的可分离对映体，有的可用于生物体液直接进样。与 GC 相比，HPLC 能提供更多的便利，分析速度快，应用范围广，它可应用于分离极性、非极性、热稳定性差的化合物，大部分药物可被测定。HPLC 方法灵敏度高，速度快，操作简单、方便，适合常规分析药代动力学和药效的相关性，可以为临床治疗提供个性化的服务。

在临床工作中常常选择单点药物浓度进行治疗药物监测，如稳态谷浓度（C_0）、稳态峰浓度（C_{max}）等。多数抗真菌药物的 TDM 可选择 C_0 时间点采样，主要原因是 C_0 与 AUC 相关性较好，而且在 C_0 时间点采样也比较容易掌控。

TDM 在抗真菌药物的最佳剂量选择、降低不良反应，保证用药安全性等方面已显示出确切的临床价值，如氟胞嘧啶（5-FC）的 TDM 已有充分的临床资料，唑类药物的 TDM 对剂量的选择有重要意义，其他药物如棘白菌素类，随着研究的深入和临床经验的积累，其血药浓度的监测也将会有所发展。虽然抗真菌药物的相关数据还不够完善，但 TDM 无疑是抗真菌药物治疗中十分重要的一个环节。

TDM 监测血药浓度为计算药物 PK/PD 的提供了准确的数据。根据抗真菌药物的 PK/PD，制定抗真菌药物的用药方案，为药物应用方案的优化，促进抗真菌药物的合理使用提供了有效工具，临床常用的 PK/PD 指标如下。

（一）PK 参数

PK 主要是研究药物在体内的定量变化过程，PK 参数包括峰浓度（C_{max}）、半衰期（$t_{1/2}$）、达峰时间（t_{max}）、血药浓度 – 时间曲线下面积（AUC）、表观分布容积（V_d）、清除率（Cl）、消除速率常数（K_e）和生物利用度（F）等。

（二）PD 参数

1. 抗真菌后效应（post-antifungal effect，PAE） 是指真菌暴露于抗真菌药后，在洗去抗真菌药的情况下，数量增加 10 倍（$1\log^{10}$ 单位）所需的时间（与对照组的差）。PAE 的长短反映抗真菌药作用后真菌再生长延迟相的长短及对真菌生长的持续抑制作用，故而又称持续效应（persistent effects）。

2. 杀菌曲线（time-kill curves） 将不同浓度 [如（0.5、1、2、4、8、16、64）× MIC] 的抗真菌药物加入真菌培养液中，于不同时间取菌药混合物作菌落计数，绘制时间 – 真菌浓度曲线，即杀菌曲线，杀菌曲线反映抗菌药杀灭病菌的动态过程与杀菌效率。

当抗菌药浓度 ≥ MIC 时，杀菌曲线有两种：①菌量随时间延长逐渐减少，表明有杀菌作用，为杀菌剂。②菌量随时间变化不明显，曲线呈近水平状，表明仅具抑菌作用，为抑菌剂。

3. 亚抑菌浓度下的抗真菌后效应（post-antifungals sub-MIC effect, PA-SME） 是指真菌暴露于高浓度（10×MIC）抗真菌药后，在低于 MIC 的药物浓度下，数量增加 10 倍（1log10 单位）所需的时间（与对照组的差）。PA-SME 的意义与 PAE 相似，不同的是将真菌暴露于高浓度抗真菌药后，继续置于低药物浓度（＜MIC）下，观察其再生长的延迟相。PA-SME 较之 PAE 更符合体内情况，因为药物进入机体后，对于敏感真菌而言，总是药物浓度先高于 MIC，然后随着药物清除，药物浓度逐渐降低至 MIC 以下。亚抑菌浓度下可导致细菌慢生长并有形态改变。

4. 抗菌素后白细胞活性增强效应（post-antibiotic leukocyte enhancement, PALE） 在一些抗菌药物的作用后，白细胞吞噬活性或胞内杀菌作用表现出明显的增强，这可以看作是另一种形式的后效应，表型是 PAE 延长（体内和体外）。

（三）PK/PD 参数

1. $T >$ MIC（time above MIC） 药物的有效时间，表示在给药后，血药浓度大于 MIC 的持续时间。将抗菌药物对某细菌的 MIC 值叠加到血药浓度–时间曲线图上，高于最低抑菌浓度所对应的时间，通常用占一个给药区间的百分比（%）表示。

2. C_{max}/MIC 描述浓度依赖性抗真菌药物的抗真菌效果，即抗真菌血药峰浓度（C_{max}）与 MIC 的比值。

3. AUC/MIC 指在血药浓度–时间曲线图中，MIC 以上的 AUC 部分。

AUC/MIC（或 C_{max}/MIC）是 PK/PD 的主要参数，药物的杀菌活力在很大范围内随药物浓度的增高而增加。

第三节　儿童常用抗真菌药物的 TDM

一、伊曲康唑

（一）药理学概述

本品熔点为 166℃，储存条件为 2~8℃，溶解度为可溶于氯仿 50mg/ml，澄清，无色。稳定性较好，不溶于强氧化剂。

1. 药动学 单剂量口服伊曲康唑后，2~5 小时内可达血浆浓度峰值，绝对生物利用度约为 55%，血浆蛋白结合率较高（99.8%），具有很高的亲和力，血浆中仅有 0.2% 的伊曲康唑以游离形式存在，表观分布容积较高。伊曲康唑单剂量的消除半衰期约为 17 小时，重复剂量的半衰期增至 34~42 小时。伊曲康唑的药代动力学不呈线性，因此重复给药后可出现血浆中药物蓄积。由于肝脏代谢的饱和机制，伊曲康唑的清除率可随剂量升高而降低。伊曲康唑主要在肝脏代谢，CYP3A4 是参与伊曲康唑代谢的主要酶，主要代谢产物为羟基伊曲康唑，该产物在体外试验中显示了与伊曲康唑相当的抗真菌活性，其血浆浓度为原型药物的 2 倍。无活性的代谢产物在 1 周内经尿（约 35%）和粪便（约 54%）排泄。原型药物经肾脏排泄的约为剂量的 0.03% 以下，经粪便排泄的约为剂量的 3% ~ 18%。

2. 药效学 伊曲康唑是三唑类抗真菌药物的一种，作用于细胞膜，是固醇 14-α 去甲基酶抑制剂。它通过抑制真菌细胞膜的必需成分麦角固醇的合成，导致真菌细胞膜的通透性改变，致使其细胞膜上酶的活性和壳多糖合成受阻，从而发挥抗真菌效应。具有广谱抗菌活性、相对较少的副作用，广泛应用于预防和治疗侵袭性真菌感染，包括念珠菌、曲霉菌和皮肤癣菌等，尤其是对深部真菌感染疗效较好。适于治疗以下疾病，外阴阴道念珠菌病，皮肤花斑癣、皮肤真菌病、真菌性角膜炎和口腔念珠菌病。由皮肤癣菌和 / 或酵母菌引起的甲真菌病。系统性真菌感染，系统性曲霉病及念珠菌病、隐球菌病（包括隐球菌性脑膜炎）、组织胞浆菌病、孢子丝菌病、副球孢子菌病、芽生菌病和其他各种少见的系统性或热带真菌病。

3. 药物相互作用

（1）伊曲康唑与 CYP3A4 强诱导剂如利福平、利福布汀和苯妥英合用，伊曲康唑和羟基伊曲康唑的生物利用度会降低，使疗效明显降低。因此，不建议与这些强诱导剂合用。

（2）在使用本品治疗期间与伊曲康唑联合使用会增加药物不良反应，因此不宜联用的药物：①阿司咪唑、苄普地尔、西沙必利、多非利特、左醋美沙朵（左美沙酮）、咪唑斯汀、匹莫齐特、奎尼丁、舍吲哚、特非那丁。上述药物与本品合用时，可能导致这些底物的血浆浓度升高，导致 Q-T 间期延长及尖端扭转型室速的罕见发生。②经 CYP3A4 代谢的 HMG-CoA 还原酶抑制剂，如洛伐他汀或辛伐他汀。③三唑仑和咪达唑仑。④麦角生物碱，如双氢麦角胺、麦角新碱、麦角胺、甲麦角新碱。⑤尼索地平。⑥伊曲康唑可抑制钙通道阻滞剂的代谢，当合并使用伊曲康唑和钙通道阻滞剂时发生充血性心力衰竭风险升高；除了可能的与药物代谢酶 CYP3A4 有关的药代动力学相互作用之外，钙通道阻滞剂还具有负性肌力作用，从而会加强伊曲康唑的这一潜在作用。

（3）在使用伊曲康唑治疗期间如联用需监测血浆浓度、关注药物副作用，必要时应当减量的药物。①口服抗凝剂；②抗 HIV 蛋白酶抑制剂，如利托那韦、茚地那韦和沙奎那韦；③某些抗肿瘤药物，如长春生物碱、白消安、多烯紫杉醇和三甲曲沙；④经 CYP3A4 代谢的钙通道阻滞剂，如二氢吡啶和维拉帕米；⑤某些免疫抑制剂，如环孢素、他克莫司、雷帕霉素；⑥某些经 CYP3A4 代谢的 HMG-CoA 还原酶抑制剂，如阿伐他汀；⑦某些糖皮质激素，如布地奈德、地塞米松、氟地松、甲基强的松龙；⑧地高辛（通过抑制 P- 糖蛋白）；⑨其他：阿芬太尼，阿普唑仑，溴替唑仑，丁螺环酮，卡马西平、西洛他唑、双异丙吡胺、依巴斯汀、依立曲坦、芬太尼、卤泛群、咪达唑仑静脉注射液、瑞波西汀、瑞格列奈、利福布汀。

4. 主要不良反应 伊曲康唑常见不良反应为胃肠道不适，如厌食、恶心、腹痛和便秘。较少见的副作用包括头痛、可逆性氨基转移酶升高、月经紊乱、头晕和过敏反应（如瘙痒、红斑、风团和血管性水肿），stevens-Johnson 综合征（重症多形型红斑）等。已有潜在病理改变并同时接受多种药物治疗的大多数患者，在接受伊曲康唑长疗程治疗时可见低血钾症、水肿、肝炎和脱发等症状。

（二）血药浓度与药理学效应

伊曲康唑的浓度与疗效存在明显的相关性，无论条件性真菌感染的预防还是治疗中，口服伊曲康唑均有必要进行 TDM 来指导临床用药剂量。有效血药谷浓度范围：预防 > 0.5μg/ml，治疗 > 1μg/ml；治疗所需的血药浓度比预防高 2 ~ 4 倍；血药谷浓度 > 5μg/ml，即可能发生毒性反应。

（三）TDM 方法学

伊曲康唑的 TDM 方法有主要有 HPLC 及 LC-MS/MS 法等。目前大部分的研究者采用高效液相色谱法，其灵敏度、精密度等均能达到临床生物样本检测的要求。LC-MS 的特异性、灵敏性、变异性等均比 HPLC 更优，但存在仪器较贵，对操作人员要求更高。

1. 方法

（1）HPLC 法

仪器与试剂：高效液相色谱仪、蛋白沉淀剂（如氢氧化钠、磷酸氢二钾等），内标溶液（如五味子丙素甲醇溶液、克霉唑等），甲基叔丁基醚、乙醚、正庚烷 / 异戊醇等。

色谱条件：流动相为乙腈 – 水、甲醇 – 乙腈 -0.5% 冰醋酸，吸收波长为263nm。

方法特点：HPLC 法可行性高，测定成本相对较低，灵敏度、准确度均符合生物样本定量分析的方法学要求，但存在样品需复杂的前处理，过程复杂、耗时长、引入误差的概率增多等缺点。

样本处理：血清样本，加入蛋白沉淀剂以及内标溶液充分振荡混匀，加入有机溶剂萃取有机相，3 000 ~ 4 000rpm 离心 5 分钟，取上层有机相置 45℃恒温水浴氮气恒流吹干，加入流动相 100μl 复溶，取 20μl 进样。

（2）LC-MS/MS

仪器与试剂：LC-MS/MS 三重四极杆质谱、水浴锅等

色谱/质谱条件：流动相为乙腈−水−冰醋酸（60∶40∶1.5）；流速0.3~0.5ml/min，进样量为10~30μl，柱温为室温。ESI 离子源，正离子模式，离子采集方式采用多反应监测模式（MRM），可根据条件摸索母离子/子离子，内标氯雷他定。

方法特点：LC-MS/MS 作为近年来发展起来的分离技术，与 HPLC 相比具有更高的分离效率和更快的分离速度。所需血样量少，小于 0.5ml，分析时间短，可同时测定伊曲康唑及代谢产物等，方便快捷准确。但仪器及检测成本较高，操作复杂，专业人员要求经过专门培训。

样本处理：血清样本，加入蛋白沉淀剂以及内标溶液充分振荡混匀，加入有机溶剂萃取有机相，3 000~4 000rpm 离心 5 分钟，取上层有机相置45℃恒温水浴氮气恒流吹干，加入流动相 100μl 复溶，取 20μl 进样。

2. TDM 要点

（1）分析方法：方法的建立以及方法的专属性、精密度、准确性、稳定性的验证。

（2）临床标本：抗真菌治疗药物浓度监测的标本多采用血液、脑脊液等能够反映体内或目标部位的体液，多选择稳态的血药谷浓度时间点。

（3）质量控制：伊曲康唑等的抗深部真菌感染药物用于临床治疗时间短，相应开展 TDM 的医疗机构较其他类药物少，室间比评目前在国家卫生健康委员会临床检验质评中心尚未列入其中，尚处于室内质控阶段，有条件的地区可开展局部的地区室间质量比评，有利于提高日常临床样本测定的准确性。

（4）监测计划：一般监测谷浓度，可在服药充分达到稳态后采取空腹静脉血测定药物浓度。当患者使用此药临床疗效不佳或怀疑出现毒性作用可进行监测。

（四）TDM 结果报告与合理解释

1. TDM 报告与解释 根据 ISDA2009 年侵袭性念珠球菌治疗指南，伊曲康唑的药动学和药效学特征已经达到了需要使用 TDM 的标准，具体剂量和适应证如下：

（1）用于真菌感染二级预防，200mg 每天 2 次给药，尤其是胃肠道功能障碍或合并使用相互作用的药物时。

（2）用于真菌感染治疗，200mg 每天 3 次，尤其是患者使用此药临床疗效不佳或怀疑出现毒性作用；开始监测时间为给药后第 7 天。

（3）主要监测指标：谷浓度。

（4）有效血药浓度范围：预防 > 0.5μg/ml，治疗 > 1μg/ml；治疗所需的血药浓度比预防高 2 ~ 4 倍。

（5）毒性血药浓度： > 5μg/ml。

（6）血药浓度的监测结果应结合临床情况予以分析，如患者的疾病诊断、原发病、肝肾功能检验结果，联合用药情况，以及取血标本的时间等综合考虑，制订个体化给药方案。

2. 影响血药浓度的因素

（1）剂型：目前临床使用的伊曲康唑剂型有胶囊剂、口服液和注射液，血药浓度的差异主要在于口服制剂吸收的差别，一般情况下，口服液比胶囊更易吸收，空腹时吸收较好，且较为规律；而胶囊剂的吸收呈 pH 依赖性，在酸性环境下吸收更好，因此食物对胶囊剂的吸收影响较大。

（2）并发症：伊曲康唑胶囊在胃酸降低患者中吸收减少，如患有消化道溃疡而服用胃酸分泌抑制剂（如质子泵抑制剂、H_2 受体拮抗剂）的患者、正在接受化疗的患者或因疾病引发胃酸缺乏的患者，服用本药时宜同时饮用可乐等酸性饮料。

伊曲康唑的血清蛋白结合率高，在一些疾病状态下，如尿毒症、肝硬化、严重烧伤时，由于血浆蛋白降低，药物呈结合状态者减少，游离部分增多，由于游离部分具有药理效应，如显著升高可致毒性反应发生。血药浓度测定结果为游离和结合之和，遇上述病情时需考虑游离血药浓度增高的影响，在调整给药方案时综合考虑。

（3）药物相互作用：伊曲康唑与 CYP4503A4 酶抑制药（如磺胺异噁唑、利托那韦、茚地那韦、红霉素、甲基红霉素）合用，可使伊曲康唑的生物利用度提高，血药浓度升高；伊曲康唑与蛋白酶抑制剂利托那韦合用前后，伊曲康唑的血药浓度急剧上升，$t_{1/2}$ 从 16 小时延长至超过 160 小时。伊曲康唑与 H_2 受体拮抗药（如雷尼替丁、西咪替丁、法莫替丁、尼扎替丁）、质子泵抑制药、胃酸中和药（如氢氧化铝）、利福平、利福布汀、异烟肼、苯妥英钠、卡马西平、去羟肌苷、磷苯妥英合用，可使伊曲康唑的血药浓度降低，生物利用度降低；伊曲康唑可抑制由 CYP4503A4 介导的药物代谢，与他汀类药物、钙拮抗剂、环孢素、糖皮质激素等联用时可抑制这些药物的代谢，使其血药浓度升高，毒性增强。

（4）与食物相互作用：进食（尤其酸性饮料）时服用伊曲康唑，可增加药物吸收，提高生物利用度，故宜于餐后立即给药；但葡萄柚汁可以降低本药口服制剂的生物利用度，减弱抗真菌作用。

（五）基于 TDM 下的临床合理用药

1. 初始方案设计　TDM 给药方案的设计应参考总论部分伊曲康唑的基

本药物代谢动力学特点，根据具体病例已明确的基本信息按最优条件选择。一般方案为：取血时间为第 7 天给药之前采血，测定此时患者体内伊曲康唑的谷浓度，血药浓度与药理效应的关系如前文第三点所述。

2. 方案的调整

（1）如谷浓度过低，可适当增加给药剂量或增加给药频次，但每日最高剂量不超过 400mg。

（2）如谷浓度过高，可适当延长给药间隔，但此方法不易较快调整至有效治疗浓度范围，更为推荐的是在临床药师协助下，运用药动学计算进行个体化给药方案的设计和调整，常用的方法为稳态一点法。

（3）使用伊曲康唑后如出现有关肝炎的症状和体征（如食欲减退、恶心、呕吐、疲劳、腹痛或尿色加深）、充血性心力衰竭的症状和体征、神经系统症状，应立即停药。

（4）药物过量的处理：本药无特效的解毒药，也不能经血液透析清除。如用药过量，应采取支持疗法。服药后 1 小时内可洗胃，若有必要，可给予活性炭对抗。

3. 关于儿童用药　儿童人群中使用伊曲康唑的数据有限，伊曲康唑胶囊、口服液和静注制剂在年龄为 5 个月至 17 岁的儿童和青少年中进行了临床药代动力学研究。胶囊和口服液制剂的个体剂量介于 1.5～12.5mg/（kg·d）之间，按每日 1 次或每日 2 次给药。静注制剂以 2.5mg/kg 单次输注，或者每日 1 次或每日 2 次输注 2.5mg/kg。对于相同每日剂量，每日 2 次给药较每日 1 次给药产生的峰浓度和谷浓度与成人每日单次给药相同；未观察到伊曲康唑 AUC 和总体清除率呈显著剂量依赖性，然而观察到年龄和伊曲康唑分布容积、C_{max} 和终末消除率有微弱关系。伊曲康唑表观清除率和表观分布容积似乎与体重相关。

目前全球范围内对儿童伊曲康唑治疗侵袭性真菌感染的给药方案尚无一致意见，开展伊曲康唑的治疗药物监测可保障患儿用药的有效性和安全性。

4. 推荐伊曲康唑 TDM 监测的临床情况

（1）伊曲康唑用于肝肾功能严重不全者：12 例肝硬化患者和 6 例健康志愿者单剂量口服 100mg 伊曲康唑胶囊。肝硬化患者的平均 C_{max} 显著下降，平均消除半衰期长于肝功能正常者的两倍；肾损害患者口服伊曲康唑的资料有限，单剂量静脉给药后，在轻、中、重度肾损伤患者中，药 – 时曲线表现出较大个体差异，根据 AUC 值，中度和重度肾损害患者伊曲康唑的总暴露量与肾功能正常者相比约下降 30% 和 40%。

（2）伊曲康唑用于同时联用经 CYP3A4 代谢的药物者：伊曲康唑是一种强效的 CYP3A4 抑制剂和 P- 糖蛋白抑制剂，会产生大量药物相互作用，且这些相互作用大都具有显著临床意义，因此对伊曲康唑进行 TDM 并及时调整剂量是十分必要的。

（3）伊曲康唑用于缺乏用药安全资料的儿童尤其是婴幼儿、新生儿等高危人群。

（4）伊曲康唑用于真菌易感高危人群的预防用药，为减少其毒副作用，预防真菌感染时的有效血药浓度为治疗时的 1/2 ~ 1/4 即可。

（六）伊曲康唑 TDM 相关新进展

伊曲康唑已经在临床应用 20 多年，在抗真菌领域至今仍发挥着重要作用，与其有关的药代动力学相互作用已被广泛报道。许多研究显示，伊曲康唑影响的药动学相互作用不可能通过简单地延长给药间隔来避免，如三唑仑和非洛地平，即使伊曲康唑在给药 24 小时后同样会产生显著的相互作用，表明伊曲康唑对 CYP3A4 的抑制作用至少可持续 24 小时。另外，CYP3A4 在肝脏和肠道的活性存在很大的个体差异，并且具有基因多态性，导致 ITA 影响的相互作用程度差异显著，因此很难准确预测 ITA 对其他药物的相互作用影响，尤其是仅根据标准模型的体外研究所获得数据不可能精确外推至体内相互作用结果。然而，目前尚没有很好的方法解决与其联合用药的安全性问题，一般根据患者的疗效反应或血药浓度监测然后调整给药剂量，对于无法进行血药浓度监测及产生严重不良反应的相互作用，应禁忌联合用药。

二、泊沙康唑

（一）药理学概述

泊沙康唑属于三唑类抗真菌药物，是伊曲康唑的衍生物，相对分子质量为 700.78，在水和酸性介质中溶解度小，属于高亲脂性第二代抗真菌药，用于难治性疾病或其他药物耐药所引起的真菌感染（如曲霉菌病、结核菌病和镰刀菌病等），是第 1 个被美国 FDA 批准的用于预防由侵袭性曲霉菌引起病变的抗菌药物。

1. 药动学　口服吸收良好，口服生物利用度高，血药浓度在给药后 3 ~ 6 小时达峰，多剂量给药后血药浓度一般在 7 ~ 10 天达到稳态。泊沙康唑血浆蛋白结合率高达 98.2%，分布广泛，表观分布容积达 7 ~ 25L/kg，$t_{1/2}$ 在 15 ~ 35 小时。泊沙康唑主要在肝葡萄糖醛酸化代谢，代谢产物无活性，为肝微粒体酶 CYP3A4 的抑制剂，是 P- 糖蛋白外排系统的底物。约 14% 的给药量多以葡萄糖醛酸结合物、少量以原型随尿液排泄；77% 以原型从粪便排出。

2. 药效学　泊沙康唑通过抑制真菌色素 P-450 的 14α- 去甲基酶（CYP51）而造成 14α- 甲基固醇等的堆积，使真菌细胞膜的主要成分麦角固醇的生物合成受阻，细胞膜完整性破坏，细胞内容物外泄而死亡。泊沙康唑拥有广谱抗真菌活性，能有效对抗多种致病性真菌的感染，包括对念珠菌属、曲霉菌属、球孢子菌属、裴氏着色芽生菌属、部分茄病镰刀菌、接合菌都有抗菌活性，并且毒副作用明显低于两性霉素 B，对两性霉素 B 和其他推荐治疗无反应的大多数球孢子菌感染患者，可以用泊沙康唑成功地治疗，对多烯类化合物和其他三唑类耐药或侵袭性真菌感染有效，本品抑制烟曲霉菌、黄曲霉菌的甾醇生物合成比 ITC 更有效。

3. 药物相互作用 当食物存在时，泊沙康唑相对生物利用度可增高 3 ~ 4 倍，与单用泊沙康唑相比，当泊沙康唑与西咪替丁同服时，泊沙康唑的平均 C_{max} 和 AUC 均下降 40%，平均 t_{max} 和 $t_{1/2}$ 分别为 7 小时和 35 小时，其相对生物利用度为 61%。

当泊沙康唑与苯妥英合用时，其 24 小时的 AUC 比单用时高出 2 倍，平均生物利用度下降 50%，因此两药不推荐合用，如有合用，需密切监测两者血药浓度，适时调整。

与抗结核药物利福布汀合用时，泊沙康唑药动学参数显著下降，AUC 约下降近一半（约 49%），中位 t_{max} 延长 2 小时。与此同时利福布汀的血药浓度增加，清除率下降，因此应尽量避免泊沙康唑与利福布汀合用。

泊沙康唑与抗病毒药呋山那韦合用时，两药血药浓度均明显降低，应避免合用。

与他克莫斯（FK506）合用时，泊沙康唑显著升高前者血药浓度，需要监测两者血药浓度，谨慎减少 FK506 的使用剂量，而泊沙康唑的血药浓度变化为 30% 左右。

泊沙康唑与抗肿瘤药合用时，如多西他赛、依托泊苷、紫杉醇、伊立替康，会使其血药浓度增加。如须合用，需要调整抗肿瘤药物剂量并监测其血药浓度。

泊沙康唑禁止与西罗莫司联合使用，否则可导致后者血药浓度升高 9 倍，从而中毒。

泊沙康唑禁止与 CYP3A4 底物联合使用，否则可导致 Q-T 间期延长。

4. 主要不良反应 主要包括过敏反应，心律失常和 Q-T 间期延长，肝脏毒性如转氨酶升高等。

（二）血药浓度与药理效应

众多临床研究表明泊沙康唑疗效和血药浓度有关，一项 54 名血液系统肿瘤患者的回顾性研究显示，36 名接受泊沙康唑作为抗真菌预防性用药的患者中，只有 2 名没有能够达到治疗的效果，这两名患者的血药浓度分别是 310ng/ml 和 190ng/ml，而其他有效患者的血药浓度的中位数是 630ng/ml，这表明泊沙康唑的效果和血药浓度相关。另一项对于心脏移植患者的研究表明，治疗成功患者的药物谷浓度的中位数比治疗失败患者的谷浓度的中位数要高，患者的谷浓度高于 500ng/ml 更加有可能获得较好的临床效果。一项对 63 例预防性给予泊沙康唑恶性血液肿瘤患者的研究中，一位最终发生真菌感染的患者的血药物浓度为 110ng/ml，而其他患者血药物浓度均值在 440ng/ml。最新的一项研究纳入了 103 例急性淋巴细胞白血病患者，46 例干细胞移植患者，均接受了泊沙康唑混悬液的口服治疗，当泊沙康唑血药浓度小于 0.5μg/ml 或在 0.5 ~ 0.7μg/ml 的患者至少接受 1 次血药浓度监测，而大于 0.7μg/ml 的患者则不接受血药浓度监测。结果在未进行血药浓度监测的患者中发生腹泻的不良反应比例为 17.2%，而进行血药浓度监测的患者腹泻发生率为 11.9%。提示为减少泊沙康唑所致腹泻等不良反应发生而进行血药浓度监测的必要性。

综合多项临床实验结果，绝大多数的临床证据表明泊沙康唑血药物浓度和疗效，以及不良反应发生率间有着相互联系。泊沙康唑吸收具有饱和性，有非线性药动学特征，不同个体间药动学具有差异，和其他药物或食物易发生相互作用，以上都说明需要对泊沙康唑进行 TDM。

（三）TDM 方法学

1. 方法

HPLC 法：常以 HPLC 法，结合 SPE 分析柱、紫外检测器。

色谱条件：m- 硝基酚为内标，C_{18} 色谱分析柱，水 – 乙腈为流动相，检测波长 265nm。

血样处理：加泊沙康唑血样至 SPE 柱，分别以不同浓度的甲醇（如 20%、50%）洗涤，最后以 100% 甲醇洗脱，在氮气下吹干，以流动相水 – 乙腈溶解干燥残留物后进样。

方法特点：操作准确，灵敏度高，最低检测限为 0.125μg/ml。

临床标本：监测泊沙康唑选择能确切反映体液或目标部位组织中药物浓度的标本，常用稳态时的血液进行检测。

2. 质控 本项目采用内标法按质控原则严格内标及标准质控品严格控制，其次按生物样本室内质量控制的基本方法及评判原则建立质控体系并常规总结分析；室间质控因该项目开展的单位不多，国家卫生健康委员会临床检验中心尚未开展该项目的室间质量比评，处于室内自控为主的阶段。

（四）TDM 结果报告与解释

1. 检测因素 影响泊沙康唑 TDM 结果的实验室因素主要包括检测前标本的质量控制，如样本的采集时间点、样品的保存、处理等严格质控。

2. 食物因素 影响泊沙康唑吸收的因素有很多，比如胃肠道 pH、食物、胃黏膜情况等。当药物和食物尤其是高脂肪食物一起服用时，吸收会增加 2.6 ~ 4 倍，与 pH 低的酸性饮料一起服用时可以提高泊沙康唑的吸收，也可显著增加 C_{max} 和 AUC。

3. 基因多态性因素 泊沙康唑在血浆中主要以母体药物的形式存在，在循环代谢产物中，大部分通过 UDP 葡萄苷酸化作用形成葡萄糖醛酸苷结合物，并且是 P-gp 泵出作用的底物。因此，这些清除途径的抑制剂或诱导剂可以对泊沙康唑的血药浓度产生影响。泊沙康唑虽不产生 CYP-450 诱导下的代谢产物，但却是肝药酶 CYP3A4 的抑制剂，因此会影响通过 CYP3A4 代谢的药物血药浓度。

泊沙康唑因吸收具有饱和性，有非线性药动学特征，不同个体间药动学具有显著差异，与其他药物或食物容易发生相互作用，进行 TDM 可能是解决该药个体差异的有效方法之一。

（五）基于 TDM 下的临床合理用药

泊沙康唑是伊曲康唑的衍生物，于 2006 年在 FDA 上市的第二代三唑类抗真菌药物。目前只有口服混悬液，批准的适应证包括：预防侵袭性曲霉菌和念珠菌感染，适用于 13 岁和 13 岁以上因重度免疫缺陷而导致这些危险增加的患者。治疗口咽念珠菌病，包括伊曲康唑或氟康唑难治性口咽念珠菌病。对于预防侵袭性真菌感染，剂量为 200mg，每日 3 次。疗程根据中性粒细胞减少症或免疫抑制的恢复程度而定。对口咽念珠菌病，第 1 日的负荷剂量 100mg，每日 2 次，之后 100mg，每日 1 次，为期 13 日。对伊曲康唑或氟康唑难治性口咽念珠菌病 400mg，每日 2 次。疗程根据患者基础疾病的严重程度和临床应答而定。

单次服用 400mg 口服混悬液后，轻度和中度肾功能不全对于泊沙康唑的药代动力学不存在显著的影响，因此，在轻度至中度肾功能受损患者中，不需要进行剂量调整。在重度肾功能不全患者中，平均血浆暴露水平（AUC）与肾功能正常的患者相似；然而与其他肾功能受损组（变异系数 < 40%）相比，重度肾功能不全患者中，AUC 估计值范围存在较高的变异性（变异系数 =96%）。由于暴露水平存在变异性，必须对重度肾功能受损患者出现的突破性真菌感染进行密切监测。

在轻度、中度和重度肝功能不全患者中，单次口服泊沙康唑 400mg 后，平均 AUC 与肝功能正常的受试者相比分别升高 43%、27% 和 21%。与肝功能正常的受试者相比，在轻度、中度和重度肝功能不全患者中，平均 C_{max} 分别升高 1%、升高 40% 和降低 34%。与肝功能正常的受试者相比，在轻度、中度和重度肝功能不全患者中，平均表观口服清除率（Cl/F）分别下降 18%、36% 和 28%。在肝功能正常的受试者以及轻度、中度和重度肝功能不全患者中，消除半衰期（$t_{1/2}$）分别为 27 小时、39 小时、27 小时和 43 小时。

（六）泊沙康唑 TDM 相关新进展

泊沙康唑是最新上市的三唑类抗真菌药，其疗效和毒性与药物浓度的相关性仍在探索当中，各项研究中确定的目标浓度尚不统一，还需要更多的深入研究。

一项对 98 例难治性发热性嗜中性白细胞减少症或者已知扩散性真菌感染的患者的研究发现，异源骨髓移植患者泊沙康唑的血药浓度比没有移植的患者低大约 52%，此项研究变异系数很大（71%～82%）。另一项研究对中性粒细胞干细胞移植患者的研究的变异率为 38%～68%。这表明泊沙康唑在个体差异的巨大。

泊沙康唑药效与血药浓度的关系的一项研究中指出，对侵袭性曲霉菌感染或是对常规抗真菌治疗方案耐受的患者，其治愈率与泊沙康唑的血药浓度紧密相关，当泊沙康唑的血药浓度分别为 130ng/ml、310ng/ml、720ng/ml、1 250ng/ml 时，其治疗成功率分别对应为 24%、53%、53%、74%。

Jang 等统计分析了两项泊沙康唑作为预防侵袭性真菌感染的临床研究中的数据，通过线性回归方法，发现大多数治疗失败的患者，其血药浓度多在 700ng/ml 以下，因此 700ng/ml 这个浓度点可以作为一个参考浓度，但尚需更多的研究进一步深入证实。

也有许多研究显示泊沙康唑在体内的暴露水平与其毒性相关。多项研究表明，治疗相关的不良反应包括胃肠道反应、肝功能异常及出疹，这些都与泊沙康唑血药浓度升高无关。

除此之外，有临床研究认为泊沙康唑的疗效和血药浓度没有 / 或许没有确切的联系。一项对于 66 名慢性肺曲霉菌病患者的研究显示，患者的血浆药物浓度的中位数是 1 284ng/ml，泊沙康唑的血浆药物浓度并没有显著地影响半年或一年的治疗效果。

因此，尽管对泊沙康唑进行治疗药物浓度监测是非常有必要的，但尚需更多的研究来完善泊沙康唑在体内的有效浓度以及毒性浓度。

三、伏立康唑

（一）药理学概述

伏立康唑为三唑类抗真菌药氟康唑的衍生物，为白色或类白色结晶性粉末，熔点 127～130℃，极微溶于水，易溶于丙酮和二氯甲烷，分子量 349.31。

1. 药动学 口服吸收快，吸收稳定，绝对生物利用度高达 96%，血浆达峰时间为 1～2 小时，食物可影响药物的吸收，应进食后 1～2 小时服药。

代谢具有可饱和性，暴露药量增加的比例远大于剂量增加的比例，以非线性动力学方式清除，其终末 $t_{1/2}$ 约 6 小时；在多剂量口服或静注后平均最大蓄积浓度为单剂量药物浓度的 3 倍和 5 倍，常规用药 6 天后达稳态血药浓度；负荷剂量用药达稳态血浓度的时间减少为 3 天，分布容积约 4.6L/kg，体液分布广，血浆蛋白结合率为 58%。本品主要通过肝微粒体中细胞色素 P-450 异构酶 CYP2C19、CYP2C9 和 CYP3A4 而代谢清除，经代谢生成主要代谢产物为 N- 氧化物，在血浆中约占 72%。代谢产物通过尿液排泄，尿中原形药物不到 2%。

2. 药效学 为新型的第二代三唑类广谱抗真菌药，通过抑制真菌细胞色素 P-450 介导的 14α- 甾醇的脱甲基作用，从而抑制真菌麦角甾醇的合成，后者是真菌浆膜的必需组成部分；对念珠菌属（包括耐氟康唑的克柔念株菌和光滑念珠菌）具有抗菌作用，对曲菌属真菌具有杀菌作用。此外，对其他致病性真菌也有杀菌作用，包括对现有抗真菌药物敏感性较低的菌素，如放线病菌属和镰刀菌素。用于治疗侵袭性曲霉病、非中性粒细胞减少患者的念珠菌血症、氟康唑耐药的念珠菌引起的严重侵袭性感染（包括克柔念珠菌）、由放线病菌属和镰刀菌属引起的严重感染。

3. 药物相互作用 苯妥英（CYP3A4 底物和强 CYP-450 诱导剂），应尽量避免与苯妥英合用；必须同时应用时需权衡利弊，建议密切监测苯妥英的浓度。

美沙酮（CYP3A4 底物）：与伏立康唑合用时，应考虑减少阿芬太尼、芬太尼和其他与其结构类似并经 CYP3A4 代谢的短效阿片类药物的剂量。当阿芬太尼与伏立康唑合用时，其半衰期延长 4 倍，因此有必要密切监测阿片类药物相关的不良事件（包括延长其呼吸监护期）。

长效阿片类药物（CYP3A4 底物）：与伏立康唑合用时，应考虑降低羟考酮和其他通过 CYP3A4 代谢的长效阿片类药物（如氢可酮）的剂量，并密切监测阿片类药物相关的不良事件。

利福平（CYP-450 诱导剂）：与利福平合用时伏立康唑的 C_{max} 和 AUC 均降低 90% 以上，因此禁止与利福平合用。

利托那韦（CYP-450 诱导剂；CYP3A4 抑制剂和底物）：避免与低剂量利托那韦合用，除非利益 / 风险评估表明需要合用。

卡马西平和苯巴比妥（潜在的 CYP-450 诱导剂）：卡马西平和苯巴比妥可不同程度降低伏立康唑的血药浓度，因此不宜与这两种药物合用。

口服抗凝剂：香豆素类与伏立康唑合用时香豆素血浓度可能增高，从而延长凝血酶原时间。如果伏立康唑 C_{max} 患者同时应用香豆素制剂，需要密切监测凝血酶原时间，并据此调整抗凝剂的剂量。

依非韦伦（CYP-450 诱导剂；CYP3A4 抑制剂和底物）：伏立康唑与依非韦伦合用时，伏立康唑的剂量应适当增加，依非韦伦的剂量应适当减少。

依维莫司（CYP3A4 底物、P-gp 底物）：伏立康唑可能会显著增加依维莫司的药物浓度，不推荐伏立康唑与依维莫司联合使用。

4. 主要不良反应 在治疗研究中最为常见的不良事件为视觉障碍（18.7%）、发烧（5.7%）、恶心（5.4%）、皮疹（5.3%）、呕吐（4.4%）、寒战（3.7%）、头痛（3.0%）、肝功能检查值升高（2.7%）、心动过速（2.4%）、幻觉（2.4%）。由治疗引起的、导致停药的不良反应主要是肝功能检验值升高、皮疹和视觉障碍。

（二）血药浓度与药理效应

伏立康唑的药动学个体差异大，其血药浓度与肝功能异常、视觉障碍等不良反应有关，因此，对接受伏立康唑治疗的患者进行药物监测，实施个体化给药，可以更好地提高药物治疗效果和安全性。伏立康唑疗效与血药浓度有相关性，治疗目标浓度范围为 1~6μg/ml，当谷浓度超出这一范围时需要剂量调整。对于播散性感染或中枢神经系统、鼻窦感染等药物较难渗透的器官感染时，建议谷浓度目标应调高至 2mg/L。目标谷浓度 ≥ 1~2μg/ml 在临床疗效方面是推荐的（B-Ⅱ），患者血药浓度 > 4~5μg/ml 时，如肝功能检测提示指标异常应考虑伏立康唑的因素。

（三）TDM 方法学

伏立康唑血药浓度监测目前尚无自动化的商业分析仪器与试剂方法应市，多为各个实验室自建方法，一般使用 HPLC、LC/MS 等。LC/MS 法较高效液相色谱法灵敏度、精密度、准确性更高，但成本较高。HPLC 灵敏度、精密度等均能达到检测标准要求，成本相对较低。

1. HPLC 法

色谱条件：UV 检测器，C_{18}（4.6mm×250m，5μm）色谱柱，检测波长 258nm，流动相为水–乙腈–冰醋酸–三乙胺或者磷酸二氢钾缓冲液–乙腈等调整适当比例。

样本处理：甲醇或乙腈沉淀蛋白，不低于 10 000r/min 离心后直接进样测定。

方法特点：操作简便，准确，灵敏度高，适合一般医院推广。

2. LC-MS 法

仪器与试剂：LC-MS 仪，伏立康唑对照品，纯度 99.9%；内标芬太尼，含量 100%。

色谱条件：流动相为乙腈–醋酸铵溶液，正离子模式，电喷雾离子源，雾化气（N_2）压力 275.8kPa，喷雾电压 4 000V，反应监测模式。

样本处理：前处理方法甲醇或乙腈等有机蛋白沉淀剂去蛋白，不低于10 000r/min 离心后直接进样测定。

方法特点：快速，灵敏度高，准确性好，专属性好，仪器成本费用较高，操作复杂，专业人员要求经过专门培训。

临床标本：抗真菌治疗药物浓度监测的标本多采用血液、脑脊液等能够反映体内或目标部位的体液，多选择稳态的血药谷浓度时间点。

质量控制：伏立康唑等抗深部真菌感染药物用于临床治疗时间短，相应开展 TDM 的医疗机构较其他类药物少，室间比评目前在国家卫生健康委员会临床检验质评中心尚未列入其中，尚处于室内质控阶段，有条件的地区可开展局部的地区室间质量比评，有利于提高日常临床样本测定的准确性。

（四）TDM 结果报告与合理解释

1. TDM 结果报告与解释　伏立康唑的治疗浓度范围为 1～6mg/L，没有肝功能异常，维持该浓度下的剂量使用。低于或高于治疗浓度，可适当调整给药剂量，同时需考虑影响血药浓度的因素。

2. 影响血药浓度因素　伏立康唑体内代谢呈非线性药代动力学特征，即给药剂量增加时，药时曲线下面积 AUC 急剧增加。药动学研究表明，无论是静脉注射还是口服给药，伏立康唑血药浓度个体差异大。这种差异可能由多种因素导致，包括性别、年龄、种族、基因多态性、疾病因素（如肝脏疾病），以及药物相互作用。

（1）基因多态性：伏立康唑经细胞色素 P-450 酶代谢，并且其主要代谢酶 CYP2C19 具有基因多态性，包括弱代谢型和强代谢型两种，导致不同基因型患者服用相同剂量伏立康唑后血药浓度存在差异，可能引起药物不良反应增多或者疗效不佳。有研究表明，CYP2C19 强代谢型患者的伏立康唑血药浓度比弱代谢型患者低 50% 以上。在特定的人群中这种差异更为明显，美国的白人中只有 5% 是弱代谢型，而 75% 是强代谢型，相比之下，亚洲裔则有 20% 左右是弱代谢型，只有 35% 是强代谢型。

（2）药物因素：伏立康唑血药浓度与患者进食无影响，与同时合用的其他药物可能存在药物相互作用。伏立康唑通过细胞色素 P-450 同工酶代谢，包括 CYP2C19，CYP2C9 和 CYP3A4。这些同工酶的抑制剂或诱导剂可以分别增高或降低伏立康唑的血药浓度。如利福平、卡马西平、苯巴比妥可显著降低伏立康唑的血药浓度，因此禁止伏立康唑与这些药物合用。

（五）基于 TDM 下的临床合理用药

1. 给药方案（初始）设计与调整　国内外伏立康唑 TDM 研究结果均提示其疗效和患者血药浓度有明显相关性。基于 TDM 下给药方案的设计与调整，可根据具体病例的临床信息制订初始治疗方案，并根据 TDM 监测结果及治疗效果进行剂量调整和疗程控制。

2. 初始方案制定 伏立康唑的安全性与有效性的循证数据尚不充分，伏立康唑不推荐用于 2 岁以下儿童。2 岁至 12 岁儿童用药推荐方案为：静脉滴注每次 7mg/kg，每天 2 次给药，如儿童不耐受此剂量，可降低至每次 4mg/kg，每天 2 次给药；口服，每次 3～5mg/kg，每天 2 次给药。

3. 方案的完善调整 根据临床疗效评估、药品不良反应监测情况，结合药物 TDM 监测结果，评估治疗方案的有效性和安全性，并根据患儿的个体化因素进行方案的完善与调整。

4. 个体化用药治疗评价 从临床治疗效果分析，无论成人或儿童，低血药浓度与治疗失败相关。Neely 等在一项包括 46 例儿童的回顾性分析中发现，有 75% 的死亡病例出现过至少 1 次的低伏立康唑血药浓度，治疗成功者中仅 20% 出现低血药浓度。

从药品不良反应监测报道来看，伏立康唑与肝功能异常、视觉障碍等相关。药效学研究已经证实了伏立康唑与肝功能异常有联系。Lutsar I 等研究报道伏立康唑的血药浓度每增加 1mg/L，肝功能受损的风险就会增加 7%～17%。鉴于肝功能异常的潜在风险，在伏立康唑治疗期间应常规监测肝酶水平。视觉障碍通常出现在伏立康唑治疗的第 1 周，其发生率随着血药浓度升高而增加。当血药浓度低于 3mg/L 时发生率在 10%～20%，血药浓度达到 9mg/L 时约为 40%，由于伏立康唑在一定浓度范围内（＜10mg/L）所导致的视觉障碍是可逆的，不会导致视网膜病理性改变，在临床较少有导致治疗的中断。如果将 3mg/L 作为阈值，高于此值视觉障碍发生可能性大，TDM 将有利于降低风险。

目前全球范围内对儿童伏立康唑治疗侵袭性真菌感染的给药方案尚无金标准，开展伏立康唑的治疗药物监测保障患儿用药有效性和安全性不失为有效的手段之一。

推荐进行 TDM 监测的临床情况：

（1）对于使用伏立康唑疗效不佳或有疑似毒性反应建议进行 TDM 监测（B-Ⅱ）。

（2）对于严重真菌感染，如曲霉菌感染患者可考虑进行 TDM 监测（C1-Ⅲ）。

（3）TDM 推荐用于接受经 P-450 酶代谢的药物的患者。

（4）干细胞移植患者使用伏立康唑预防深部真菌感染时可考虑 TDM 监测（C1-Ⅲ）。

（5）TDM 推荐用于儿科患者，因为儿童伏立康唑血药浓度具有较大的变化和波动（C1-Ⅲ）。

（6）从药物不良反应来分析，伏立康唑最常见的是视觉障碍，可能与过高的血药浓度相关，但大多数此类事件的报道是自限性的，TDM 推荐用于出现持续视觉障碍的患者（C1-Ⅲ）。

（六）伏立康唑 TDM 相关新进展

目前临床研究均表明进行伏立康唑 TDM 不但可以降低药物不良反应发生，同时可明显提高治疗效果，尽管相关数据还不够完善，特别在儿童群体中数据较少，但在指导伏立康唑临床合理应用方面仍有重要参考价值。未来需要在构建伏立康唑儿童群体药动学模型方向进一步深入研究，通过获取各项药动学参数，准确估算以后某一时间的血药浓度，从而优化其给药方案，进而提高药物治疗有效率且避免严重不良反应发生，实现真正意义上的个体化治疗。

四、卡泊芬净

（一）药理学概述

卡泊芬净是真菌 Glarea lozovensis 的发酵产物环状脂肽的人工合成衍生物。性状为白色或类白色冻干块状物。其分子由亲水与亲脂两种基团构成：亲水的氨基基团提供了水溶性，而亲脂的 N- 酰基使其分子可插入念珠菌和曲霉菌的胞壁。

1. 药动学　单剂量卡泊芬净经 1 小时静脉输注后，其血浆浓度下降呈多相性。输注后立即出现一个短时间的 α 相，接着出现一个半衰期为 9 ~ 11 小时的 β 相。另外还会出现一个半衰期为 40 ~ 50 小时的 γ 相。影响卡泊芬净血浆清除的主要机制是药物分布而不是排出或生物转化。大约 75% 放射性标记剂量的药物得到回收，其中有 41% 在尿中、34% 在粪便中。卡泊芬净在给药后的最初 30 小时内，很少有排出或生物转化。卡泊芬净与白蛋白的结合率很高（大约 97%）。通过水解和 N- 乙酰化作用卡泊芬净被缓慢地代谢。有少量卡泊芬净以原形药形式从尿中排出（大约为给药剂量的 1.4%）。

2. 药效学　卡泊芬净通过抑制真菌和酵母菌细胞壁的 β（1,3）-D- 葡聚糖的合成而导致真菌细胞壁完整性，导致真菌细胞渗透稳定性破坏及细胞溶解。本药在体外表现出良好的抗曲霉菌属、念珠菌属和组织包浆菌属活性，但对其他真菌的活性不稳定，尤其是曲霉属、镰刀霉菌属、新生隐球菌对本药的敏感性更差。体外试验表明，本药对唑类抗真菌药及两性霉素 B 耐药的念珠菌有效，且本药与两性霉素 B 合用对镰刀菌属和曲霉菌属具有叠加或协同的抗真菌作用。

3. 药物相互作用　他克莫司（FK-506）：卡泊芬净能使 FK-506 的 12 小时血药浓度（C_{12h}）下降 26%。对于同时接受这两种药物治疗的患者，应对

FK-506 及卡泊芬净的血浓度进行标准的检测，同时适当地调整其剂量。

利福平、依非韦伦、奈韦拉平、苯妥英、地塞米松或卡马西平等药物清除诱导剂与卡泊芬净联用时，卡泊芬净的日剂量应作适当调整（日剂量不超过 70mg/m²）。

4. 主要不良反应 常见不良反应有发热、头痛、寒战，肝功酶轻中度升高，心动过速，外周血管置管位置疼痛、潮红、低血压，皮疹、瘙痒。

（二）血药浓度与药理效应

卡泊芬净的药动 / 药效学研究表明，血浆药物浓度达 1mg/ml 是治疗念珠菌感染的有效目标浓度。此外，卡泊芬净为浓度依赖型药物，且有长效抗真菌后效应，其药物浓度时间曲线下面积（AUC）与最低抑菌浓度（MIC）的比值或血药峰浓度（C_{max}）与 MIC 的比值是预测临床疗效的最佳药动学、药效学参数。Andes D 等在念珠菌小鼠动物研究中实验结果显示 C_{max}/MIC 能更有效预测疗效，目标值为 10；同样 C_{max}/MIC 能有效预测卡泊芬净治疗曲霉菌感染的效果，目标值为 10～20。

（三）TDM 方法学

1. 分析方法

仪器与试剂：超高效液相色谱 - 串联质谱仪。

色谱条件：流动相溶液 A（0.1% 甲酸的 10mmol/L 甲酸铵水溶液）和溶液 B（0.1% 甲酸的乙腈溶液），按时间程序等度洗脱。采用正离子模式，电喷雾离子源，鞘层气体和辅助气体（均为 N_2），压力分别为 60 和 10 个相对单位，电喷雾电压 3 800V，SRM 监测模式。

方法特点：快速、灵敏度高、准确性好、专属性好，但仪器试剂成本较高，对操作专业技术人员需经过专业培训合格，方法需经过严格科学方法学验证（见表 14-1）。

表 14-1 卡泊芬净液相色谱 - 串联质谱时间程序

时间 /min	流速 /（μl/min）	溶液 A/%	溶液 B/%
0	300	98	2
0.3	300	98	2
0.5	300	60	40
1.8	300	55	45
4.7	300	5	95

时间 /min	流速 / (μl/min)	溶液 A/%	溶液 B/%
5.5	300	5	95
5.6	300	98	2
7.0	300	98	2

注：溶液 A：10mmol/L 甲酸铵溶液 +0.1% 甲酸，溶液 B：乙腈 +0.1% 甲酸

2. 标本处理　血样离心后 100μl 血浆，加入 100μl 内标液（0.5mg 伏立康唑）以及 200μl 含 0.5% 甲酸的乙腈，充分混匀，4℃，20 000g/min 离心 10 分钟，取上清液进样检测。

3. 质量控制　按生物样本室内质量控制的基本方法及评判原则建立质控体系并常规总结分析；室间质控因该项目相对开展的单位不多，国家卫生健康委员会临床检验中心尚未开展该项目的室间质量比评，处于室内自控为主的阶段。

（四）TDM 结果报告与合理解释

1. TDM 报告与解释　卡泊芬净血浆药物浓度在有效范围（1 ~ 2mg/L）内，临床疗效满意，肝肾功无异常的患儿，可继续当前治疗方案。检测结果在上述血药浓度范围以外，无论肝肾功有无异常，在诊断明确深部真菌感染，建议结合监测的血药浓度结果及时调整给药方案。

2. 影响血药浓度的因素

（1）病理因素：卡泊芬净体外抗菌作用呈浓度依赖性，过度增加给药剂量并不能增加临床疗效。Nguyen 等研究表明，卡泊芬净血药浓度与患者体重及血浆白蛋白水平密切相关，体重 > 75kg 和低蛋白血症的患者，卡泊芬净血浆谷浓度显著降低，有学者建议当患者体重 > 80kg 时，给药剂量可增加至 70mg/d。

Spriet I 等报道了 1 例 ICU 患者肺部感染曲霉菌合并中度肝损伤的病例，指出减量（35mg/d）使用卡泊芬净不能有效清除该患者体内的曲霉菌。治疗失败可能与危重患者的生理状态和基础代谢的变化导致药物 PK 改变有关。因此在卡泊芬净治疗肝损伤重症患者 IFI 的过程中，实施剂量调整时必须充分考虑由此带来的利益和风险，同时加强药物浓度监测。

（2）药物相互作用：卡泊芬净不干扰 CYP-450 系统中的肝药酶的活性，也不会诱导改变其他药物经 CYP3A4 代谢；同时卡泊芬净不是 P- 糖蛋白的底物，很少经肾脏排泄，故临床使用中药物相互作用较为少见，是安全性相对较高的抗真菌药物之一。

当卡泊芬净与药物清除诱导剂如依非韦伦、奈韦拉平、利福平、地塞米松、苯妥英或卡马西平同时使用时，卡泊芬净血药浓度下降，建议增加剂量至 70mg/d。

卡泊芬净与他克莫司联合使用时，后者 AUC 降低约 26%，对于同时接受这两种药物治疗的患者，建议对他克莫司的血浓度进行标准的检测，同时适当地调整他克莫司的剂量。

卡泊芬净血药浓度受生理、病理、联合用药等多种因素的影响，因此在测定时应全面考虑多方面的因素并结合患者的实际情况做出正确的判断，实施临床个体化用药治疗。

（五）基于 TDM 下的临床合理用药

1. 给药方案（初始）设计与调整　在 3 个月～14 岁的儿童患者中，卡泊芬净的给药剂量应当根据患者的体表面积计算，第 1 天都应当给予 70mg/m² 的单次负荷剂量，之后给予 50mg/m² 的日剂量。Li CC 等收集了 32 例侵袭性念珠菌感染、10 例侵袭性曲霉感染和 82 例发热伴中性粒细胞减少的、3 个月～17 岁的儿童及青少年中对卡泊芬净的药动学进行研究，首日负荷剂量 70mg/m²，维持剂量 50mg/m²，监测其 AUC、C_{max}、C_{min}，并与日剂量 50mg/m² 的成人进行比较，结果表明，卡泊芬净在儿童中的暴露水平相对比较高，支持了 3 个月～17 岁的儿童及青少年采用首日负荷剂量 70mg/m² 和维持剂量 50mg/m² 的推荐方案。

2. 方案的调整　长时间应用卡泊芬净治疗的患者，应根据血药浓度检测结果，临床疗效评估，肝肾功等情况综合考虑，及时调整药物剂量或给药频次。

血药浓度在参考范围以外，在诊断明确深部真菌感染的情况下，建议根据血药浓度检测结果，参考其药动学参数与药代动力学原理重新制定给药方案。

Saez-Lorens 等评价了卡泊芬净在新生儿和婴儿中的血药浓度水平和安全性，结果表明峰浓度和谷浓度平均值在给药首日分别为 8.2mg/kg 和 1.8mg/kg；在给药第 4 天分别为 11.1mg/kg 和 2.4mg/kg。当剂量为 25mg/m² 时对于 3 个月以下的新生儿和婴儿中耐受性良好，且与成人 50mg/m² 达到的血药浓度相似。

（六）本药 TDM 相关新进展

从药动／药效学研究的综合因素评价，卡泊芬净的血药峰浓度与 AUC/MIC 公认是评价其疗效的合理参数。主要是目前尚缺乏该药广泛大样本的儿童药动学研究数据，其血药浓度监测临床实践尚处于早期研究阶段，但我们认为进行 TDM 不但可以降低药物的毒副作用，同时可以优化治疗方案，获得更好的治疗效果。

五、两性霉素 B

(一) 药理学概述

两性霉素 B 是一种较早临床应用的多烯类抗真菌抗生素,系由链霉菌 Streptomyces nodosus 的培养液中提炼制得,呈黄色至橙黄色粉末,无臭或几乎无臭,无味;有引湿性,在日光下易破坏失效。在二甲基亚砜中溶解,在二甲基甲酰胺中微溶,在甲醇中极微溶解,在水、无水乙醇、三氯甲烷或乙醚中不溶。

1. 药动学 两性霉素 B 口服后自胃肠道吸收少而不稳定,临床主要以静脉方式给药。分布容积为 4L/kg,在体液(除血液外)中浓度甚低,腹腔积液、胸腔积液和滑膜液中药物浓度通常低于同期血药浓度的一半,支气管分泌物中药物浓度亦低。脑脊液中浓度约为血药浓度的 2% ~ 4%。蛋白结合率为 91% ~ 95%,开始第一天给予 0.1 ~ 0.25mg/(kg·d),以后每天逐渐增至 0.65mg/kg 时的血药峰浓度约为 2 ~ 4μg/ml,$t_{1/2}$ 约为 24 小时。在体内经肾缓慢排出,每天约有给药量的 2% ~ 5% 以药物的活性形式排出,7 日内自尿中约排出给药量的 40%,停药后药物自尿中排泄至少持续 7 周,在碱性尿中药物排泄增多,该药不易为透析所清除。

2. 药效学 两性霉素 B 与真菌细胞膜上的固醇结合,损伤膜的通透性,导致细胞内重要物质如钾离子、核苷酸和氨基酸等外漏,从而破坏了细胞的正常代谢而抑制其生长。通常临床治疗所达到的药物浓度对真菌为抑菌作用,最低抑菌浓度(MIC)为 0.02 ~ 0.1μg/ml,两性霉素 B 几乎对所有真菌均有抗菌活性,主要对念珠菌、隐球菌、组织胞浆菌、酵母菌、皮炎芽生菌、球孢子菌属等有效。用于隐球菌、球孢子菌、念球菌、毛霉菌、曲菌等引起的全身感染。部分曲霉菌对本药耐药,皮肤癣菌则大多数呈现耐药。

3. 药物相互作用 与氟胞嘧啶具协同作用,但两性霉素 B 可增加细胞对其的摄取并损害其经肾排泄,从而增强氟胞嘧啶的毒性反应。

与咪康唑同用时,有相互拮抗作用。

一般不推荐与肾上腺皮质激素同时应用,因为由两性霉素 B 诱发的低钾血症有可能被肾上腺皮质激素类药物加重,如需同用时则后者宜给于最小剂量和最短疗程,并需监测患者的血钾浓度和心脏功能。

应用时可能发生的低钾血症,可增强神经肌肉阻断药的作用和增强潜在的洋地黄毒性反应,同用时应经常监测血钾浓度和心脏功能等。

与肾毒性药物如氨基糖苷类、抗肿瘤药、卷曲霉素、多黏菌素类、万古霉素同用时可增强肾毒性。同时应用尿液碱化药可增加两性霉素 B 的排泄,防止或减少肾小管酸中毒发生的可能。

4. 主要不良反应 几乎所有患者使用两性霉素 B 后均可出现不同程度的肾功能损害，尿中可出现红细胞、白细胞、蛋白和管型，血尿素氮及肌酐升高，肌酐清除率降低，也可引起肾小管性酸中毒；两性霉素 B 鞘内注射后可能引起严重头痛、发热、呕吐、颈项强直、下肢疼痛、尿潴留等，严重者出现下肢截瘫；过敏反应，偶有过敏性休克、皮疹等发生，在静脉给药过程中或之后发生寒战、高热、严重头痛、恶心和呕吐，血压下降、眩晕等；外用可有局部刺激；此外，使用两性霉素 B 后大量钾离子排出可致低钾血症。

（二）血药浓度与药理效应

目前尚缺少充足的数据来证实多烯类药物用于临床时药物浓度与疗效和毒性的关联。感染念珠菌和曲霉菌的动物模型表明，血药浓度最大值（C_{max}）与最低抑菌浓度（MIC）值之比在 2~4 之间时治疗有效。有研究报道两性霉素 B 脂质体治疗 10 例儿科患者时，疗效的提高与 C_{max}/MIC 值（> 40）有一定关联，疗效完全显著者 C_{max}/MIC 值（67.9 ± 17.5）高于有疗效者（40.2 ± 13.3）。

（三）TDM 方法学

文献报道的两性霉素 B 血药浓度测定方法主要采用 HPLC、LC-MS/MS 等。

1. 分析方法

（1）HPLC 法

仪器与试剂：紫外检测器、高效液相色谱仪，甲醇、水、乙腈（HPLC 级）等。

色谱条件：C_{18} 色谱柱，吸收波长 400nm 左右；流动相 0.002 5~0.005mol/L EDTA-2Na- 乙腈 / 甲醇。

方法特点：操作简单，仪器成本低，准确性好，能够满足临床生物样本检测方法学要求。

血样处理：给予两性霉素 B 达到一定时间及剂量后，抽取静脉血测定血药浓度。血浆或脑脊液加入蛋白沉淀剂如乙腈以及内标溶液，涡旋振荡，放置，离心，进样。

（2）LC-MS/MS 法

仪器与试剂：高效液相串联质谱检测器，甲醇、水、乙腈（质谱级）等。

色谱及质谱条件：色谱分析柱 RP_{18}（1.7μm，2.1mm× 50mm）；流动相 A[0.1% 甲酸的甲醇 – 乙腈（50∶50 *v/v*）]，流动相 B[0.2% 甲酸，1% 乙腈的 10mmol/L 甲酸铵溶液（pH=3 ± 0.2）]。流速起始 0.3ml/min，到 2 分钟时 0.4ml/min，2.7 分钟时 0.3ml/min。

流动相为：起始 A/B（35%/65%）；2 分钟 A/B（90%/10%），2.7 分钟 A/B（35%/65%），共 3.2 分钟。三重四级杆质谱（LC-MS/MS）正离子模式，毛细管电压为 3.5kV，锥孔电压 15V，二级锥孔萃取电压 2V，射频透镜 0.1V，源温度为 115 ℃，脱溶剂气温度为 400℃，气帘气流量为 6L/h，脱溶剂气流速为 800L/h，碰撞电压为 15eV，碰撞气流速为 0.25ml/min。离子采集方式采用多反应监测模式（MRM），离子（母离子/子离子）两性霉素 B 为 925.1/742.3，内标氯吡格雷为 321.8/155。

方法特点：专属性好，灵敏度高，仪器条件要求较高。

血样处理：血浆中加入内标后，甲醇进行蛋白沉淀，离心后取上清，恒流氮气吹干，用 90% 甲醇溶液复溶，进样。

2. 临床标本 治疗药物浓度监测的标本有血液、脑脊液等能够准确反映药物分布的体液，最常采用血液。多采集稳态时谷浓度进行检测。

3. 质量控制 按生物样本室内质量控制的基本方法及评判原则建立质控体系并常规总结分析；室间质控因该项目开展的单位不多，国家卫生健康委员会临床检验中心尚未开展该项目的室间质量比评，处于室内自控为主的阶段。

（四）TDM 结果报告与合理解释

1. TDM 结果报告与解释 国内外相关文献报道，关于两性霉素 B 血药浓度测定方法学的建立以及两性霉素 B 在新生儿或儿童中的药代动力学的研究较多，但血药浓度与疗效/不良反应之间的对应关系研究较少，有待于进一步研究。

2. 影响血药浓度的因素

（1）机体和药物的影响：两性霉素 B 主要经过肾脏缓慢代谢，影响机体肾功能的危险因素可能会引起其血药浓度变化。文献资料显示既往肾功能不全史、低血钾症、水合状况、联合使用肾毒性药物和较大剂量或累积剂量慢性疾病药物等肾毒性相关的危险因素均可能影响两性霉素 B 的血药浓度变化。因此，两性霉素 B 与氨基糖苷类等肾毒性药物、洋地黄类药物、碱性药物等药物联合使用时应注意监测电解质、肾功能和血药浓度等。

（2）其他因素：患者年龄、给药疗程和受试对象个体化的药代动力学参数等因素均可影响两性霉素 B 药代动力学参数。

（五）基于 TDM 下的临床合理用药

两性霉素 B 属于浓度依赖性药物，因其可产生输注相关不良反应，应根据患者耐受情况逐渐增加给药剂量至目标范围内。

1. 儿童常用量 开始静脉滴注时可先试从 1~5mg 或按体重每次 0.02~0.1mg/kg 给药，以后根据患者耐受情况每日或隔日增加 5mg，当增加至每次

0.5～0.7mg/kg 时即可暂停增加剂量。最高单次剂量按体重不超过 1mg/kg，每日或隔 1～2 日给药一次。

2. 鞘内感染患儿 给药首次为 0.05～0.1mg，以后逐渐增至每次 0.5mg，最大量每次不超过 1mg，每周给药 2～3 次，总量 15mg 左右。鞘内给药时宜与小剂量地塞米松或琥珀酸氢化可的松同时给予，并需用脑脊液反复稀释药液，边稀释边注入以减少反应。

3. 两性霉素 B 脂质体因不良反应有所减轻，其给药剂量较普通制剂偏大，说明书推荐儿童根据要求可按 3.0～4.0mg/（kg·d）的剂量使用，若无改善或真菌感染恶化，剂量可增至 6mg/（kg·d）。

Würthwein G 等研究者考察了两性霉素 B 脂质复合体在新生儿中的群体药代动力学，表明两性霉素 B 脂质复合体在新生儿中的处置和其他年龄组者相似，指出体重是唯一影响药物清除率的因素，推荐治疗侵袭性念珠菌感染的新生儿患者，可给予 2.5～5.0mg/（kg·d）的两性霉素 B 脂质复合体。Botero-Calderon L 等作者综述了关于早产儿和儿童的两性霉素 B PK/PD 研究资料，结果显示患儿给予 1.0～1.5mg/（kg·d）之间的剂量时，其药代动力学参数如半衰期、分布容积和清除率均有较大的差异性。一项共纳入 57 例年龄在 9 月～16 岁之间的患有恶性肿瘤的儿童研究表明，年龄较小和体重较轻的婴儿给予 1mg/（kg·d）的两性霉素 B 可能存在剂量不足，而给予年龄稍大和较重的儿童相同剂量可能超量。Hong Y 等作者研究和开发了两性霉素 B 脂质体在患有恶性疾病患儿中的群体药代动力学模型，结果表明该模型可用于该类特殊人群的合理给药剂量设计。Ohata Y 等作者评估了日本患有侵袭性真菌感染的儿童中两性霉素 B 脂质体的药代动力学变化，结果表明该群体药代动力学参数可用于模拟不同人群中两性霉素 B 脂质体的药代动力学曲线。综上所述，两性霉素 B 在新生儿或儿童群体中的药代动力学研究有个别报道，且文献为新生儿或儿童设计合理给药剂量提供了一定的理论基础，但目前仍缺乏有效或相关的两性霉素 B 血药浓度与疗效或不良反应之间的相关性研究。两性霉素 B 脂质体等复合制剂与常规两性霉素 B 制剂相比较，在成人研究资料显示具有相似的疗效和较小的肾毒性，虽然对儿童肾毒性危害的评估仍存在争议，但在儿童需使用多烯类抗真菌药物时，两性霉素 B 脂质体等复合制剂仍被优先推荐。

（六）两性霉素 B 的 TDM 新进展

目前资料报道最多的两性霉素 B 的 TDM 监测方法分别为高效液相色谱法和液相色谱 – 串联质谱法，尽管多篇文献资料显示可成功对人血浆中的两性霉素 B 血药浓度进行定量，但有很多文献报道的两性霉素 B 血药浓度测定仅限于方法学的建立和研究，同时两性霉素 B 药代动力学的研究资料仍相对缺乏，且文献报道的相关研究存在样本量较少，给药剂量不统一，实验设计不够完善等问题，故仍不能成熟地应用于临床。因此，两性霉素 B 血药浓度在临床中的应用，仍需进一步研究和考察。

参考文献

[1] 黄滔敏，程能能.抗真菌药 PK/PD 研究进展.上海医药，2015，36（1）：18-23.

[2] 王江峰，范辉.抗真菌药的 PK/PD 研究和临床用药优化.中国药房，2013，24（22）：2094-2097.

[3] 曹江，白艳，王冬，等.抗真菌药物的 TDM 文献计量分析.中国药物应用与监测，2015，12 (3):185-187.

[4] 谢吉科，姜德春.治疗药物监测的研究进展.中国药物应用与监测，2011，8(6)：379-382.

[5] 申昆玲.深部真菌感染 // 王卫平.儿科学.8 版.北京：人民卫生出版社，2013：225-231.

[6] 王丽.儿科药理学.2 版.北京：人民卫生出版社，2015.

[7] 申昆玲，段菊.真菌感染性疾病 // 沈晓明.临床儿科学.北京：人民卫生出版社：427-440.

[8] 颜光美，林明栋.抗真菌药 // 杨世杰.药理学.2 版.北京：人民卫生出版社，2010：454-461.

[9] 张燕青，林雪玉.高效液相色谱法测定人血清中伏立康唑的质量浓度.中国药业，2014,23(23):6-7.

[10] 王幼林，周露露，杨凌飞.HPLC 法测定人血浆中伏立康唑的浓度.中国药房，2015, 26(32):4501-4503.

[11] 曲彩虹，周凤丽，黄建华，等.高效液相色谱 – 串联质谱法测定侵袭性真菌感染患者伏立康唑的血药浓度.中国医院药学杂志，2013,33(1):19-23.

[12] 王晶晶，周琼，姚勤，等.超快速液相色谱串联质谱法测定人血浆中伏立康唑的浓度.中国医院药学杂志，2014,34（20）：1748-1751.

[13] 詹莹，疏楠，郭楠，等.三氮唑类抗真菌药的治疗药物监测研究进展.中国临床药理学与治疗学,2014,19(6):706-711.

[14] 高宁舟，沈杰，宋钟娟，等.三唑类抗真菌药物治疗药物监测的研究进展.药学服务与研究，2009，9(5)：336-339.

[15] 宋青，张华峰，戴博，等.高效液相色谱法测定人血浆中伊曲康唑的浓度.中国医药，2015,10(3):419-421.

[16] 樊雪,霍艳双,张睿瑞,等.高效液相色谱法测定人血浆中伊曲康唑的浓度.西北药学杂志,2009,24(2):86-87.

[17] 陈丽娟.HPLC测定人血浆中伊曲康唑的浓度.华西药学杂志,2006,21(3):229-293.

[18] 杨婉娟,李娟,余自成.HPLC-荧光法测定兔血浆中伊曲康唑及其代谢产物羟基伊曲康唑的浓度.中国药房2009,20(19):1463-1465.

[19] 季宏建,岳峰,裔兆国,等.LC/MS/MS法测定人血浆中伊曲康唑的浓度.中国抗生素杂志,2010,35(6):453-456.

[20] 孟繁华,郭继芬,李黎,等.LC-MS/MS法同时测定人血浆伊曲康唑和羟基伊曲康唑浓度.中国新药杂志,2011,20(13),1239-1242.

[21] 陈画虹,洛科.反相高效液相色谱法测定人血浆中两性霉素B浓度.中国药房,2005,16(11):842-843.

[22] 谢奇峰,唐细兰,宋湘芝,等.反相高效液相色谱法测定血浆中两性霉素B浓度.中国现代应用药学杂志,2001,18(4):126-128.

[23] 邓斌,任斌,黎曙霞,等.高效液相色谱法测定人血浆中两性霉素B浓度.中国现代应用药学杂志,2003,20(12):481-482.

[24] 刘松青,马文秀,董慧,等.高效液相色谱法测定生物样品中两性霉素B.中国医院药学杂志,1996,16(9):389-391.

[25] 邹尚荣,李燕青,李萍,等.HPLC法测定人血浆中两性霉素B的浓度.广东药学院学报,2010,26(6):602-604.

[26] 袁野.抗真菌药物的研究进展.中南药学.2013,11(3):731.

[27] 王璨珏,段京莉.抗真菌药物进行治疗药物监测的研究进展.中国新药杂志,2011,20(3):224-229.

[28] 黄桃源,何仁亮,陈慕习,等.伊曲康唑治疗皮肤肿瘤的研究进展.皮肤性病诊疗学杂志,2015,22(6):462-463.

[29] 苗彩云,陈漪,陈江飞.伊曲康唑影响的药代动力学相互作用研究进展.中国临床药理学与治疗学,2009,14(10):1183-1189.

[30] AUTMIZGUINE J, GUPTILL JT, COHEN-WOLKOWIEZ M, et al. Pharmacokinetics and pharmacodynamics of antifungals in children: clinical implications. Drugs, 2014,74(8):891-909.

[31] BRGGEMANN RJ, VAN DER LINDEN JW, VERWEIJ PE, et al.Impact of therapeutic drug monitoring of voriconazole in a pediatric population. Pediatr Infect Dis J, 2011,30:533-534.

[32] YUKIHIRO H, ISSEI T, HIROSHIGE M, et al.Practice guidelines for therapeutic drug monitoringof voriconazole: a consensus review of the

Japanese Society of Chemotherapy and the Japanese Society of Therapeutic DrugMonitoring.J Infect Chemother,2013, (19) :381-392.

[33] SINNOLLAREDDY M,PEAKE SL,ROBERTS MS,et al.Using pharmacokinetics and pharmacodynamics to optimise dosing of antifungal lagents in critically ill patients: A systematic review.Int J Antimicrob Agents, 2012,39 (1) :1-10.

[34] MISTRY GC,MIGOYA E,DEUTSCH PJ,et al.Single- and multiple-dose administration of caspofungin in patients with hepaticinsufficiency: implications for safety and dosing recommendations. J Clin Pharmacol, 2007, 47 (8): 951.

[35] SPRIET I, MEERSSEMAN W, ANNAERT P, et al.Pharmacokineticsof caspofungin in a critically ill patient with liver cirrhosis. Eur J Clin Pharmacol, 2011, 67 (7): 753.

[36] MORRIS MI,VILLMANN M.Echinocandins in the management of invasive fungal infections.Am J Health System Pharm,2006,63(18):1693-1703.

[37] LI CC,SUN P,DONG Y,et al.Population pharmacokinetics and pharmacodynamics of caspofungin in pediatric patients. Antimicrob Agents Chemother, 2011, 55 (5): 2008.

[38] SAEZ-LLORENS X,MACIAS M,MAIYA P,et al.Pharmacokinetics and safety of caspofungin in neonates and infants less than 3 months of age. Antimicrob Agents Chemother,2009,53 (3): 869-875.

[39] KARYOTAKIS NC,ANAISSIE EJ. Efficacy of continuous flucytosine infusion against Candida lusitaniae in experimental hematogenous murine candidiasis. Antimicrob Agents Chemother,1996,40(12):2907-2908.

[40] ANDES D, SAFDAR N,MARCHILLO K,et al. Pharmacokinetic-pharmacodynamic comparison of amphotericin B (AMB) and two lipid-associated AMB preparations, liposomal AMB and AMB lipid complex, in murine candidiasis models. Antimicrob Agents Chemother,2006, 50(2):674-684.

[41] AL-QUADEIB BT,RADWAN MA,SILLER L,et al. Therapeutic monitoring of amphotericin B in Saudi ICU patients using UPLC MS/MS assay. Biomed Chromatogr,2014,28(12):1652-1659.

[42] BOTERO-CALDERON L,BENJAMIN DK,COHEN-WOLKOWIEZ M,et al. Advances in the treatment of invasive neonatal candidiasis. Expert Opin Pharmacoth-er,2015,16(7):1035-1048.

[43] OHATA Y,TOMITA Y,SUZUKI K,et al. Pharmacokinetic evaluation of liposomal amphotericin B (L-AMB) in patients with invasive fungal

儿科治疗药物监测与合理用药

infection:Population approach in Japanese pediatrics. Drug Metab Pharmacokinet,2015,30(6):400-409.

[44] GIRMENIA C, ANNINO L,MARIOTTI B，et al. Posaconazole oral suspension primary prophylaxis in acute leukemia and allogeneic stem cell transplant patients: can it be used without measurement of plasma concentration Journal Article. Med Mycol，2016.

[45] CORNELY OA, ULLMANN AJ. Lack of evidence for exposure-response relationship in the use of posaconazole as prophylaxis against invasive fungal infections. Clin. Pharmacol. Ther,2011,89(3): 351-352.

[46] DOLTON MJ, RAY JE, CHEN SC,et al. Multicenter study of posaconazole therapeutic drug monitoring: exposure-response relationship and factors affecting concentration. Antimicrob. Agents Chemother,2012,56(11): 5503-5510.

第十五章　儿童呼吸系统疾病常用药物 TDM

第一节　儿科呼吸系统常见疾病简介

呼吸系统疾病是儿科最为常见的疾病，急性呼吸道感染约占儿科门诊患儿的 60% 以上。在下呼吸道感染中，肺炎占住院患儿的 1/3 以上，且病情严重，死亡率高。我国 5 岁以内死亡原因中以肺炎占首位，对小儿生命及健康危害甚大。儿科呼吸道常见疾病主要有小儿呼吸道感染（包括急性上呼吸道感染、急性感染性喉炎、急性支气管炎、毛细支气管炎、肺炎等）与支气管哮喘，其中支气管哮喘是儿科临床较难治愈需要长期管理的慢病，本章节重点对此加以阐述。

支气管哮喘（bronchial asthma）是小儿常见的慢性肺部疾病，近年来发病率在世界范围内逐年增加。总体发病规律为发达国家高于发展中国家，城市高于乡村，沿海地区高于内陆。美国、英国、澳大利亚、新西兰等国的哮喘发病率在 10% ~ 30% 之间；我国城市 0 ~ 14 岁儿童支气管哮喘（以下简称哮喘）1999 年、2000 年两年患病率平均为 1.54%，累计哮喘患病率平均为 1.97%，重庆、上海累计患病率分别为 4.63% 和 4.52%。本病极易误诊或漏诊，早期确诊及规范化治疗对预后至关重要。

第二节　儿童哮喘的药物治疗概述

儿童哮喘的治疗原则是去除发病诱因、控制急性发作、预防哮喘复发、防止并发症和药物不良反应。坚持长期、持续、规范个体化的吸入治疗。急性发作期予以快速缓解症状的抗炎及支气管扩张药物；缓解期予以长期控制炎症、降低气道高反应性的糖皮质激素吸入治疗。

一、儿童急性哮喘的治疗原则

1. 保持气道通畅　烦躁时予以镇静；呼吸困难明显者，予以吸氧。可根据病情采用鼻导管或面罩吸入。

2. 药物治疗　哮喘急性发作期的药物治疗主要是缓解气道平滑肌痉挛，减轻气道黏膜水肿，减少黏液分泌及减低气道炎症等。有时单用 β_2 受体激动剂药物即可缓解哮喘发作症状；有时必须联合应用几种药物（β_2 受体激动剂 + 糖皮质激素 + 氨茶碱等），通过其药物间的协同效应方可控制哮喘急性发作。

（1）β_2 受体激动剂：具有很强的扩张支气管作用，是治疗哮喘急性发作的首选药物。用药原则是按需使用，吸入为主。吸入疗法的优越性在于剂量小、显效快、疗效佳（药物与病变组织直接接触，面积大）、副作用低，因而近年在全球被广泛推崇且取得了较理想的临床疗效。如吸入疗效不佳或吸入困难，再考虑口服或皮下注射。

目前临床上选用短效的沙丁胺醇雾化溶液雾化吸入治疗。该方法需使用压缩空气（或气流量 > 6L/min 氧气）为动力的雾化器。本方法适用于婴幼儿、不合作的年长儿及其他吸入方法难以奏效的患儿，发挥作用快，疗效明显优于吸入气雾剂或口服。沙丁胺醇雾化溶液根据病情按需吸入。严重者第 1 小时可每隔 20 分钟吸入 1 次，以后每隔 4～6 小时可重复吸入。

注射途径给与 β_2 受体激动剂现已很少使用。除非哮喘严重发作，当时不具备雾化吸入条件，需要立即抢救时，可考虑使用 0.1% 肾上腺素皮下注射，每次 0.01ml/kg，最大量每次不超过 0.3ml。必要时可每 20 分钟使用 1 次，但勿超过 3 次。

如不具备吸入药物或吸入不配合，可口服下列 β_2 激动剂药物（根据条件选择其一）：丙卡特罗（美普清），6 岁以下每次 1.25μg/kg，6 岁以上每次 2.5μg/kg，2 次 /d；福莫特罗（安痛克）：每片 40（或 20）μg，每次 1μg/kg，2 次 /d，早饭及晚睡前口服。班布特罗（帮备）：片剂，10mg/ 片，推荐起始剂量为 5mg，每日晚睡前服用 1 次；糖浆，100ml/ 瓶，4 岁以下每次 5ml，4 岁以上每次 10ml，每日晚睡前服用 1 次。特布他林（博利康尼）：口服后 30～60 分钟起效。每片 2.5mg，0.065mg/kg，3 次 /d。

（2）糖皮质激素：在应用 β_2 受体激动剂治疗的基础上联合使用糖皮质激素，除发挥其抑制多种与哮喘有关的炎症介质的合成、趋化及释放、减少微血管渗漏、减轻黏膜水肿等抗炎作用外，还能增加气道平滑肌对 β_2 受体激动剂的效应，起到药物的协同作用，增加 β_2 受体激动剂的疗效，从而更有利于解除气道的痉挛。

（3）氨茶碱：在重度哮喘发作治疗中，已经合理应用了β_2受体激动剂及糖皮质激素，但哮喘发作仍不能有效控制时可使用氨茶碱。该药除有扩张支气管平滑肌及兴奋呼吸中枢的作用外，现还证明能增加气道黏膜纤毛的清除作用，减轻气道黏膜水肿，抑制炎症介质的释放及强心、利尿、扩张冠状动脉等效应。但氨茶碱的代谢有很大的个体差异，影响因素很多，治疗剂量和中毒剂量较接近，故临床应用需特殊注意。

用法：4～6mg/kg 静脉侧管给药，时间不应短于 10～20 分钟，且可每 4～6 小时重复。目前临床多主张持续静脉输入，即开始用负荷量 4～6mg/kg，于 20～30 分钟静脉滴入，以后以 0.75～1.25mg/（kg·h）持续滴入，2～6 个月小儿 0.5mg/（kg·h），6～11 个月小儿 0.9mg/（kg·h）。如入院时患者已用过氨茶碱，则不用负荷量。

茶碱用于治疗哮喘急性发作时的有效血药浓度为 10～20μg/ml，轻中度预防哮喘有效血药浓度为 5～10μg/ml，早产儿用于呼吸暂停有效血药浓度为 6～11μg/ml，血中药物超过 20μg/ml 发生中毒的几率明显增大。毒性反应包括：头疼、心悸、头晕、胃痛、恶心、呕吐、口渴、低血压、心律失常、抽搐等。红霉素、甲氰咪呱、充血性心力衰竭、病毒血症等能减慢茶碱清除，应予以注意。

（4）抗胆碱药：主要通过阻断节后迷走神经传出支，通过降低迷走神经张力而舒张支气管，副作用较小。临床常用药物是溴化异丙托品雾化溶液。本品与β_2受体激动剂联合吸入，可增加后者的疗效，尤其适于夜间哮喘及痰多的哮喘患儿。其剂量为≤2岁，每次 125μg（0.5ml）；>2岁，每次 250μg（1ml）。

（5）硫酸镁：主要是通过干扰支气管平滑肌细胞内钙内流而起到松弛气道平滑肌的作用，特别是对于已使用上述药物效果不佳者，能收到较好的疗效。其用法为 0.025g/kg（25% 硫酸镁 0.1ml/kg）+10% GS 20ml 静滴（不低于 20 分钟），每日 1～2 次。给药期间应密切注意呼吸、血压变化，如过量可用 10% 葡萄糖酸钙拮抗。

（6）其他对症治疗：维持体液及酸碱、离子平衡；有心衰时积极抗心衰治疗；有细菌感染指征，可给予抗生素。

二、预防哮喘复发（哮喘的长程治疗）

哮喘急性发作按上述综合治疗措施短期内控制后，转为预防哮喘复发的治疗阶段，即哮喘恢复期的长期抗炎治疗。目前首选吸入糖皮质激素。吸入疗法的优点是作用直接，局部抗炎作用强大，奏效迅速，用药量极少，不良反应小。

儿科治疗药物监测与合理用药

1. 常用吸入型糖皮质激素的种类 二丙酸倍氯米松（BDP，商品名必可酮）、丙酸氟替卡松（FP，商品名辅舒酮）、丁地去炎松（BUD，布地奈德，商品名普米克都保干粉剂、普米克令舒雾化溶液）、氟替卡松＋沙美特罗（Seretide，商品名舒利迭，干粉剂）、布地奈德＋福莫特罗。

5 岁以上小儿可直接吸入气雾剂或干粉剂；5 岁以下小儿需辅用有活瓣的面罩储雾罐（Spacer）方能吸入气雾剂；雾化溶液需使用压缩空气（或气流量 > 6L/min 氧气）为动力的特殊雾化器装置，适用于任何年龄。

2. 儿童常用吸入型糖皮质激素的每日用量与互换关系（表 15-1）

表 15-1 儿童常用吸入型糖皮质激素的每日用量与互换关系

药物种类	低剂量 /μg	中剂量 /μg	高剂量 /μg
二丙酸倍氯米松	100 ~ 200	> 200 ~ 400	> 400
布地奈德（丁地去炎松）	100 ~ 200	> 200 ~ 400	> 400
丙酸氟替卡松	100 ~ 200	> 200 ~ 500	> 500
布地奈德悬液	500	> 1000	2000

3. 吸入糖皮质激素是哮喘长程治疗方案中的首选药物。吸入方案的制订需要依据患儿的病情、年龄、患儿及家人对吸入疗法的配合性等综合考虑，从而选择最佳的药物种类、剂型、剂量及吸入方式。

第三节　儿童抗哮喘常用治疗药物的 TDM

在儿科呼吸系统疾病治疗药物中，平喘药是一类能够缓解或消除哮喘症状的常用药物。平喘药根据作用方式可分为抗炎平喘药、抗过敏平喘药、支气管扩张药（包括抗胆碱药、茶碱类、β- 肾上腺素受体激动药）。其中茶碱类支气管扩张药已在临床应用 70 多年，该类药物治疗安全范围小、个体差异大、严重不良反应多，限制了它的广泛使用。近年来，治疗药物监测和临床药物代谢动力学的发展极大地提高了药物的安全性和治疗效果。现已经证明，茶碱疗效、毒副作用与血药浓度密切相关，当血药浓度超过 20mg/L时，约 75% 的患者出现毒性反应，因此茶碱是需要进行治疗药物监测的药物之一。本节主要介绍茶碱类药物的治疗药物监测。

茶碱

（一）药理学概述

茶碱为甲基嘌呤类的衍生物，为白色结晶，熔点为 $270 \sim 274℃$，无臭，味苦，在乙醇或氯仿中微溶，在水中极微溶解，在乙醚中几乎不溶；在碱性溶液如氢氧化钾溶液或氨溶液中易溶。

1. 药动学　茶碱口服吸收迅速而完全，F 达 96% 以上，t_{max} 为 $1 \sim 3$ 小时。对不能口服药物或病情严重或需要快速达到有效血药浓度的患者可通过静脉给药。茶碱进入血液后血浆蛋白结合率约 60%，新生儿、老年人、肝硬化及酸血症患者血浆蛋白结合率降低（约 40%）。表观分布容积为 0.5L/kg。

茶碱在肝中主要经 CYP1A2 和 CYP2E1 代谢为 1,3-二甲基尿酸（DMUA）、1-甲基尿酸（MUA）和 3-甲基黄嘌呤（3-MX）。其中 DMUA 是茶碱的主要代谢产物。3-MX 的清除速率最低。中间代谢产物 1-甲基黄嘌呤（1-MX）能很快转化成 MUA，所以在体内浓度较低。但在夜间，1-MX 的转化速率下降，所以清晨 1-MX 有较高的浓度。1-MX 在夜间的这种浓度积蓄现象是茶碱在夜间消除下降的原因之一。茶碱以原型从尿中排泄大约只占 10%，而新生儿给药量约有 50% 以原形从尿中排泄。临床中茶碱的消除几乎不受肾衰竭的影响。

2. 药效学　茶碱扩张与松弛支气管平滑肌的作用是通过非特异性抑制细胞内磷酸二酯酶，使呼吸道平滑肌细胞内 cAMP 降解减少，cAMP 水平升高，激活蛋白激酶 A（PKA）等，从而导致支气管平滑肌舒张。此外，通过促进内源性肾上腺素和去甲肾上腺素释放，间接导致支气管扩张。同时还阻断腺苷受体，可对抗内源性腺苷诱发的支气管收缩作用。

茶碱的抗炎作用是通过抑制嗜碱性粒细胞、巨噬细胞、中性白细胞的吞噬和游走功能，减少肥大细胞和嗜酸性粒细胞释放炎症介质以及炎症时血浆渗出；干扰炎症细胞因子肿瘤坏死因子-α（TNF-α）的活性，并能抑制 TNF-α 诱发的气道高反应性。

此外茶碱能够增强膈肌收缩能力，增强低氧呼吸驱动，以解除膈肌疲劳，有利于缓解哮喘。

3. 药物相互作用　茶碱在体内主要经过肝微粒体酶生物转化后消除。凡改变该酶系的药物均可影响茶碱的体内过程，可能使茶碱的代谢加快或减慢，从而影响茶碱的血药浓度。大环内酯类、喹诺酮类、强心苷类、抗心律失常类、抗痛风类和 H_2 受体拮抗剂、口服避孕药，钙通道阻滞药，驱肠虫药等均会减慢茶碱在体内的消除速率，延长其半衰期，使其蓄积，血药浓度升高，引起毒性作用的危险增大。

4. 不良反应 茶碱过量中毒主要表现为恶心、呕吐、头痛等；静脉滴注速度过快或浓度过高时可引起心律失常、血压骤降、癫痫发作、谵妄、昏迷，甚至呼吸和心脏停搏。偶见骨骼肌溶解所致的急性肾衰竭。

（二）暴露量与药理效应

茶碱用于治疗哮喘急性发作时的有效血药浓度为 10 ~ 20μg/ml，轻中度预防哮喘有效血药浓度为 5 ~ 10μg/ml，早产儿用于呼吸暂停有效血药浓度为 6 ~ 11μg/ml。当血药浓度超过 20μg/ml 时出现毒性反应的概率明显增大，达到 30μg/ml 以上可引起严重中毒反应，出现呼吸、心跳停止。由于茶碱治疗指数低、安全范围窄、血药浓度个体差异大，因此进行血药浓度监测根据药动学特点制定或调整个体化治疗方案是确保安全有效用药最有效的手段。

（三）TDM 方法学

茶碱是较成熟的 TDM 药物，其方法主要有色谱法与自动免疫法；色谱法主要有 GC、HPLC 法等，具有专属性强、灵敏度高、但操作相对烦琐，对操作人员的要求较其他方法更严格。免疫法主要有 RIA、EMIT、FPIA等。RIA 法灵敏度高，但当咖啡因及茶碱的主要代谢产物量大时，有交叉反应而干扰测定，从药物监测要求的角度看，FPIA 法快速，专属性、准确性、精密度等均能够满足临床生物样本 TDM 的方法学要求，但目前ABBOTT 公司已停止相关试剂供应，继之可以 EMIT 及化学发光法替代。

1. 色谱法 本章以 HPLC 法作代表简介

色谱条件：色谱柱 C_{18} 柱（3.9mm × 30cm，5μm），柱温25℃；流动相 KH_2PO_2 口服（30mmol/L，pH 为 3.5）；甲醇（81∶19，v/v）；流速 1.5ml/min；检测波长 273nm；内标为咖啡因。

方法特点：茶碱浓度在 0.05 ~ 40μg/ml 范围线性良好，方法的平均回收率 101.78%，最低定量限为 4.98%。

样品处理：空白血浆 450μl，再加入咖啡因内标液 50μl，漩涡混匀 3 秒，加入 600μl 乙腈漩涡混匀 30 秒，10 000r/min 离心 10 分钟，移取上清液进样。

2. 免疫法 本章以 EMIT 法作代表介绍

仪器与试剂：西门子公司 Viva-E 血药浓度自动分析仪及配套试剂、定标和质控品。

方法特点：按西门子公司 Viva-E 仪器项目的说明进行，该方法检测线性浓度范围 0 ~ 40μg/ml，最低检测限 0.01μg/ml，日间与日内变异 RSD<10%。

样本处理：血样 4 000r/min 离心分离血清，直接取血清置于样品（不低于 200μl）杯，上机，仪器自动检测报告结果。

（四）TDM 结果报告与合理解释

茶碱有效血药浓度根据临床用药目的不同对应的有效范围各异，并根据治疗结局指标评价有效性，同时综合评估主要脏器功能（如肝功）状态的变化，对结果有效利用。

当正常剂量下血药浓度异常升高应考虑疾病状态，如发热、肺源性心脏病、急性肺水肿、肝硬化、心率缓慢、呼吸衰竭患儿血浆 Cl 降低，$t_{1/2}$ 延长，血药浓度相应升高。还应考虑是否存在合并用药干扰，如同时服用红霉素等大环内酯类抗生素、别嘌呤醇、普奈洛尔等可使血浆 Cl 降低，$t_{1/2}$ 延长，血药浓度相应升高。

另外在茶碱 TDM 中，如发现血药浓度明显高于测算值，应警惕转换为零级消除动力学，呈非线性动力学消除的可能。儿童在血药浓度 5～20mg/L 范围内时可能出现非线性动力学消除。在治疗浓度范围内，出现毒性反应的概率小于 5%；但当血药浓度大于 20mg/L 时，出现毒性反应的概率则大大增高；而当血药浓度大于 35mg/L 时，则极可能出现中毒反应。

（五）基于 TDM 下的临床合理用药

Dager 等研究表明，制订静脉给予茶碱治疗方案时进行药动学分析能在显著降低所需的茶碱血药浓度基础上给患者提供最优化的治疗方案。

Tanikawa 等研究表明，从评估药物治疗效果，以及预防药物毒性角度，对茶碱应予以治疗药物监测。

Ono Y，Kondo T 等通过研究表明，对于静脉给药茶碱患者序贯为口服给药时，可用治疗药物监测设计一个给药剂量，从而达到缩短住院时间的目的。

（六）茶碱 TDM 相关新进展

茶碱要由肝微粒体细胞色素 P-450 氧化酶系代谢，许多国外学者对茶碱氧化代谢多态性做了研究，双生人体试验证明了茶碱的代谢个体差异受遗传因素控制。有学者对中国人 CYP1A2 基因多态性与茶碱清除率的相关性进行了研究，发现茶碱体内清除率与 CYP1A2 酶活性正相关。以基因型分别为 G-3860A（CYP1A2*1C）、G3113A、A-164C（CYP1A2*1F）、T5347C 的健康男性受试者进行研究，结果表明 CYP1A2-G3113 位点多态性与中国人 CYP1A2 低酶活性有关，3113A/A 基因型个体酶活性降低，茶碱体内代谢减慢，而 5347T/T 基因型个体茶碱体内代谢加快。

参考文献

[1] 曾苏．临床药物代谢动力学．北京：人民卫生出版社，2007．
[2] 郭涛．新编药物动力学．北京：中国科学技术出版社，2005．
[3] 李金恒．临床治疗药物监测的方法和应用．北京：人民卫生出版社，2003．
[4] 刘克辛．临床药物代谢动力学．北京：人民卫生出版社，2014．

[5] 印晓星.治疗药物监测.北京：人民军医出版社，2011.

[6] 邵志高.治疗药物监测与给药方案设计.南京：东南大学出版社，2010.

[7] 任先达，潘润美.临床药动学服务.北京：中国医药科技出版社，2006.

[8] DAGER WE,ALBERTSON TE. Impact of therapeutic drug monitoring of intravenous theophylline regimens on serum theophyllineconcentrations in the medical intensive care unit. Ann Pharmacother，1992，26(10):1287-1291.

[9] TANIKAWA KI，MATSUMOTO Y.Population pharmacokinetic analysis of theophylline: relationship between serum concentrations and clinical effects in therapeutic drug monitoring. Yakugaku Zasshi, 1999,119(11):861.

[10] ONO Y,KONDO T. Early replacement of intravenous aminophylline administration with oral theophylline in treating acute exacerbation of asthma,2001,39(2):75-81.

第十六章

儿童心血管系统常用药物 TDM

小儿心脏疾病根据疾病起源及对心肌电生理的影响不同，通常分为先天性心脏病、获得性心脏病、心律失常等。小儿心脏疾病以先天性心脏病最常见，尤其是 5 岁以内的儿童获得性心脏病的发生率极低。

一、先天性心脏病

先天性心脏病（congenital heart diseases，CHDs）分为左向右分流型先天性心脏病、梗阻性病变、发绀型先天性心脏病及其他先天畸形。

先天性心脏病多以手术治疗为主，少数患者无法手术时需进行内科维持治疗。

（一）左向右分流型心脏病

左向右分流型心脏病包括房间隔缺损（ASDs）、室间隔缺损（VSD）、动脉导管未闭（PDA）、完全性心内膜垫缺损（完全性房室共道）及部分性心内膜垫缺损（原发孔 ASD）。

1. ASDs 是指左右心房之间存在缺损，从而导致血液左向右分流，右心房及右心室的容量负荷过重，肺血流增多。根据缺损部位不同可分为三种类型，位于房间隔中央部分时，最为常见。目前，ASDs 的治疗最佳方法是采用经心导管介入堵闭房间隔缺损，封堵后可给予阿司匹林片口服 6 个月。

2. VSD 是最常见的 CHDs，大多数是单独发生的 VSD，占所有 CHDs 的 15%～20%；也可为复合心脏畸形的一个组成部分，如见于法洛四联症，完全性房室通道等。内科治疗可采用地高辛和利尿剂合用改善症状。

3. 动脉导管未闭（PDA）是动脉导管在出生后未闭合而持续开放的病理状态。动脉导管是由第 6 对支气管动脉弓远端演化而成。在胎儿循环时，它将母体动脉血流送往胎盘进行氧合。出生后，动脉导管未闭可作为一个独立病变存在，也可以与其他心血管畸形合并存在，如主动脉弓缩窄或中断、严重的主动脉狭窄、左心发育不全综合征及肺动脉闭锁等。早产儿 PDA 可静脉给予吲哚美辛治疗，足月儿对吲哚美辛无效，通常采用手术治疗。

（二）梗阻性病变

梗阻性病变包括肺动脉狭窄、主动脉狭窄、主动脉缩窄及主动脉弓离断。

1. 肺动脉狭窄　肺动脉瓣狭窄是由于各种原因致心脏肺动脉瓣结构改变，造成右心室收缩时，肺动脉瓣无法完全张开，导致心脏一系列病理生理改变。肺动脉瓣狭窄的内科治疗，对于极重度的肺动脉狭窄和发绀的新生儿，需给予前列腺素 E_1（PGE_1）使动脉导管重新开放。瓣膜球囊扩张成形术为首选治疗方案，即使发育不良瓣膜扩张术后亦能发育完全。

2. 主动脉狭窄　主动脉狭窄是由左心室出口至主动脉起始部位之间发生狭窄，可划分为瓣膜狭窄、瓣膜上狭窄和瓣膜下狭窄三种类型。多数同时合并主动脉瓣关闭不全和二尖瓣病变，而单纯风湿性主动脉瓣狭窄罕见。有心力衰竭的极重度主动脉狭窄的新生儿或小婴儿，需给予快速起效的正性肌力药物和利尿药，加或不加 PGE_1，并准备做球囊扩张或外科手术。

3. 主动脉缩窄　主动脉缩窄是指先天性胸主动脉局限性狭窄，该处血管腔变小甚至闭塞，使血流受阻。主动脉缩窄多数发生在动脉导管或动脉韧带周围，有时也可发生在左锁骨下动脉近端。根据缩窄的部位不同可分为导管前型、导管后型、导管附近型。如发现有患者出现主动脉缩窄时，需立即给予抗心力衰竭治疗，即应用快速起效的正性肌力药物（儿茶酚胺类药物）、利尿药、吸氧等处理，在采用干预措施前给予静脉注射 PGE_1 使动脉导管重新开放。

4. 主动脉弓离断　主动脉弓是指主动脉从左心室向上行，然后向右，再沿脊柱向下行，这一段主动脉略呈弓状，称主动脉弓。如果主动脉弓有缺失，称为离断。一旦确诊即需要手术治疗，术后给予相应的内科治疗，包括静注 PGE_1、气管插管及氧气控制。

（三）发绀型先天性心脏病

发绀型先天性心脏病包括完全性大动脉转位、先天性纠正性大动脉转位、法洛四联症、法洛四联症伴肺动脉闭锁、法洛四联症伴肺动脉瓣缺如、完全性肺静脉异位引流、三尖瓣闭锁、肺动脉闭锁、左心发育不良综合征、Ebstein 畸形、永存动脉干、单心室、右心室双出口、内脏异位、新生儿持续肺动脉高压。其中最常见的是法洛四联症，大约占整个 CHDs 的 10%。

（四）其他先天畸形

左冠状动脉起源异常、冠状动静脉瘘、肺动静脉瘘、体动静脉瘘、三房心、右位心和中位心、先天性二尖瓣狭窄、体静脉异常、血管环。

二、获得性心脏病

获得性心脏病分为原发性心肌疾病（心肌病）、心血管系统感染、川崎病、急性风湿热、瓣膜性心脏病及心脏肿瘤。

1. 原发性心肌疾病　原发性心肌疾病包括肥厚型心肌病、扩张型心肌病、心内膜弹力纤维增生症、阿霉素心肌病、肉毒碱缺乏性心肌病、限制型心肌病、右心室发育不良。

2. 心血管系统感染　心血管系统感染包括感染性心内膜炎（亚急性细菌性心内膜炎）、心肌炎、川崎病。

3. 急性风湿热　风湿热是一种常见的反复发作的急性或慢性全身结缔组织炎症，主要是 A 组 β 溶血性链球菌侵袭致咽峡炎的晚期并发症。常累及心脏、关节、中枢神经系统、皮肤和皮下组织。临床表现以心脏炎和关节炎为主，急性发作时通常以关节炎较为明显，但在此阶段风湿性心脏炎可造成患者死亡。急性发作后常遗留不同程度的心脏损害，尤以瓣膜病变最为显著，形成慢性风湿性心脏病或风湿性瓣膜病。

三、心律失常

心律失常包括房室阻滞、期前收缩、房性心动过速、心房扑动和心房颤动、房室交界性心动过速、预激综合征、室性心动过速、心脏离子通道病、小儿心脏猝死。

四、其他

胎儿时期心脏病、新生儿时期心脏病、高原疾病、晕厥、心力衰竭、心源性休克、心脏肿瘤、高血压、儿童单纯性肥胖与心血管疾病。

第二节　儿童心血管系统疾病 TDM 概况

儿科心血管系统疾病用药中目前仅有洋地黄类（如地高辛）及抗心律失常药中的胺碘酮因作用机制复杂，药物治疗窗窄，药动学、药效学个体差异大，且血药浓度与药物的疗效和毒性密切相关，且血药浓度易受多种因素影响开展了 TDM。

洋地黄类药物具有 TDM 的特征，首先在大多数情况下，这类药物表现出极大的药动学差异，地高辛是治疗各种心功能不全使用较广泛的药物，因其作用机制复杂，药效强，血药浓度个体差异大。有资料表明，肝肾功能越差，中毒发生率越高，肾功能不全患者尤甚。当 BUN > 9mmol/L，UA > 600μmol/L 时，易出现中毒现象，使用地高辛则应密切注意其血药浓度的变化。众多研究资料表明，肝肾功能正常的心衰病人地高辛血药浓度范围为 0.85 ~ 1.86ng/ml 时药效显著，当血药浓度 < 0.6ng/ml 时，则疗效不显著，个体之间药动学差异与基因变异及机体的功能状态有关。另外，血药浓度与药效学终点（pharmacokdynamic end-points）之间呈现一定的相关性，由于 AUC 测定通常在给药后的 1 ~ 2 天内完成，所以 TDM 的前提条件也可完全满足。

当进行儿童心血管疾病治疗时，找到最适合个体的剂量是一个挑战，在进行药物治疗时往往采用联合用药，此外儿科患儿许多药物使用处于超说明书用药范畴或标识外用药。实际上生理功能的改变贯穿于整个儿童的阶段，它对药物处置产生显著的影响，进而影响了临床毒性和临床反应，这对于处于不断成熟的肝脏和药物代谢酶逐渐发育阶段的婴儿和幼儿特别重要。此外，由于其他显著影响药物处置的因素存在，如不同年龄段儿童胃液酸度影响药物的吸收、血浆蛋白浓度影响药物分布、不同肾功能包括肾小球滤过率和肾小管分泌和重吸收影响药物的排泄，这些因素共同作用使儿童用药具有复杂性。由于患儿体质量差异和对药物处置的差异，使得按体表面积给药为儿科临床所接受。清楚了解这些因素，以及儿科临床对 TDM 的广泛应用的基础，对这类高危人群安全有效用起到有效保障。

第三节　儿童心血管系统常用药物的 TDM

一、地高辛

（一）药理学概述

地高辛（digoxin）为由毛花洋地黄中提纯制得的中效强心苷，为白色结晶或结晶性粉末，无臭，味苦，在吡啶中易溶，在稀醇中微溶，在氯仿中为极微溶解，在水或乙醚中不溶。

1. 药动学　地高辛口服吸收约 75%，片剂口服 F 约为 60% ~ 80%，醑剂 F 约为 70% ~ 85%，胶囊 F 在 90% 以上。吸收后广泛分布到各组织，部分经胆道吸入血，形成肝 – 肠循环。表观分布容积为 6 ~ 10L/kg，蛋白结合率低（20% ~ 25%）。口服 0.5 ~ 2 小时起效，血中动态分布达峰时间约 2 ~ 6 小时；静脉注射 5 ~ 30 分钟起效，1 ~ 4 小时作用达高峰，持续作用 6 小时。轻中度过量心脏毒性消失需 1 ~ 2 天，作用完全消失需 3 ~ 6 天。治疗血药浓度推荐范围 0.5 ~ 2ng/ml，$t_{1/2}$ 为 32 ~ 48 小时。在体内转化代谢很少，主要以原形由肾排泄，尿中排出量为用量的 50%～70%。

2. 药效学 地高辛能选择性地与心肌细胞膜上的 Na^+-K^+-ATP 酶结合并抑制该酶的活性，从而能有效地加强心肌收缩力，减慢心率，抑制心脏传导。主要用于充血性心力衰竭，室上性心动过速，心房颤动和扑动。

3. 药物相互作用

地高辛与两性霉素 B、皮质激素或失钾利尿剂如布美他尼、依他尼酸等同用时，可引起低血钾而致洋地黄中毒。

地高辛与制酸药（尤其三硅酸镁）或止泻吸附药如白陶土与果胶、考来烯胺和其他阴离子交换树脂、柳氮磺吡啶或新霉素同用时，可抑制洋地黄强心苷吸收而导致强心苷作用减弱。

地高辛与抗心律失常药、钙盐注射剂、可卡因、泮库溴铵、萝芙木碱、琥珀胆碱或拟肾上腺素类药同用时，可因作用相加而导致心律失常。

地高辛与 β 受体拮抗剂同用可导致房室传导阻滞而发生严重心动过缓，但并不能排除单用洋地黄不能控制心室率的室上性快速心率。

地高辛与奎尼丁同用，可使地高辛血药浓度提高一倍，甚至达到中毒浓度，提高程度与奎尼丁用量相关，合用后即使停用地高辛，其血药浓度仍继续上升，这是奎尼丁从组织结合处置换出地高辛，减少其分布容积之故，一般两药合用时应酌减地高辛用量。

地高辛与维拉帕米、地尔硫䓬或胺碘酮同用，由于降低肾及全身对地高辛的清除率而提高其血药浓度，可引起严重心动过缓。

地高辛与依酚氯铵同用可致明显心动过缓。

地高辛与血管紧张素转换酶抑制剂及其受体拮抗剂、螺内酯同用，可使地高辛血药浓度增高。

地高辛与吲哚美辛同用，吲哚美辛可减少本品的肾清除，使本品半衰期延长，有洋地黄中毒危险，需监测血药浓度及心电图。

地高辛与肝素同用时，由于本品可能部分抵消肝素的抗凝作用，需调整肝素用量。

洋地黄化时静脉用硫酸镁应极端谨慎，尤其是静脉注射钙盐时，可发生心脏传导变化和阻滞。

地高辛与红霉素同用，红霉素由于改变胃肠道菌群，可增加地高辛在胃肠道吸收。

甲氧氯普胺因促进肠运动而减少地高辛的生物利用度约 25%。溴丙胺太林因抑制肠蠕动而提高地高辛生物利用度约 25%。

4. 主要不良反应

常见的不良反应包括：出现新的心律失常、胃纳不佳或恶心、呕吐（刺激延髓中枢）、下腹痛、异常的无力软弱（电解质失调）。

少见的不良反应包括：视力模糊或"黄视"（中毒症状）、腹泻（电解质平衡失调）、中枢神经系统反应如精神抑郁或错乱。

罕见的不良反应包括：嗜睡、头痛、皮疹、荨麻疹（过敏反应）。

洋地黄中毒表现中促心律失常最重要，最常见者为室性早搏；约占心脏反应的 33%。其次为房室传导阻滞，阵发性或非阵发性交界性心动过速，阵发性房性心动过速伴房室传导阻滞，室性心动过速、窦性停搏、心室颤动等。儿童心律失常比其他反应多见，但室性心律失常比成人少见。新生儿可有 P-R 间期延长。

5. 用法用量　儿童总量，1 个月～2 岁：0.05～0.06mg/kg；2～5 岁：0.03～0.04mg/kg；5～10 岁：0.02～0.035mg/kg；≥ 10 岁：0.125～0.5mg/kg，总量分 3 次或每 6～8 小时给予。维持量为总量的 1/5～1/3，分 2 次。

（二）血药浓度与药理效应

众多资料将地高辛治疗窗浓度设定为 0.5～2.0ng/ml。ACC/AHA 建议维持的血药浓度仅为 0.5～1.0ng/ml。近年国内有学者提出将地高辛治疗窗浓度范围控制在 0.64～1.92nmol/L 更为合适。对不同病因所致心衰治疗窗选择应有所不同，单纯心衰治疗窗可定在（1.34±0.60）nmol/L，心衰合并心律失常时治疗窗以（1.65±0.67）nmol/L 为宜。有学者研究发现，地高辛诱发心律失常与血药浓度密切相关，当血药浓度为 2.18nmol/L 时，发生率仅为 10%；血药浓度上升为 3.20nmol/L 时，发生率达 50%；地高辛血药浓度为 0.64～1.02nmol/L 时，死亡率为 29.9%；血药浓度为 1.15～1.54nmol/L 时，死亡率为 38.8%；而当血药浓度 >1.54nmol/L 时，死亡率上升至 48%。这些研究都证实，在临床治疗有效的同时，地高辛血药浓度应尽量控制在较低水平。

（三）TDM 方法

地高辛血药浓度监测已较成熟，目前用于 TDM 监测方法已较多，因方法学上的差异，在灵敏度、特异性、抗干扰性等方面各有优劣。汇总相关的分析方法主要有免疫法和色谱法。免疫法主要包括放射免疫法、酶免疫测定法等；色谱法主要有 HPLC、LC-MS/MS 法等。地高辛免疫活性类物质可与免疫试剂盒中的地高辛抗体结合，从而干扰地高辛血药浓度测定。一些外源性物质如螺内酯、卡马西平代谢物、三环类抗抑郁药代谢物以及一些中药如蟾酥、人参、丹参等也能干扰免疫测定法，影响其结果的准确性。LC-MS/MS 将液相色谱的高效分离能力和质谱的高特异性检测能力进行了有机结合，在特异性、灵敏度和抗干扰能力方面较其他方法具有明显优势，因此在临床诊断中发挥着越来越重要的作用，本节主要介绍 LC-MS/MS 联用分析法。

1. 色谱法　液相色谱 / 质谱联用法（LC-MS/MS）是继 RIA 和 FPIA 检

测之后分辨率更高的一种检测方法，先经液相色谱初步分离，再经单级或多级质谱进一步分离捕获目标离子进行定性、定量检测，可以最大限度避免样品中其他类似物的干扰。

色谱条件：分析柱为 Capcell Ⅱ C$_{18}$ MG Ⅲ（5μm，2.1mm×100mm，流动相为 10mmol/L 乙酸铵 + 0.1% 甲酸水溶液和 10% 甲酸乙腈溶液（60：40，*V/V*），等度洗脱，流速为 0.3ml/min，进样体积 1 ~ 5μl。

质谱条件：电喷雾（electrospray ionization，ESI）离子源，正离子模式。喷雾气 N$_2$ 50%，辅助加热气 N$_2$ 50%，气帘气 N$_2$ 20% 等。离子源电压 5 500V，离子源温度 400℃；多反应监测扫描分析，地高辛离子通道分别选择为 798.6/651.5amu 和 798.6/233.2amu；内标地高辛 −d$_3$ 选择 801.6/654.5amu。

方法特点：方法回收率 95.8% ~ 99.2%，日内及日间 *RSD* 1.5% ~ 4.3%，线性范围 0.05 ~ 5ng/ml，最低定量检测限 0.05ng/ml。

2. 免疫法

（1）放射免疫测定法：放射免疫测定法（RIA）是利用特异抗体和酶标抗原反应原理进行测定的方法。该方法通过地高辛血药浓度的监测，可以清楚地显示口服或静脉注射地高辛后发挥其正性肌力作用的起始时间和强度。其检测限可达 0.001μg/L，平均回收率为 101.3%，日内 *RSD*=3%，日间 *RSD*=6.5%。RIA 法优点有检测方法相对简单，结果准确可靠，敏感性强、精密度好、准确度佳、具有特异性，检测成本较低等。RIA 的缺点有检测时间较长，标记物的半衰期过短，易受代谢产物的干扰，与内源性地黄样物质（EDLS）有交叉反应等，存在不同程度的放射性污染，试剂盒有效期短且批间 *RSD* 偏大等。

（2）免疫测定法：酶免疫测定法（EIA）包括多种酶联免疫吸附测定法（ELISA）和微粒酶放大免疫测定法（EMIT）等，其基本原理是样品中游离的地高辛分子抗原与葡萄糖六磷酸脱氢酶（小分子偶联物）竞争性结合特异性抗体位点，样本中游离的小分子抗原越多，竞争结合的抗体位点越多，抗体释放的酶标偶联物就越多。游离出来的小分子 – 酶标偶联物催化 β- 烟酰胺腺嘌呤二核苷酸氧化型（NAD$^+$）转化为 β- 烟酰胺腺嘌呤二核苷酸还原型（NADH），样本中的小分子抗原浓度与 NADH 的生成量成正比，通过酶浓度的变化即可反映出地高辛的含量（浓度）。

测定灵敏度相当于 10^{-9}g/ml 水平，操作简便，但其所有底物中大部分有毒或为致癌物，且酶极易受温度和 pH 的影响，缺乏抗体的特异性等缺陷。

3. TDM 要点

（1）分析方法：方法的建立与方法的专属性、精密度、准确性、稳定性等的验证。

（2）标本及处理：血清或血浆标本，谷浓度在规则服药达到稳态后下次服药前（通常在清晨服药前）。血液中的地高辛要与心肌细胞达到平衡相关，至少需要10小时以上，因此通常不主张检测血液峰浓度（服药2小时左右），静脉血凝固后离心分离取血清或血浆标本，定量抽取后经去蛋白等前处理后供检测。

4．质量控制

（1）室内质控：定期与临床标本平行监测，月度总结分析；更换检测试剂、检测设备、仪器设备检修后需常规质量控制，均需符合生物样本室内质量控制标准。

（2）室间质控：国家卫生健康委员会临床检验中心开展了地高辛室间质量比评项目（可登录国家卫生健康委员会官网申请参加），可按相关项目下的要求进行室间质量比评。

（四）TDM 结果报告与合理解释

1. TDM 结果报告与解释

（1）检测结果在参考血药浓度范围内，临床疗效满意，肝肾功无异常的患儿，可继续当前治疗方案，定期（6个月）随访。

（2）检测结果在参考血药浓度范围内，临床疗效满意，肝肾功异常的患儿，应根据肝功的损伤程度调整药物剂量或给药频次。

（3）检测结果不在参考血药浓度范围以外（< 0.5ng/ml 或 > 2.0ng/ml），临床无异常，无论肝肾功有无异常的患儿。在诊断明确的前提下，建议结合监测的血药浓度具体数值，拟合出该患儿的消除代谢药动学参数，重新设计治疗方案给药治疗。

2. 影响血药浓度因素

地高辛血药浓度与临床疗效及毒性反应关系密切，血药浓度个体间差异大，产生这一现象的原因复杂。血清地高辛浓度可受多种因素影响，有基因因素和非基因因素。非基因因素包括生理因素、病理因素、药物相互作用、制剂工艺、饮食因素、血药浓度监测方法等，基因因素涉及药物转运与代谢等多种途径。而其中较为显著的因素总结如下。

（1）生理因素：性别对患者血清地高辛浓度有一定影响，女性患者的血清地高辛浓度高于男性患者，因而女性更容易出现地高辛中毒。儿童地高辛清除率大，$t_{1/2}$ 缩短，儿童 V_d 为成人的 2～3 倍，故除早产儿及出生后 1 周内婴儿外，肾功能正常的儿童药量 / 体重是成人的 2～4 倍。

（2）病理因素：心脏是地高辛发生药理作用的靶器官，当心肌受损时，不仅使地高辛药动学发生改变，而且对地高辛的分布、消除也会产生影响。当发生严重的心功能不全、冠心病、肺心病、心肌炎时，心肌处于缺氧、缺血、炎症等情况下，通常会增加心肌自律性，对地高辛的敏感性增加，极易发生中毒。

（3）遗传因素：从国内外现有与地高辛相关的基因研究结果看，转运蛋白和药物代谢酶的单核苷酸多态性与地高辛的治疗疗效、不良反应密切相关。影响地高辛代谢及作用按基因型分为野生型纯合子、突变型杂合子和突变型纯合子三组。多药耐药基因（MDR1）、有机阴离子转运多肽（OATP）1B3 基因、CYP3A 基因；MDR1 基因的多态性对地高辛血药浓度的影响，其等位基因突变如 MDR1C3435T 可使地高辛血药浓度提高；有机阴离子转运多肽（OATP）1B3 是一类重要的跨膜摄取转运体，属于溶质转运体（solute carrier，SLC）超家族，OATP 的 SNP 主要有 OATP1B1、OATP1B3、OATP2B1 和 OATP1A2，以 Na^+ 和 ATP 非依赖方式参与内源物（胆汁酸、胆红素、前列腺素、甲状腺激素和甾体激素结合物）、药物及毒物转运，多种因素（如激素、炎症因子和药物等）会影响 OATP 的分布、表达及活性，引起底物在组织器官内蓄积的改变，导致食物 – 药物及药物 – 药物相互作用，心肌组织内 OATP 分布特性及表达变化参与地高辛的转运过程；CYP3A 的等位基因突变如 CYP3A4*18B 和 CYP3A5*3 对地高辛的血药浓度无明显影响。

（五）基于 TDM 下的临床合理用药

1. 给药方案（初始）设计与调整　根据 TDM 结果参考药动学原理对具体病例设计治疗方案，通常采用药动学参数法、浓度测定法、Bayesian 法等进行设计或剂量调整。对已明确基因多态性或有条件检测明确基因者，在根据 TDM 结合药动学原理等制定个体化治疗方案时应充分考虑遗传因素基因变异的影响。

2. 方案的完善调整　监测药物体液中暴露的量、观察疗效、分析未达到治疗预期的影响因素、考虑药物剂量 – 浓度 – 疗效的关系，根据 TDM 结果进行相应方案的完善与调整。

3. 个体化用药治疗评价　地高辛在人体吸收、分布、代谢、排泄等存在多因素混杂影响，药物发挥药理效应与药物过量等不良反应的发生与血药浓度相关。儿童用药缺乏新药 I 期临床实验客观数据，加上儿童不同年龄代谢过程的复杂性及个体差异等。因此临床应根据各治疗目的与方案少量逐渐递增直至获得满意的治疗效果，TDM 的开展对临床治疗方案的调整以及判断"药物 – 剂量 – 浓度 – 效应"提供了客观科学的依据。

（六）地高辛 TDM 相关的新进展

伴随着遗传药理学及药物基因组学的发展，从基因的角度来解释药物效用及不良反应的个体差异，进而开展以基因为导向的个体化治疗，日渐成为临床医生的共识。检索国内外现有与地高辛相关的基因研究发现，转运蛋白和药物代谢酶的单核苷酸多态性与地高辛的治疗疗效、不良反应密切相关。

影响地高辛代谢及作用的三个主要基因如下：多药耐药基因（MDR1）、有机阴离子转运多肽（OATP）1B3 基因、CYP3A 基因。

MDRI 编码的 P- 糖蛋白（P-GP）是一个非常常见的转运分子，具有能量依赖性外排泵的作用，可将底物排出体外，与许多药物体内代谢相关。LI 等体内外研究表明，P-GP 在药物的吸收、分布、代谢、排泄以及药物的相互作用中发挥着重要作用。MDR1 基因多态性可对 P-GP 的表达产生影响，进而影响地高辛的血药浓度及生物利用度。

在 MDR1 基因多态性中与地高辛相关的基因型有 C3435T 及 G2677T，通过分析发现，服用单剂量地高辛后，3435CC 及 2677GG 基因型携带者的血药浓度比 3435CT 及 2677GT 基因型携带者和 3435TT 及 2677TT 携带者的浓度低。对心衰患者研究显示：MDR1 3435TT 基因型携带者的地高辛平均血药浓度为略高于 CT 及 CC 基因型携带者的地高辛平均血药浓度。

Comets E 等研究发现，在 C3435T 单核酸多态性中，TT 基因型携带者相对于 CC、CT 基因型携带者具有较低的表观分布容积和较高的地高辛生物利用度。

Neuvonen AM 等通过 RT-PCR 对 112 个已故的芬兰患者血样进行分析，研究 MDR1 单核苷酸多态性（3435C > T、1235C > T、2677G > T）对地高辛浓度的影响，发现所有的单核苷酸多态性基因突变频率与已故患者的地高辛浓度成正相关，这表明 MDR1 多态性与死亡率的增加有一定的联系。此外还发现女性患者有较高的地高辛中毒的危险性。MDR1 基因多态性对地高辛的消除也有不同的影响。TT2677TT3435 基因型携带者比 GG2677CC3435 携带者的肾清除率约低 32%，而 GT2677CT3435 基因型携带者的清除率介于两者之间。

OATP1B3 是肝脏 OATPs 中唯一的转运地高辛的，主要表达于肝窦状隙外膜细胞。有研究已经发现，334T > G、699G > A 是 OATP1B3 常见的单核酸多态性。这些多态性可导致转运功能及细胞定位的不同，从而对其底物的处置产生不同的影响。有研究显示，患者的肾功能相似，但个体间地高辛消除率有 7 ~ 8 倍的差异，说明地高辛在个体间消除率是不同的，在一定程度上可以解释 OATP1B3 基因多态性及 OATP1B3 基因分型对地高辛血药浓度有不同的影响。

细胞色素 P-450 在内源性及外源性物质的代谢过程中起着重要的作用。CYP3A 亚家族是细胞色素 P-450 中含量最丰富的亚家族，参与 60% 以上药物在体内的代谢转化。CYP3A 活性的差异，也会对地高辛的代谢产生影响。在 ZhuB 等观察研究的中国人群中，发现 CYP3A 在女性中的活性是男性中的 13 倍。Salphatih L 研究发现 CYP3A 可以催化地高辛在小鼠的肝微粒体中依次转化为不同的物质。CYP3A 亚家族的抑制剂可以抑制异羟基洋地黄毒苷、2-洋地黄毒苷、异羟基洋地黄毒苷单-洋地黄毒苷的转化，抑制率达 90%。同时还发现，地高辛在雌性及雄性小鼠的代谢也是不同的，在雌性个体中的代谢仅为雄性个体的 8%。

地高辛治疗窗狭窄，个体间血药浓度差异较大，产生这种现象的深层机制十分复杂。基因组学的出现为药物代谢的研究开辟了一个新的领域，从个体所特有的基因信息角度来解释遗传变异对药物代谢动力学的影响，阐述个体间药物疗效的差异，具有深远的现实意义，对个体化治疗的实现也具有推动作用。

二、胺碘酮

（一）药理学概述

胺碘酮化学名为（2-丁基-3-苯并呋喃基）[4-[2-（二乙氨基）乙氧基]-3,5二碘苯基] 甲酮 {（2-butyl-3-benzofuranyl）[4-[2-（diethylamino）ethoxy]-3,5-diiodophenyl]methanone }。

胺碘酮为白色或微黄色结晶粉末，无味无臭，m.p.158 ~ 162℃（dec.）。易溶于三氯甲烷、甲醇和乙醇中，微溶于丙酮、乙醚，几乎不溶于水。其为苯并呋喃衍生物，含 37% 的碘，避光密闭环境下稳定性良好，水溶液中会发生不同程度的降解，有机溶剂中较稳定。

1. 药动学　口服、静脉注射给药均可。口服给药吸收缓慢而多变，生物利用度约为 22% ~ 65% 之间；起效慢，口服一般 1 ~ 3 周后出现作用。吸收后药物迅速分布到各组织器官中。主要在肝脏代谢，主要代谢物为有相似药理活性的 N-去乙基产物，与母体药物一样，两者均为高亲脂性化合物，可蓄积在各种器官和组织内，在心肌细胞中的浓度 10 ~ 20 倍于血液浓度。血浆蛋白结合率 95%，半衰期长达数周，停药后作用可持续 4 ~ 6 周。主要从大便和胆汁中排出，尿中排出很少，血液透析难清除。其药代动力学属三室模型，包括中央室、浅及深周边室。口服后 1.5 小时即可从血液中检出，达峰时间为（5.2 ± 0.6）小时，消除相 $t_{1/2}$ 为（18.7 ± 4.4）小时至（32 ± 21）小时，约 1 个月可达稳态血药浓度 0.92 ~ 3.75μg/ml。静脉注射后 5 分钟起效，分布相 $t_{1/2}$ 为 4 ~ 7 分钟，清除相 $t_{1/2}$ 个体差异很大，一般 25 ~ 100 日，清除率为（143 ± 32）ml/min 至（596 ± 119）ml/min。

2. 药效学　胺碘酮是心脏离子多通道阻滞剂，兼具 Ⅰ、Ⅱ、Ⅳ类抗心律失常药物的电生理作用。胺碘酮的电生理作用表现在抑制窦房结和房室交界区的自律性，减慢心房房室结和房室旁路传导，延长心房肌、心室肌的动作电位时程（APD）和有效不应期（ERP），延长旁路前向和逆向有效不应期，因此它具有广泛的抗心律失常作用。其延长 APD 的作用不依赖心率的快慢，无翻转作用的依赖性（reverse use-dependence）。此外，胺碘酮通过非竞争性拮抗 α、β 肾上腺能受体作用和扩张血管平滑肌作用，能扩张冠状动脉，增加冠脉流量，减少心肌耗氧量。

3. 药物相互作用 胺碘酮与其他抗心律药和其他易引起心动过缓的药物（如 β 受体拮抗剂或钙通道阻滞剂）合用时应谨慎。避免与致心律失常药物（如吩噻嗪类抗抑郁药等）合用。

胺碘酮通过细胞色素 P-450 及同工酶 CYP3A4 代谢，此酶的抑制剂（如 HIV 蛋白酶抑制剂、西咪替丁、葡萄柚汁）可与胺碘酮发生相互作用。CYP3A4 的诱导剂如利福平和苯妥英等会降低胺碘酮的浓度。P-450 同工酶抑制剂（如环孢素、氯硝西泮、地高辛、氟卡尼、苯妥英、普鲁卡因胺、奎尼丁、辛伐他汀、华法林），可导致由这些酶代谢的其他药物的血浆浓度升高。

4. 药物不良反应 常见心血管反应如窦性心动过缓、房室传导阻滞及 Q-T 间期延长，偶见尖端扭转型心动过速。有房室传导阻滞及 Q-T 间期延长者禁用胺碘酮。长期应用可见角膜褐色微粒沉着，不影响视力，停药后微粒可逐渐消失。少数患者发生甲状腺功能亢进或减退，以及肝坏死。个别患者出现间质性肺炎或肺纤维化。

（二）血药浓度与药理效应

胺碘酮作用机制复杂，药动学的巨大个体差异以及有效与无效血药浓度的明显重叠，很难明确制定一个统一的血药浓度判断标准，目前较为一致的观点认为，胺碘酮的有效血药浓度为 1 ~ 2.5μg/ml，中毒浓度 1.8 ~ 3.7μg/ml。当胺碘酮血药浓度超过某一水平而临床仍无效时，再通过增加剂量来提高疗效的可能性较小，而其副作用则呈剂量依赖性。

（三）TDM 方法学

胺碘酮目前无商业化自动化的仪器试剂供应，各 TDM 实验室主要是通过自建方法完成其血药浓度检测，多用 HPLC 及 LC-MS 等方法。

1. 色谱法

（1）HPLC 法

色谱条件：流动相乙腈 - 醋酸 - 三乙胺，pH 调节为 3.5 ~ 5.5，检测波长 242nm。

样本处理：胺碘酮在 pH 为 3.5 ~ 5.5 时脂溶性最大，血浆样品调节 pH 3.5 ~ 5.5 作酸化处理，再以有机溶剂（如异辛烷、异丙醇、乙醚等）作为提取溶剂，对血浆中的胺碘酮进行萃取，又可去除血浆中的内源性杂质。内标 L8040[2- 乙基 -3-（3,5- 二溴基 -4γ- 二丙胺丙氧基苯甲酰）- 苯并噻吩]，也可选择他莫昔芬等结构特征类似的化合物。

方法特点：上述色谱条件胺碘酮在 0.1～5mg/L 范围线性良好，最低定量限 0.1mg/L，方法回收率 95.86%，$RSV < 10\%$，胺碘酮、内标 L8040 的主色谱峰与其他内源性物质分离良好，方法的特异性良好，能够满足生物样本检测的方法学要求。

（2）LC-MS 法

仪器与试剂：LC-MS 检测器，甲醇、水、乙腈（质谱级）等。

色谱及质谱条件：色谱分析柱 RP_{18}（1.7μm，2.1mm×50mm）；流动相 A[0.1% 甲酸的甲醇–乙腈（50∶50 v/v）]，流动相 B[0.1% 甲酸–乙腈（0.5% 甲酸铵溶液，pH3.5）=5∶95]，流速起始 0.25ml/min，到 2 分钟为 0.35ml/min，3.5 分钟时 0.3ml/min。流动相为起始 A/B（35%/65%）；2 分钟 A/B（90%/10%），3.5 分钟 A/B（35%/65%），共 5.5 分钟。单级质谱（LC-MS），电喷雾电离源（ESI）正离子源，毛细管电压为 3.5kV，锥孔电压 15V，二级锥孔萃取电压 2V，射频透镜 0.1V，源温度为 115℃，脱溶剂气温度为 400℃，气帘气流量为 6L/h，脱溶剂气流速为 20L/h，碰撞电压为 15keV，碰撞气流速为 0.25ml/min。多反应监测模式（MRM）采集离子。

方法特点：专属性好，灵敏度高，仪器条件要求较高。

血样处理：血浆样品作酸化处理，再以有机溶剂（如异辛烷、异丙醇、乙醚等）作为提取溶剂，对血浆中的胺碘酮进行萃取，又可去除血浆中的内源性杂质。

2. 临床标本 治疗药物浓度监测的标本主要为血液、脑脊液等能够准确反映药物分布的体液，最常采用血液。多采集稳态时谷浓度进行检测。

3. 质量控制 按生物样本室内质量控制的基本方法及评判原则建立质控体系并常规总结分析；室间质控因该项目开展的单位不多，国家卫生健康委员会临床检验中心尚未开展该项目的室间质量比评，处于室内自控为主的阶段。

（四）TDM 结果报告与合理解释

胺碘酮自身具有许多独特的特性，如起效缓慢、半衰期长、多室分布、个体差异大、代谢较为复杂，给药途径、剂量变化以及采血时间等均会显著影响其 TDM 结果。静脉给药能较快地达到有效血药浓度。如采血时间过短，则可能为在浅周边室分布所测值，血中药物峰浓度几乎无临床实际意义。

此外，凡是对 CYP-450 酶（如 CYP3A4、CYP2C8、CYP2D6 等）有诱导或抑制作用的食物或药物，均会影响其 TDM 结果。

（五）基于 TDM 下的临床合理用药

有关胺碘酮的药代动力学与药效学研究，尚存在许多不完全清楚之处，尤其是胺碘酮药物浓度与给药途径、疗效及不良反应的具体关系存在着较大的变异性和个体多变性。因此，胺碘酮血药浓度并非判断疗效和不良反应的绝对指标。同时由于其逐渐发挥药理作用，单纯从胺碘酮的血药浓度不能准确估计其临床作用程度，只能根据长期血药浓度监测与临床表现（症状、体征和动态心电图等）综合评估。

（六）胺碘酮 TDM 相关的新进展

由于胺碘酮和去乙基胺碘酮的血药浓度与治疗有效性和副作用之间的相关性较差，而胺碘酮在心肌中的含量较高，并且心肌中胺碘酮和去乙基胺碘酮的含量与胺碘酮的累积药量之间有很好的一致性，但与血浆药物浓度间的一致性较差。因而，有观点认为对胺碘酮累积量的监测较血药浓度监测更有临床意义。

第四节　基于 TDM 或 PPK 的临床应用案例

案例：患者，男性，8 岁，有高血压病史，半年前因前壁心肌梗死频发室性早搏。口服胺碘酮 0.15g qd，房颤控制不理想。期间数次监测胺碘酮血药浓度，其波动于 1.1～1.8mg/L 间。于 1 个月前加用美托洛尔 6.25mg，一日 2 次，服药 3 日后，予加量至 12.5mg，一日 2 次，服药 3 日后，继续加量至 25mg，一日 2 次。患儿用药约 1 周后，出现头晕、乏力、心悸等不适，监测心电图示窦性心动过缓，心率最低至 40 次/min。两次监测胺碘酮血药浓度，分别为 2.6mg/L 和 2.4mg/L。根据患者临床表现及检查情况，考虑为胺碘酮与美托洛尔联用时，美托洛尔剂量增加过快，导致窦性心动过缓。胺碘酮血药浓度监测结果表明，其血药浓度在有效范围外，因而，调整美托洛尔剂量为 12.5mg，一日 2 次，同时调整胺碘酮的给药方案为 0.10g qd，一周后监测血药浓度为 1.65μg/L，患儿不适症状逐渐好转，心率亦恢复至 70～80 次/min。

该患者用药期间出现窦性心动过缓，经连续多次监测胺碘酮血药浓度，调整联合用药方案后，不适症状好转。

参考文献

[1] 王佩，李玉珍，白希林. 地高辛中毒 68 例分析. 中国药学杂志,1994：29(5)，308.

[2] 徐淑云. 临床用药指南. 2 版. 合肥：安徽科学技术出版社,1994：535-541.

[3] 杨思源，陈树宝. 小儿心脏病学. 4 版. 北京：人民卫生出版社，2012：

284-358.

[4] Myung k.Park// 桂永浩，刘芳主．实用小儿心脏病学手册．4 版．北京：人民军医出版社，2011：101-243.

[5] 司凯英，王守春，栾杰，等．地高辛治疗窗的再探讨．中国药房,2005,16(14):1081.

[6] 王曼丽，关铭华，徐辰，等．不同类型患者地高辛治疗窗的确定．中国新药杂志,2000,9(1):36-38.

[7] 乔小云，王羽，王璐璐，等．均相酶扩大免疫分析法检测地高辛血浓度的质量控制与评价．中国药师,2010,13(3):387.

[8] 王学彬，徐慧欣，黄瑾，等．地高辛血药浓度监测及病例分析．世界临床药物,2011,32(2)：113-115.

[9] 孙贺伟，刘海明，李水军，等．液相色谱－串联质谱法测定地高辛及其室间质量评价．检验医学,2015,30(5):437-441.

[10] 曹金娣．地高辛的血药浓度监测分析．淮海医药,2008,26(6):539-540.

[11] 林红．儿童地高辛血药浓度监测及影响因素分析．儿科药学杂志,2010,16(3):31-32.

[12] 翁玲玲．临床药物化学．北京：人民卫生出版社.2007：113-114.

[13] 杨宝峰．药理学．8 版．北京：人民卫生出版社,2013：194-199.

[14] 汪芳，李一石，黄一玲，等．健康人连续口服不同剂量胺碘酮的血药浓度的临床研究．中国药理学通报,2005,21（2）：190-193.

[15] 刘文英．药物分析．5 版．北京：人民卫生出版社,2005：84-93.

[16] 华卡，王峰，雷艳青，等．HPLC-MS 同时测定人血浆中胺碘酮及其代谢产物浓度．药物分析杂志，2005，25（6）：633-635.

[17] HUNT SA, ABRAHAM WT, CASEY DE, et al. ACC/AHA 2005 guideline update for the diagnosis and management of chronic heart failure in the adult: a report of the American College of Cardiology/American Heart Association Task Force on practice Guidelines. J Am Coll Cardiol,2005,46:1116-1143.

[18] GHEORGHIADE M, ADAMS KJ, COLUCCI WS. Digoxin in the management of cardiovascular disorders. Circulation,2004,109:2959-2964.

[19] SAIF SR, JEPTHA PC, YONGFEI W, et al. Association of serum digoxin concentration and outcomes in patients with heart failure.JAMA,2003,289:871-878.

[20] KWON HJ, SIM HJ, LEE SI, et al. HPLC method valida-tion for digitalis and its analogue by pulsed amperometric detection. J Pharm Biomed Anal,2011, 54（1）：217.

[21] JOSEPHS RD, DAIREAUX A, WESTWOOD S, et al. Simultane-ous determination of various cardiac glycosides by liquid chromatography-hybrid mass spectrometry for the purity assessment of the therapeutic monitored drug digoxin.J Chromatogr A, 2010, 1217（27）: 4535.

[22] LI S, LIU G, JIA J, et al.Therapeutic monitoring of serum di-goxin for patients with heart failure using a rapid LC-MS/MS method. Clin Biochem, 2010, 43（3）: 307-316.

[23] HEE DY, YONG BL.Interplay of pharmacogenetic variation in ABCB1 transporters and Cytochrome P450 enzymes. Arch Pharm Res,2011,34:1817-1828.

[24] NEUVONEN AM, PALO JU, SAJANTILA A. Post-mortem ABCB1 genotyping reveals an elevated toxicity for female digoxin users. Int J Legal Med,2011,125(2):265-269.

[25] LI YH, WANG YH, LI Y, et al. MDR1 gene polymorphisms and clinical relevance. Acta Genet Sin,2006,33(2):93-104.

[26] TANABE M, LEIRI I, NAGATA N,et al. Expression of Pglycoprotein in human placenta: relation to genetic polymorphism of the multidrug resistance (MDR)-1 gene. Pharmacol Exp Ther,2001,297(3):1137-1143.

[27] COMETS E, VERSTUYFT C, LAVIELLE M, et al. Role of human MDR1 genetics polymorphism.Eur J Clin Pharmacol,2003,58(12):809.

[28] KENIG J, GUI Y, NIES AT,et al. A novel human organicanion transporting polypeptide localized to the basolateral heaptocyte membrane. Am J Physiol Gastrointest Liver Physiol,2000,278(1):156-164.

[29] LETSCHERT K, KEPPLER D, KONIG J.Mutation in the SLCO1B3 gene affecting the substrat specificity of the hepatocellular uptake transporters OATP1B3(OATP8). Pharmacogenetic,2004,14(7):441-452.

[30] TSUJIMOTO M, DAN Y, HIRATA S, et al. Influence of SLCO1B3 Gene Polymorphisms on the Pharmacokinetics of Digxin in Terminal Renal Failuer. Drug Metab Pharmacokinet,2008,23(6):406-411.

[31] HUANG W, LIN YS, MECONN DJ, et al. Evidence of significant contribution from CYP3A5 to hepatic drug metabolism. Drug Metab Dispos,2004,32(12):1434-1445.

[32] ZHU B, LIU ZQ, CHEN GL, et al. The distribution and gender difference of CYP3A activity in chinese subjectcs. Br J Clin Pharmacol, 2003,55(3):264-269.

[33] SALPHATI L, BENET LZ. Metabolism of digoxin and digoxigenin digitoxosides in rat liver microsomes: involvement of cytochrome P4503A. Xenobiotica,1999,29(2):171-185.

[34] KOLLROSER M, SCHOBER C. Determination of amiodarone and desethylamiodarone in human plasma by high-performance liquid chromatography-electrospray ionization tandem mass spectrometry with an ion trap detector. J Chromatogr B, 2002, 766(2):219-226.

[35] STAUBLI M, BIRCHER J, GALEAZZI RL, et al. Serum concentrations of am iodarone during long term therapy-relations to dose, efficacy and toxicity. Eur J Clin Pharmacol, 1983, 24(4):484-494.

[36] HEGER JJ, PRYSTOUSKY EN, ZIES DP. Relationships between am iodarone dosage, drug concentrations, and adverse side effects. Am Heart J, 1983, 106(4pt2): 931-935.

第十七章　儿童免疫调节类药物 TDM

第一节　儿童常见免疫相关性疾病与药物治疗概述

一、儿童免疫相关性疾病

儿童免疫性疾病是一个非常宽泛的概念，包括原发性或继发性免疫缺陷病、风湿性疾病、过敏性疾病以及各系统器官特异性免疫病，其中每一大类疾病又包含了多种疾病。儿童免疫性疾病的分类纷繁复杂，由于不同疾病的发病机制、临床表现及诊断治疗相差较大，限于篇幅本章仅对儿童免疫性疾病作简介。

（一）免疫缺陷病

1. 原发性免疫缺陷病　分为联合免疫缺陷病、伴有典型症状的免疫缺陷综合征、以抗体为主的原发性免疫缺陷病、免疫调节失衡性疾病、吞噬细胞缺陷、固有免疫缺陷、自身炎症性疾病、原发性补体缺陷病及拟表现免疫缺陷等共九大类，包括 200 余种疾病。

2. 继发性免疫缺陷病　由其他疾病或理化因素所致的免疫功能障碍，主要原因包括感染、免疫抑制剂、营养不良及其他因素。

（二）风湿性疾病

1. 炎症性风湿病

（1）慢性关节病：幼年特发性关节炎、炎性肠病性关节炎及反应性关节炎等。

（2）弥漫性结缔组织病：系统性红斑狼疮、幼年皮肌炎、硬皮病、混合性结缔组织病、嗜酸性筋膜炎及血管炎等。

（3）与免疫缺陷相关的关节炎和结缔组织病：补体成分缺陷、抗体缺陷综合征等。

2. 非炎症性风湿病　包括红斑性肢痛症、生长痛、原发性纤维肌痛综合征、髌骨软骨软化、应用过度综合征及疼痛扩散综合征等。

3. **骨骼发育不良** 包括骨软骨发育不良、骨骺发育不良、骨软骨炎及畸形侏儒等。

4. **结缔组织遗传性疾病** 包括成骨不全、埃-唐综合征、皮肤松弛症及马方综合征等。

5. **贮积性疾病** 包括鞘脂沉积病、糖脂贮积病等。

6. **代谢紊乱** 包括骨质疏松、佝偻病、通风、大骨节病及淀粉样变性。

7. **伴有肌肉骨骼表现的全身性疾病** 包括高脂蛋白血症、继发性肥大性骨关节炎、假性甲状旁腺功能低下及结节病等。

8. **骨质增生（骨肥厚）** 包括婴儿骨皮质增生症等。

（三）过敏性疾病

过敏性疾病儿童主要常见过敏性鼻炎、特应性皮炎、荨麻疹、血管性水肿、食物过敏、药物过敏、昆虫毒素过敏及坚果过敏等。

（四）器官特异性免疫病

1. **免疫性肾脏病** 包括急性链球菌感染后肾小球肾炎、肾病综合征、IgA肾病、C_3肾炎、狼疮性肾炎、紫癜性肾炎等。

2. **免疫性心脏病** 包括扩张性心肌病、特发性复发性心包炎等。

3. **免疫性神经病** 包括重症肌无力、多发性硬化、急性播散性脑脊膜炎、自身免疫性脑炎及视神经脊髓炎等。

4. **免疫性血液病** 免疫性溶血性贫血、获得性再生障碍性贫血及与免疫相关的出、凝血疾病等。

5. **免疫性内分泌病** 包括甲状腺疾病、肾上腺疾病及甲状旁腺疾病等。

6. **免疫性消化病** 包括炎性肠病、食物过敏、自身免疫性肝病、自身免疫性胃病、嗜酸细胞性胃肠炎及肠病性肢端皮炎等。

7. **免疫性呼吸病** 包括闭塞性细支气管炎、弥漫性肺泡出血综合征及嗜酸性粒细胞性肺疾病等。

二、儿童免疫相关性疾病的药物治疗

（一）免疫抑制剂

免疫抑制剂在免疫性疾病中的应用非常广泛，20世纪50、60年代发现并在开始使用环磷酰胺、硫唑嘌呤及糖皮质激素之后逐渐出现了抗T细胞抗体及环孢素。自20世纪90年代开始，越来越多的免疫抑制剂被推广使用，包括咪唑立宾、吗替麦考酚酯、FK506、西罗莫司等。进入21世纪后，新型生物制剂被大量研发并逐渐替代部分传统的免疫抑制剂，如针对淋巴细胞的抗体类免疫抑制剂，包括抗CD_{20}单抗、抗CD_{25}单抗、抗CD_3（OKT_3）、抗 CD₄（OKT₄）；融合蛋白质，包括 CTLA-4 Ig 等；细胞因子及其受体的抗体，包括抗 IL-1 单抗、抗 IL-6 单抗、抗 IFN 单抗、TNF 受体抗体等。但目前在国内上市并使用的生物制剂种类仍较少。免疫抑制剂通过各个靶点发挥抑制作用，如环孢素 A 在细胞浆中形成高亲和力的复合体，通过抑制钙调磷酸酶活性，抑制促炎细胞因子基因表达；FK506 可以异性抑制辅助 T 淋巴细胞活性，抑制 B 淋巴细胞的活性，减少抗体生成；吗替麦考酚酯可以选择性抑制淋巴细胞增殖。在免疫性疾病的治疗过程中，各个环节的合理处理，包括选择免疫抑制剂治疗的时机、选择免疫抑制剂的种类、治疗疗效的评估、不良反应监测以及停药时机的判断和实施、停药后的复发问题等，都是非常重要的。

（二）免疫增强剂

免疫增强剂也可称为免疫调节剂，其现代概念为能调节、增强、兴奋和恢复机体免疫功能的药物。这是一大类药物，包括生物来源的药物，如干扰素、胸腺素、丙种球蛋白及转移因子等；菌苗类药物是利用细菌抗原做成的制剂，如哮喘疫苗等；化学合成药物，如左旋咪唑、匹多莫德等；多糖类药物，如香菇多糖、灵芝多糖等；中药及植物来源类药物，如人参、黄芪、白芍、植物血凝素等。免疫增强剂在临床主要用于免疫缺陷性疾病和恶性肿瘤的辅助治疗，也用于慢性难治性细菌、病毒及真菌感染。虽然免疫增强剂的临床适用范围广，但由于部分制剂对运输、保存要求高，价格普遍较高及口服效果有限等原因，加之机体状况复杂，使免疫增强剂的使用充满挑战。

第二节　儿童免疫调节类药物的 TDM 概况

免疫抑制类药物通过影响机体的免疫应答和免疫病理反应而调节机体的免疫功能，临床上广泛应用于移植患者及自身免疫性疾病等的治疗。新型免疫抑制剂的应用，显著地提高了器官或组织移植物的存活率，改善了患者的生存质量，对于器官或组织移植工作的开展起到了巨大的支持作用。临床广泛应用的代表性药物如钙神经蛋白抑制剂（CNI）环孢素（CsA）和他克莫司（FK506）、抗代谢药霉酚酸酯（MMF）、哺乳类动物西罗莫司靶蛋白（mTOR）抑制剂西罗莫司（SRL）等。虽然器官移植在儿童患者中开展较成人少，但免疫抑制剂已作为儿童血液肿瘤、肾病综合征以及其他多种自身免疫性疾病的治疗。由于儿童器官与组织尚处于发育阶段，因此药物在儿童体内的吸收、分布、代谢和排泄与成人有着很大的区别，加上此类药物一般需长期用药、多数药物治疗窗窄、不良反应严重，对此类药物进行 TDM 十分必要。

用于生物样本中免疫抑制剂定量分析的方法主要有免疫分析法和色谱法等，其中免疫分析法包括荧光偏振免疫分析法（FPIA）、微粒子酶联免疫法（MEIA）、酶倍增免疫测定技术（EMIT）、酶联免疫吸附分析法（ELISA）等。由于免疫法操作简便，报告及时，更具有临床实时监测的可行性，是开展此类药物治疗监测的首选方法。但免疫分析法的专属性相对较差，内源性物质或代谢产物常使测定结果偏高。液相色谱质谱联用（LC-MS）技术以及液相色谱串联质谱（LC-MS/MS）技术的发展，为免疫抑制剂的 TDM 工作提供了有力的分析工具。LC-MS 或 LC-MS/MS 将色谱对样品的高分离能力与质谱的高选择性、高灵敏度以及能够提供相对分子质量与结构信息的优点结合，实现了色谱与质谱的优势互补，LC-MS/MS 法操作简单、快速，测试时间较短，所需样品量少，且可同时定量多种药物，尤其适合生物样本中微量药物的定量分析。但此种方法需要昂贵的仪器设备和具有高技术水平的工作人员，目前还不能广泛应用。

药物的 AUC 反映药物在体内的暴露量，但测定完整 AUC 缺乏临床操作可行性。在临床工作中常常选择单点药物浓度进行治疗药物监测，如稳态谷浓度（C_0）、稳态峰浓度（C_{max}）等。多数免疫抑制剂的 TDM 可选择 C_0 时间点采样，主要原因是 C_0 与 AUC 相关性较好，而且在 C_0 时间点采样也比较容易掌控，测定结果的波动也较小。但对于 MMF，因 MPA C_0 或其他单点血药浓度与 MPA-AUC 相关性差，不能作为临床敏感指标，故 MMF 监测依赖于用有限采样法（LSS）来估算 MPA-AUC。

大多数免疫抑制剂对机体免疫系统的作用缺乏特异性和选择性，既可抑制免疫病理反应，又干扰正常免疫应答，为达到安全、有效的血药浓度，TDM 在免疫抑制剂的合理应用中发挥了重要作用，是临床器官移植工作的重要辅助技术。利用 LC-MS/MS 使得快速、准确地定量测定体内微量免疫抑制剂成为可能，还可以同时检测数种免疫抑制剂，是目前能同时检测此类药物的唯一方法，虽然仪器较贵，但在国内外已经开始逐渐普及，具有广阔的应用前景。随着临床实践的深入，免疫抑制剂的 TDM 必将有进一步的发展。

第三节　儿童常用免疫调节类药物的 TDM

一、环孢素 A

（一）药理学概述

环孢素 A（Cyclosporin A，CsA）是一种含 11 种氨基酸的环状多肽化合物，CsA 为白色或类白色粉末，无臭，或稍有特异臭味，熔点 148～151℃。几乎不溶于水，溶于乙醇、丙酮、氯仿、二氯甲烷、乙醚、甲醇。分子式为 $C_{62}H_{111}N_{11}O_{12}$，分子量为 1 202.63。

1. **药动学** CsA 药动学差异大，传统剂型的胃肠道吸收不规律且不完全，口服微乳剂吸收力增强，吸收快速且完全，给药后 1.5～2 小时达到峰浓度。CsA 在血液分布呈现浓度依赖性，41%～58% 与红细胞结合，10%～20% 与白细胞结合，其余分布于血浆，约 90% 与血浆蛋白结合，主要结合于脂蛋白。CsA 在肝脏中广泛代谢，主要通过胆汁分泌从粪便中排出，据报道，给药剂量中约 6% 经由尿液排出，其中原形药不足 1%。CsA 从血液中消除呈现双相性，据报道，口服给药后终末相消除半衰期为 5～20 小时，儿童体内消除更加迅速。

2. **药效学** CsA 能与 T 细胞细胞质中的蛋白质结合，从而抑制钙调磷酸酶，抑制白细胞介素 2（interleukin 2，IL-2）及相关细胞因子的转录，此外，CsA 还会抑制淋巴因子的生成及白细胞介素的释放，最终降低 T 细胞的活性及 T 细胞所产生的免疫反应。CsA 是一种强力的免疫抑制剂，能延长皮肤、心脏、肾脏、胰腺、骨髓、小肠或肺移植的存活期。CsA 能抑制细胞介导反应的发生，包括异体移植物免疫，迟发型皮肤超敏反应，实验性过敏性脑脊髓炎，弗氏佐剂关节炎，移植物抗宿主病（GVHD）和 T 细胞依赖的抗体的产生。

3. **药物相互作用** CsA 与阿昔洛韦、氨基糖苷类抗生素、两性霉素 B、环丙沙星、呋塞米、甘露醇、米尔法兰、甲氧苄啶、万古霉素、非甾体类抗炎药合用时，可增加肾毒性，故应谨慎合用，监测患者的肝肾功能及 CsA 血药浓度。

CsA 与巴比妥酸盐、卡马西平、苯妥英钠、新青霉素Ⅲ、磺胺二甲嘧啶、利福平、奥曲肽、普罗布考、磺胺甲基异噁唑等合用时，可降低 CsA 血药浓度，若必须同时使用时，应严密监测 CsA 血药浓度并调节其剂量。

CsA 与氯喹、大环内酯类抗生素、氟康唑、伊曲康唑、地尔硫草、尼卡地平、维拉帕米、甲氧氯普胺、口服避孕药、达那唑、高剂量甲泼尼龙、别嘌醇、胆酸及其衍生物、多西环素、普罗帕酮等合用时，可提高 CsA 血药浓度，若必须同时使用时，应严密监测 CsA 血药浓度并调节其剂量。

4. **主要不良反应**

（1）肾脏：在治疗最初几周内可以出现血浆肌酐和尿素氮水平的增高，这是最常见和最严重的不良反应。这些肾脏功能的改变是剂量依赖性的并且是可逆的，当剂量减少时，会恢复。因为存在肾脏衰竭的危险性，因此在使用本品时要密切监测肾脏功能。

（2）心血管系统：常见动脉高血压，在使用本品时要定期检测血压，根据需要选择监测的方法。

（3）神经系统和感觉器官：常见震颤，无力，头痛，下身感觉消失特别是手足的烧灼感（通常在治疗的第1周）。

（4）肝脏和胃肠道：常见齿龈增生，胃肠功能紊乱（食欲减退、恶心、呕吐、腹痛、胃炎、胃肠炎）。

（5）其他：如皮肤多毛，水肿、痉挛、疼痛、肌无力等。

（二）血药浓度与药理效应

CsA药动学及临床研究表明，$AUC_{0~12}$可准确反映CsA在体内的整个药动学过程，$AUC_{0~4}$反映了服药4h吸收相的药物暴露量，CsA的吸收差异主要发生于服药后的前4小时内，因此对该时段药物吸收进行有效监测是临床准确用药所必需。由于测定$AUC_{0~4}$和$AUC_{0~12}$需多次采血，且费用昂贵，因此大部分医院以服药前谷浓度（C_0）或服药后2小时血药浓度（C_2）作为常规监测手段。C_0监测法由于取血方便，故以C_0为监测指标的报道较多。以往CsA的血药浓度监测多采用C_0监测点，研究表明，C_0与AUC的相关性较差，而C_2与AUC的相关性较好，无论在肾移植或肝移植中，监测C_2并依此调整CsA口服剂量均可减少急性排斥反应发生率，并保持良好的药物耐受性。尽管目前仍缺乏多中心、大规模、前瞻性、设计良好的随机对照研究来证实其临床意义，但近年越来越多的医疗中心倾向于以C_2监测提示CsA药效学。

CsA体内过程复杂，个体差异大，影响结果的因素多，临床难以统一治疗窗血药浓度，不同疾病及治疗的不同阶段所需的血药浓度不同。

1. 肾移植 患者采用糖皮质激素、CsA和吗替麦考酚酯三联用药后：

C_0有效浓度：术后1个月内250~450μg/L，术后1~3个月250~400μg/L，术后3~6个月180~350μg/L，术后6~12个月150~300μg/L，术后大于1年100~250μg/L。

C_2有效浓度：术后1个月内1 000~1 500μg/L；术后2~3个月800~1 200μg/L；术后4~12个月600~1 000μg/L；术后大于1年＞400μg/L。

2. 肝移植 由于受损的移植肝对CsA肝毒性更为敏感，在一定程度上制约了CsA的应用，一般要求肝移植术后C_2应控制在800~1 200μg/L。

3. 再生障碍性贫血 参考中华医学会儿科学分会血液学组建议，儿童轻中度再生障碍性贫血参考C_0范围为100~150μg/L；重型获得性再生障碍性贫血参考范围C_0为100~200μg/L，保持谷浓度的前提下尽量将峰浓度维持在300~400μg/L。参考C_0范围为100~150μg/L。

4. 肾病 参考中华医学会儿科学分会肾脏病学组儿童常见肾脏疾病诊治

循证指南（试行），频发型/激素依赖型肾病综合征参考 C_0 为 80～120μg/L，激素耐药型肾病综合征诱导缓解阶段参考 C_0 为 100～200μg/L，紫癜性肾炎采用糖皮质激素和 CsA 联合治疗后参考 C_0 为 100～200μg/L。

单独的测量值不能作为改变治疗方案的唯一标准，患者应根据检测结果建立自己的范围。

（三）TDM 方法学

目前测定 CsA 血药浓度的方法主要有色谱法和免疫法，色谱法常见有高效液相色谱法（HPLC）、液质联用法（LC-MS/MS）等；免疫法则常见酶免疫增强法（EMIT）、荧光偏振免疫法（FPIA）和放射免疫法（RIA）等。HPLC 法具有高准确度和灵敏度，特异性好，是比较公认的方法，但由于其对仪器、试剂和操作者均具有较高的要求，且尚未批准用于临床监测，一般用于科研工作。LC-MS/MS 法将色谱的高分离能力和质谱的高选择性、高灵敏度相结合，为治疗药物监测提供更加灵敏、特异和高效的分析方法。免疫分析法自动化程度高，测定周期短，适用于临床血药浓度监测，是目前应用最为广泛的检测方法，但其特异性局限，易受到 CsA 代谢产物的影响，导致结果较 HPLC 法偏高。本章因篇幅限制简介如下。

1. 固相萃取 HPLC 法

色谱条件：色谱分析柱为 Venusil ASB C_{18}（4.6mm×200mm，10μm）；流动相为乙腈–水 =70∶30；流速 0.8ml/min；柱温 70℃；检测波长为 210nm；进样量 200μl。CsA 色谱峰与全血中内源性杂质峰分离良好，无干扰峰出现，CsA 的保留时间约 13 分钟。

方法特点：回收率 > 96%，日内和日间精密度 *RSD* 小于 4.2%，检测限为 27μg/L。

样品处理：全血样品 0.5ml，加入 10% 尿素溶液 1ml，混合均匀，经 12 000r/min 离心 10 分钟，吸取上清液于 PRS 固相萃取小柱，待其自然沥干后加入 0.9% 氯化钠注射液 3ml 进行淋洗，将固相萃取小柱于 4 000r/min 离心 2 分钟，最后用洗脱液（乙腈–四氢呋喃 =80∶20）0.5ml 上柱洗脱，收集洗脱液，取 200μl 进样测定。

2. 酶免疫增强法（EMIT）

检测原理：样品中游离的 CsA 分子抗与葡萄糖六磷酸脱氢酶（小分子偶联物）竞争性结合特异性抗体位点，样本中游离的小分子抗原越多，竞争结合的抗体位点越多，抗体释放的酶标偶联物就越多。游离出来的小分子—酶标偶联物催化 β- 烟酰胺腺嘌呤二核苷酸氧化型（NAD⁺）转化为 β- 烟酰胺腺嘌呤二核苷酸还原型（NADH），样本中的小分子抗原浓度与 NADH 的生成量成正比，通过酶浓度的变化即可反映出 CsA 的含量（浓度）。

仪器与试剂：SIEMENS 公司 Viva-E 全自动生化分析仪及配套试剂、定标与质控品。

方法特点：线性范围 25～800ng/ml，最低定量检测限 10ng/ml，方法回收率 > 93%，日间及日内变异 RSD < 5%。

样本处理：定量抽取抗凝全血样本，经红细胞充分裂解去蛋白后高速（10 000r/min）离心，取上清液置于样品杯内仪器自动检测分析并报告相应的浓度。

3. 临床标本　由于 CsA 亲脂性强，蛋白结合率高，其在全血中的浓度约是血浆中的 2 倍。因此选择全血测定 CsA 浓度更加稳定、可靠，但要注意不能发生凝血，否则可导致 CsA 血药浓度的明显降低，因此测定 CsA 全血浓度时，一定要用含抗凝剂的试管并应振摇均匀。

监测 C_0 可在器官移植 2～3 日后开始，待达到稳态血药浓度后，于清晨或服药 12 小时后取血监测谷浓度 C_0。监测 C_2 应在服药 2 小时后，适宜的时间是服药 2 小时 ±15 分钟内抽取血样，移植后 1 周内多次检测 C_2，在需区别低吸收者及延迟吸收者时，需要监测更多的点（如 C_0，C_4，C_6 或 AUC）。

4. 质量控制　随着治疗药物监测的普遍开展，其质量控制也日益受到重视，但该项工作在我国尚处于研究和自愿参加阶段，没有形成完善的系统和规范。目前常见的做法是定期或每次测定患者样品时测定标准质控品，只要质控结果落在允许的误差范围内，则判断本批次结果正确。但这种做法忽略了质控评价的连续性，因而不能及时发现影响测定准确性的潜在因素。

实验室应参加与检测范围相关的国家能力验证或实验室之间的比对实验来评估检测水平，通过参加外部质量评估来评定检测结果的偏差。因此，需要结合室内质量质控和室间质量评估，才能及时发现各种测定误差和误差原因，从而进行分析和纠正，以确保日常工作质量。

（四）TDM 结果报告与合理解释

1. 机体因素　影响 CsA 血药浓度的机体因素包括年龄与性别、肝胆和胃肠道功能、血红细胞数和血红蛋白含量等。对于移植患者，移植器官和术后时间也是影响 CsA 血药浓度的重要因素。

2. 饮食因素　CsA 是亲脂分子，口服吸收慢且不完全，但当与某些食物，特别是高脂肪性食物（如牛奶）、果汁等同服时，会在一定程度上促进其吸收，提高其谷、峰浓度，提高生物利用度。葡萄柚属于 P-450 酶系统的肝药酶抑制剂，与 CsA 同服时减少 CsA 的代谢和消除，使 CsA 血药浓度升高。另外，研究表明连续长期食用绿豆食品、饮茶等饮食习惯也可使 CsA 的血药浓度降低，增加移植排斥风险。

3. 药物因素　影响 CsA 血药浓度的药物因素包括药物剂型、给药方案和联合用药等。CsA 的生物利用度与制剂的生产工艺密切相关，服用不同厂家、剂型和批号的药物都会对 CsA 血药浓度造成一定的影响。相同剂量的药物采用不同的给药方案，也会导致不同的血药浓度。此外，联合用药产生的药物相互作用是影响 CsA 血药浓度的重要因素，CsA 主要经肝细胞色素 P-450 酶系代谢，因此影响肝药酶活性的药物会影响 CsA 在肝内的代谢，导致其血药浓度的变化。

能抑制细胞色素 P-450 氧化酶的活性，使 CsA 血药浓度升高的药物有：抗真菌药如氟康唑、伊曲康唑；大环内酯类抗生素如红霉素、克拉霉素；H_2 受体拮抗药如西咪替丁、法莫替丁；钙通道阻滞剂如地尔硫䓬、硝苯地平、尼卡地平、维拉帕米、硫氮䓬酮及佩尔地平；利尿药乙酰唑胺；性激素类药物如达那唑、炔诺酮、甲睾酮。

P-450 酶系的微粒体诱导剂可加快 CsA 在肝内的代谢，从而使其血浓度迅速下降的药物常见有：抗结核药如利福平、异烟肼、乙胺丁醇、吡嗪酰胺；抗惊厥、抗癫痫药如卡马西平、苯巴比妥、苯妥英钠、扑米酮、甲琥胺；抗糖尿病药曲格列酮。因此，在合并用药时应注意进行 CsA 血药浓度监测。

4. 检测方法 不同的检测方法所得血药浓度结果不同，一般由于免疫分析法易受到代谢产物的影响，其检测结果较 HPLC 法高。相同的方法在不同的条件下所得的结果也会有差异，免疫分析法对于环境要求较高，检测环境对其影响较大，因此在使用免疫分析法检测 CsA 血药浓度时应尽量保持环境稳定。

综上所述，CsA 血药浓度受遗传、生理、病理、饮食、联合用药和测定方法等多种因素的影响，因此在测定时应全面考虑多方面的因素并结合患者的实际情况对检测结果进行分析，做出正确的判断，以科学地指导临床个体化用药。

（五）基于 TDM 下的临床合理用药

1. 器官移植 CsA 用于移植时应手术前 12 小时开始，$10 \sim 15\text{mg}/(\text{kg} \cdot \text{d})$，分 2 次给药。此用量应维持至术后 $1 \sim 2$ 周，再根据血药浓度逐渐减量至 $2 \sim 6\text{mg}/(\text{kg} \cdot \text{d})$，分 2 次口服，临床根据 CsA 目标血药浓度调整具体给药剂量。在肾移植的受者中，当接受低于 $3 \sim 4\text{mg}/(\text{kg} \cdot \text{d})$ 的剂量时，可因 CsA 血浓度低于 $50 \sim 100\mu\text{g}/\text{L}$，从而增加发生排斥反应的危险。

当本品与其他免疫抑制剂合用时（如与皮质激素合用，作为三联或四联用药的一部分），开始用量为 $3 \sim 6\text{mg}/(\text{kg} \cdot \text{d})$，分 2 次口服。合用药物可影响 C_2 的目标浓度，如三联方案时 C_2 浓度低于二联方案，与硫唑嘌呤合用时，CsA 剂量应稍高于与吗替麦考酚酯合用剂量，与西罗莫司 / 依维莫司合用时，应降低 C_2 的目标浓度。

移植后的头 1~2 周内，随着移植后受者肠道运动功能、饮食和其他因素的改善，多数受者的 CsA 吸收稳步增加，肾移植受者大约在移植后第 1 个月末 CsA 吸收达到稳定。

C_2 偏低的受者可能是由于 CsA 低吸收或延迟吸收，或者是 CsA 剂量偏低所致。单独应用 C_2 监测不足以区分这类受者，这时可使用简化 AUC 方法或增加另一时间点的 CsA 水平检测以帮助判断。

低吸收者或延迟吸收者判断：低吸收者，C_2 持续偏低且 C_2 大于随后的时间点浓度（如 C_4 或 C_6）；延迟吸收者 C_2 偏低且小于随后的时间点浓度（如 C_4 或 C_6）。

因此，建议新移植受者增加 C_2 监测次数（每周数次）；移植后 1 周内检测附加时间点（如 C_0、C_4、C_6 或简化 AUC），可帮助区分低吸收者或延迟吸收者；若受者为低吸收者或延迟吸收者，需进一步监测；考虑到 CsA 吸收增加的情况，在改变剂量前需观察和评估 C_2 的变化趋势。

2. 再生障碍性贫血（AA） 治疗 AA 的 CsA 剂量以 3~6mg/（kg·d）为宜，一般不超过 8mg/（kg·d），疗程不少于 3~6 个月，服药 1~2 周后开始监测血药浓度，CsA 的谷浓度一般控制在 100~200μg/L。在治疗前检测患者血肌酐水平，疗程中控制血肌酐在最初水平的 1.5 倍以下。

3. 肾病

（1）频发型/激素依赖型肾病综合征：推荐剂量为 3~7mg/（kg·d）或 100~150mg/（m²·d）。应对连续长时间使用 CsA 的患儿进行有规律监测，包括对使用 2 年以上的患儿进行肾活检明确有无肾毒性的组织学证据，如果患儿血肌酐水平较基础值增高 30%，即应减少 CsA 的用量。

（2）激素耐药型肾病综合征：诱导缓解阶段推荐初始剂量为 4~6mg/（kg·d），每 12 小时一次。如谷浓度 < 100μg/L，可增加 CsA 剂量 1mg/（kg·d），如谷浓度 > 200μg/L，则减少 CsA 剂量 0.5~1mg/（kg·d），诱导期 3~6 个月，建议诱导 6 个月后逐渐减量维持。连续使用 3 个月蛋白尿减少不足 50%，即认为 CsA 耐药，应停用 CsA 改用其他方案治疗。巩固维持阶段 CsA 应缓慢减量，每月减少 0.5mg/kg，减至 1mg/（kg·d）时维持，总疗程 1~2 年。

（3）紫癜性肾炎：糖皮质激素 +CsA 治疗方案推荐 CsA 口服剂量为 5mg/（kg·d），疗程 8~12 个月。

（六）环孢素 A 的 TDM 新进展

近年越来越多的医疗中心倾向于以 C_2 监测提示 CsA 药效学，尤其对于器官移植，监测 C_2 并依此调整 CsA 口服剂量可减少急性排斥反应发生率。

此外，Iijima K 等人开展了一项基于监测 C_2 的开放、多中心、随机 II 期试验，证明更高的 C_2 浓度有利于改善频繁复发肾病综合征患者的复发率。

免疫分析法由于其自动化程度高，测定周期短，仍是目前临床 CsA 血药浓度监测的主要方法，但免疫分析法也存在一定的缺陷。Johnston 等采用不同的免疫方法检测全血中 CsA 浓度，结果表明抗体的交叉反应对 C_0 影响较 C_2 大，因此采用 C_0 作为监测指标时，应调整不同方法的靶治疗浓度，而监测 C_2 则不用。

随着质谱的发展，LC-MS/MS 法在 CsA 血药浓度监测的应用越来越广泛，该法不仅准确、特异，还可以同时检测多种免疫抑制剂，具有广泛的应用前景。Meinitzer 等人建立的 LC-MS/MS 法可同时测定全血中 CsA、他克莫司、西罗莫司和依维莫司四种免疫抑制剂的浓度，为临床实践提供了一种快速、准确和经济的分析方法。

传统的 CsA 血药浓度监测采用全血标本，不适用于监测不同时间的浓度，而对于移植患者，移植后早期监测不同时间 CsA 的血药浓度具有重要的临床意义。近年来随着干血斑标本在新生儿筛选的应用日趋成熟，越来越多的研究证明采用干血斑标本检测 CsA 的血药浓度，与采用静脉血检测 CsA 的血药浓度的结果具有很好的一致性。干血斑采用少量毛细血管血样即可检测 CsA 浓度，具有很好的患者依从性，操作简单方便，为检测多个时间点的血药浓度提供了可能性，具有一定的临床应用前景。

随着药物基因组学的发展，越来越多的研究发现 CsA 血药浓度在个体间差异大可能与 CYP3A 代谢酶和 P-gp 有关。CYP3A4 与 CYP3A5 参与 CsA 代谢，P-gp 主要影响 CsA 的生物转运，P-gp 与酶的活性及表达量会直接影响到 CsA 的吸收、代谢及其分布，而这些酶表达量及活性与编码这些酶的基因多态性有关，所以 CYP3A 和 P-gp 的基因多态性与 CsA 药动学、疗效以及不良反应的个体间差异可能有一定相关性。

目前关于 CYP3A5 和 CYP3A4*1B 基因多态性对 CsA 药动学的影响存在不一致的结论，原因包括各研究的样本量不同、种族差异、地区差别、多基因多因素的生物学复杂性等。Tao XR 等人发现 CYP3A4*1/*1 基因型的中国健康男性 CsA 的 C_{max} 比 3A4*1/*18B 基因型的显著大，CYP3A5*1/*3 基因型男性 CsA 的 C_{max} 明显比 CYP3A5*3/*3 基因型的低。Tang 等人对 1966—2010 年的 14 项肾移植临床研究进行了 Meta 分析，结果证实，携带变异 CYP3A5*3 等位基因的患者比携带 CYP3A5*1 者的剂量调整后谷浓度更高，因此需要更少的 CsA 日剂量就能达到靶浓度。而 Bouamar R 等人对 171 例肾移植患者进行了随机对照临床研究，结果证实 CYP3A4、CYP3A5 和 ABCB1 基因多态性与环孢素剂量调整后谷浓度（C_0）和峰浓度（C_2）均无相关性。因此，药物基因组学虽然为个体化用药开辟了新的方向，但要成功应用于临床还需要更多的临床研究做基础，还存在较多困难与挑战。

二、霉酚酸酯

（一）药理学概述

霉酚酸酯（Mycophenolate mofetil，MMF）是霉酚酸（mycophenolic acid，MPA）的酯类衍生物，化学名：2-（4-吗啉代乙基）-（4E）-6-（1,3-二氢-4-羟基-6-甲氧基-7-甲基-3-氧代-5-异苯并呋喃基）-4-甲基-4-己酸酯。分子式：$C_{23}H_{31}NO_7$，分子量：433.48。MMF 为白色或类白色结晶性粉末，熔点约 96℃，几乎不溶于水，易溶于丙酮，微溶于无水乙醇。

1. 药动学　MMF 口服吸收迅速而完全，通过肠壁酯酶迅速并完全代谢为活性代谢产物 MPA，达峰时间为 0.5 ~ 1.0 小时，F 可达 94%（根据 MPA 曲线下面积），口服后在循环中测不出 MMF。肾移植患者口服 MMF 吸收不受食物影响，但进食后血中 MPA 的 C_{max} 降低 40%。由于肠肝循环作用，服药后 6 ~ 12 小时将出现第 2 个血浆 MPA 高峰。静脉注射和口服的 MPA 的平均表观分布容积分别为（3.6±1.5）L/kg 和（4.0±1.2）L/kg；在临床有效浓度下，97% 的 MPA 与血浆蛋白结合。MPA 主要通过葡萄糖醛酸转移酶代谢成酚化葡糖醛麦考酚酸（MPAG），MPAG 无药理活性，与血浆蛋白结合率为 82%。MPA 的半衰期和血浆清除率在口服给药分别为（17.9±6.5）小时和（193±48）ml/min，静脉给药分别为（16.6±5.8）小时和（177±31）ml/min。MPA 极少量从尿液排出（< 1%），多数（约 87%）以 MPAG 的形式从尿液排出。在临床应用的浓度下，MPA 和 MPAG 通常不能通过血液透析清除。但是 MPAG 的血浆浓度升高（> 100μg/ml）时少量 MPAG 可通过血液透析清除。

2. 药效学　MPA 是 MMF 的活性代谢产物。MPA 是强效的、选择性的、非竞争性和可逆性的次黄嘌呤单核苷酸脱氢酶（IMPDH）抑制剂，能够抑制鸟嘌呤核苷的合成，使之不能形成 DNA。因为 T 和 B 淋巴细胞的增殖严格依赖于嘌呤的合成，而其他的细胞可以利用补救途径，因此 MPA 可抑制淋巴细胞产生抗体。MPA 还可抑制淋巴细胞和单核细胞糖蛋白的糖基化，而糖蛋白的糖基化和细胞与内皮细胞黏附相关，因此可抑制白细胞进入炎症和移植物排斥反应的部位。MMF 不能抑制外周血单核细胞活化的早期反应，如白细胞介素-1 和白细胞介素-2 的产生等，但可以抑制这些早期反应所导致的 DNA 合成和增殖反应。MMF 为抗代谢免疫抑制剂，临床不仅用于实体器官移植中常规的免疫抑制方案组成之一，也广泛应用于自身免疫系统疾病，如：肾病综合征、全身性红斑狼疮、强直性脊柱炎等。

3. 药物相互作用

（1）同时服用 MMF 和阿昔洛韦，MPAG 和阿昔洛韦的血药浓度均较单独用药时有所升高。

（2）与含氢氧化镁和氢氧化铝的抗酸药同时服用，MMF 的吸收减少。

（3）若与干扰肠肝循环的药物（如考来烯胺）同时使用，会降低 MPA 的 AUC。

（4）丙磺舒抑制 MPAG 从肾小管排出，并用时可使 MPAG 的 AUC 升高 3 倍。

（5）MMF 与环孢素 A（CsA）合用，CsA 的药动学不受 MMF 的影响；但在肾移植患者中，与联合使用西罗莫司和类似剂量吗替麦考酚酯的患者相比，合并使用吗替麦考酚酯和 CsA 可将 MPA 的 AUC 降低 30%～50%。

4. 主要不良反应

（1）感染：机会性感染特别是 CMV 感染在用药后最为常见，另有尿路感染、全身感染等。

（2）胃肠道：主要表现为胃肠道刺激症状，包括腹泻、腹痛、恶心及呕吐、厌食、消化不良，偶见胃肠道出血或穿孔，与成人相比，患儿胃肠道不良反应发生率似乎更高。

（3）血液和淋巴系统：贫血、白细胞减少症、血小板减少症、瘀斑和血细胞增多症等。

（4）恶变：常见皮肤癌，包括基底细胞癌和鳞状细胞癌。

（二）血药浓度与药理效应

由于 MMF 口服后迅速水解为 MPA，原形药物很难检测，静脉给药的 MMF 只能检测到痕量，故目前仅对 MPA 进行检测。MPA 的 AUC 是监测 MPA 的最重要的动力学参数。

游离型 MPA（free MPA，fMPA）占 tMPA 的 1%～3%，是发挥药理活性的部分，对鸟嘌呤核苷酸合成酶的抑制以及阻断 T 和 B 淋巴细胞增殖的抑制均依赖于 fMPA 浓度，但目前尚无 fMPA 监测的目标值，可能的原因是现有检测技术不足和仪器成本高。

目前临床监测的是总 MPA（tMPA）的浓度，移植患者应控制 tMPA-AUC 在 30～60（mg·h）/L，tMPA-AUC > 60（mg·h）/L 时不良反应发生率显著增高，而 tMPA-AUC < 30（mg·h）/L 时急性排斥发生率增高。MMF 用于治疗狼疮性肾炎时，控制 tMPA-AUC 在 30～40（mg·h）/L，有研究显示 tMPA-AUC ≤ 40（mg·h）/L 时，不良反应发生率低，当 > 40（mg·h）/L 时，尤其是治疗初期，并发症和感染的发生率比 ≤ 40（mg·h）/L 时增加 4.5 倍和 6.2 倍；对有肾功能不全、严重低蛋白血症的患者，血 MPA

浓度应该更低。

（三）TDM 方法学

目前常用的 MPA 血药浓度检测方法主要有色谱法（如 HPLC、LC-MS/MS 等）和免疫法（如酶放大免疫分析法 EMIT 等）。EMIT 具有自动化程度高，操作相对简单，可大批量连续测定等优点，但试剂盒成本贵，单位样本测定费用高，特异性不及 HPLC 和 LC-MS/MS，因为葡萄糖苷酸代谢产物 AcMPAG 与 MPA 有交叉反应，因此 EMIT 法测出的 MPA 浓度偏高，使测定结果常有 7%～35% 的正偏差。HPLC 可单独测 MPA 浓度，不受 AcMPAG 的影响。HPLC 具有专属性高的优点，但样品处理烦琐，分析时间较长，目前未批准用于临床标本检测，多用科研。高效液相色谱串联质谱法（LC-MS/MS）的专属性好，灵敏度高，在一个分析过程中可以同时监测多种药物及其主要代谢产物，以全面监控免疫抑制治疗药物的体内暴露水平，但仪器设备昂贵，对操作人员的熟练程度和应急处理较高，不便于普及，因 HPLC、LC-MS/MS 法目前未批准用于临床标本检测，多用科研，为此本章仅以 EMIA 为例作简介。

1. 酶免疫增强法（EMIT）

（1）仪器与试剂：SIEMENS 公司 Viva-E 全自动生化分析仪及配套试剂、定标与质控品。

（2）检测原理：样品中游离的 MPA 分子与葡萄糖六磷酸脱氢酶（小分子偶联物）竞争性结合特异性抗体位点，样本中游离的小分子抗原越多，竞争结合的抗体位点越多，抗体释放的酶标偶联物就越多。游离出来的小分子–酶标偶联物催化 β- 烟酰胺腺嘌呤二核苷酸氧化型（NAD$^+$）转化为 β- 烟酰胺腺嘌呤二核苷酸还原型（NADH），样本中的小分子抗原浓度与 NADH 的生成量成正比，通过酶浓度的变化即可反映出 MPA 的含量（浓度）。

（3）方法特点：线性范围 100～1 500ng/ml，最低定量检测限 50ng/ml，方法回收率 > 93%，日间及日内变异 RSD < 5%。

（4）样本处理：定量抽取抗凝全血样本，经红细胞充分裂解去蛋白后高速（10 000r/min）离心，取上清液置于样品杯内仪器自动检测分析并报告相应的浓度。

（5）临床标本

1）标本类型：MPA 具有较高的血浆蛋白结合率（约 97%），需采用血浆或全血（根据不同分析方法而定）作为检测标本。

2）取样时间点：国内外多数研究表明，单一时间点的 MPA 浓度（如稳态谷浓度 C_0、稳态峰浓度 C_{max}）与 MPA 的 AUC 相关性差，不能作为 MPA 的 TDM 指标。而测定完整的 MPA-AUC 至少需 9 个时间点以上的采血，如作为临床常规监测项目，工作量大、患者难以接受。

　　作为 MPA 的 AUC 监测的替代策略，使用有限采样法（LSS）估算 MPA 的 AUC 的方法得到了大量的研究和应用。LSS 是在传统药动学研究完整血样采集的前提下，通过多元线性回归建立含 2～4 个采血点的模型方程，临床常规监测中只需测定有限点的血药浓度即可较准确地估算 MPA-AUC 值。表 17-1 中的 MPA-AUC 估算公式来自国外肾移植患者 LSS 研究；表 17-2 中的 MPA 的 AUC 估算公式来自中国成人肾移植患者的研究。

　　表 17-1 中，Pawinski T 的研究小组在过去的十几年中，采用 LSS 建立了多种 MPA-AUC 的预测公式（包括 MMF 与不同免疫抑制剂如环孢素或他克莫司合用），其中 2002 年报道了利用 0（服药前）、服药后 0.5 小时和服药后 2 小时三个时间点的 MPA 浓度来预测 MPA-AUC$_{0\sim12h}$（三点法）公式，被后来的研究者较多采用。

表 17-1　国外肾移植患者 MPA-AUC 估算公式

取样点 /min	MPA-AUC 估算经验公式	R^2	CNI 类型	文献第一作者
20，60，180	$3.48+0.58\times C_{0.33h}+0.97\times C_{1h}+6.64\times C_{3h}$	0.95	CsA	Le Guellec 等
40，75，120	$8.171+0.811\times C_{0.67h}+0.571\times C_{1.25h}+2.842\times C_{2h}$	0.85	CsA	Premaud 等
0，30，120	$11.34+3.1\times C_{0h}+1.102\times C_{0.5h}+1.909\times C_{2h}$	0.75	CsA	Le Meur 等
0，30，120	$7.75+6.49\times C_{0h}+0.76\times C_{0.5h}+2.43\times C_{2h}$	0.86	Tac	Pawinski 等
0，30，120	$10.018\,01+3.847\,91\times C_{0h}+3.242\,53\times C_{0.5h}+1.010\,8\times C_{2h}$	0.81	Tac	Pawinski 等

表 17-2　国内肾移植患者 MPA-AUC 估算公式

取样点 /h	MPA-AUC 估算经验公式	R^2	CNI 类型	文献第一作者
0.5，1.5，6	$0.529\times C_{0.5h}+1.826\times C_{1.5h}+5.234\times C_{6h}+4.388$	0.9807	CsA	彭婕
1，2，4	$2.135+1.186\times C_{1h}+1.217\times C_{2h}+4.191\times C_{4h}$	0.908	CsA	焦正
1，2.5，8	$4.809+6.434\times C_{8h}+2.454\times C_{2.5h}+0.980\times C_{1h}$	0.906	CsA	沈兵

取样点 /h	MPA-AUC 估算经验公式	R^2	CNI 类型	文献第 一作者
0，6，8	$7.591+11.014×C_{0h}+4.881×C_{6h}+6.029×C_{8h}$	0.961	CsA	叶丽卡
0.5，1，4，10	$12.61+0.37×C_{0.5h}+0.49×C_{1h}+3.22×C_{4h}+8.17×C_{10h}$	0.9174	CsA	余自成
0.5，2，6，10	$4.102+4.514×C_{6h}+1.893×C_{2h}+4.278×C_{10h}+0.828×C_{0.5h}$	0.906	Tac	蔡文娥

2. 质量控制 质量控制是 TDM 的重要组成部分，通过质量控制可以有效地发现误差、减小误差、确保测定质量。

（1）室内质量控制（internal quality control，IQC）：IQC 分为预防性质控（加强实验室管理，提高操作人员素质，优化仪器、设备和测定方法等）和回顾性质控（在不同条件下反复测定同一批号的质控血清，求其变异，作质量控制图，这是一个循序渐进的过程，但每个阶段的工作都涉及质控血清定值、测定次数和允许误差）。

（2）室间质量评价（external quality assessment，EQA）：EQA 又称室间质量控制，在国外有些先进国家已经有政府法令规定，我国尚处于研究和自愿参加阶段，目前国家卫生健康委员会临检中心设有血清、全血药物浓度监测室间质评，其中包含 MPA 项目。

注意事项：① EQA 属于回顾性质控，参加 EQA 必须有室内质控的基础，使室内测定的精密度和准确度已达到一定水平。②在 EQA 中坚持质控样品和常规患者样品同批测定，不搞特殊对待，不与其他实验室相互核对。③按时测定，及时回报，认真分析评价结果。

（四）TDM 结果报告与合理解释

MMF 的代谢存在明显的个体内和个体间差异，服用相同剂量的 MMF，不同患者间 C_0 可相差 10 倍，AUC 可相差 5 倍，临床上有必要根据疗效、不良反应，结合影响 MMF 药代动力学的相关因素和 MPA 血药浓度来调整 MMF 剂量，以实施准确的个体化给药方案。

影响 MMF 药代动力学的因素较多，包括种族、基因多态性、肾功能、血浆白蛋白浓度和联合钙调神经蛋白抑制剂（CNIs）类药物种类及其他合并用药、性别等。

1. 美裔非洲人的 MMF 药动学参数与白种人没有统计学差异，而在相同剂量下，中国肾移植患者的 tMPA-AUC 值比前两种人高。

2. 基因多态性对 MMF 药代动力学的影响近年来随着药物基因组学的进一步研究，使得基因多态性在 MMF 代谢过程中的地位逐渐受到重视。目前主要研究尿苷二磷酸葡萄糖醛酸基转移酶（UGT）基因和多药耐药相关蛋白

（MRP）2 基因多态性对 MMF 药代动力学的影响。

（1）UGT 基因多态性的影响：UGT 作为介导 MPA 代谢的主要酶，其基因多态性影响 MPA 的药代动力学，从而导致不同个体药物暴露量和代谢率的不同，使得不同人群、个体出现免疫抑制的疗效和不良反应的差异。现已知的至少有 3 种亚型可能对其代谢有影响，分别为 UGT1A8，UGT1A9 和 UGT2B7。比利时人 Kuypers 等在 95 例患者的研究中表明，携带 UGT1A9 的 T-275A 和 / 或 C-2152T 多态性与肾移植患者的低 MPA 暴露量有显著的相关性，携带者代表 MPA 肝肠循环评估的 MPA-$AUC_{6\sim12}$ 明显减少 [（6.2±5.4）mg/（h·L）*vs*（21.5±14.9）mg/（h·L），*P*=0.002]。

（2）MRP2 基因多态性的影响多药耐药相关蛋白（MRP）2 基因是三磷酸腺苷（ATP）结合盒式运载体基因家族成员之一，是近几年新发现的一个与肿瘤多药耐药相关的基因。MRP2 是结合谷胱甘肽（GSH）转运的胆汁盐非依赖的胆汁运输过程中的主要运载体。Maarten 等研究表明，MRP2C24T 和 C3972T 基因多态性与 MPA 浓度相关，而且 C24T 基因多态性影响了 MPA 口服清除率。MRP2C24T 和 C3972T 基因缺陷者有更低的 MPA 血药浓度，说明 MRP2 蛋白在 MPA 的体内转运中起着重要作用。

3. 肾功能异常对 MMF 药代动力学的影响　MPA 主要经肾脏排泄，约 87% 以 MPAG 形式自尿中排出。MPAG 经肾小球过滤及肾小管分泌，因此肾功能不全的患者影响其排泄导致血中 MPA 浓度的升高。据肾小球疾病患者中 MPA 血药浓度监测报道，MPA 血药浓度与患者 SCr 水平有良好的相关性，SCr 水平明显升高的患者其 MPA 浓度值也非常高。因此，对肾功能不全的患者应定期监测 MPA 血药浓度，及时调整 MMF 用药剂量，以防不良反应发生。

但也有研究表明，肾移植早期的短暂肾功能损害会增加 MPA 清除率，降低 MPA 浓度。同时，近年来的研究还表明：在肾移植初期 3 个月，总 MPA 的 AUC_{12h} 和 C_{max} 会逐渐增加，且增幅有统计学显著意义。移植后 3~6 个月，总 MPA 的 AUC 增加，而游离的 MPA 的 AUC 不改变。

4. 血浆白蛋白浓度对 MMF 药代动力学的影响　血浆白蛋白浓度是影响 MMF 处置的主要因素。MPA 浓度与血浆白蛋白浓度相关，MPA 与血浆白蛋白的结合率为 97%~99%，其中游离部分具有药理活性，当血浆蛋白浓度降低时，MPA 与血浆蛋白的结合率随之降低，游离 MPA 增加，导致 MPA 清除率升高，总 MPA 浓度降低。同时当血浆白蛋白浓度低于 31g/L，游离 MPA 分数大大增加。因此临床上对血浆蛋白低的患者，需注意调整 MMF 剂量，定期监测 MPA 血药浓度。

5. 联合钙调神经蛋白抑制剂（CNIs）类药物种类对 MMF 药代动力学

的影响 临床上常用的钙调神经蛋白抑制剂（CNIs）类药物主要有环孢素 A（CsA）与他克莫司（FK506）。FK506 与 CsA 相比，联用同样剂量的 MMF 在术后 1 个月内其 MPA 浓度较高，而术后 3 个月起可减低 MMF 剂量而达到同样的 MPA 浓度，提示在临床实践中要注意 MMF 剂量个体化。CsA 与 FK506 对 MPA 浓度有不同的影响，CsA 抑制肠肝循环中 MPA 的吸收，导致 MPA 浓度降低；而 FK506 与 MMF 在肝脏代谢过程中竞争同一种酶，延迟 MPA 的代谢和排出。

6. 性别对 MMF 药代动力学的影响 研究发现，代谢 MPA 的 UGT 活性也可能存在性别差异，即女性的 UGT 活性比男性的低，从而使得女性体内 MPA 代谢比男性慢，浓度比男性高；且女性体内药物代谢与年龄呈负相关，年龄 > 45 岁组女性患者的 $MPA\text{-}AUC_{0 \sim 12h}$ 比 < 45 岁组低，男性患者中未发现类似现象。提示临床用药时需考虑性别与年龄因素，以更好地指导临床合理用药。

引起 UGT 活性性别差异的原因可能与雌激素的水平有关，在这方面对染料木黄酮的研究比较多，有体内和体外的研究表明，雄性小鼠代谢染料木黄酮的 UGT 活性要高于雌性小鼠。另一研究发现，雌性小鼠体内染料木黄酮代谢速度与雌激素水平相关，雌激素对 UGT 活性表现为抑制作用。

（五）基于 TDM 下的临床合理用药

如上所述，MPA 的代谢存在明显的个体差异并受诸多因素影响，通过监测 MPA 血药浓度，可使临床医生针对不同情况的患者均能取得最好疗效并且减少不良反应的发生。

用于衡量 MPA 暴露量的指标为 MPA-AUC，MPA-AUC 的计算方法现有两种：一是有限取样法（LSS）近似计算，拟合方法为多重线性回归（MLR）或贝叶斯估计；二是全取样法。全点 AUC 与临床结果相关性最强，但需采集 10 个以上时间点的血样，在临床中难以实施。而其单点浓度包括谷浓度和治疗效应的相关性差，不可以作为判断依据。因此通过 LSS 估计全点 AUC 成为监测 MPA 的主要手段。

1. MMF 在器官移植中用法及相应参考目标浓度 肾移植术前 12 小时或移植后 24 小时内开始应用，1.0g，每 12 小时 1 次，口服（体重 ≥ 50kg）；或 0.75g，每 12 小时 1 次（体重 < 50kg）。

移植后维持期：0.75 ~ 1.0g，每 12 小时 1 次（可根据 MPA-AUC 进行调整）；或 1.0g，每 12 小时 1 次（慢性移植肾肾病受者）；肾移植后维持期如应用硫唑嘌呤免疫抑制剂方案，转换为 MMF 免疫抑制剂方案时，MMF 维持应用剂量为 0.75 ~ 1.0g，每 12 小时一次。

儿童：建议推荐剂量为 30mg/（kg·d）（总剂量不要超过 2g/d）。

目标浓度范围：MPA-AUC 为 30～60（mg·h）/L。当 MPA-AUC < 30（mg·h）/L 时，提示 MPA 可能暴露不足，尤其在肾移植后早期，排斥反应的概率加大，MMF 剂量可能需要增加。当 MPA-AUC > 60（mg·h）/L 时，提示 MPA 可能暴露过度，药物相关的不良事件概率可能增加，MMF 剂量可能需要减少。

MMF 监测频率为：在移植后第 7 日、第 10～14 日中的 1 日和第 3 周或第 4 周中的 1 日进行共 3 次血药浓度监测；当免疫抑制方案有重要改变时，如药物减量或转换需实施 TDM；当出现重要的临床不良事件如排斥、感染及腹泻等情况时亦需实施 TDM。

2. MMF 在儿童肾小球疾病中的用法及目标浓度

（1）肾病综合征（FRNS/SDNS）：20～30mg/（kg·d）或 800～1 200mg/m^2，分两次口服（最大剂量 1g，每日 2 次），疗程 12～24 个月。长疗程 MMF 治疗可减少激素用量、降低复发率，未见有明显的胃肠道反应和血液系统副作用。对环孢素抵抗、依赖或环孢素治疗后频复发患儿，MMF 能有效减少泼尼松的用量和环孢素的用量，可替代环孢素作为激素的替代剂。MMF 停药后，68.4% 的患儿出现频复发或重新激素依赖，需其他药物治疗。

（2）紫癜性肾炎：糖皮质激素 +MMF，MMF 15～20mg/（kg·d），最大剂量 1g/d，分为 2～3 次口服，3～4 个月后逐渐减量至 0.25～0.5mg/（kg·d），疗程 3～6 个月；联合泼尼松 0.5～1mg/（kg·d），并逐渐减量。

（3）狼疮性肾炎：可作为诱导缓解治疗时环磷酰胺的替代药物，或者维持期硫唑嘌呤不能耐受者，推荐 20～30mg/（kg·d）。

目标浓度范围：参考器官移植范围。谢红浪等对 MMF 治疗狼疮性肾炎（LN）的血药浓度与不良反应的关系进行了研究，入组的 162 例 LN 患者治疗方案为激素联合 MMF，MMF 起始剂量为 1.5～2g/d，6 个月后减量至 1～1.5g/d。通过监测初始 MPA-AUC（服用 MMF 治疗 1～2 周）、治疗过程 MPA-AUC 及调整剂量后的 MPA-AUC，发现 MPA-AUC ≤ 40（mg·h）/L 不良反应发生率低，MPA-AUC > 40（mg·h）/L 不良反应发生率高，尤其在治疗初期患者存在低白蛋白血症和 CD4$^+$T 淋巴细胞数量减少时风险更大，强调在治疗初期更应控制 MPA 血药浓度，以降低不良反应发生率。LN 患者服用 MMF 后血药浓度个体差异较大，MPA-AUC/MMF 剂量比值的波动为 9.38～137.2，意味着不同患者服用相同剂量的 MMF 后其实际 MPA-AUC$_{0～12}$ 相差 14.9 倍之多。因此通过监测 MMF 血药浓度调整剂量已成为移植后制定免疫抑制方案的常规，但 MMF 血药浓度在肾小球疾病的研究较少，临床上目前沿用肾移植患者的经验来调整 MMF 剂量和血药浓度。

（六）霉酚酸 TDM 相关进展

目前国内外学者对是否需要进行常规 MPA 血药浓度监测仍存在争论。支持者认为由于 MPA 有明确的浓度 – 效应关系及显著的个体间、个体内药代动力学差异，同时许多患者在移植后早期仍处于低暴露水平，这会增加急性排斥反应发生的风险，如果不进行监测，将不能准确预测患者在这一时期的 MPA 暴露水平。另外进行 MPA 血药浓度监测对高风险、CNIs 和皮质类固醇减量甚至完全撤除的患者极其重要，以确保充分的 MPA 全身暴露。

大量数据表明，在使用 CNIs 类药物为基础的免疫抑制方案中，MPA 暴露水平与移植后早期（< 3 个月）急性排斥反应的发生是显著相关的，但是 MPA 暴露水平与后期（> 3 个月）急性排斥反应事件之间的相关性有待于进一步研究。

血中游离 MPA 暴露量与疗效的关系在肾移植患者中没有得到充分的研究，但对预测发生不良反应的风险比总 MPA 更有意义。2004 年，Mudge 等报道，在总 MPA-AUC 较低的情况下，肾移植患者仍出现胃肠不适或血细胞减少等不良反应，经检测，这些患者的游离 MPA-AUC 和 MPA 游离分数较高，但至今尚无监测游离 MPA 的目标值。

三、他克莫司

（一）药理学概述

他克莫司（Tacrolimus）又名 FK506，是一种从链霉菌属分离提取的 23 元环类抗生素类免疫抑制剂，具有强有效的免疫抑制作用。其分子式为 $C_{44}H_{69}NO_{12}$，分子量为 804.02。

FK506 为白色结晶性粉末，熔点 127 ~ 129℃。溶于甲醇、乙醇、丙酮、乙酸乙酯、氯仿或乙醚，难溶于己烷或石油醚，不溶于水。

1. 药动学　他克莫司口服吸收不稳定，生物利用度差异大，15% ~ 20% 较为常见，食物种类和进餐时间可影响生物利用度，空腹时其吸收速率和程度最大。静脉给药后广泛分布于组织中，血液中约 80% 与红细胞结合，血浆中约 99% 结合于血浆蛋白。他克莫司在肝脏中广泛代谢，从胆汁中排泄，几乎全部为代谢物。半衰期个体差异大，在健康人群平均为 43 小时，在移植患者为 12 ~ 16 小时。

2. 药效学　他克莫司通过与胞浆蛋白（FKBP12）结合，聚集在细胞内而发挥作用，FKBP12- 他克莫司复合物可特异性和竞争性的与钙调神经磷酸酶结合并抑制钙调神经磷酸酶，导致 T 细胞内钙依赖性信号传导通路受到抑制，从而阻止一系列淋巴因子的基因转录。

他克莫司是一种强效的免疫抑制剂，主要抑制 T 细胞的活化及辅助性 T

细胞依赖型 B 细胞的增殖，但不影响抑制性 T 细胞的活化，同时抑制白介素 -2、白介素 -3、γ- 干扰素等淋巴因子的生成及白介素 -2 受体的表达，但对 B 细胞和巨噬细胞影响较小。

3. 药物相互作用　抗真菌药如氟康唑、伊曲康唑和伏立康唑，大环内酯类红霉素或 HIV 蛋白酶抑制剂利托那韦能较强地抑制肝药酶活性，增加他克莫司的浓度，故合用时需降低他克莫司的剂量。克霉唑、克拉霉素、硝苯地平、地尔硫䓬、维拉帕米、炔雌醇、奥美拉唑、兰索拉唑和环孢素等对肝药酶也有抑制作用，合用时应谨慎。葡萄柚汁能增加他克莫司的血药浓度，应避免同时服用。

利福平和苯妥英等会降低他克莫司的血药浓度，合用时应谨慎。

他克莫司与环孢素合用时出现累加的肾毒性，故不宜联用。与氨基糖苷类抗生素、两性霉素 B、万古霉素、磺胺类抗生素、非甾体抗炎药等具有肾毒性的药物合用时应进行肾功能监测。

4. 主要不良反应　他克莫司全身用药可产生肾毒性和神经毒性。最常见的不良反应包括震颤、头痛、恶心、腹泻、高血压、白细胞增多、肾功能损害。贫血、白细胞减少、血小板减少和血清电解质紊乱亦常发生。

（二）血药浓度与药理效应

他克莫司治疗窗狭窄，治疗剂量和中毒剂量相当接近，且个体间和个体内差异较大，因此，必须注意血药浓度的监测。血药浓度的监测频率根据临床的需要而定，理想的监测时间为开始服用后的第 2 天或第 3 天，抽血时间应为服药前 5 ~ 10 分钟。

对于移植患者，在移植后的第 1 周、第 2 周每周 3 次，第 3 周、第 4 周每周 2 次，第 5 周、第 6 周每周 1 次，第 7 ~ 12 周每周 1 次。特殊情况下，如肝功能改变、出现药物副作用、使用能改变他克莫司药代动力学的药物等，必须增加监测频率。

1. 肾移植　中华医学会器官移植学会肾移植学组制定的他克莫司在临床肾移植中的应用指南建议他克莫司单药治疗或与其他药物联合用于肾移植时，一般移植后 1 个月内的目标全血谷浓度为 7 ~ 15μg/L，3 个月后的目标谷浓度值低于 15μg/L，1 年后的目标谷浓度值为 5 ~ 10μg/L。

2. 肝移植　目前最常用的目标全血谷浓度为 5 ~ 20μg/L，中华医学会器官移植学会制定的他克莫司在临床肝移植中的应用指南建议移植后 1 个月内的目标全血谷浓度为 10 ~ 15μg/L，第 2、3 个月的目标谷浓度值为 7 ~ 11μg/L，3 个月后的目标谷浓度值为 5 ~ 8μg/L，并维持在该水平。

3. 肾病综合征　中华医学会儿科学分会肾脏病学组制定的儿童常见肾脏疾病诊治循证指南建议他克莫司用于肾病综合征时维持谷浓度为 5 ~ 10μg/L

可达到良好的疗效。

（三）TDM **方法学**

目前测定他克莫司血药浓度的方法主要有色谱法（如 HPLC 法、LC-MS/MS 法等）及免疫法（如 EMIT 法、FPIA 法和 RIA 法等）。HPLC 法具有高准确度和灵敏度，特异性好，可作为标准对照法，但由于其对仪器、试剂和操作者均具有较高的要求，且尚未批准用于临床判断，故一般用于科研工作。LC-MS/MS 法具有高选择性和高灵敏度，为治疗药物监测提供更加灵敏、特异和高效的分析方法。免疫分析法自动化程度高，测定周期短，适用于临床血药浓度监测，但其特异性不强，与代谢产物存在交叉反应，导致测定结果偏高。

1. 色谱法　色谱法以液质联用法（LC-MS/MS）为代表介绍。

仪器与试剂：岛津 LC-MS/MS 液相色谱串联质谱仪，他克莫司对照品、甲醇、乙腈、醋酸胺等。

色谱条件：美国 Agilent 公司 Zorbax Extend-C$_{18}$ 柱（150mm×4.6mm，5μm），流动相为甲醇 – 乙腈 -20mmol/L 醋酸胺溶液（80∶15∶5）；流速为 0.4ml/min；柱温为室温；进样量为 10μl。

质谱条件：离子源为电喷雾离子化源（ESI）；离子喷射电压（IS）为 5 500V；离子源温度（TEM）为 700℃；源内气体 1（GS$_1$，N$_2$）压力为 70psi；气体 2（GS$_2$，N$_2$）压力为 60psi；空气压缩机压力为 0.4 MPa；正离子方式检测；扫描方式为多重反应监测（MRM）；DP 电压为 40V；碰撞气（N$_2$）压力为 3psi；他克莫司的碰撞诱导解离（CID）电压为 33V；用于定量分析的离子反应分别为 m/z 821.7 → m/z 768.4 和 m/z 821.7 → m/z 786.5。

方法特点：回收率 > 97%，日内和日间精密度 RSD 小于 5.3%，检测限为 0.5μg/L。

样品处理：取抗凝全血样品，3 000r/min 离心 15 分钟，取血清 0.5ml 置于 2ml 离心管中，加 1.5ml 乙腈涡旋 1 分钟，10 000r/min 离心 15 分钟，取全部上清液在氮气吹干仪下吹干，用流动相稀释后进行 LC-MS/MS 分析。他克莫司的保留时间为 5.1 分钟，空白中的内源性物质不干扰他克莫司的测定。

2. 免疫法　以酶免疫增强法（EMIT）为代表介绍。

仪器与试剂：SIEMENS 公司 Viva-E 全自动生化分析仪，随机配套的专用他克莫司检测试剂及定标与质控品。

方法特点：他克莫司的线性范围为 2～30ng/ml，最低定量检测限 2ng/ml，RSD < 5%。

标本处理：全血标本通过红细胞裂解、去蛋白、高速离心（10 000r/min）

等全处理取上清液置于样品杯中上机分析即可自动报告结果。

临床标本：由于他克莫司蛋白结合率高，其全血／血浆中浓度的分布为20∶1。因此选择全血测定他克莫司浓度更加稳定、可靠，但要注意不能发生凝血，否则可导致他克莫司血药浓度的明显降低，因此测定他克莫司全血浓度时，一定要用含抗凝剂的试管并应振摇均匀。在达稳态血药浓度后开始，于清晨或服药 12 小时后取血监测谷浓度 C_0。

质量控制：他克莫司的质量控制及注意事项同霉酚酸，在我国尚处于研究和自愿参加阶段，目前国家卫生健康委员会临检中心设有全血药物浓度监测室间质评，其中包含他克莫司项目。

（四）TDM 结果报告与合理解释

1. 机体因素 影响他克莫司血药浓度的机体因素包括年龄与性别、肝胆和胃肠道功能、血红细胞数和血红蛋白含量等。对于移植患者，移植器官和术后时间也是影响他克莫司血药浓度的重要因素。此外，他克莫司血药浓度的个体差异与细胞色素 P-450（CYP）3A 代谢酶和 P- 糖蛋白（P-gp）的基因多态性有关。

2. 饮食因素 他克莫司脂溶性强，在水中溶解度低，口服吸收不完全，生物利用度低。为增加其吸收，常用羟丙基甲基纤维素将其制备成固体分散物以供临床应用。研究表明，进食可影响他克莫司的吸收，含一定脂肪的食物可降低他克莫司的吸收。空腹口服他克莫司达峰时间较进食服用快，且血药浓度较高，因此，患者应在进食前 1 小时或进食后 2～3 小时服药。

3. 药物因素 影响他克莫司血药浓度的药物因素包括药物剂型、给药方案和联合用药等。他克莫司的生物利用度与制剂的生产工艺密切相关，服用不同厂家、剂型和批号的药物都会对其血药浓度造成一定的影响。相同剂量的药物采用不同的给药方案，也会导致不同的血药浓度。此外，联合用药产生的药物相互作用是影响他克莫司血药浓度的重要因素，他克莫司主要经肝细胞色素 P-450 酶系代谢，因此影响肝药酶活性的药物会影响他克莫司在肝内的代谢，导致其血药浓度的变化。具体可见前"药物相互作用"内容。

4. 检测方法 不同的检测方法所得血药浓度结果不同，一般由于免疫分析法易受到代谢产物的影响，其检测结果较 HPLC 法高。相同的方法在不同的条件下所得的结果也会有差异，免疫分析法对于环境要求较高，检测环境（如温度等）对其影响较大，因此在使用免疫分析法检测他克莫司血药浓度时应尽量保持环境稳定。

综上所述，他克莫司血药浓度受遗传、生理、病理、饮食、联合用药和测定方法等多种因素的影响，因此在测定时应全面考虑多方面的因素并结合患者的实际情况对检测结果进行分析，做出正确的判断，以科学地指导临床个体化用药。

（五）基于 TDM 下的临床合理用药

1. 肾脏移植　他克莫司起始剂量为 0.15～0.2mg/（kg·d），分 2 次给药。

2. 肝脏移植　起始口服剂量为 0.05～0.075mg/（kg·d），分 2 次给药，移植后 24 小时（最好 6 小时）内给药。

3. 肾病综合征　对于频发型/激素依赖型肾病综合征，推荐剂量为 0.1～0.15mg/（kg·d），疗程为 12～24 个月。对于激素耐药型肾病综合征，推荐剂量为 0.1～0.15mg/（kg·d），每 12 小时一次，诱导期为 3～6 个月，有效则诱导 6 个月后逐渐减量维持，每 3 个月减 25%，总疗程 12～24 个月；连续使用 3 个月蛋白尿仍较基线值减少小于 50%，即认为他克莫司耐药，应停用他克莫司改用其他治疗方案。

一般以给药前浓度 C_0 作为监测取样时间点，主要因为患者依从性较好和药物体内变化率最小，对于记录给药方式、给药剂量、给药时间的误差最小，广泛用于临床。但大量的研究表明，C_0 作为他克莫司监测取样时间点预测 AUC，效果各异，效果较好的多为一些移植后早期病情不甚稳定的患者，尤其是肝移植患者，认为可能与手术后初期供体的代谢功能恢复有关，而对于稳定期患者单独的 C_0 并不能很好地反映他克莫司口服后的体内过程，因此单独以此为依据调整给药方案是不合适的。

人们开始用与他克莫司作用机制相似的 CsA 监测的研究思路来考察他克莫司，越来越多的研究开始用简化 AUC 替换 C_0，来预测 AUC 与他克莫司的疗效与毒副反应发生率的相关性，研究表明 $AUC_{0～4h}$ 与 AUC 有良好的相关性。Uchida 等人用 C_1 和 C_2 两个浓度计算出 $AUC_{0～4h}$ 预测 AUC，并确定出了 $AUC_{0～4h}$ 的靶值为 150（μg·h）/L 用于预防肾移植后的排异反应和肾毒性的发生。此外，有人用各取血点的浓度对 $AUC_{0～4h}$ 进行相关性研究，根据相关系数（r^2）的大小确定监测时的单一取样点，发现对于肝移植和肾移植稳定期的患者以 C_4 或 C_5 的浓度与 AUC 的相关性最好，认为可作为监测指南。

（六）FK506 的 TDM 相关的新进展

与 CsA 相同，LC-MS/MS 法在他克莫司血药浓度监测的应用越来越广泛，该法可快速准确地检测多种免疫抑制剂，具有广泛的临床应用前景。干血斑标本被越来越多地用于检测他克莫司的血药浓度，该法具有很好的患者依从性，操作简单方便，为检测多个时间点的血药浓度提供的可能性。Hoogtanders K 等人用 LC-MS/MS 法检测干血斑上他克莫司的血药浓度，检测限为 1μg/L。

同样的，他克莫司血药浓度在个体间差异大也与 CYP3A 代谢酶和 P-gp 相关。Hesselink DA 等人发现为达到相同目标血药浓度，CYP3A5*3/*3 基因携带者比 CYP3A5*1 等位基因携带者需要较低剂量的他克莫司，而 CYP3A4*1B 基因携带者比 CYP3A4*1 基因携带者需要更高剂量的他克莫司。Rong G 等在中国肾移植患者 CYP3A5 的基因多态性，也得出了相同的结论。MDR1 基因外显子 12、21、26 上 1236C > T（rs1128503）、2677G > T/A（rs2032582）和 3435C > T（rs1045642）的 SNPs 被着重研究，发现其对他克莫司的效应有一定影响，但是研究结果不一致，存在矛盾，尚无定论，还需进一步的研究。

四、西罗莫司

（一）药理学概述

西罗莫司（Sirolimus，SRL）又称雷帕霉素（Rapamycin），是 31 元环组成的三烯大环内酯类化合物，含有特殊的 α、β 二酮乙哌啶酸酰胺分子掩盖的半缩酮，化学结构与他克莫司（FK506）相似。分子式为 $C_{51}H_{79}NO_{13}$，相对分子量为 914.2。

SRL 为白色的固体结晶，熔点为 183～185℃，亲脂性，微溶于水，几乎不溶于乙醚，但溶于甲醇、乙醇、丙酮、氯仿等有机溶剂。

1. 药动学

（1）吸收：SRL 脂溶性好，吸收速度快但程度低。达峰浓度时间为 1～2 小时，F 约为 14%。分布、消除半衰期长，生物利用度低，因此治疗时通常先给予 6mg 的负荷剂量，然后每天给予 2mg 的药量。

（2）分布：SRL 的亲脂性使其易于通过血管壁，广泛分布于人体各个组织。此外，与 CsA 及 FK506 相似，SRL 也可进入红细胞。在肾移植患者中，SRL 的平均红细胞 - 血浆比约为 35%，与血浆蛋白结合率接近 92%，主要结合白蛋白和 $α_1$- 酸性糖蛋白。肾移植患者多次给药后平均稳态分布容积 V_{ss} 约为 12L/kg。

（3）代谢及排泄：SRL 的代谢主要通过肝细胞微粒体酶系 CYP3A4、CYP3A5（CYP-450 的同工酶）发生脱甲基反应（脱 1 个或 2 个甲基）、羟化反应（单羟化或二羟化）或脱甲基羟化。在体内已分离出 7 种代谢物，其代谢产物的免疫抑制活性很低，脱甲基和羟化物的活性分别约为 SRL 的 7% 和 10%。同时它也是 P- 糖蛋白（Pgp）的底物，因此影响 CYP3A4 或 P- 糖蛋白活性的药物，如 CsA、三唑类抗菌药等均会影响 SRL 的药动学。SRL 的消除方式主要是胆汁排泄和粪便排泄，通过同位素 [14C] 标记法测得 90% 以上是通过粪便途径，仅有 2.2% 在尿液中测得。SRL 表观清除率 Cl/F=10.1 L/h，研究发现与 SRL 剂量呈非线性关系。有多种因素可能影响 SRL 的消除，包括患者的个体差异，性别、年龄、体重和体表面积等因素及合并用药的情况。

2. 药效学 SRL 与 FK506 是结构上的同系物，虽作用于相同的受体，但它们的免疫作用机制不同。FK506 抑制 T 淋巴细胞由 G_0 期到 G_1 期的增殖，而 SRL 则通过不同的细胞因子受体阻断信号传导，阻断 T 淋巴细胞及其他细胞由 G_1 期到 S 期的进程，与 FK506 相比，SRL 可阻断 T 淋巴细胞和 B 淋巴细胞的钙依赖性和非钙依赖性的信号传导通路。目前研究表明：FK506 和 CsA 通过抑制钙调磷酸酶产生免疫抑制作用，SRL 则通过影响独特的细胞信号传导途径来抑制机体免疫功能。SRL 与 FK506 在体内共用相同的受体，即 FK506 免疫结合蛋白 -12（FKBP-12），SRL 与 FKBP-12 结合后，一方面通过抑制 70-KSU6 激酶的激活，使核糖体 40S 亚单位 S6 蛋白不能磷酸化，影响蛋白质的合成；另一方面通过抑制细胞周期蛋白（cyclin）D2、D3 和细胞周期依赖性激酶即 cdk4、cdk6 的表达和 cyclin E-cdk2 复合物的激活使细胞停滞于 G_1 中晚期，不能继续增殖。其直接作用靶点可能是一个与磷脂酰肌醇激酶具有同源序列的蛋白 mammalian TOR（mTOR），即 SRL 和 FKBP-12 复合物与 mTOR 结合产物可阻断 IL-2、IL-15 或 CD28/B7 共刺激途径激活 mTOR 所引发的免疫反应，从而发挥强大的免疫抑制效应。SRL 尚可抑制血管内皮细胞增殖。

3. 药物相互作用

（1）细胞色素 P-450 同工酶 CYP3A4 抑制剂可降低 SRL 的代谢而升高其血药浓度，CYP3A4 诱导剂可促进 SRL 的代谢而降低其血药浓度，故使用 SRL 时，不应合用 CYP3A4 和 / 或 P- 糖蛋白强效抑制剂及诱导剂。CYP3A4 抑制剂主要有钙离子通道阻滞剂维拉帕米；抗真菌药，如氟康唑、克霉唑；大环内酯类抗生素，如红霉素；胃肠动力药，如西沙必利、甲氧氯普胺；其他还有溴隐亭、西咪替丁、达那唑等。CYP3A4 诱导剂有卡马西平、苯巴比妥等。

（2）西柚汁不应与 SRL 同时服用。

（3）环孢素可影响 SRL 吸收速度和吸收程度，两者合用时推荐相隔 4 小时服用。

（4）SRL 与神经钙蛋白抑制剂合用时，亦可增加神经钙蛋白抑制剂诱导不良反应发生的风险，如溶血 – 尿毒综合征、血栓性血小板减少性紫癜或血栓性微血管病。

4. 主要不良反应

（1）发生率在 20% 以上的有：高脂血症、高血压和皮疹、贫血、血小板减少、关节痛、腹泻及低钾血症，三酰甘油和胆固醇的升高及血小板和血红蛋白的下降，与服用 SRL 的剂量相关。

（2）发生率在 3%～20% 以下的有：全身表现为腹胀、寒战、面部水肿、感冒综合征及感染；神经系统表现为焦虑、抑郁、神经错乱、失眠等；心血管系统表现为房颤、充血性心衰、直立性低血压、心动过速、血栓性静脉炎、血管舒张等；消化系统表现为厌食、吞咽困难、食管炎、肠胃炎、牙龈增生、肝功能试验异常、口腔溃疡、口腔炎等；血液和淋巴系统表现为白细胞增多、溶血性尿毒症综合征、淋巴腺瘤；骨骼肌肉系统表现为关节痛、骨坏死、腿部痉挛、骨质疏松等；泌尿生殖系统表现为蛋白尿、膀胱痛、排尿困难、血尿等。

（二）血药浓度与药理效应

SRL 的治疗方案多种多样，单独给药的剂量与联合 CsA 和 FK506 等药物使用的剂量区别较大，维持血药浓度亦各有区别。

当 SRL 与 FK506 联合应用时，其血药浓度保持在 6～12μg/L 即有降低急性排斥率的作用，且毒性小。国内报道移植后 48 小时内开始服用 SRL，首次负荷剂量为 6mg/d，维持剂量为 2mg/d，SRL 浓度维持在 4～8μg/L 范围内较为合适。

熊樱等研究得出肾移植患者术后不同时期维持的 SRL 血药浓度范围如下：1～3 个月为 4～6μg/L，第 4～6 个月为 3～6μg/L，＞6 个月为 3～5μg/L；在此浓度范围内，通过与 CsA 或 FK506 联合用药，可以获得较好的免疫抑制作用以及较少的不良反应。

有一例报道采用 SRL 片剂（1mg/片）、CsA 及皮质类固醇激素的三联疗法。移植后 48 小时内开始服用 SRL，首次负荷剂量为 6mg/d，维持剂量为 2mg/d，每日均 1 次，在给予 CsA 4 小时后服用 SRL。移植后第 3 个月，控制 SRL 浓度在 4～12μg/L，开始减少 CsA 用量，使其浓度在 150μg/L 左右；以后逐渐减少 CsA 用量，至移植后第 6～9 个月，使其浓度降至 50～100μg/L 或停用 CsA。环孢素 A 减量、停用的患者，SRL 浓度分别维持在 6～12μg/L、8～15μg/L。

目前认为 SRL 血药浓度范围大于 15μg/L 时，与三酰甘油的升高及血红蛋白、白细胞或血小板减少有关。

（三）TDM 方法学

西罗莫司的血药浓度分析方法主要有色谱法（如 LC-MS/MS 等）与免疫法（如 MEIA 等）。

采用 LC-MS/MS 法时，最低检测限可达 0.1ng/ml；需样品量为 500μl～1ml，检测方法耗时较长，环节多，产生误差机会增多，对实验操作人员需专门培训，未批准用于临床标本检测，多用于科研。

Jone 等分别采用 LC/MS、HPLC 与 MEIA 等法测定了移植患者的血液混合标本，以及用西罗莫司标准品配置的标本，发现在患者的混合血样中，MEIA 法所得结果较 HPLC-MS 法平均偏高（约 20% 左右）；而标准品配置的样本中，MEIA 法则比 HPLC-MS 法平均偏高 8% 左右。将 HPLC 法与 MEIA 法检测结果进行回归分析，有较好的相关性：MEIA 法 =1.27 × HPLC 法 − 1.6（r^2=0.81）。

免疫法主要有 MEIA 法，以此进行简介。

（1）仪器与试剂：SIEMENS 公司 Viva-E 全自动生化分析仪，随机配套的专用西罗莫司检测试剂及定标与质控品。

（2）方法特点：西罗莫司的线性范围为 3.5～30ng/ml，最低定量检测限 2ng/ml，$RSD < 5\%$。

（3）标本处理：全血标本通过红细胞裂解、去蛋白、高速离心（10 000r/min）等全处理取上清液置于样品杯中上机分析即可自动报告结果。

（4）标本类型：SRL 的血浆蛋白结合率高（> 92%），广泛分布于组织中；在血液中大部分与红细胞结合（95%），其余部分与血浆脂蛋白结合，因此测定 SRL 的血药浓度需用全血。

（5）标本采集时间：SRL 血谷浓度与 AUC 呈线性相关，表明 SRL 的血谷浓度值可作为评估药物生物利用度的有效指标。SRL 血谷浓度标本采集时间一般为达稳态后，于晨起服药前取静脉血，置于含 EDTA 的真空采血管内测定。

（四）TDM 结果报告与合理解释

SRL 用于防治肾移植后的排斥反应疗效确切，但其治疗窗窄，患者个体差异较大，临床上 SRL 的治疗方案较多，可单独给药或与 FK506、CsA 等联合应用，不同给药方案其血药浓度维持范围也各不相同。因此，血药浓度监测对于增强 SRL 治疗的有效性，降低不良反应发生率，具有重要意义，同时结合可能影响 SRL 药动学的各种相关因素，对血药浓度测定结果进行分析，以期制定精准的个体化治疗方案。

影响 SRL 药动学的因素有药物相互作用、CYP3A5 基因多态性、种族、饮食、性别及年龄等。

1. 药物相互作用 如前所述，Pgp 和 CYP3A 家族在 SRL 代谢中发挥重要作用。另一方面，使用 SRL 进行免疫治疗通常需要长期给药，治疗过程中常需要合并使用多种药物来对抗并发症，这些药物中许多可能同为 Pgp 或 CYP3A 的底物或抑制剂，因此存在相互作用的可能。

SRL 最常见的防治移植排异的联合用药方案是 SRL+ 泼尼松 +CsA 或

FK506 或霉酚酸酯三联免疫抑制治疗。由于都是通过 CYP3A4 进行代谢，与 CsA 合用时，SRL 和 CsA 的血药浓度可能会互相影响，均比单用时高。临床研究表明，联合给药时 CsA 的给药时间会影响 SRL 的血药浓度，而 SRL 的给药时间对 CsA 的血药浓度无明显影响。两药合用后，SRL 的 AUC、最低浓度 C_{min} 显著提高，CsA 在血中以及肾组织中的浓度也明显上升，另外 CsA 的 C_{max} 对于 SRL 的清除率也有影响。由于这些相互作用使免疫抑制效果更佳，但药物毒性也会随之加剧。

2. CYP3A5 基因多态性 研究表明，不同 CYP3A5 基因型患者 SRL 血药浓度差异显著，*1/*3 型和 *3/*3 型患者拟取得相似的 SRL 血药浓度要比 *1/*1 型患者服用的 SRL 剂量低。

3. 种族 SRL 对于各种族人群均有免疫抑制效果。在非洲裔美国籍肾移植患者中，在常规 CsA 泼尼松联合治疗中加入 SRL 与其对照，加入 SRL 的患者组其抗排异率显著下降（11.1% vs 41.2%），移植存活率显著提升（98% vs 84.7%）。与白种人相比，非洲裔美国人的最低稳态血药浓度 C_{min}、AUC、C_{max} 略高，但无显著差异；对黄种人患者使用 SRL 后表明，SRL 疗效显著，无明显种族差异。

4. 饮食 给药前服用高脂食物（54.7% 脂肪）与禁食给药相比，C_{max} 下降 34%，达峰时间 T_{max} 达 3.5 倍，而 AUC 增加 35%，吸收更加缓慢充分，因而相应的生物利用度增加 35%。可见高脂饮食对于药动学参数具有显著影响，所以在治疗期间，应尽可能给予患者相似的饮食。

5. 性别及年龄 在 112 份 SRL 血药浓度数据的统计分析显示，女性患者 SRL 平均血药浓度为（6.9±2.4）ng/ml，男性患者平均血药浓度为（5.6±2.9）ng/ml，两者差异有统计学意义（$P < 0.05$）；且与体重呈负相关（$P < 0.05$），与给药剂量 / 体重比呈正相关（$P < 0.05$）。

在一个小样本的 Bayesian 法群体药动学分析中，年龄中位数 44 岁，Cl/F=12.5L/h，表观清除率与年龄有着负相关性，可能与肝肾功能、肝肾的血流量、血流速度有关。在儿童群体中研究较少，且其清除率要高于成人。

（五）基于 TDM 下的临床合理用药

肾移植术后先应用以 CNI 为基础的免疫抑制方案控制急性排斥反应，待术后 3 个月到 1 年时转换为以 SRL 为基础的维持免疫抑制方案，可以最大程度地满足移植后近期和远期治疗需求，提高长期受者 / 移植物生存率。

SRL 转换方法如下：

1. 直接转换 转换当天立即撤除 CNI，转换为 SRL。初始应用负荷剂量 3～4mg/（kg·d），1 日后，改为维持剂量 1～2mg/（kg·d），5～7 日后监测 SRL 谷浓度，然后根据目标浓度调整 SRL 剂量，目标浓度参考范围为

5 ~ 15ng/ml。

2. 快速转换　1 ~ 2 周内完全撤除 CNI，转换为 SRL。使用 SRL 的第一日 CNI 减量 50%，SRL 推荐剂量为 1 ~ 2mg/d，5 ~ 7 日后监测 SRL 谷浓度，然后根据目标浓度调整 SRL 剂量，目标浓度参考范围为 5 ~ 15ng/ml。待达到 SRL 目标浓度后，1 ~ 2 周内完全停用 CNI。

研究证实，当谷浓度低于 5ng/ml，或剂量校正的浓度低于 1.7ng/ml 时，急性排异的发生率和严重程度都大大增加。而当谷浓度高于 15ng/ml 时，与高脂血症、血小板减少症及白细胞减少症有关。

薛飞等在 78 例慢性移植肾功能损害的受者中进行了 SRL 浓度检测研究，通过对移植肾功能损害后的受者采用减少 FK506 用量联合 SRL 即采用四联用药（SRL+ 小剂量 FK506+MMF+ 泼尼松）后，动态监测 SRL 血药谷浓度。78 例受者共检测 SRL 血药谷浓度 488 例次，单人检测最少 3 例次，最多 20 例次。血药谷浓度范围 2.9 ~ 13.2ng/ml，平均（5.83 ± 2.21）ng/ml。其中 50 例患者血肌酐水平由联合用药前的（206.2 ± 76.65）μmol/L 降至（141.16 ± 63.56）μmol/L，差异有统计学意义（$P < 0.01$）。对慢性移植肾功能损害后服用 SRL 的受者动态监测 SRL 血药浓度，可以帮助临床医生更好地判断疗效，调整用药剂量，最低限度地降低药物不良反应，实现临床个体化用药，较好地控制并改善移植肾功能，提高人 / 肾存活率。

（六）SRL 的 TDM 相关的新进展

SRL 的免疫抑制作用能被延伸到移植患者治疗的更多领域。但其在不同患者体内、不同器官内的药动学过程，仍需进一步研究。目前比较前沿的研究是针对遗传因素如 CYP3A 家族及 MDR1 基因多态性对 SRL 药动学参数的影响，以利于制定 SRL 的个体化用药方案。但此类研究在国外并未见详细报道，国内更是少见。

参考文献

[1]　中华医学会风湿病学分会 . 系统性红斑狼疮诊断及治疗指南 . 中华儿科杂志 ,2010,14(59):342-346.

[2]　赵晓东 , 杨锡强 . 应当合理使用免疫调节剂 . 中华儿科杂志 ,2006,44(6):401-402.

[3]　S.C. 斯威曼 , 李大魁 . 马丁代尔药物大典 . 37 版 . 北京 : 化学工业出版社 ,2014.

[4]　中华医学会儿科学分会血液学组 . 儿童获得性再生障碍性贫血诊疗建议 . 中华儿科杂志 ,2014,52(2):103-106.

[5]　中华医学会儿科学分会肾脏病学组 . 儿童常见肾脏疾病诊治循证指南

（一）：激素敏感、复发/依赖肾病综合征诊治循证指南（试行）.中华儿科杂志,2009,47（3）：167-170.

[6] 中华医学会儿科学分会肾脏病学组.儿童常见肾脏疾病诊治循证指南（二）：紫癜性肾炎的诊治循证指南（试行）.中华儿科杂志,2009,47(12)：911-913.

[7] 中华医学会儿科学分会肾脏病学组.儿童常见肾脏疾病诊治循证指南（三），激素耐药型肾病综合征诊治循证指南（试行）.中华儿科杂志,2010,48(1):72-75.

[8] 宋新文,汪洋,刘炘,等.固相萃取高效液相色谱法测定全血环孢素浓度.医药导报,2014,33(1)：31-33.

[9] 储小曼,凌树森.开展治疗药物监测不可忽视室内质量控制.中国药学杂志,2000,35(2)：132.

[10] 刘云,欧宁,刘婷,等.环孢素治疗药物监测质控规则的比较与评价.中国药业,2011,20(15)：46-48.

[11] 杨志豪,张钊,刘乃波,等.绿豆食品对肾移植患者血环孢素A谷浓度的影响.中国药学杂志,2002,22(3)：229.

[12] 万元胜,师少军,昊伶,等.环孢素A血药浓度影响因素综述.药物流行病学杂志,2006,15(3)：152-155.

[13] 赵菊平.骁悉（MMF）的不良反应与血药浓度关系研究进展.国外医学泌尿系统分册,2004,24（1）：25-27.

[14] 谢红浪,胡伟新,张海涛.霉酚酸酯治疗狼疮性肾炎的血药浓度与不良反应的联系.肾脏病与透析肾移植杂志,2007,16（5）：414-420.

[15] 胡伟新,刘正钊,鲍浩.霉酚酸酯分散片治疗狼疮性肾炎的疗效及安全性.肾脏病与透析肾移植杂志,2008,17（5）：422-426.

[16] 张耀东,段丽芳,叶驰霞.血游离霉酚酸浓度监测的研究进展.中国药物应用与监测,2013,10（6）：352-354.

[17] 陈文倩,崔刚,刘晓.UPLC-MS/MS同时测定肾移植患者全血中环孢霉素A、他克莫司、西罗莫司、霉酚酸及泼尼松龙.中国药学杂志,2014,49（20）：1845-1849.

[18] 储小曼,凌树森.开展治疗药物监测不可忽视室内质量控制.中国药学杂志,2000,35（2）：132.

[19] 叶丽卡,谢志红.霉酚酸的药代动力学及其影响因素.今日药学,2009,19（3）：34-36.

[20] 谢晓纯,王洪阳,李嘉丽,等.性别对肾移植患者霉酚酸酯药代动力学影响的研究.中国临床药理学杂志,2015,31(6)：456-458.

[21] 郑春霞，刘志红，秦卫松，等.肾小球疾病患者霉酚酸血药浓度监测及其临床意义.肾脏病与透析肾移植杂志，2007,16（5）：406-412.

[22] 文吉秋，黎磊石，陈劲松，等.他克莫司与环孢素 A 对肾移植患者霉酚酸酯血药浓度影响的比较.肾脏病与透析肾移植杂志，2006,15(6)：515-519.

[23] 杨洋.肾移植受者霉酚酸浓度的监测.肾脏病与透析肾移植杂志，2014，23（2）：187-191.

[24] 夏正坤，刘光陵，高远赋，等.他克莫司在儿童原发性肾病综合征中的应用.中华肾脏病杂志，2009，25(3):187-190.

[25] 谢华，王荣，贾正平，等.LC-MS/MS 法测定全血中他克莫司浓度的方法学研究.中国药师，2010，13(9)：1226-1228.

[26] 朱琳，华之卉，宋洪涛.他克莫司的药物基因组学与个体化用药.中国临床药理学与治疗学，2011，16(6)：710-715.

[27] 中华医学会.临床诊疗指南器官移植学分册.北京：人民卫生出版社，2010：308-310.

[28] 朱曼，郭代红.新型大环内酯类免疫抑制剂——西罗莫司.中国药物应用与监测，2005，2（6）：26-28.

[29] 石浩强，陈冰，许倍铭.西罗莫司药动学的影响因素及治疗药物监测.中国医药工业杂志，2010，41(7)：543-547.

[30] 石浩强，许倍铭，陈冰，等.中国肾移植患者中不同的 CYP3A5*3 基因型与西罗莫司血药浓度的关系.中国医药工业杂志，2010，41(9)：678-682.

[31] 缪丽燕.中国肾移植病人西罗莫司基因多态性研究.中国新药与临床杂志，2008，27（12）：941-942.

[32] 薛飞，江昌仁，林晗忆.雷帕霉素浓度检测在慢性移植肾功能损害中的应用.检验医学与临床,2014,11（增刊Ⅰ）：349-352.

[33] AZIZ B, LEILA J, WALEED AH, et al.The 2015 IUIS Phenotypic Classification for Primary Immunodeficiencies. J Clin Immunol,2015,35(8):727-738.

[34] RUDERMAN EM, POPE RM. Drug Insight: abatacept for the treatment ot-rheumatoid arthritis.Nat Clin Pract Rheum,2006,2(12):654-660.

[35] SAWADA K, KOBAYASHI M, SATOH K, et al. Adalimumab, etanercept, infliximab, rituximab and abatacept for the treatment of rheumatoid arthritis after the failure of a tumour necrosis factor inhibitor: a systematic review and economic evaluation.Health Techol Asses, 2011, 15(14):1-278.

[36] MATSUMOTO I, ZHANG H, YASUKOCHI T, et al.Therapeutic effects of

antibodies to tumor necrosis factor-α, interleukin-6 and cytotoxic T-lymphocyte antigen 4 immunoglobulin in mice with glucose-6-phosphate isomerase induced arthritis.Arthritis Res Ther,2007,85(Pt7):2099-2101.

[37] KANG S, LUCKY AW, PARISER D, et al. Long-term safety and efficacy of tacrolimus ointment for the treatment of atopic dermatitis in children.Retour Au Numero，2001，44(1):S58-64.

[38] XIA Z, LIU G, GAO Y,et al.FK506 in the treatment of children with nephrotic syndrome of different pathological types.Clin Nephrol,2006,66(2):85-88.

[39] FERNÁNDEZ-SÁNCHEZ M，CHARLI-JOSEPH Y，SAEB-LIMA M,et al. Are corticosteroids and immunosuppressors an efficacious treatment for bullous lupus erythematosus with systemic manifestations.Eur J Dermatol, 2010,20(20):823-825.

[40] FRAZIANO M, GARG SK, CIARAMELLA A, et al. Immunoregulator compounds.Korea Institute of Science Technology,2015.

[41] JUDITH CWM, SARAH EB, JAMIE C, et al. Guidelines for the diagnosis and management of aplastic anaemia. British Journal of Haematology, 2009, 147(1):43-70.

[42] CITTERIO F.Evolution of the therapeutic drug monitoring of cyclosporine. Transplant Proc, 2004, 36(2):420-425.

[43] IIJIMA K, SAKO M, OBA MS, et al.Cyclosporine C2 monitoring for the treatment of frequently relapsing nephrotic syndrome in children: a multicenter randomized phase Ⅱ trial.Clin J Am Soc Nephrol, 2014, 9(2):271-278.

第十八章

儿童抗肿瘤常用药物 TDM

一、儿童常见肿瘤

小儿恶性肿瘤是严重威胁小儿生命的主要疾病，由于儿童处于生长发育阶段，儿童肿瘤的病理类型与成人截然不同，小儿肿瘤以胚胎性恶性肿瘤最多，而上皮性癌肿发生率较低。小儿肿瘤的年发生率约为 12/10 万，以急性白血病占首位，约占 1/3，其余 2/3 为神经系统恶性肿瘤、淋巴瘤、肾母细胞瘤、神经母细胞瘤等实体肿瘤。

（一）小儿白血病

儿童白血病是小儿时期最常见的恶性肿瘤，15 岁以下儿童白血病的发病率为 3 ~ 4/10 万人，约占该时期恶性肿瘤的 36%。儿童急性白细胞中，急性淋巴细胞白血病（ALL）约占 70%。而急性髓性白血病（AML）占 30% 左右。由于小儿急性白血病是一组治疗反应异质性非常高的疾病，同一类型的ALL 患儿对治疗反应有较大差别，目前普遍认为小儿 ALL 的治疗应强调个体化，即根据白血病细胞的染色体 / 基因改变、对化疗的早期反应、微小残留病水平等预后因素，将儿童白血病分为不同的临床类型。对高危组的病例，采用更强效的化疗方案；对标危组的病例，采用标准的治疗方案。目前ALL 已成为可以治愈的恶性肿瘤，ALL 的 5 年无病生存率（EFS）可达 80%左右，是当今疗效最好、治愈率最高的恶性肿瘤之一。

（二）中枢神经系统肿瘤

中枢神经系统肿瘤是儿童期常见的实体肿瘤之一，发病率仅次于白血病，位于儿童恶性肿瘤的第二位。小儿颅内肿瘤约占全部中枢神经系统肿瘤的 15% ~ 20%，以学龄期儿童最为多见。小儿颅内肿瘤的预后较成人差，这与其病理性质和肿瘤的部位有关。由于小儿中枢神经系统发育不完善，颅骨骨缝未闭等诸多原因，使小儿颅内肿瘤在临床表现方面有其独自的特点。

（三）恶性淋巴瘤

恶性淋巴瘤是儿童最常见的恶性实体瘤，分为霍奇金病和非霍奇金恶性淋巴瘤，我国非霍奇金恶性淋巴瘤多见。临床表现多为无痛性淋巴结肿大，肿瘤可原发于身体任何部位，可出现与肿瘤部位相关的压迫症状，部分病人还伴有发热、盗汗及体重下降。霍奇金病恶性度相对较低，治疗率高达 85% 左右。现在，非霍奇金病生存率也明显提高，B 细胞性非霍奇金恶性淋巴瘤的治愈率已经超过 80%，T 细胞性非霍奇金恶性淋巴瘤治愈率也达到 60% 左右。

（四）其他肿瘤

肾母细胞瘤是小儿最常见的原发于肾脏的腹部恶性肿瘤，多发于 5 岁以下幼儿，常常表现为无明显原因的体重减轻、腹部异常隆起或触摸到肿块、血尿。大部分患儿可首先进行手术治疗，根据病理分型、分期，采用手术、化疗和放疗的联合治疗，手术后化疗方案的选择对治疗和预后起着非常重要的作用，即使是晚期的单侧肾母细胞瘤治愈率也可以达到 90%。儿童恶性软组织肿瘤以横纹肌肉瘤多见，其恶性程度高，病情进展快，以往生存率很低。近十年来，横纹肌肉瘤的综合治疗水平不断提高，大量新方法和新药不断用于临床治疗，现在生存率已经从不到 10% 提高到 60% 以上。神经母细胞瘤之所以被称为"儿童癌症之王"，是因为这种肿瘤在过去疗效极差，而且神经母细胞瘤起源于交感神经系统，多发于肾上腺或腹膜后，位置很深，早期不易发现。而这种肿瘤恶性度高，进展快，易发生骨髓、骨及器官转移。通过综合治疗，现在神经母细胞瘤生存率已经从过去的不到 10% 提高到目前的近 40%。肝母细胞瘤是儿童所特有的肝脏恶性肿瘤，主要发生在出生后最初 5 年内，特别多见于 2 ~ 4 岁。与成人的肝细胞瘤不同，只要手术完全切除并辅以化疗，其治愈率极高。

二、儿童常见肿瘤的药物治疗

随着对小儿肿瘤研究的深入和诊治水平的提高，小儿肿瘤的治疗目的不仅仅是生存率的提高和生存期的延长，而且要求生活质量的提高。儿童处于不断生长发育的阶段，长期大剂量的化疗可能导致远期的毒副反应和二次肿瘤的发生。临床医生必须考虑如何在获得最好疗效的同时，将毒性反应控制在可以接受的范围。多数儿童恶性实体瘤需要包括手术、化疗的综合治疗，部分病人同时需要放疗。化疗是综合治疗的一部分，因此在化疗前后应和其他相关专业（如外科）充分沟通，以确定术前和术后的化疗时间和强度。

（一）化疗原则

1. 分型、分组、分层化疗　同一肿瘤有不同的病理形态、免疫、细胞遗传学亚型，它们对同样的治疗手段敏感性不同，因此需根据这些差异给予不同的治疗。同一肿瘤在诊断时处于不同的疾病阶段，需接受不同强度的治疗，避免早期或低危险组患者接受不必要的过强的治疗，影响远期的生存质量。而晚期或高危险组病人接受过弱的治疗，则治愈机会减少。因此应根据不同的分期或危险组给予不同强度的治疗。

2. 化疗应有明确的计划不能随意改变方案构成和间歇时间，要考虑到不同个体因素对化疗的影响。

（二）化疗药物或方案临床研究原则

参考美国国立癌症研究所（NCI）药物开发的原则，肿瘤临床研究性方案分三期：Ⅰ期研究某一药物在特定给药途径与给药计划时的药物毒性及最大耐受剂量（MTD）。Ⅱ期研究这一药物对特定肿瘤的有效性。Ⅲ期通过与既往治疗或标准治疗方法的比较，评估药物的有效性，临床实验性方案常为Ⅲ期研究，用于评估一个方案，而不是单个药物。有时将Ⅰ、Ⅱ期研究作为Ⅲ期研究的前期研究，组成一个十分完整的方案。临床常用的一线化疗方案常由Ⅲ期研究过渡而来，由多药联合，药物剂量为达到最佳疗效、可以耐受的毒性反应为基本要求，期望最大程度地杀灭肿瘤细胞，获得完全清除肿瘤的目的。

（三）化疗类型

1. 联合化疗　多种抗肿瘤药物联合和/或贯续的治疗，约 50% 的肿瘤原代细胞或在治疗过程中形成耐药，联合化疗的目的是利用不同作用机理及交叉耐药性多种药物同期使用，以减少耐药肿瘤克隆形成的可能性。由于目前尚无有效的方法预先评估耐药克隆的存在和形成的可能性，因此联合化疗带有一定的盲目性，联合化疗方案一般通过综合临床Ⅰ、Ⅱ、Ⅲ期研究结果而确立。

2. 辅助性化疗　局限性肿瘤通过手术和/或放疗达到临床无残余肿瘤，但无化疗时 60%～95% 患者仍会复发，此时加用化疗可清除微量残留病灶，无病生存率明显提高，这种化疗较为简单，称为辅助性化疗。极大部分肿瘤均需要辅助性化疗，如肾母细胞瘤、横纹肌肉瘤、尤因肉瘤等。

三、抗肿瘤药物的药理学特点

（一）儿童肿瘤对治疗反应

儿童肿瘤对化疗有与成人不同的反应，毒性反应和对肿瘤的杀伤力常和药物剂量成正比，临床医生必须考虑如何在获得最好的疗效时将毒性反应控制在可以接受的程度，与成人相比，儿童对化疗的反应有所不同，主要表现为以下三点。

1. 儿童肿瘤对化疗的敏感性高于成人，在合理治疗下儿童肿瘤总体治愈率可达 50% 以上。由于对治疗较敏感，肿瘤高负荷患者在初始化疗时易发生肿瘤细胞溶解综合征，出现水电解质紊乱、肾功能不全、DIC 等情况，应加以重视。

2. 对化疗的近期耐受优于成人儿童所采用的剂量有时不能被成人接受。

3. 儿童肿瘤治愈率明显高于成人更可能出现化疗药物及放疗对生长发育中的机体器官的损伤造成生长发育障碍及远期的脏器功能不良。

（二）药物毒性

常规剂量下，抗肿瘤药物主要作用于增殖较快的组织、细胞，如肿瘤组织、骨髓、黏膜和上皮组织等，出现骨髓抑制（全血细胞降低）、恶心、呕吐、脱发、口腔肠道黏膜炎、肝功能损害等，并可出现过敏性反应。一些药物有特殊的毒性反应，如蒽环类药物对心脏的毒性反应，可致近期的心律紊乱，与累积剂量相关的近期或远期心功能不全，后者可为不可逆；环磷酰胺类可引起出血性膀胱炎、肾毒性、不育、二次肿瘤等；长春新碱可引起末梢神经炎；铂类有耳毒性和肾小管毒性；门冬酰胺酶可引起胰腺炎和凝血障碍。一些毒性作用在采用适当的措施后可以避免，如四氢叶酸钙可减轻大剂量甲氨蝶呤的毒性作用，自身造血干细胞移植可减轻高剂量强化疗对骨髓的抑制，美司纳可减轻环磷酰胺类药物引起的出血性膀胱炎。

（三）耐药性

肿瘤治疗失败的重要原因之一是肿瘤细胞原发性耐药（原代细胞耐药）和治疗过程中出现的耐药。耐药机理多而复杂，主要有药物代谢途径及代谢酶的改变、肿瘤细胞膜泵功能的建立使细胞内不能达到有效药物浓度、促凋亡基因如 p53 功能被抑制而抑制凋亡基因如 Myc、Bcl2 被上调等，至今尚未找到有效克服方法。临床上避免耐药形成的主要原则是足量（有效剂量），非交叉耐药多药联合应用。

第二节　儿童常见抗肿瘤药物 TDM 概况

细胞毒类抗肿瘤药物符合开展 TDM 的标准，首先，在大多数情况下，这类药物表现出极大的药动学差异，这些药物药动学变异系数高达 50% 以上，如甲氨蝶呤清除率在 40~400ml/min 范围，个体之间药动学差异与基因变异及机体的功能状态有关。其次，血药浓度与药效学终点（pharmacodynamic end-points）之间呈现相关性，这些药效学终点包括治疗前后中性粒细胞数降低比百分数和最小值。细胞毒类药物最相关的药动学参数是血药浓度线下面积（AUC）。对于大多数细胞毒性药物来说，AUC与药效学终点之间的相关性比某一特定的血浓度（如最高血药浓度或消除相残端血药浓度）更好。再次，由于AUC测定通常在化疗给药后的1~2日内完成，而中性粒细胞和血小板最低值则在化疗后的1~2周才能观察到，所以TDM的前提条件也完全满足。TDM未能在临床作为常规采用，是由于来自于某一特定人的AUC必须是在给药之后才能获得。

当我们考虑儿童肿瘤治疗时，找到最适合各个体的剂量因素是一个严峻的挑战，因为在进行化疗时往往采用联合用药，而且儿科许多药物在使用时处于超说明书用药范畴或标识外用药。实际上，化疗药物在这种药动学和药效学存在极大差异的人群中以这种方式使用似乎令人不可思议。生理功能的改变贯穿于整个儿童的发育阶段，它对药物处置产生显著的影响，进而影响了临床毒性和临床反应，这对于处于肝脏不断发育时期的儿童和药物代谢酶未成熟阶段的婴儿和幼儿特别重要。此外，由于其他显著影响药物处置的因素存在，如不同年龄段儿童胃液酸度影响药物的吸收、血浆蛋白浓度影响药物分布、肾小球滤过率与肾小管分泌和重吸收差异影响药物的排泄，这些因素加剧了儿童用药的复杂性。

由于患儿体质量差异和对药物处置的差异，加上许多细胞毒类药物治疗指数窄的考虑，使得按体表面积给药为儿科临床所接受。虽然根据体重给药对于婴儿和较小的儿童是一种简捷便于计算的常用方法，但按体重给药切换到按体表面积给药之间所引起的不一致普遍存在，应根据药物性质及肿瘤分类、分型及分期情况经验决定，并结合TDM结果及时调整治疗方案。

第三节　儿童常见抗肿瘤药物的TDM

一、甲氨蝶呤

（一）药理学概述

甲氨蝶呤（methotrexate，MTX）化学结构与叶酸相似，属拮抗叶酸抗代谢药。为黄色或橘黄色结晶性粉末，几乎不溶于水、乙醇和二氯甲烷，溶于无机酸的稀溶液、碱性氢氧化物和碳酸盐。MTX通过与二氢叶酸还原酶结合，阻断该酶的活性，使叶酸不能转变为具有生理活性的四氢叶酸，致使脱氧尿苷酸不能转变为脱氧胸腺嘧啶核苷酸，阻止DNA的合成而发挥作用。同时也可阻止嘌呤核苷酸的生物合成，从而也干扰了RNA和蛋白质的合成。MTX主要作用于细胞W和S期，对G_1期和G_1/S转换期也有一定作用，属于细胞 W 期特异性药物。

1. 药动学 口服易吸收，t_{max} 为 1～5 小时，其吸收程度与剂量有关，且存在饱和现象，如口服 0.1mg/kg 后，吸收迅速而完全，大剂量则吸收不完全。肌内注射后 t_{max} 为 0.5～1 小时，HB 约为 50%，主要分布于肝、肾和骨骼。脑脊液、唾液及乳汁较少，可透过胎盘。$t_{1/2}$ 为 2～3 小时，但鞘内注射消失缓慢，脑脊液中的浓度可维持 6 天左右。MTX 及其毒性代谢产物主要经肾脏排泄，当肾功能正常时，肾清除率 24～30 小时内可达 80%～95%，48 小时内尿中排出量可达 90%。大剂量甲氨蝶呤在儿童 ALL 化疗中广泛应用，MTX 使用剂量 1～8g/m^2，最高剂量已用至 33g/m^2，广泛应用于 ALL 巩固治疗及髓外白血病的防治。大剂量甲氨蝶呤在急性淋巴细胞性白血病患儿呈二室一级消除药动学模型，中央室清除率为 4.2～10.8mg/（h·m^2）。

2. 药效学 MTX 对二氢叶酸还原酶有强大而持久的抑制作用，使 5,10-甲酰四氢叶酸产生不足，脱氧胸苷酸合成受阻，影响 DNA 合成，同时也阻止嘌呤核苷酸的合成，干扰 RNA 和蛋白质合成。用于治疗急性白血病、恶性淋巴瘤等，也用于治疗银屑病以及多肌炎、皮肌炎、多发性肉芽肿等自身免疫性疾病。

3. 药物相互作用 给药前 24 小时或后 10 分钟使用阿糖胞苷，可增强本药的抗癌活性；因水杨酸类、保泰松、磺胺类、苯妥英、四环素、氯霉素及氨苯甲酸等药物与本药竞争结合血浆蛋白，合用时可导致本药血药浓度升高而致毒性增加；糖皮质激素可升高本药血药浓度而加重毒性反应，合用时应减少本药用量；考来烯胺可降低本药静脉滴注的血药浓度；丙磺舒可延长本药血浆半衰期。

4. 主要不良反应 最常见的不良反应为剂量相关的骨髓抑制、消化道黏膜损害。骨髓抑制可以发生得很突然，白细胞减少症、血小板减少症和贫血都可能发生。血小板和白细胞计数最低点通常出现在 5～10 天左右，14～28 天恢复。MTX 也可能导致肝肾损伤，有急性的（特别是在大剂量后），更严重的是慢性的（一般在长期治疗后），没有明显的肝中毒迹象时也可能发生肝纤维化和肝硬化。其他不良反应包括大剂量后肾衰和肾小管坏死，有生命危险的间质性肺炎、皮肤反应（有时很严重）、脱发和视觉刺激等。甲氨蝶呤这些毒性作用不仅是患儿死亡的重要原因，也是患儿中断或终止化疗而复发的原因，是 ALL 治疗过程中面临的巨大挑战。

（二）血药浓度与药理学效应

小剂量 MTX 化疗效果较差，无效甚至易产生耐药性，作为联合化疗的重要组成部分，MTX 普遍采用大剂量（> 1g/m^2 静脉滴注给药）用于治疗各种肿瘤（如急性淋巴细胞白血病、非霍奇金淋巴瘤和骨肉瘤等）。大剂量或超剂量 MTX 化疗在增高细胞毒性作用的同时，患者会出现严重的骨髓抑制、消化道反应、肾功能障碍等毒副作用。甲氨蝶呤血药浓度与毒性作用显著相关。因此，大剂量 MTX 必须严格监测血药浓度和肝肾功能，化疗过程需充分水化、碱化尿液，在正常的细胞遭到致命损害前，及时给予甲酰四氢叶酸（CF）解救。CF 的解救剂量与化疗时间和 MTX 的剂量正相关。MTX 有效血药浓度为 1～10μmol/L，小于 1μmol/L 无效而有副作用，临床安全浓度不超过 0.1μmol/L。

（三）TDM 方法学

1. 标本采集

采样时间：大剂量静脉滴注后第 24 小时、48 小时、72 小时，或根据血药浓度适当增加采样次数。

样品与处理：采集外周血 2ml，血清或血浆样品供测定。

2. 测定方法 近 50 年来，体内生物样本中 MTX 的测定方法经历了巨大变化，早期的分析方法有荧光分光光度法、酶抑法、放大免疫法和微生物法，在当时的条件下，多数仅限于实验室研究，虽然能为临床治疗提供一定参考，但都存在专属性差等缺陷，MTX 代谢产物和叶酸同类物干扰测定，结果准确性差，同时也存在诸如费时、烦琐和使用不便等缺点和限制，逐步为临床所淘汰。

80 年代以来，荧光偏振免疫法（fluorescence polarization immunoassay，FPIA）和均相酶放大免疫法（enzyme-multiplied immunoassay，EMIT）应用于临床，是 MTX 治疗药物监测史上最重要的进展之一，是临床实验室监测 MTX 血药浓度最常用的测定方法，EMIT 和 FPIA 法简便、快速、灵敏度高，且样品不需复杂的预处理，操作简单，但是这 2 种方法均未能克服专属性差等不足，也不能分离代谢产物，而且 MTX 代谢产物 7-OH MTX 干扰 MTX 的测定，造成给药 48 小时以后低浓度 MTX 测定结果被高估，在依据 MTX 血药浓度实施甲酰四氢叶酸解救时，使解救药物的 CF 使用时间延长，增加白血病复发的危险。EMIT 法和 FPIA 法测定血浆中 MTX 浓度，同 HPLC 比较，采用 FPIA 法测定 MTX 浓度时，血浆中 MTX 浓度分别被高估 2% 和 3%，而采用 EMIT 法测定时 MTX 结果分别被高估 5% 和 31%，由于 CF 解救时间的延长，从而导致患者住院时间延长，医疗支出增加，同时也增加了白血病复发的风险。

常规 HPLC 方法测定生物样本中 MTX 血药浓度，存在灵敏度不够、色谱柱污染导致使用成本高等问题，严重阻碍了常规 HPLC 技术在临床 MTX 血药浓度监测中的应用。高效液相色谱结合固相萃取技术，可以净化和富集生物样品中的 MTX，使血液及尿液中 MTX 浓度提高，采用以质谱检测器的

HPLC 技术检测尿液中痕量 MTX，该方法也用于化疗药物职业暴露时环境中 MTX 的监测。

目前生物样本中 MTX 血药浓度测定方法最常用的是免疫法和色谱法，免疫法包括荧光偏振免疫法，色谱法包括固相萃取高效液相色谱法和高效液相串联质谱法，本节主要介绍固相萃取高效液相色谱法。

（1）荧光偏振免疫法（FPIA）

操作方法：血浆样品加入样品池，按仪器操作指南进行，FPIA 法测定 MTX 直接测定的浓度范围为 0.01～1.00μmol/L，大于 1μmol/L 需选择稀释模式，该模式下的检测浓度范围有 10 倍、100 倍、1 000 倍供选择，若不选择则仪器自动默认 1 000 倍模式，仪器会自动比对以上四种模式，判断标本的浓度范围后准确计算出实际浓度。但该模式试剂消耗为有针对性选择模式的 4 倍，日内差异与日间差异均小于 10%。

（2）均相酶免疫法（enzyme-multiplied immunoassay，EMIT）

操作方法：血浆样品加入样品池，按仪器操作指南进行，EMIT 法测定 MTX 直接测定的浓度范围为 0.01～10.00μmol/L，大于 10μmol/L 需选择稀释模式，该模式下的检测浓度范围有 100 倍、1 000 倍供选择，若不选择则仪器自动默认 1 000 倍模式，仪器会自动比对以上三种模式，判断标本的浓度范围后准确计算出实际浓度。但该模式试剂消耗为有针对性选择模式的 3 倍，日内差异与日间差异均小于 10%。

（3）固相萃取高液液相色谱法

样品处理：取固相萃取小柱（C_{18}，5ml×500mg），先用甲醇 5ml 和超纯净水 4ml 过柱，继以血清 0.5ml 或脑脊液 1ml 上样，再以 0.9% 氯化钠注射液淋洗，于 2 000r/min 离心 2 分钟，然后用甲醇 2ml 洗脱，收集洗脱液，于 60℃氮气吹干，残留物用 50% 甲醇 100μl 重新溶解供测定。

色谱条件：色谱柱 ODS Hypersil（5μm，250mm×4.6mm），流动相为甲醇 – 乙腈 -7% 磷酸氢二钠和 1% 枸橼酸缓冲液（2：7：91），流速 0.8ml/min，柱温为 25℃，检测波长为 313nm，进样量为 20μl。血清及脑脊液中内源性杂质对 MTX 检测无干扰，MTX 及其代谢产物均达到基线分离，保留时间分别为 14.3 分钟和 16.5 分钟，色谱分析在 18 分钟内完成。

方法特点：绝对回收率 > 90%，*RSD* < 3.4%，日内 *RSD* 2.5%，日间 *RSD* 41.8%；最低检测限血清和脑脊液中 MTX 的最低检测浓度分别为 10ng/ml 和 5ng/ml。

该法测定 MTX 浓度能排除代谢物干扰，特异性好，结果较 FPIA 及 EMIT 准确，但操作烦琐，对操作技术人员要求专门培训且熟练后才能单独报告结果，此外，这类方法未获得国家相关法定部门批准用于临床标本检测，目前适用于非临床或科研。

（四）TDM 结果报告与合理解释

MTX 的 TDM 可达到如下目的：①确保采用的化疗方案达到所需胞外抗白血病血药浓度；②避免大剂量甲氨蝶呤产生致命性毒性作用；③为四氢叶酸合理使用提供依据，保护正常细胞及降低白血病复发风险。

不同特征的 ALL 细胞形成的 MTXPGs 聚集量不同，T 系 ALL 白细胞要达 MTXPGs 95% 饱和所需的 MTX 胞外浓度是 48μmol/L，B 系 ALL 细胞约为 34μmol/L，监测第 24 小时甲氨蝶呤可以预测所用化疗方案的抗白血病的疗效。

化疗指南普遍认为，高危 ALL 患儿尽量采用 MTX 5.0g/m^2+ 四氢叶酸钙解救化疗方案，静脉滴注 MTX 后必须监测血药浓度，解救药物四氢叶酸使用至 MTX 血药浓度下降至 0.1 ~ 0.2μmol/L 安全阈值水平。

MTX 血药浓度与临床疗效及毒性反应关系密切，血药浓度个体之间的差异大、原因复杂，影响 MTX 血药浓度的因素多种多样，有基因因素和非基因因素。非基因因素包括年龄、种族、性别、临床治疗方案等，基因因素涉及药物转运及代谢等多种途径，已明确与甲氨蝶呤清除相关，影响甲氨蝶呤血药浓度的药物基因有 SLCO1B1 基因，rs149056 基因变异导致肝细胞转运活性降低，甲氨蝶呤清除率降低 13% ~ 26%，详细情况见下面论述。

（五）基于 TDM 下的临床合理用药

大剂量 MTX 化疗有两种方式① 6 小时给药法：MTX8 ~ 12g/m^2+ 生理盐水 500ml，静脉滴注 6 小时，MTX 结束后 6 ~ 12 小时开始每 6 小时肌内注射 CF 15mg/m^2 至 MTX 血药浓度 < 0.1μmol/L；② 24 小时给药法：MTX 3 ~ 5g/m^2，0.5 小时静脉滴完 1/10 剂量的 MTX+100ml 生理盐水；接下来的 23.5 小时内静脉泵均匀滴完剩下的 9/10 剂量的 MTX+5% GS 100ml，MTX 用药不超过 24 小时，MTX 结束后 12 小时给予 CF，首次剂量为 50mg/m^2，以后每次 15mg/m^2，6 小时一次，共 7 ~ 8 次直到 MTX 血药浓度 < 0.1μmol/L。

根据 MTX 血药浓度调整 CF 解救量：MTX 血药浓度 < 1μmol/L，CF 解救剂量为 15mg；MTX=2μmol/L，CF 解救剂量为 30mg；MTX=3μmol/L，CF 解救剂量为 45mg；MTX=4μmol/L，CF 解救剂量为 60mg；MTX > 5μmol/L（假设为 nμmol/L），则 CF= 患者体重（kg）× n。

Stoller 等研究发现，MTX 第 48 小时血药浓度在 0.9μmol/L 以上，骨髓抑制严重毒性作用更容易发生，MTX 第 48 小时血药浓度 1μmol/L 以上，第 72 小时 0.1μmol/L 以上定义为消除延迟，对于消除延迟者，必须增加四氢叶酸的解救，解救至直 MTX 血药浓度下降至 0.1μmol/L。

儿科治疗药物监测与合理用药

（六）甲氨蝶呤 TDM 相关的新进展

随着药物基因组学的发展，人们认识到基因遗传差异是患者之间药物疗效和不良反应差异的重要原因。MTX 在体内的药动学和副作用受多种基因多态性的影响，如：亚甲基四氢叶酸还原酶（MTHFR）、还原性叶酸载体（RFC）和有机阴离子转运多肽 1B1（OATP1B1，编码基因 *SLCO1B1*）等。

在众多与 MTX 清除率相关的单核苷酸基因多态性的基因中，SLCO1B1是 ALL 儿童全基因组关联研究中唯一被冷泉港实验室选定的基因，近年来研究发现 SLCO1B1 多个基因位点的突变都会对甲氨蝶呤的体内药动学产生显著的影响，包括一些常见的 SNPs（表 18-1）和罕见的基因变异（图 18-1），其中以 rs4149056 多态性的研究最多。

表 18-1　常见 *SLCO1B1* 基因多态性对 MTX 药动学影响

Location	rs number	Nucleotide change	Amino acid change	Effect
exon 4	rs2306283	c.388A>G	p.N130D	↑ Cl，↓ AUC
exon 5	rs4149056	c.521T>C	p.V174A	↓ Cl，↑ AUC
intron	rs11045879	c.1865+4846T>C	—	↓ Cl，↑ AUC
intron	rs4149081	c.1865+248G>A	—	↓ Cl，↑ AUC

注：↑表示增加；↓表示减小；Cl：清除率；AUC：血药浓度时间曲线下面积

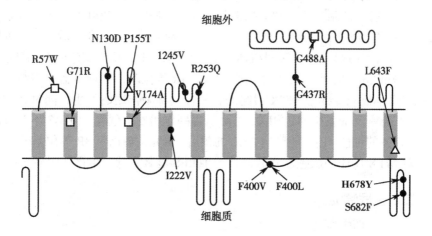

图 18-1　基因变异图

SLCO1B1 非同义突变在细胞外、跨膜区和细胞内的分布。

□表示显著降低甲氨蝶呤清除率（$P < 0.05$），△表示显著增加其清除率

（$P < 0.05$），●表示对清除率无显著影响

对 434 名使用 $2 \sim 5g/m^2$ MTX 化疗的急性淋巴细胞白血病（acute lymphoblastic leukemia，ALL）患儿进行分析，结果发现 c.521T>C SNP 显著降低甲氨蝶呤的清除（$P=1.9 \times 10^{-7}$），实验后期新纳入的 206 名患者再次验证了上述结果（$P=1.2 \times 10^{-7}$，随后，一项纳入了多达 1 279 名 ALL 患者的研究结果表明 rs4149056 的每一个 C 等位基因会使 MTX 的平均清除率减少 12ml/（min·m²），CC 基因型患者体内 MTX 的平均清除率比 TT 型的低 13% 左右，这样的差值可能对 MTX 的疗效和副作用产生显著的影响。以甲氨蝶呤的血药浓度为指标，发现 rs4149056 C 等位基因会导致甲氨蝶呤的 $AUC_{0 \sim 48h}$ 增加 26%，C_{24h} 增加 24%，清除率减少 18%。

二氢叶酸还原酶（dihydrofolate reductase，DHFR）是细胞内叶酸代谢的关键酶，它在辅酶 NADPH 的参与下，催化二氢叶酸还原成四氢叶酸。DHFR 是 MTX 最主要的靶酶。MTX 抗肿瘤作用的基本原理是竞争性结合 DHFR，使二氢叶酸不能被还原成四氢叶酸。研究发现 DHFR 基因突变影响儿童 ALL 的无病生存期（EFS），对 277 名儿童 ALL 患者 DHFR 启动子基因多态性（A317G，C1610G/T，C680A）进行研究，结果发现 A317G、C1610G/T 和单倍型 *1（Haplotype*1）（A317G 和 C1610G/T 并存）与低 EFS 相关。mRNA 定量分析显示单倍型 *1 患者 DHFR 水平明显增高（$P < 0.01$）。该课题组的另一项研究发现，DHFR G308A 变异中的 A 等位基因也与低 EFS 相关。

胸苷酸合成酶（thymidylate synthase，TYMS）是 MTX 作用的靶酶之一，MTX 通过抑制其活性和减少细胞内 5,10- 亚甲基四氢叶酸水平，以阻止 dTMP 和嘌呤合成而达到细胞毒作用。当 TYMS 多态性改变酶活性时，可影响 MTX 的治疗效果和 MTX 对机体的毒副作用，进而可能影响 ALL 的预后。对 198 例斯洛文尼亚 ALL 儿童研究发现，3R 等位基因降低贫血、白细胞减少症、血小板减少症等 MTX 引起的骨髓抑制毒副作用的发生，同时其与总的 MTX 毒副反应发生率也相关，可降低毒副作用发生危险。TYMS 不仅可能影响 MTX 的毒性，还可能影响 ALL 的预后。研究发现携带 3R 等位基因 ALL 患者对 MTX 反应的敏感性降低，其 5 年 EFS 显著降低，生存期明显缩短。

二、氟尿嘧啶

（一）药理学概述

氟尿嘧啶（5-fluorouracil，5-FU）化学名称为 5- 氟 -2,4-（$1H$，$3H$）- 嘧啶二酮，分子式为 $C_4H_3FN_2O_2$，分子量为 130.08。本品为白色结晶或粉末，略溶于水，微溶于乙醇。

1. 药动学 5-FU 口服吸收不完全且难以预测，因此常采用注射给药，静脉注射后可迅速分布到全身各组织。本品大剂量用药能透过血－脑脊液屏障，静注后于半小时内到达脑脊液中，并可维持 3 小时。本药主要经由肝脏分解代谢，大部分分解为二氧化碳经呼吸道排出体外，约 15% 在给药 1 小时内经肾以原形药排出体外。5-FU 分布相半衰期（$t_{1/2\alpha}$）为 10～20 分钟，消除相半衰期（$t_{1/2\beta}$）为 20 小时。

2. 药效学 5-FU 是临床常用的抗肿瘤药物之一，可通过多种途径发挥作用，其中最主要的作用方式是作为胸苷酸合成酶抑制药，阻断 DNA 复制的必需原料胸腺嘧啶的合成。5-FU 与亚叶酸（LV）、甲氨蝶呤、干扰素和顺铂联合应用可产生协同作用，增强其抗肿瘤效应，别嘌醇可以降低 5-FU 引起的骨髓抑制。

3. 药物相互作用 用 MTX 后细胞内磷酸核糖焦磷酸含量增加，可增加 5- 氟尿嘧啶核苷酸的形成，增强 5-FU 的抗癌能力。别嘌呤醇能降低 5-FU 的毒性，并可能改进治疗指数。CF 可增强 5-FU 的治疗效果。阿司匹林类药物与 5-FU 同时使用可增加消化道出血的风险。

4. 主要不良反应 ①胃肠道反应，主要有恶心、呕吐、食欲减退，偶见口腔黏膜炎或溃疡、腹部不适或腹泻；②骨髓抑制，主要为白细胞和血小板减少；③其他不良反应有脱发、红斑性皮炎、皮肤色素沉着、手足综合征以及暂时性小脑运动失调等。

（二）血药浓度与药理效应

5-FU 通常是基于体表面积计算给药剂量，但是该方法在个同个体间可能会导致血药浓度相差 100 倍。研究表明，按体表面积给予的剂量仅对 20%～30% 的患者合适，对于 40%～60% 的患者，该剂量难以达到理想的治疗效果，而对于 10%～20% 的患者而言，该剂量却会导致不可耐受甚至危及生命的不良反应。5-FU 给药后总的药物暴露量，即药时曲线下面积，与其临床疗效和毒性相关性良好。其目标 AUC 的确定需要平衡好毒性与疗效之间的关系，尤其要避免化疗相关的 3/4 级不良反应的发生。

5-FU 常用的给药途径有静脉推注、静脉输注以及推注与输注结合，不同给药途径所用剂量相差甚大，血药浓度也有所差别。在持续静脉输注方案中，5-FU 的 AUC 范围因肿瘤种类和治疗方案的不同而有所差异。5-FU 对多种肿瘤均有疗效，但是目前只研究了该药在结直肠癌（CRC）和头颈癌（HNC）中的有效范围。对于 CRC 患者，5-FU 的 AUC 超过 25（μg·h）/ml 时，发生 3/4 级毒性的风险明显增加；而对于 HNC 患者，AUC 达到 30（μg·h）/ml 以上时毒性风险方显著增加。血液系统毒性中的中性粒细胞减少，以及非血液系统毒性中的腹泻、口腔炎和手足综合征均与 AUC 密切相关。5-FU 常与其他药物（如环磷酰胺、甲氨蝶呤、顺铂和 LV）联合应用以提高其抗肿瘤效果，但这些药物也会不同程度地增加其毒性。当 5-FU 与顺铂联合应用时，其 AUC 的最佳范围为 25 ~ 30（μg·h）/ml；而当 5-FU 与 LV 联合使用时，AUC 的最佳范围为 20 ~ 25（μg·h）/ml。

当 5-FU 以静脉推注给药时，监测其浓度较为困难，因为必须在短时间内及时采集多个血样，因此该方案的有效 AUC 范围研究较少。一项对 115 例接受静脉推注 5-FU/LV 方案的结肠癌患者的研究发现，5-FU 的 AUC 与无病生存率之间呈强相关，运用受试者工作特征（ROC）曲线进一步分析发现，AUC 水平超过 8.4（μg·h）/ml 能够使患者获得更长的无病生存期。若将该目标 AUC 乘以治疗的天数，换算成每月的暴露量，其值与 5-FU 输注方案中的月暴露量一致。在一项早期研究中，患者最初给予 500mg/m^2 的推注剂量，每四周剂量增加 20% 直至出现剂量限制性毒性，对 5-FU 的 AUC 和毒性风险进行逻辑回归分析，得到两者的关系式：

$$毒性风险（\%）= \frac{1}{1+e^{a-\beta\log AUC}}$$

其中，α 和 β 在第 1 个化疗周期分别为 18.1 和 14.1，在以后的化疗周期分别为 11.3 和 8.9。当 AUC 达到 18（μg·h）/ml 时，发生毒性的风险大约为 50%，与其他化疗周期相比，第 1 个化疗周期的风险略高。

（三）TDM 方法学

1. 采样时间 在 5-FU 静脉推注给药方案中，为了准确计算 AUC，通常需要采集两个时间点的样品。而采样时间点尚无统一标准，现有研究中的第一个时间点从给药后 2.5 ~ 10 分钟不等，第二个时间点从给药后 15 ~ 45 分钟不等。当使用 5-FU 持续静滴方案时，可在达稳态后的任意时间点采样，即静滴后的 2 小时至静滴结束。但鉴于 5-FU 的稳态血药浓度存在明显的昼夜节律现象，建议在固定的时间点采样。

2. 样品保存 5-FU 在水溶液中以多种离子形式出现，其 pK_{a1}=8，pK_{a2}=13。该药物在 pH < 9 的溶液中稳定，在 pH > 9 的溶液中降解为尿素、氟化物和醛衍生物。由于细胞中二氢嘧啶脱氢酶的作用，5-FU 在全血中不稳定，其在全血中 24 小时降解 94%，因此为了保证结果准确应在血样采集后的 1 小时内将血细胞与血浆分离，并避免溶血。5-FU 的血浆样品在室温下（20℃）放置 6 小时依然稳定，4℃ 及更低时降解更少，在 −20℃ 下保存 5 周降解不超过 10%。5-FU 对光不稳定，因此样品宜避光保存，样品提取应在暗室中进行，或用铝箔包裹样品。

3. 样品前处理 5-FU 的水溶性强，有机溶剂较难将其从血浆中提取出来，为了提高其提取回收率，研究者们进行了多种尝试。目前大多数研究使用液液萃取法，也有使用蛋白沉淀法和固相萃取法的，还有些研究将上述方法联用。

4. 5-FU 血药浓度测定方法 通常采用色谱法，包括 HPLC、LC/MS、GC 和 GC/MS 等。非色谱分析法，包括微生物法、分光光度法和酶免疫法。HPLC 报道较多，但是该方法样品的前处理较复杂、耗时长，因此不适用于大量样本的检测分析，同样面临未获得国家相关法定部门许可用于临床标本检测，适合非临床科研标本的检测。而近年来发展的酶免疫法因快速、自动化程度高等优势，被认为是最有临床应用前景的方法。

（1）HPLC 法（一）

色谱条件：色谱柱为 Spherisorb ODS$_2$（250×4.6mm，5μm）；流动相为 10mmol/L KH$_2$PO$_4$（用 1mol/L 的磷酸将 pH 调至 3.0）；流速为 1.3ml/min；检测方法有紫外，260nm。

样品测定：取血浆 0.5ml，加入内标溶液，涡旋混匀。加入 300mg 硫酸铵固体，涡旋混匀 1 分钟，离心 5 分钟（≤8 000g）后加入 1 200μl 乙酸乙酯-异丙醇（85：15，v/v），涡旋混匀 3 分钟，离心 15 分钟（≤8 000g），取上层有机层于另一离心管中，56℃下氮气吹干，残留物加入 200μl 流动相，涡旋混匀使其溶解，取上清液 40μl 进样。尿嘧啶、5-FU 和内标 5-溴尿嘧啶的保留时间分别为 4.85 分钟、5.41 分钟和 14.21 分钟。

方法学评价：平均绝对回收率为（75±1.5）%（n=10）。日内 RSD 为 0.02%~8.0%（n=5）；日间 RSD 为 1.1%~4.45%（n=13）。线性范围：12.5~10 000ng/ml。检测限为 3ng/nl。

使用色谱分析法测定 5-FU 的难点在于，5-FU 为强亲水性的小分子物质，在反相色谱柱上的保留很弱，此外，5-FU 与其结构相近的物质（如：尿嘧啶、其他的嘧啶类）较难分离。在上述色谱条件下，5-FU 的保留时间较为适宜，且可与尿嘧啶及其他结构类似物完全分离。以硫酸铵固体沉淀蛋白后，再用乙酸乙酯-异丙醇萃取，可获得较高的回收率，同时去除了很多干扰物质，且不会稀释样品浓度。

（2）HPLC 法（二）

色谱条件：色谱柱为 Genesis C$_{18}$（300mm×3.9mm，10μm）；流动相为甲醇-水（10：90，v/v），用 HClO$_4$ 将 pH 调至 3.2；流速为 1.0ml/min；检测方法为紫外，260nm。

样品测定：取血浆 0.5ml，加入内标溶液 50μl 和 5ml 乙酸乙酯，涡旋 7 分钟，4 000g 离心 5 分钟，取上层有机层于另一玻璃试管中。以同样的方法进行第 2 次提取，合并两次提取的上层析液。60℃下氮气吹干，残留物加入 200μl 水，涡旋混匀使其溶解，取上清液 50μl 进样。尿嘧啶、5-FU 和内标胸腺嘧啶的保留时间分别为 4.5 分钟、6.0 分钟和 9.0 分钟。

方法学评价：绝对回收率为 96.0%～99.2%（*n*=6）。日内 *RSD* 为 1.35%～4.53%（*n*=6）；日间 *RSD* 为 1.29%～4.98%（*n*=6）。线性范围为 30～1 000ng/ml。检测限为 10ng/ml。

说明与其他 HPLC 法相比，该方法特异性高，分析所需时间短，且提取方法较简单。

（3）EMIT 法

测定原理：在没有 5-FU 时，试剂 1（5-FU-聚合物耦合物）和试剂 2（表面包被着 5-FU 单克隆抗体的纳米粒）会产生聚集反应，在 600nm 处可测定聚集纳米粒的吸光度。当试剂 1 中加入含有游离 5-FU 的样品后，它会竞争性的与试剂 2 结合，使得聚集纳米粒的生成减少，吸光度降低，从而测出 5-FU 的浓度。

样品测定：分析仪中依次加入 95μl 试剂 1 和 7μl 待测样品，混合后孵育 3.4 分钟，然后加入 95μl 试剂 2，混合，最后在 600nm 处测定吸光度。

方法学评价：该方法对于二氢 -5- 氟尿嘧啶、尿嘧啶、卡培他滨和替加氟的交叉反应率（CR%）分别为 < 1%、9.9%、0.05% 和 0.23%。线性范围为 86～1 800ng/ml，不同实验室间的重现性好（*RSD* < 5%）。

EMIT 与 GC/MS 和 LC/MS 的测定结果相关性良好，使用不同的仪器测定时稳定性好。与色谱分析法相比，该方法需要的血浆样品量少（小于 10μl），测定速度快，适于临床开展治疗药物监测。

（四）TDM 结果报告与合理解释

5-FU 的目标 AUC 如上所述，但是在临床实践中，该药的血浆水平存在很大的个体差异，影响其浓度的因素很多，如患者的性别、年龄、体重、肝肾功能、患者的营养状况、遗传学特征、昼夜节律以及接受其他药物治疗所产生的药物相互作用等，都能直接或间接地影响血浆中 5-FU 的浓度，而其中影响较为显著的因素总结如下。

1. **生理因素**　女性患者 5-FU 的清除率比男性低 10%～30%，相应的其血药浓度和 AUC 较男性高，因此在相同的剂量方案中女性发生严重不良反应的风险显著高于男性。5-FU 的清除率可随年龄的增长而降低，有研究显示其具体的降低速率为每增长 10 岁清除率减少 0.072L/min。

2. **遗传因素**　二氢嘧啶脱氢酶（DPD）是参与 5-FU 分解代谢的限速酶，80%～85% 的 5-FU 是由该酶代谢为无活性的产物。DPD 的某些基因突变会导致其活性下降，继而引起 5-FU 代谢和清除减慢，半衰期可从正常的 10～15 分钟延长到 159 分钟。DPD 酶活性部分和全部缺失的比例为 3%～5% 和 0.1%，这部分患者发生严重的骨髓抑制、腹泻、黏膜炎和神经毒性的风险显著增加。

3. 其他因素　恒速静脉输注 5-FU，其血浆浓度并不恒定，表现出明显的昼夜节律现象，这主要是因 5-FU 的代谢限速酶 DPD 活性的昼夜规律所致。由于现有研究中的采样时间和频率各不相同，5-FU 确切的峰谷时间尚无定论，但是多数研究认为 5-FU 血浆浓度的峰值位于夜间睡眠期，且男性的昼夜波动幅度较女性大。

（五）基于 TDM 下的临床合理用药

由于 5-FU 常与其他抗肿瘤药物联合应用，致使其疗效和毒性难以区分，且之前一直缺乏简单、快速的测定方法，所以 5-FU 的治疗药物监测尚未广泛应用于临床。目前为数不多的根据 5-FU 药动学（PK）调整其剂量的研究均是基于 5-FU 静脉输注方案的，尚无静脉推注方案中剂量调整的研究。

1. 直接根据 AUC 调整剂量　Erick Gamelin 所在的团队是应用药动学指导 CRC 患者 5-FU 剂量调整的领导者，他们每年使用 5-FU 治疗的 CRC 患者约 5 000 例。该团队所使用的 5-FU 剂量调整方案见表 18-2，具体调整方法为：化疗的第一周期按照体表面积（BSA）给予 5-FU，待其血药浓度达稳态后采集血样，测定其浓度，由稳态血药浓度（C_{ss}）和该周期预定的给药时间（t）计算药物暴露量（AUC=$C_{ss} \times t$），然后按照表 18-2 调整下一个化疗周期的剂量。一项随机的 III 期临床试验中比较了按 BSA 给药（A 组）和按该方法调整给药剂量（B 组）的疗效和安全性，两组均纳入 104 例接受 5-FU/LV 化疗方案的转移性 CRC 患者。结果发现，B 组有 17.3% 的患者需减少剂量，68% 的患者需增加剂量。B 组 3/4 级腹泻、黏膜炎和中性粒细胞减少的发生率分别为 4%、2% 和 0，显著小于 A 组的 18%、2% 和 2%（P=0.003）。B 组的整体有效率是 A 组的两倍（34% vs 17%，P=0.004），中位总生存期也较 A 组有所延长（22 个月 vs 16 个月）。随后 Gamelin 等人又比较了这两种确定给药剂量的方法在 FOLFOX 方案（LV/5-FU/ 奥沙利铂）中的差异。结果发现，根据 PK 调整 5-FU 给药剂量可使患者获得更高的客观有效率，延长总生存期和无进展生存期，且 3/4 级毒性显著降低。

表 18-2　结直肠癌患者 5-FU 的剂量调整方案

毒性等级 =0/1		毒性等级 ≥ 2
5-FU AUC，μg·h/ml	剂量调整（± 之前使用剂量的百分数）	
< 4	+70	
4 ~ 8	+50	
8 ~ 10	+40	

毒性等级 =0/1		毒性等级 ≥ 2
5-FU AUC, μg·h/ml	剂量调整（± 之前使用剂量的百分数）	
10 ~ 12	+30	2 级毒性：剂量
12 ~ 15	+20	减少 200mg
15 ~ 18	+10	
18 ~ 20	+5	
20 ~ 24	不变	
24 ~ 28	−5	3 级毒性：停一
28 ~ 31	−10	周，之后剂量减
> 31	−15	少 300mg

　　对于 5-FU 持续静脉输注时间较长的方案，也可在化疗周期的中间测定药物暴露量，以尽早识别毒性风险较大的患者，及时调节后半个周期的给药剂量。一项使用 5-FU 持续静脉输注 5 天治疗 HNC 的临床试验证明，前半段化疗周期的 AUC（$AUC_{0\sim3d}$）可预测该周期的毒性风险。当 $AUC_{0\sim3d}$ ≥ 15mg·h/L 时，患者发生严重毒性的风险显著增加，需对后半个周期的剂量进行调整。对另外一组患者使用图 18-2 所示的方法调整 5-FU 的剂量，结果显示，根据该方案调整剂量后，患者发生 2 级以上毒性显著降低（$P < 0.05$），且完全缓解率显著提高（$P < 0.05$）。

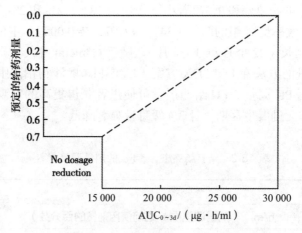

图 18-2　根据前半个化疗周期的 AUC 调整 5-FU 在头颈癌患者中的给药剂量
[From: SANTINI J, MILANO G, THYSS A, et al. 5-FU therapeutic monitoring with dose adjustment leads to an improved therapeutic index in head and neck cancer. Br J Cancer, 1989, 59（2）:287-290.]

近期 Myriad Genetic 实验室对 187 例接受 FOLFOX6 化疗方案的 CRC 患者的 307 对"周期-配对观察"（即在连续两个化疗周期中调整了 5-FU 剂量）的数据进行回归建模，得到 AUC 与剂量调整的关系式：AUC 的改变量（mg·h/L）=0.020 63× 剂量的改变量（mg/m²）（r^2=0.51）。使用该关系式指导 5-FU 剂量调整简单易行，但是该研究的数据来源于商业实验室的数据库，而非设计严谨的临床试验，因此该公式的实用性和可靠性尚需临床试验验证。

2. 结合 AUC 和蓄积情况调整剂量　鉴于 5-FU 个体差异大，部分患者可能出现药物蓄积现象，有学者提出应结合 AUC 和 5-FU 蓄积情况调整给药剂量。Fety 等人在使用 5-FU 持续静脉输注 96h 治疗 HNC 的研究中，使用 $AUC_{0\sim96h}$ 与 $3\times AUC_{0\sim48h}$ 的关系作为判断蓄积的标准。具体的操作方法为：当 $AUC_{0\sim96h} < 3\times AUC_{0\sim48h}$ 时，认为该患者无药物蓄积风险，此时若 $AUC_{0\sim48h}$ 为 15.6～20μg·h/ml，减少其给药剂量 15%～50%，若 $AUC_{0\sim48h}$ 小于 10.4μg·h/ml，增加其剂量 0～50%（图 18-3）；当 $AUC_{0\sim96h} > 3\times AUC_{0\sim48h}$ 时，认为该患者产生蓄积，AUC 的临界值应适当减小，即 $AUC_{0\sim48h}$ 为 8.64～16μg·h/ml 时，减少其给药剂量 15%～50%，$AUC_{0\sim48h}$ 小于 5.76μg·h/ml 时，增加其剂量 0～50%（图 18-3）。使用该方案调整剂量后，患者的 3/4 级血液毒性和黏膜毒性显著降低（$P<0.05$），尽管剂量调整组最终所用的剂量更低，但是其疗效不逊于根据 BSA 给药的患者（目标有效率：81.7% vs 77.2%）。

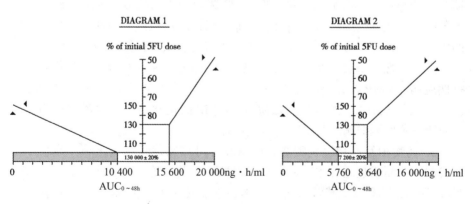

图 18-3　结合 AUC 和蓄积情况调整 5-FU 在头颈癌患者中的剂量

[From: FETY R, ROLLAND F, BARBERI-HEYOB M, et al. Clinical impact of pharmacokinetically-guided dose adaptation of 5-fluorouracil: results from a multicentric randomized trial in patients with locally advanced head and neck carcinomas. Clin Cancer Res, 1998, 4（9）:2039-2045.]

大量临床试验表明，基于 BSA 的 5-FU 剂量选择会导致大部分患者难以达到最优的药物暴露量，而 5-FU 的疗效和毒性与其 AUC 相关性良好，基于 PK 的药物剂量选择可使患者在疗效和毒性反应之间获得最佳的平衡。但是之前因缺乏简易的测定方法，仅有少数机构进行 5-FU 的常规监测，基于 PK 调整其给药剂量的研究也多是集中于 CRC 患者。随着酶免疫测定法的发展，5-FU 治疗药物监测必将会更广泛地应用于临床实践。

三、6- 巯基嘌呤

（一）药理学概述

1. 药动学 6-MP 口服后可迅速经胃肠道吸收，广泛分布于体液内，仅有少量可渗入血脑屏障，因而一般口服剂量对预防和治疗脑膜白血病无效。血浆蛋白结合率约为 20%。本品吸收后的活化分解代谢过程主要在肝脏内进行，在肝内氧化及甲基化作用后分解为硫尿嘧啶（6-thiouracil，6-TU）等产物而失去活性。静脉注射消除 $t_{1/2}$ 平均约为 90 分钟，24～48 小时内 60% 的药物以代谢物和原型形式经肾排出。

2. 药效学 6- 巯基嘌呤（6-mercaptopurine，6-MP）进入体内在细胞内必须由次黄嘌呤磷酸核糖基转移酶（HPRT）转为 6- 硫鸟嘌呤核苷酸（6-thioguanine nucleotide，6-TGNs）后方具有药理活性，其作用机制可能是通过阻断次黄嘌呤核苷酸转变为腺嘌呤核苷酸及鸟便嘌呤核苷酸而使 DNA 合成障碍，从而抑制白血病细胞的增殖。其属于抑制嘌呤合成途径的细胞周期特异性药物（肿瘤细胞分化 S 期），临床常用于治疗绒毛膜上皮癌、恶性葡萄胎、急性淋巴细胞白血病及急性非淋巴细胞白血病、慢性粒细胞白血病的急变期，另外还可用于治疗或预防异体器官或组织移植后抑制免疫排斥反应、类风湿性关节炎、系统性红斑狼疮和炎症性肠病（IBD）等多种自身免疫性疾病。6-MP 在儿科临床上最主要是与甲氨蝶呤联合口服用于急性淋巴细胞白血病（ALL）的维持治疗阶段。6-MP 的化学结构与次黄嘌呤相似，因而能竞争性地抑制次黄嘌呤的转变过程。

3. 药物相互作用 别嘌醇、甲氨蝶呤可抑制黄嘌呤氧化酶，抑制本药的代谢，从而明显增加本药的毒性；巴柳氮、美沙拉秦、奥沙拉秦、柳氮磺吡啶可抑制硫嘌呤甲基转移酶，使本药不能转化为 6- 甲基巯嘌呤而进一步代谢，从而增加本药的毒性。

4. 主要不良反应 6-MP 的不良反应主要包括肝细胞毒性、骨髓抑制、胃肠道反应、口腔溃疡、黄疸及高尿酸血症。

（二）血药浓度与药理效应

6-MP 进入体内后代谢途径和转化产物众多，酶促反应复杂。因开展治疗药物监测（TDM）的目的不同，实际工作中应选取的目标监测物也各异。要阐明各监测目标浓度的药理学意义，我们必须首先认识 6-MP 在体内的代谢过程和作用机理。6-MP 本身是一种无活性的前体药物，进入体内后有如下 3 条相互竞争的代谢途径：①在硫嘌呤甲基转移酶（thiopurine methyltranferase，TPMT）作用下，生成 6-甲基硫嘌呤（6-methylmercaptopurine，6-MMP）。②在黄嘌呤氧化酶（xanthine oxidase，XO）作用下，生成硫尿嘧啶（6-thiouracil，6-TU），这是最终代谢产物，由肾脏排出体外。③在次黄嘌呤磷酸核糖基转移酶（HPRT）作用下生成中间代谢产物 6-硫次黄嘌呤核苷-磷酸（6-thioinosine 5′-monophosphate，TIMP）、TIMP 再经过碱性磷酸酶（AP）、5′核酸酶（5′ NT）、嘌呤核酸磷酸酶（PNP）等酶作用下，生成最终活性代谢产物 6-硫鸟嘌呤核苷酸（6-thioguanine nucleotide，6-TGNs）。6-TGNs 通过掺入细胞 DNA 合成中抑制肿瘤细胞的增殖，发挥细胞毒作用。同时 TIMP 还可在 TPMT 作用下转化为 6-甲基硫基嘌呤核糖核苷酸（6-methylmercaptopurine ribonucleotide，6-MMPR），一方面 6-MMPR 可以通过剂量依赖性抑制体内嘌呤的合成来发挥 6-MP 的作用，另一方面红细胞中 6-MMPR 浓度的增高与该类药物剂量依赖性的肝毒性密切有关。6-MP 详细的代谢和作用途径见图 18-4。

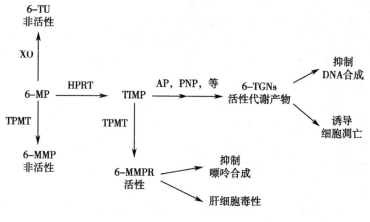

图 18-4　6-MP 代谢示意图

从图 18-4 中 6-MP 的代谢途径和作用机制我们可以看出，6-TGNs 在红细胞内的浓度主要与临床疗效和骨髓抑制不良反应相关，6-MMPR 浓度与肝细胞毒性相关，而 TPMT 则作为重要的代谢酶调节了 6-TGNs 和 6-MMPR 的生成比例并决定了临床疗效和不良反应之间的平衡。因此，6-MP 的 TDM 目标监测靶点应包括血浆中 6-MP 原型、红细胞中代谢物 6-TGNs 和 6-MMPR

的浓度以及 TPMT 酶活性。

（三）TDM 方法学

6-MP 血浆药物浓度测定目前尚无自动化商业化的仪器与试剂供应，多为 TDM 实验室自创，常用方法简介如下。

1. HPLC 法测定 6-MP 原形血浆药物浓度

（1）标本要求：临床标本采集静脉血 5.0ml 置于肝素化试管中。

（2）样品处理：取血浆样品 1ml，加入乙腈 2.5ml，漩涡混合 10 分钟，4 000r/min 离心 20 分钟。沉淀蛋白后定量吸取上清液 2.5ml 置于另一洁净离心管中，于 40℃氮气吹干。残渣用流动相 100μl 溶解，充分震荡 1 分钟溶解后，取上清液进样。6-MP 保留时间约 8 分钟。

（3）色谱条件：色谱柱 Hypersil C_{18} 柱（4.6mm×150mm，5μm）；流动相为乙腈 – 水（含 0.25% 醋酸）（3：97 v/v）；流速为 1.0ml/min；柱温为 30℃；测定波长为 323nm；进样量为 50μl。

（4）方法特点：方法回收率大于 90%，日内及日间 RSD 均小于 8.25%，6-Mp 血浆样品在 2～200ng/ml 范围内线性关系良好（r=0.999 7），最低检测限为 2ng/ml。在室温下 12 小时内 6-MP 的质量浓度变化小于 7%，–80℃冰冻 1 个月和经历 3 次冻融循环后测定血浆 6-MP 质量浓度的 RSD 小于 6.81%。

2. 红细胞中 6-TGNs 的浓度测定

（1）标本要求：静脉血 5.0ml 置于肝素化试管中（含 1mg 二硫苏糖醇）。血样立即于 4℃低温离心机中离心处理并准确测定红细胞压积和红细胞计数（药物浓度需校正到每 10^8 RBCs）。最后将上层红细胞和粒细胞倾倒剔除后剩余红细胞富集液于 –80℃冰箱中保存待测。

（2）样品处理：取红细胞富集液 500μl 置于含 5mg 二硫苏糖醇的试管中，立即用 50μl 700ml/L 的高氯酸沉淀蛋白，并于 4℃低温离心机中以 3 000g 离心 15 分钟。转移上清液至另一试管中，于 100℃水浴中反应 45 分钟以水解剥离核苷酸。待样品冷却后取 80μl 进样测定，所有样品重复测定两次。

（3）色谱条件：色谱柱为 Purospher RP 18-e 柱（粒径 5μm）；流动相 A 为 0.02mol/L 磷酸钾（磷酸调 pH 至 3.5），B 为 0.02mol/L 磷酸钾（pH 3.5）– 甲醇（40：60 v/v）。线性梯度洗脱为 0～12 分钟，0～33%B，流动相中甲醇含量由 0 逐渐增加到 200ml/L；流速为 1.2ml/min；柱温为室温；测定波长为 341nm；进样量为 80μl。

（4）方法特点：方法提取回收率 73.1%±6.8%，批内和批间 RSD 均小于 8%。红细胞富集液中 6-TGNs 在 0.3～50μmol/L 范围内线性关系良好（r^2>0.998），最低检测限为 1.8pmol/10^8 RBCs。在室温下 24 小时内 6-TGNs

提取物浓度无明显变化。

3. 红细胞中 6-MMPR 的浓度测定

（1）标本要求：静脉血 2.0ml 置于肝素化抗凝试管中。血样用 3 000r/min 离心 10 分钟后弃去上层血浆和白细胞。取下层红细胞加入等体积生理盐水洗涤 2 次后离心，弃上层液。最后取红细胞 500μl 加入 20mmol/L 的 KH_2PO_4 溶液 1ml，混匀后立即置于 −80℃冰箱中保存待测。

（2）样品处理：样品置冰上操作，精密量取新鲜解冻红细胞稀释液 500μl，加入 0.5mmol/L 二硫苏糖醇 50μl，加入 70% 高氯酸溶液 50μl，漩涡混合 5 分钟，10 000r/min 离心 10 分钟，上清液 500μl 转移至新的 EP 管中，100℃水浴加热 45 分钟，随后迅速置于冰水中冷却 15 分钟。再次 10 000r/min 离心 10 分钟，取上清液 20μl 进行 HPLC 分析。6-MMPR 在酸性条件下加热水解为 6-MMP，通过测定 6-MMP 来定量 6-MMPR 的浓度。

（3）色谱条件：色谱柱为 Hypersil GOLD C_{18} 柱（4.6mm × 250mm，5μm），预柱为 Hypersil ODS C_{18} 柱（4.6mm × 20mm，5μm）；流动相为 0.02mol/L 磷酸钾缓冲液（冰醋酸调 pH 至 3.3）- 乙腈（95：5 *v/v*）；流速为 0.9ml/min；柱温为 35℃；测定波长为 290nm；进样量为 20μl。

方法特点：方法回收率为 100.27% ~ 110.79%，平均提取回收率大于 70%，6-MMP 日内及日间 *RSD* 均小于 5.61%。红细胞中 6-MMP 在 80.91 ~ 3 236.36 pmol/8×10^8RBCs 范围内线性关系良好（r^2=0.998 5），最低定量限为 80.91pmol/8×10^8RBCs。6-MMP 红细胞样品处理后室温 24 小时内保存，6-MMP 浓度变化（*RSD*）≤ 4.0%，稳定性良好。−80℃冰冻 3 个月和经历 3 次冻融循环后测定红细胞浓度的 *RSD* ≤ 4.4%，表明红细胞样品经 3 个月冰冻和 3 次冻融后稳定性良好。

4. TPMT 酶活性的测定

以 6- 硫鸟嘌呤（6-TG）为底物，以每小时在每克红细胞（gHb）所含的 TPMT 作用下生成的 6- 甲基硫鸟嘌呤（6-MTG）的分子摩尔数来表示 TPMT 的活性，即 TPMT 酶活性的单位为 nmol 6-MTG/（gHb·h）。

（1）标本要求：采集外周静脉血，肝素抗凝，3 000r/min 离心 5 分钟，弃去上层血浆及中间白细胞层，以体积比 1：2 加入 4℃生理盐水悬浮红细胞，3 000r/min 离心 5 分钟，弃去上层。重复用生理盐水清洗红细胞 1 次。用生理盐水 1ml 悬浮红细胞，振荡，随即吸取红细胞悬浮液 100μl，测定红细胞压积。精密吸取上述红细胞 200μl 于 1.5ml 离心管中，以体积比 1：2.5 加入 4℃纯净水裂解红细胞，涡旋 3 分钟，12 000r/min 高速离心 10 分钟，上清液即为含有 TPMT 的红细胞裂解液，−20℃冰箱保存备用。

（2）样品处理：新离心管，加入 PBS 140μl 及 120μmol/L 的 *S*- 腺苷 -L-

甲硫氨酸（SAM）10μl，涡旋 30 秒；加入 4.5mmol/L 的 6-TG 15μl，涡旋 30 秒；37℃水浴保温 10 分钟。加入上述制备好的含 TPMT 的红细胞裂解液 100μl，涡旋 30 秒以启动酶反应，各孵育管加入红细胞裂解液相互间隔 30 秒。记录每管加入红细胞裂解液的时间。涡旋后于 37℃水浴保温 2 小时后取出，于 100℃沸水浴中加热 5 分钟终止酶反应。

（3）产物提取：向已终止酶反应的各孵育管中加入内标溶液（甲硝唑，最终浓度为 800ng/ml）20μl，涡旋混匀后加入 60% $HClO_4$ 10μl，涡旋 30 秒，4 000r/min 离心 10 分钟。取上清液 200μl 于 0.5ml 塑料有盖离心管中，加入 1mol/L NaOH 3μl，涡旋 30 秒，10 000r/min 离心 5 分钟后取上清液进样测定 6-MTG 浓度。

（4）色谱条件：色谱柱为 Shim-pack CLC-ODS 柱（6mm×150mm，5μm）；流动相为甲醇 – 水 – 三乙胺（24∶76∶0.4 v/v），磷酸调 pH 至 4.8；流速为 1.0ml/min；测定波长为 313nm；进样量为 20μl。

（5）方法特点：方法回收率为 100.56% ~ 118.70%，日内及日间 RSD 在 2.28% ~ 6.48% 之间。6-MTG 在 100 ~ 1 700ng/ml 浓度范围内线性关系良好（r=0.999 7），最低检测限为 50ng/ml，最低定量限为 100ng/ml。样品 –20℃ 保存45天，红细胞裂解液中 TPMT 稳定性良好，活性平均值是（36.80±2.60）nmol6-MTG/（gHb·h），RSD 为 7.08%。

（四）TDM 结果报告解释

由于临床上常规开展 6-MP、6-TGNs、6-MMPR 以及 TPMT 酶活性的单位不多，因此对上述标志物浓度与临床疗效和毒副反应的关系认知还较少，多处于定性认识阶段，缺乏大样本的定量关系的研究报道。这些工作还需要我们在今后的实践中去不断地发现和完善。现将目前国内外少数的研究结论总结如下，供 TDM 监测工作中参考。

1. 6-MP 原形的参考浓度 6-MP 血浆浓度水平，可以作为代表其系统暴露量的一个测量指标。同时 6-MP 的尿药浓度与其血浆 AUC 也存在较好的线性关系，因此尿样检测可能是替代血样标本的一个可行方法。Hayder 等报道，在连续多疗程化疗中，ALL 的复发与 6-MP 平均血浆峰浓度低于 135ng/ml，以及服药后 4 小时内平均药 – 时曲线下面积（$AUC_{0~4h}$）低于 251（ng·h）/ml 相关；而 6-MP 的骨髓抑制毒性则与平均 $AUC_{0~4h}$ 高于 363（ng·h）/ml 以及平均峰浓度高于 166ng/ml 相关。

2. 红细胞中 6-TGNs 的参考浓度 6-TGNs 是真正发挥细胞毒作用的活性代谢物。直接测量红细胞中 6-TGNs 的浓度，可以考察 6-MP 活性代谢物的暴露量同时评估骨髓抑制的风险程度。Lilleyman 等的研究发现，红细胞中 6-TGNs 的浓度水平是 ALL 复发的独立预测因子。Lennard 等对 95 例

ALL 患儿的长程随访观察发现，患者服用标准剂量（75mg/m²）的 6-MP 过后，红细胞中 6-TGNs 稳态浓度的中位数为 275pmol/8×10⁸RBCs。6-TGNs 浓度低于 275pmol/8×10⁸RBCs 组的患儿，5 年复发率更高，并且该组患儿的 TPMT 活性更强。因此，275pmol/8×10⁸RBCs 可能是 6-TGNs 抗白血病治疗的最低有效浓度。美国 St. Jude 儿童研究医院研究结果认为，当红细胞中 6-TGNs 浓度高于 1 000pmol/8×10⁸RBCs 时，严重不良反应可能会增多，有必要将 6-MP 的剂量调整为标准剂量的 70%。国外多项针对炎症性肠病（IBD）的研究发现，红细胞中 6-TGNs 的有效浓度阈值为 235pmol/8×10⁸RBCs，当浓度超过 450pmol/8×10⁸RBCs 时会增加毒副反应的发生风险（包括骨髓抑制和肝脏结节性增生），因此普遍将参考浓度范围定为 235～450pmol/8×10⁸RBCs。文献报道长期服用 6-MP 前体药物硫唑嘌呤（AZA）的患者，服药后 8 小时内红细胞中 6-TGNs 的稳态浓度变化不大，提示在临床中，若监测 6-TGNs 浓度，样本采集在服药后 8 小时内均可。

3. 红细胞中 6-MMPR 的参考浓度　TIMP 在 TPMT 酶的作用下生成 6-MMPR，它一方面可以通过剂量依赖性抑制体内嘌呤的合成，发挥部分 6-MP 的药效作用，另一方面最重要的是红细胞中 6-MMPR 浓度的增高与该类药物剂量依赖性的肝毒性密切有关。因此通过临床监测红细胞 6-MMPR 浓度，对于控制嘌呤类药物硫唑嘌呤（AZA）和 6-MP 的给药剂量，减少其毒副作用具有重要意义。Dubinsky 等研究认为当红细胞 6-MMPR 的浓度大于 5 700pmol/8×10⁸RBCs 的患者发生肝毒性危险增加约 3 倍。

4. TPMT 酶活性的参考标准　TPMT 是一种特异性催化杂环类和芳香类化合物的巯基甲基化反应的细胞内酶，对临床常用的巯基嘌呤类药物的代谢过程和疗效发挥起关键作用。如果患者的 TPMT 活性很高，则嘌呤类药物可能不能使患者产生响应，从而无法发挥药效。相反，TPMT 缺乏（或低活性）的儿童 ALL 患者因红细胞内 TGNs 浓度过高产生骨髓毒性而对标准剂量 6-MP 不耐受。临床研究表明约有 10% 的患者在使用嘌呤类药物治疗时，发生由此诱导产生骨髓毒性的危险性增加。因此，在给药之前对于病人的 TPMT 活性的研究有助于医生及时、准确地调整给药剂量，从而尽可能地保证药物的安全性和有效性。Chouchana 等测定了 4 911 例患者（0.3～93.6 岁）的 TPMT 酶活性，平均活性为（12.2±3.3）nmol/（h·ml）·RBCs（U/ml），90% 置信区间为 7.0～17.3U/ml，男性的酶活性强于女性 [（12.3±3.3）U/ml vs（12.1±3.3）U/ml；P < 0.01]，但是酶活性不受年龄影响。按照分位数分布 Q-Q 图，他们将患者分为 4 个酶活性等级：低活性（< 4.3U/ml，占 0.7%）、中等偏低活性（4.3～8.7U/ml，占 10.4%）、正常偏高活性（8.7～15.5U/ml，占 76.1%）、超高活性（≥ 15.5U/ml，占 12.7%）。Ansari 等在对

IBD 的研究得出，当 TPMT 酶活性 > 14U/ml 时预示治疗将无效（OR，0.21；95% CI，0.07 ~ 0.68）。

5. 6-MMPR/6-TGNs 比值参考值　国外有研究通过测定并计算 6-MMPR/6-TGNs 的比值来间接评估 TPMT 酶的活性，并认为该比值 ≥ 20 预示治疗的失效和肝毒性的增加。Chouchana 等发现 6-MMPR/6-TGNs 比值与 TPMT 活性呈正相关（$r = 0.25$；$P < 0.000\ 1$），比值 ≥ 20 的患者占 17.4%，其酶活性显著高于 < 20 的患者 [（13.6 ± 5.9）U/ml vs（11.7 ± 3.1）U/ml；$P < 0.001$]。Van Egmond 等认为有超过 20% 的患者使用 6-MP 治疗失效是因为该类人群在代谢过程中优先生成了毒性代谢物 6-MMPR，而药理活性产物 6-TGNs 的生成相对较少（比值 > 20）。

他们统计了 1 879 名患者的比值情况，其中 ≤ 20 的占 81.4%，该组患者的 TPMT 酶活性显著低于比值 > 20 的患者，$P < 0.001$。该比值与酶活性呈正相关（$r = 0.26$；$P < 0.001$）。

6. 嘌呤类药物 TDM 影响因素　食物摄入及其方式的不同极大地影响了药物的利用，6-MP 与食物同服可降低其利用度已得到很多作者的认同；牛奶中的过氧化物酶可使 6-MP 分解为无活性的硫尿酸而影响其利用。有学者提出 6-MP 血浆动力学昼夜变化的概念，认为夜间清除率低而血浆浓度高，因而推荐晚间用药。6-MP 与一些内源性物质（如造血细胞生长因子）的相互作用有显著的临床意义。夜间骨髓细胞增殖活性低，粒 – 单细胞集落刺激因子水平低，而淋巴细胞活性达高峰，因此夜间服药可减少患儿复发的危险性，并可降低骨髓毒性反应。即给予相同剂量的 6-MP，其利用度较早晨为高。当 6-MP 合用黄嘌呤氧化酶（XO）抑制剂别嘌呤类时，6-MP 的细胞毒性将会增强，应调整其剂量至常规剂量的 75% 左右。但是 6- 硫鸟嘌呤（6-TG）的嘌呤环上 2 位比 6-MP 多一个氨基，该化学结构上的不同，使得 6-TG 不再是 XO 的直接底物，而不受别嘌呤醇代谢的影响，因此同时使用 6-TG 和别嘌醇时不必减少前者的用药剂量。

（五）TDM 新进展和个体化给药

1. 基于定量药理学的个体化用药　Jayachandran 等新近建立了一个 6-MP 用于 ALL 巩固治疗阶段的半机制 PPK-PD 模型。该模型结构包含三个部分：① 6-MP 代谢模型，该模型中 6-MP 转化为 6-MMP 和 6-TGNs 的过程使用米曼方程（Michaelis–Menten）表示，同时将实际测得的 TPMT 酶活性加入到米曼方程中以表示其对代谢产物的影响。②红细胞平均压积（MCV）变化模型，以外周 MCV 作为反映临床疗效的生物标志物。③白细胞生成模型，以此模拟 6-MP 化疗中产生骨髓抑制不良反应的过程。该模型建立后，只要知道患儿的 TPMT 酶活性类型（快代谢或慢代谢）、全血细胞计数

（CBC）、初始剂量下测得的 6-MMP 和 6-TGNs 浓度，即可通过 NMPC 法获得患儿的个体 PK/PD 参数，可以为后期的化疗设计个体化给药方案。该研究还以红细胞中 6-TGNs 达到 300pmol/8×10^8 RBCs 作为目标治疗浓度分别模拟了快代谢和慢代谢患儿所需的初始给药剂量，发现慢代谢患儿的剂量应比标准剂量少 31.82%，而快代谢的需要比标准剂量多 20.25%。

2. **基于遗传药理学的剂量调整**　人类 TPMT 基因（TPMT）位于第 6 号染色体（6p22.3），全长 34kb，由 10 个外显子和 9 个内含子组成，为常染色体共显性遗传，野生型纯合子（TPMT* 1/*1）决定酶的高活性。TPMT 有 30 多种不同的突变类型，分别命名为 TPMT*2 ~ *34，它们大部分是由单个碱基改变而导致编码酶的氨基酸发生改变，多与蛋白质活性下降有关。常见的影响酶活性的突变有 4 种，均发生在开放阅读框内，即 TPMT* 2（238G > C）、*3A（460G > A，719A > G）、*3B（460G > A）和 *3C（719A > G）。以上 4 种基因型在白种人中约占到低 TPMT 酶活性者的 80% ~ 95%，其中又以 *3A 最为常见；*2、*3B 可能只存在于欧美白种人群及少部分南美人群中；包括中国在内的亚洲人群均以 *3C 突变为主。TPMT 突变导致的酶活性下降，可能导致 6-TGNs 在体内积聚，从而使药物代谢毒性增加。携带 TPMT 突变的 ALL 患儿，服用 6-MP 后白细胞数量较一般患儿低，需要减少用药剂量，以减轻骨髓抑制。2003 年美国 FDA 咨询委员会建议将 TPMT 基因多态现象及毒副反应的预防措施写入 6-MP 的药品说明书中。2004 年 6-MP 的说明书中明确纳入上述内容，重点建议监测 TPMT*2，TPMT*3A 和 TPMT*3C 突变患者的酶活性分型和代谢物浓度以调整用药剂量。

四、铂类抗肿瘤药物

（一）药理学概述

铂类属细胞周期非特异性药物，抗瘤谱非常广泛，常用的抗肿瘤铂类化合物主要有顺铂（cisplatin）、卡铂（carboplatin）和奥沙利铂。顺铂是头颈部肿瘤治疗的首选；奥沙利铂在儿童实体瘤治疗中应用相对较少，目前相关研究大多数处于Ⅰ期和Ⅱ期临床研究；而卡铂毒副作用相对较小且容易制定个体化给药方案，在临床应用中具有一定优势。

顺铂又名顺 - 双氯双氨合铂，是第一代铂类药物，具有抗癌谱广、作用强以及与多种抗肿瘤药物协同作用且无交叉耐药等特点。本品易溶于二甲基甲酰胺，微溶于水，不溶于一般有机溶剂。顺铂主要通过水分子取代铂原子上的两个氯离子配体后形成的铂阳离子与癌细胞 DNA 分子内鸟嘌呤和腺嘌呤的 N7 位结合成加和物，形成链内或链间交联，从而阻止肿瘤细胞 DNA 的复制和转录。顺铂大部分和血浆蛋白结合，代谢呈双向性：$t_{1/2\alpha}$ 为 25 ~

49 分钟，表示游离铂的血浆清除率；$t_{1/2\beta}$ 为 58～73 小时，表示结合铂的排泄率，它主要由肾排泄，少量经胆道排除。顺铂的剂量限制性毒性包括肾毒性、神经毒性和耳毒性。顺铂与氨基糖苷类抗生素、两性霉素 B 或头孢噻吩等并用，有肾毒性叠加作用；顺铂所致的肾损害会延缓甲氨蝶呤及博来霉素的排泄，导致其毒性增加；与秋水仙碱、丙磺舒或磺吡酮合用时，可能提高血液中尿酸的水平；与抗组胺药、吩噻嗪类药或噻吨类药合用可能掩盖耳毒性的症状；与各种骨髓抑制剂或放射治疗同用可减少用量。

卡铂是第二代铂类药物，极性强，在水中易溶。它的作用机制与顺铂相似，其水化后活性中间体和顺铂相同，可与肿瘤细胞 DNA 分子共价结合，造成链烷基化，阻断肿瘤细胞的 DNA 复制。其产生的 DNA 加和物及水化速率都较顺铂慢，因此卡铂对肿瘤细胞 DNA 的损伤较顺铂弱，通常与顺铂相比需要 4 倍以上的剂量才能达到与顺铂类似的抗肿瘤活性。卡铂静脉注射或滴注后迅速与组织结合，与血浆蛋白结合较少且不可逆，在 24 小时内血浆浓度降到最低水平，呈二室开放模型。它主要由肾脏排出，有小部分由胆汁和粪中排出，排泄缓慢，$t_{1/2\gamma}$ 至少为 5 日，$t_{1/2\alpha}$ 为 1.1～2 小时，$t_{1/2\beta}$ 为 2.6～5.9 小时。卡铂的剂量限制性毒性为骨髓抑制，它产生的肾毒性较轻，并呈剂量依赖性，较少发生神经毒性和耳毒性。卡铂与氨基糖苷类药物联合应用时，可导致耳毒性和肾毒性增加；与其他骨髓抑制药物联合应用时，用药剂量和周期须谨慎设计。

（二）血药浓度与药理学效应

从 20 世纪 70 年代起顺铂就被应用于儿科肿瘤治疗，但被其蓄积毒性（耳毒性和肾损伤等）限制了临床应用。为了提高药物治疗指数，人们陆续合成了其他铂类化合物。目前应用于临床的主要铂类化合物为卡铂，它对多种儿童实体瘤有较好的疗效。

关于卡铂浓度与药效间关系的研究早在 20 世纪 90 年代已有记载。有研究表明，对于以前未进行过化疗的卵巢癌患者，AUC 在 5～6mg/（ml·min）的范围内时，发生 3 级血小板减少（血小板个数 < 50 000/μl）的风险迅速增加，AUC 在 7～8mg/（ml·min）范围内时，发生 3 级血小板减少的风险达到 50%。而 AUC 达到 11～12mg/（ml·min）甚至以上时，发生 3 级或更严重的血小板减少的风险几乎为 100%。对于先前进行过化疗的卵巢癌患者，AUC 低至 5～6mg/（ml·min）时，3 级血小板减少的发生风险即达到 50%。当卡铂与环磷酰胺合用时，发生骨髓抑制的风险增加，对合用卡铂与环磷酰胺的卵巢癌患者进行的回顾性研究发现 AUC ≥ 7mg/（ml·min）时，发生 3 级血小板减少和白细胞减少的风险几乎达到 100%。

对于卵巢癌，卡铂的有效 AUC 范围可能超过 5～7mg/（ml·min），甚至高达 12mg/（ml·min）。而在睾丸癌的治疗中卡铂需达到 5~6mg/（ml·min）的起始浓度。卡铂联合异环磷酰胺、依托泊苷治疗小儿实体瘤时，2~8mg/（ml·min）的目标 AUC 可使治疗有效率达 74%。然而在小儿肿瘤治疗中对于精确的卡铂目标 AUC 范围仍有争议，英国儿童癌症研究组以 6mg/（ml·min）为目标AUC 治疗儿童生殖细胞肿瘤，这相当于约 500~600mg/m² 的给药剂量。在治疗骨肉瘤或神经细胞瘤时，目标 AUC 需达到 8~10mg/（ml·min）的范围以产生与常规剂量下的顺铂相当的抗肿瘤活性。

（三）TDM **方法学**

铂类药物在体内的暴露水平与其疗效及毒副作用有很大关联，体内总铂（total platium，TP）与游离铂（unbound platium，UP）存在平衡，主要发挥药理作用的是游离铂部分。因此，监测患者血清中游离铂浓度对于保证临床用药的有效性和安全性有重要意义。

目前用于分析生物样品中铂类的浓度的方法有多种，可分为非选择性方法和选择性方法，前者只能检测样品中金属铂的浓度，后者能够检测样品中铂类化合物的浓度，并且通常需要采用高效液相色谱分离步骤以及联机或非联机检测器。采用非联机的无火焰原子吸收光谱法（flameless atomic absorption spectrometry，FAAS）需要先用高效液相色谱柱采集样品，操作较烦琐。相比之下，使用联机的电化学检测器或柱后衍生化的高效液相色谱法（HPLC）更为灵敏便捷，常用来检测铂类化合物及其同型物。

1. HPLC 测定血浆中顺铂浓度

（1）标本要求：采集静脉分离血浆 1~2ml。

（2）样品处理：取样后于 4℃下使用超滤离心管（截留分子量 10kDa）离心 15 分钟（10 000r/min）。取 80μl 超滤液置于 1.5ml EP 管中，加入 3μg内标氯化镍和 10μl 二乙基二硫代氨基甲酸钠溶液（DDTC），混匀并置于 37℃ 水浴中保温 15 分钟，取出冷却后加 80μl 氯仿提取，离心 5 分钟（10 000r/min）后取氯仿层 20μl 进样。保留时间为顺铂 5.8 分钟，内标 7.8分钟。顺铂极易水解和光解，用 0.9%~1.5% 的氯化钠配制并于棕色量瓶中保存可保证其浓度变化较小，配好的溶液应尽快进样，并于低温（-20℃）避光保存。此法测定的是样品中的游离铂浓度。

（3）色谱条件：色谱柱为 I.D. Symmetry C$_{18}$ 柱（150mm×3.9mm，4μm）；流动相为甲醇–乙腈–水（40∶29∶31）；柱温为 23℃；流速为 1.6ml/min；检测方法为紫外，254nm。

（4）方法特点：方法平均提取回收率为 103.70%（*RSD* 为 4.10%，*n*=6）。日内 *RSD* 为 0.85%~5.25%（*n*=6）。日间 *RSD* 为 1.81%~10.24%（*n*=6）。线性范围为 0.2~10μg/L。检测限为 0.1μg/L（S/N=3）。

2. HPLC 测定血浆中卡铂浓度

（1）标本要求：采集静脉血分离血浆 1～2ml。

（2）样品处理：取血浆 300μl 置于 1.5ml 离心管中，逐滴加入 10% 高氯酸溶液 100μl，涡旋振荡 1 分钟后，于 14 000r/min 离心 5 分钟，取上清液于 1.5ml 离心管中，然后加入 5% 氢氧化钠溶液 300μl 中和过量高氯酸，混匀后于 4 000r/min 离心 7 分钟取上清液进样 10μl。

（3）色谱条件：色谱柱为 Ultimate C_{18} 柱（250mm×4.5mm，5μm）；流动相为乙腈 -0.02mol/L 磷酸二氢钾溶液（0.5∶99.5）；柱温为 40℃；流速为 1.0ml/min；检测方法为紫外，230nm。

（4）方法特点：方法平均提取回收率为 97.81%（*RSD* 为 3.25%，*n*=6）。日内 *RSD* 为 1.32%～4.25%（*n*=5）。日间 *RSD* 为 2.77%～4.75%（*n*=5）。线性范围和检测限线性范围：0.77～49.07mg/L。

近年来应用 HPLC 法测定卡铂血清浓度的研究多采用衍生化法和超滤法，衍生化法和超滤法往往可达到较低的检测限，但操作比较复杂，干扰不易去除，且众多因素影响结果稳定性，如衍生化试剂的氧化，副产物的清除等。本法采用蛋白沉淀法处理样品，操作简单，且能满足临床检测要求。卡铂制剂具有光不稳定性，其对照品和对照品溶液必须避光保存。此法测定的是样品中的游离铂浓度。

（四）TDM 结果报告与合理解释

铂类为常用的广谱抗肿瘤药物，在进行大剂量化疗后容易在患者体内蓄积，产生严重不良反应。因此，应通过实时监测患者血药浓度来调整用药剂量，使其血药浓度维持在有效范围内，以达到最佳治疗效果和最小不良反应。

当患者以前未接受过化疗，单用卡铂时其目标 AUC 为 7mg/（ml·min），卡铂与依托泊苷、环磷酰胺或长春瑞滨合用时其目标 AUC 应减少至 5mg/（ml·min），而卡铂与紫杉醇合用时其目标 AUC 可达 7mg/（ml·min），这是由于两者间的相互作用减轻了卡铂引起的骨髓毒性。当患者以前进行过化疗，卡铂单用和联合用药时其目标 AUC 分别为 5mg/（ml·min）和 4mg/（ml·min）。群体药动学研究结果显示，身高、体重、年龄、血清肌酐、化疗时间是影响患者体内卡铂清除率的主要因素。

（五）基于 TDM 下的临床合理用药

顺铂的小儿常用给药剂量目前主要以每平方米（m^2）体表面积 100mg 为基础。但是小儿顺铂药动学有显著的个体差异，在给定剂量下顺铂在不同小儿患者体内的清除率和药时曲线下面积（AUC）有较大差异。对成人患者的研究显示，游离顺铂的 AUC 或血清峰浓度是影响肾毒性、骨髓抑制等毒性和疗效的关键因素。

虽然卡铂的药动学也存在较大的个体差异，但是和成人一样，小儿的血浆清除率与肾小球滤过率（GFR）呈线性相关，由此产生了以 GFR 为基础的药动学指导的剂量方案。成人剂量方案主要有 Egorin 方案和 Calvert 方案两种，前者是以血小板计数作为监控指标，而后者以预期 AUC 为目标并且在欧洲得到普遍应用，即公式 18-1。

$$Dose = AUC_{target} \times （GFR+25）\hspace{4em} 公式 18-1$$

在小儿肿瘤化疗中，卡铂主要用于联合化疗，其他抗肿瘤药物的骨髓抑制作用可导致血小板减少，从而影响 Egorin 方案中卡铂剂量的确定，因此 Calvert 方案更适用于儿童化疗。公式 18-1 中的常数表示成人体内卡铂的非肾清除率，它主要是药物与其他组织的结合反应，取决于个体大小，成人个体大小差异较小，小儿个体大小差异较大，将成人的非肾清除率常数分别转变为依赖于个体大小的变量体重（BW）和体表面积（BSA），因此有了以下适用于小儿给药剂量计算的公式 18-2 和公式 18-3。

$$Dose=AUC_{target} \times （GFR+0.36 \times BW）\hspace{3em} 公式 18-2$$
$$Dose=AUC_{target} \times （0.93GFR+15）\hspace{3.5em} 公式 18-3$$

公式 18-2 中的 BW 为患儿体重（kg），GFR（ml/min）特指利用同位素方法测定肾功能得到的 ^{51}Cr-EDTA 清除率。公式中只有非清除率需要用体重计算，其他值均为绝对值。GFR 可由 ^{51}Cr-EDTA 半衰期（min）计算，即下式：

$$GFR = （0.693/t_{1/2}）\times 0.52 \times （843 \times BW^{0.891}）$$

在公式 18-3 中，剂量和 GFR 都需要用体表面积标准化，剂量单位为 mg/m^2，GFR 和常数的单位都为 $ml/（min \cdot m^2）$。

化疗中通常根据 BSA 对儿童卡铂剂量进行调整，此法的准确度较高而精密度较低，以 ^{51}Cr-EDTA 清除率代替 GFR 的公式 18-2 比根据 BSA 调整剂量的公式 18-3 更精确，这可能是因为儿童的体表面积很难准确估计。

其次，可以应用有限采样法进行给药剂量调整。有限采样法是运用一个或几个测量数据（如血清药物浓度）计算药动学参数（如清除率和 AUC），从而根据结果调整给药剂量的方法。Sorensen 等测定患者经过 1 小时化疗后的血药浓度，由多元线性回归确定最佳取样时间为化疗后 2.75 小时，并得到 AUC 计算公式：

$$AUC = 0.52 \times Cs_{2.75h} + 0.92 \hspace{4em} 公式 18-4$$

其中 Cs 为血清游离铂浓度。进一步的研究对公式 18-4 进行验证，结果表明 AUC 观测值与预测值之间有良好的相关性（r^2=0.83），且该预测结果具有较高的准确度和精密度。

此外还可采用贝叶斯法调整个体化给药剂量。有群体药动学研究应用非线性混合效应模型软件和大量药动学、协变量数据对卡铂清除率进行贝叶斯估算，从而根据化疗后 1 小时和 4 小时两个时间点的血药浓度估算 AUC 并调整给药剂量。结果表明，此法取样时间点的选择具有很好的准确性和精密性，且与标准化给药相比此法能显著降低卡铂暴露量的个体间差异。

运用公式法可估算合适的给药剂量，以达到预定治疗目标，但此法无法利用测量数据（如血清药物浓度、血小板计数等）对给药剂量的计算进行改进。有限采样法的预测结果比公式法更准确，但需要给药与取样时间尽可能精准，而这在临床上难以实现。与以上两种方法相比，贝叶斯法更为复杂，预测结果也更为精准，由少量测量数据即可描绘出特定患者的药时曲线并估算其药代动力学参数，从而实现个体化给药。

（六）铂类 TDM 相关的新进展

在进行卡铂的个体化给药剂量计算时，已有的经验性公式的局限性逐渐显现。它们大多根据血清肌酐水平（Scr）进行计算，所以 Scr 的准确性尤其重要，有研究表明 Scr 的测定方法多达 17 种，且方法间差异较大。此外 Scr 也受非肾因素的影响，特别是肌酐的产生速率。而肌酐产生速率与患者肌肉质量有关，因此对于肥胖患者和消瘦的慢性病患者，基于 Scr 的计算公式可能过高估计患者体内的卡铂清除率。近年来，血清半胱氨酸蛋白酶抑制剂（CysC）作为一种简单、准确和快速的 GFR 内源性标志物，在肾功能分析中起到重要作用。Thomas 等的研究提出 CysC 水平是卡铂清除的标志，在预测卡铂清除率的公式中纳入 CysC 后，Scr 对预测结果的影响减弱，因此测定 Scr 的不准确性所导致的清除率预测偏差也将减小。最终，Thomas 公式纳入了 Scr、CysC 和一些与肌肉质量相关的变量（体重、年龄和性别），即公式 18-5：

$$Cl（ml/min）=110 \times（SCr/75）- 0.512 \times（CysC/1.0）- 0.327 \times（BW/65）$$
$$0.474 \times（age/56）- 0.387 \times 0.854sex \qquad 公式 18-5$$

与过去常用的经验性公式相比，此公式对于个体卡铂清除率的预测更加准确。目前测定 CycS 的方法主要有颗粒增强透射免疫比浊法（PETIA）、颗粒增强散射免疫比浊法（PENIA）和酶联免疫吸附测定法（ELISA）。

（七）基于 TDM 或 PPK 的临床应用

关于铂类药物的 PPK/PD 研究目前在世界范围内较少，其中关于儿童群体的报道更是稀少，国内尚未见报道。一方面是由于铂类药物主要用于实体瘤化疗，而实体瘤在儿童肿瘤类疾病中的发病比率不高，另一方面儿童患者的 PK 研究本身存在伦理学和采样困难等约束。但是在全球少量的研究报道中我们还是可以大致得出如下信息：①无论是顺铂还是卡铂，PPK 研究大多采用二室开放式结构模型；②药物清除率多受肾功能状态的影响，表征肾功能的血清肌酐浓度（Scr）、肌酐清除率（Ccr）以及肾小球滤过率（GFR）等值往往作为显著性协变量被成功纳入最终模型；③由于患者多是按体表面积（BSA）计算给药，因此 BSA 多以异速增长的模式纳入清除率的表达式；④在药效学分析中，铂类药物的血浆峰浓度（C_{max}）常作为监测指标与化疗后的肾毒性生物标志物之间产生联系；⑤给药方式特别是输注速率的快慢对铂类药物的清除率有显著性影响，并最终产生化疗相关的毒副反应差异；⑥通过群体药动学模型预测患者的药物清除率，然后根据不同肿瘤的目标 AUC 值反推给药剂量是今后铂类药物个体化给药的有效解决途径。以下为 PPK/PD 研究的具体案例。

案例 1 日本学者利用来源于 26 名癌症患者（26～79 岁，60.9 岁 ±11.8 岁）的 157 个血药浓度点数据成功建立了顺铂（原型）的群体药动 / 药效学（PPK/PD）模型。PPK 结构模型采用一级消除的一房室开放式模型，统计学模型中个体间和个体内变异均采用比例模型。

PPK 最终模型中顺铂的清除率（Cl）受患者体表面积（BSA）和输注时间的影响。当输注时间为 2 小时和 2 小时以上时清除率（Cl）的群体典型值及个体间变异分别为 21.1 和 16.6（22.9%）L/（h·m^2）；表观分布容积（V_d）为 13.4（30.9%）L/m^2，预测血药浓度的残差变异为 35.5%。

PPD 模型：①顺铂血浆峰浓度（C_{max}）与患者接受化疗后 1 个月内最高尿素氮浓度（BUN_{max}）之间呈线性药效学关系；基质效应（E_0）典型值及个体间变异为 10.8（30.4%）mg/dl，斜率因子（slop）为 6.46（26.6%）。② C_{max} 与化疗后 1 个月内最低内生肌酐清除率（CCr）呈 E_{max} 药效学关系；基质效应（E_0）典型值及个体间变异为 109（1.94%）ml/min，半数效应值（EC_{50}）为 2.14（68.4%）μg/ml。研究结论认为 2 小时给药方案比延长给药方案顺铂的清除率提高约 27.3%；顺铂的峰浓度每增加 1μg/ml，化疗后 BUN_{max} 将升高 6.46mg/dl，该模型可有效评价顺铂化疗后的肾毒性风险。

案例 2 中国学者利用来源于 41 名非小细胞肺癌患者（平均年龄 53 岁）的 492 个血药浓度数据分别建立了顺铂（总铂）和游离铂的 PPK 模型，探讨了不同时间点给药后药动学的差异（时辰药理学）。PPK 结构模型采用一级消除的二房室模型，个体间和个体内变异均采用指数模型。

最终模型中总铂清除率的计算公式为：

$$Cl（L/h）=0.463 \times \left(\frac{BSA}{1.63}\right)^{0.26} \times 1.38^{GROUP}$$

游离铂清除率计算公式为：$Cl（L/h）=25.4 \times \left(\frac{BSA}{1.63}\right)^{0.53} \times 1.22^{GROUP}$

其中 BSA 为体表面积，当顺铂为早 6：00 给药时 GROUP=0，晚 18：00 给药时 GROUP=1。总铂和游离铂总清除率（Cl）的群体典型值及个体间变异分别为 0.463（17.0%）和 25.4（14.0%）L/h；中央室表观分布容积（V_1）为 24.2（19.9%）和 20.5（27.1%）；周边室清除率（Q）为 10.2（18.2%）和 9.82（28.1%）L/h；周边室表观分布容积（V_2）为 32.0（24.1%）和 6.77（25.4%）L。

研究结论认为晚 18：00 给药可使总铂和游离铂的清除率较 6：00 给药分别提高 1.38 和 1.22 倍。研究末尾还得出了游离铂峰浓度（C_{max}）与化疗后最高尿素氮值（BUN_{max}）之间的定量关系式：$BUN_{max}=(C_{max})^{1.923}+4.545$。

案例 3 德国学者利用来源于 69 名接受多次化疗患者（包含 13 名儿童）的 1 109 个血药浓度数据建立了一个卡铂（游离铂）的 PPK 模型。后期通过对最终模型的改造得到了一个清除率（Cl）随体重（BW）变化的异速增长模型，经与前期报道的一些模型公式比较认为他们所建立的异速增长模型可能更适用于儿童患者。该模型的表达式为：

$$Cl（ml/min）=114.2\times\left(\frac{Ccr}{103.1}\right)^{0.34}\times\left(\frac{BW}{70}\right)^{0.75}\times(1+DUR)$$

其中 Ccr 为肌酐清除率（12 岁以上由 Cockcroft-Gault 公式计算，12 岁以下由 Schwartz 公式计算得到），当输注时间为 1 小时给药时 DUR=0，当 24 小时连续给药时 DUR=0.161，当 96 小时连续给药时 DUR=0.536。该 PPK 模型的结构模型为二室模型，清除率（Cl）群体典型值为 114.2ml/min，中央室分布容积（V_1）为 21.8L，周边室清除率（Q）为 14.2ml/min，周边室分布容积（V_2）为 33.5L。

案例 4 英国学者利用来源于 57 名儿童患者（2 个月~18 岁）的 482 个血药浓度数据建立了一个适用于儿童的卡铂（游离铂）PPK 模型。结构模型采用一级消除的二房室开放式模型，个体间和个体内变异采用比例模型。PPK 最终模型清除率的计算公式为：Cl（ml/min）=2.85×weight×（1－0.003 57 SCr）×（1－0.372 Np）+8.7。其中 weight 为患儿体重，SCr 为血清肌酐浓度，当接受单侧肾切除术时 Np=1，否则为 0。研究结论认为由于卡铂在患者间肾清除率的个体差异较大，单纯按体表面积给药所得到的药时曲线下面积个体差异也极大，应当依据肾小球滤过率和群体药动学的研究成果来个体化给药。

五、环磷酰胺

（一）药理学概述

环磷酰胺（Cyclophosphamide，CY）属烷化剂类的细胞毒性药物。本品体外无活性，需在体内经相关细胞色素 P-450 酶代谢成有活性的磷酰胺氮芥后发挥烷化作用。对恶性淋巴瘤、急性或慢性淋巴细胞白血病、多发性骨髓瘤有较好疗效，对乳腺癌、卵巢癌、睾丸肿瘤、肺癌、鼻咽癌、神经母细胞瘤、横纹肌肉瘤及骨肉瘤均有一定的疗效。此外还被用作免疫抑制剂，临床常用于自身免疫性疾病、器官移植时的排斥反应等。

本品口服吸收良好并迅速分布全身，其中肝和肿瘤组织内分布浓度高，静注后血浆半衰期为 4~6.5 小时。约 70%~80% 的 CY 在肝内经代谢成为 4-羟基环磷酰胺（HCY），后者可发生结构互变形成醛磷酰胺，两者处于动态平衡。HCY 极不稳定，易通过非酶催化的 β- 消除反应生成磷酰胺氮芥和丙烯醛，前者为 DNA 烷化剂发挥抗肿瘤作用，而丙烯醛则可引起泌尿系毒性副作用。HCY 及磷酰胺氮芥在谷胱甘肽硫转移酶的催化下形成水溶性复合物从尿液中排出；醛磷酰胺可通过乙醛脱氢酶（ALDH）氧化生成羧基磷酰胺氮芥（CEPM）。另一小部分 CY 经由 CYP3A4/5 代谢成去氯乙基环磷酰胺（DCCY）和具有神经毒性的氯乙醛。此外约 25%（5%~30%）的 CY 以原型药物通过肾脏排泄。

环磷酰胺治疗窗相对较窄，其不良反应包括心、肾、神经、膀胱毒性、不孕和骨髓抑制。骨髓抑制为最常见的毒性，白细胞往往在给药后 1~2 周最低，多在 2~3 周后恢复正常；出血性膀胱炎是本品较特殊的不良反应，表现为膀胱刺激症状、少尿、血尿及蛋白尿，系其代谢产物丙烯醛刺激所致。大量补充体液和使用美司钠可使发生率降低，症状减轻。常见的不良反应还有恶心、呕吐，严重程度与剂量有关。其他反应尚包括脱发、肝功能损害、精子减少症、肺纤维化等。

（二）血药浓度与药理效应

CY 作为前体药物本身无活性，但有学者认为，通过监测 CY 血药浓度并利用前药与活性代谢产物及副产物的体内相关性，可以对其临床效应（疗效和毒性）进行较准确地评估。相同治疗方案下 CY 血药浓度高者，说明体内活性转化慢，伴随着毒性风险降低的同时抗肿瘤疗效也减弱。

在一项 36 例非霍奇金淋巴瘤患儿应用环磷酰胺治疗的研究中显示，出现复发的患儿体内 CY 清除率相对较低 $[3.5L/(h \cdot m^2)]$。接受大剂量 CY 治疗患者中，体内 CY 的低暴露（以 AUC 为指标），平均治疗反应持续时间较长，但同时也与充血性心力衰竭发生具显著相关性。乳腺癌患者给予 CY 治疗（1 875mg/m²，qd，3d），发生急性心脏毒性患者，其第一天给药后测得 CY 清除率都明显偏高。Kaplan-Meier 生存分析（平均随访 5.9 年）显示患者中 CY 的 AUC 较低者，生存期越长（P=0.031）。类似研究结论指出，CY 的 AUC 与其活性代谢产物 HCY 的 AUC 成负相关，CY 的活性转化程度关系着临床疗效和毒性。然而需要指出，由于 CY 体内代谢的复杂性及各种治疗方案的差异性，在另外一些研究中则未发现毒性及无复发生存期与 CY 暴露显著相关，且关于 CY 与 HCY 体内 AUC 水平的相关性，结论也不一致。

HCY 是 CY 的主要活性代谢产物，也是烷化剂 PM 进入细胞发挥作用的主要载体，因此，直接监测血浆中的 HCY 来预测 CY 临床效应可能更具指导性。有研究发现，HCY 及 PM 的 AUC 暴露和肝静脉闭塞性疾病（veno-occlusive disease，VOD）显著相关。在一项造血干细胞移植前采用环磷酰胺治疗的研究中，针对该方案以 HCY 的 AUC 暴露大于 50μmol/（L·h）作为参考指标进行剂量调整，相比未调整组临床反馈较好。

CY 代谢个体差异大，监测该药及相关代谢物（特别是 HCY 和 CEPM）血浆浓度，有助于优化治疗方案。通过 TDM 发现体内 CY 清除率低或是非活性代谢产物转化异常的患者，并及时作出剂量调整，使得到最佳治疗效果。

（三）TDM 方法学

在早期的治疗药物监测，气相色谱－氮磷检测法（GC-NPD）是用于测定 CY 及其代谢产物浓度最主要的方法之一，灵敏度及准确度高且线性范围良好；此外薄层色谱法（TLC）、紫外分光光度法和核磁共振（NMR）也常用于 CY 等氮芥类烷化剂的生物分析。随着分析检测技术的不断提升，高效液相色谱法（HPLC）以其更高的灵敏度及迅速准确定量等特点，目前已成为检测生物样本中环磷酰胺浓度的主要方法，同时为了达到更准确的定量分析，有时也采用 HPLC 与质谱法（MS）联用。

1. HPLC 法

标本要求：采集注射 CY 用药后 1 小时的患者全血 1～2ml。

标本处理：离心取上层即血浆 1ml，加入 50μl 内标（0.5mg/ml）和 3ml 甲醇，涡流混悬器充分混合，4 000r/min 离心 8 分钟；分取上清液于 50℃氮气下吹干，加 100μl 水充分溶解后进行 HPLC-UV 分析。Ifo 和 CTX 的保留时间分别约为 13.0 分钟和 14.4 分钟。

色谱条件：色谱柱为 HP Lichrosphere C_8 柱（4mm×250mm，5μm），柱前加 HP Lichrosphere 保护柱。内标为异环磷酰胺。流动相为乙腈－水（18：82）。流速为 1.5ml/min。柱温为 25℃。检测波长为 195nm。进样体积为 20μl。

方法特点：线性范围为 0.5～50μg/ml，检测限为 0.1μg/ml，定量限为 0.5μg/ml，日内 *RSD* 为 1.2%～5.8%（*n*=5）；日间 *RSD* 为 4.2%～9.2%（*n*=5）提取回收率为 97%～103%（*n*=5）。

2. HPLC 法测定血清中的 HCY

标本要求：采集全血标本 1 ～ 2ml，4℃下低温保存。

样本处理：样本于 4℃下低温离心（3 000r/min，3 分钟），取上层即血浆 0.5ml 加入 0.5ml 乙腈，涡流混匀后在 4℃下低温离心（15 000r/min，5 分钟）；分取 0.5ml 上清液于新试管中并加入 100μl 丹酰肼（2mg/ml 溶于乙腈）和 35μl 盐酸（1mol/L），混合物涡旋混匀并于 50℃水浴 5 分钟；最后加入 0.5ml 的磷酸盐缓冲液（pH3.5，μ=0.2），涡旋混匀后取 200μl 最终混合物进行 HPLC 分析。保留时间约为 12.6 分钟。

色谱条件：色谱柱为 Agilent Extend-C_{18} 柱（4.6mm×150mm，5μm，Agilent Technologies，USA）。柱温为 25℃。流动相为磷酸盐（pH 3.5，离子强度 μ=0.2）- 乙腈 =2 : 1。流速为 2ml/min。进样体积为 200μl。荧光监测器为 Shimadzu RF-551。激发波长为 350nm，发射波长为 550nm。

方法特点：线性范围为 60 ～ 2 370ng/ml。定量限为 60ng/ml。日内 *RSD* 为 0.24% ～ 6.0%（*n*=5）；日间 *RSD* 为 2.0% ～ 7.2%（*n*=6）提取回收率为 100% ～ 120%。

说明：HCY 极不稳定，在 37℃血液中半衰期仅 4 分钟，须通过衍生化使其稳定后才能进行分析测定，且采血后应尽快使其稳定。采集全血后直接将肝素管放于冰上保持 4℃冷冻并于 3 ～ 5 分钟内进行低温离心，血清中加入冰冻的乙腈处理，这些步骤都可以显著提高 HCY 半衰期。血浆与乙腈混合物的离心上清液可储存于 -80℃条件下直到分析。实验用所有试剂和试管均需要冰冻过，保持低温。

3. HPLC-MS 法测定血清中的 CEPM

标本要求：采集全血 1 ～ 2ml 于含有 EDTA 的试管中。

样本处理：短时间内进行 4℃下低温离心（4 000×g，5 分钟），取血浆 25μl 并加入 25μl 内标和 1ml 乙酸乙酯，混匀并于 4℃下低温离心（4 000×g，5 分钟），取有机层转入锥形试管，通过真空干燥器蒸干，浓缩物残留物加入 300μl 水复溶，涡旋混匀 5 秒后注入自动进样器待进行 HPLC-MS/MS 分析。保留时间为 CEPM 4.5 ～ 4.9 秒，内标 5.5 秒。

色谱条件：色谱柱为 Chiralpak AD-RH 柱（4.6mm×150mm，5μm，Chiral Technologies, Exton，PA，USA）配备 LiChrospher 100 RP 18 前置柱（4mm×4mm，5μm，Merck，Darmstadt，Germany）。内标为安替比林（10ng/ml 溶于甲醇）。流动相为水 - 乙腈 - 乙醇（45 : 30 : 25）与 0.1% 三氟乙酸的混合物（梯度洗脱）。流速为 0.5ml/min。柱温为 25℃。进样体积为 20μl。

质谱条件：ESI 离子源、正离子模式，干燥温度 200℃；流速 200μl/min；毛细管电压 3 400V；源温度 150℃；多反应监测（multiple reaction monitoring，

MRM）模式。雾化气为氮气，流速 13.3L/min；碰撞气为氩气，压力 7×10^{-3} mbar；碰撞能量为 CEPM 16eV，内标 30eV。

方法特点：线性范围为 25 ～ 2 500ng/ml。定量限为 25ng/ml。日内 *RSD* 为 3.5% ～ 7.8%（*n*=5）；日间 *RSD* 为 3.5% ～ 14.3%（*n*=5）。

说明：稳定性研究表明，室温 25℃下放置 4 小时，在自动进样器中保持 4℃超过 24 小时，以及 3 次冻融循环后，其 *RSD* 分别为 6.5% ～ 7.8%，0.5% ～ 6.4% 及 4.2% ～ 10.3%，说明处理后的环磷酰胺是稳定的。

（四）TDM 结果报告与合理解释

在临床治疗中，CY 常与不同药物联合使用于多种化疗方案，但该药在血浆中的浓度水平具有较大的个体差异，在进一步的群体药动学研究中发现，患者的自身因素如年龄、体重、肝肾功能、遗传多态性，以及药物因素如药物相互作用、CY 的自身诱导代谢，甚至给药间隔都可能影响到 CY 的血浆水平。

1. 药物相互作用　药物相互作用对 CY 代谢及预后存在影响。目前已有研究报道的在人体内抑制 CY 代谢的药物包括有别嘌醇、白消安、氯霉素、氯丙嗪、环丙沙星、噻替哌和氟康唑等，而相反另一些则可诱导 CY 代谢，如地塞米松、卡马西平、苯巴比妥、苯妥英、泼尼松 / 泼尼松龙和利福平。在 CTC（环磷酰胺 + 噻替哌 + 卡铂）的治疗方案中，重复给药后由于 CY 代谢产物的自身诱导作用使 CY 的生物活性提高，但同时给予的噻替哌又可以抑制 CY 的生物活性；给予噻替哌后，约 80% 的酶受到抑制，导致 HCY 的暴露显著减少，但不影响 2- 去氯烷基磷酰胺的暴露。在大鼠实验中，通过地塞米松诱导代谢可引起 2- 去氯烷基磷酰胺 AUC 明显增大以及 HCY 的 AUC 降低。有报道称，治疗前应用苯妥英可使 HCY 的 AUC 增加约 50%。

此外，已知 ALDH 酶在体内参与 CY 代谢，而研究发现卡莫司汀是 ALDH1 酶的竞争性抑制剂，联用卡莫司汀可使 HCY 转化为 CEPM 的过程受到抑制，且卡莫司汀剂量越高，该抑制作用越明显，这也许是与 CY 联合治疗时卡莫司汀剂量分多次给药比单次给予发生毒性的风险较低的原因。

2. 自身诱导　CY 有较强的自身诱导作用，从而使母药的消除及其代谢产物形成加快。通常在治疗开始后的 24 小时内就可以检测到 CY 的自身诱导，自身诱导可导致 CY 消除半衰期降低约 2 倍。在重复给药后自身诱导作用可降低 CY 暴露，表现为 AUC 的降低。然而也有一些研究者指出，伴随着 CY 自身诱导所致的血浆半衰期降低，HCY 和 PM 的 AUC 值基本上保持不变。有研究显示，若患者治疗前应用了如苯妥英钠等酶诱导剂，那么 CY 的自身诱导作用则相对较弱，推测可能使 CY 的羟基化速度已达到饱和。

3. 生理因素　在一项关于 CY 治疗儿童地中海贫血的群体药动学研究显

示，体重和年龄是主要的协变量，可解释大部分造成个体间差异的原因，从 2 岁到 15 岁，群体 CY 清除率可降低 31%。体重影响 CY 体内代谢，与其清除率呈边缘正相关，在相关乳腺癌治疗的研究中也有报道。肝功能损伤也可影响 CY 代谢，最近一项研究显示天门冬氨酸氨基转移酶显著影响 CY 的诱导清除率，并与之反向相关。此外有研究显示，GFR 与体内 HCY 转化成 CEPM 这一代谢途径显著相关。

4. 给药间隔 目前已有文献报道，白消安末次给药与 CY 首剂量之间的给药时间间隔对 CY 和其代谢产物 HCY 的药动学有很大影响。在白消安末次给药后 24 小时内给予 CY 治疗时，AUC（HCY）以及 AUC（HCY）/AUC（CY）与白消安稳态血药浓度呈正相关；而白消安末次给药 24 小时后给予 CY 治疗时，未发现相关性。治疗相关性毒性的发生，如静脉闭塞性疾病和黏膜炎，同样依赖于白消安与 CY 的给药间隔。

（五）基于 TDM 下的临床合理用药

在临床治疗中，医师通常经验性的通过患儿体重和体表面积计算和调整给药剂量，治疗疗程及停药间隔根据所选择的联合化疗方案、实验室参数、患者的基本情况和血细胞计数的恢复情况决定。例如对于肝、肾功能损害的患者的剂量调整建议如下：严重肝、肾功能损害的患者，需减少给药剂量。血浆胆红素在 3.1 ~ 5mg/100ml 时，应减少 25% 剂量；肾小球滤过率低于 10ml/min，应减少 50% 剂量，对于儿童应减量 25%。现今，以治疗药物监测为基础，利用群体药动学模型拟合并结合最大后验贝叶斯法（MAPB）是国际公认的最先进的个体给药剂量调整方法。

有报道在高剂量的 CTC 化疗方案中，以 4 日连续给药作为一个疗程。在疗程的第 1 日和第 3 日或第 4 日，分别于 CY 给药开始后的 30 分钟、60 分钟（CY 给药结束）、90 分钟、120 分钟、150 分钟、165 分钟、180 分钟、210 分钟、285 分钟、390 分钟和 660 分钟以及 CY 末次给药后约 22 小时（第 5 日）采血用于评估 CY 药动学特性。为了提高疗效同时降低毒性，将参考群体全疗程中 HCY 的 AUC 的中位值作为其目标暴露 AUC 值 [AUC_{HCY}，140μmol/（L·h）]。考虑到方案中的噻替哌（TT）能抑制 CY 转化为 HCY，CY 的 PPK 模型包含了 CY、HCY 和 TT 三者的药时数据，CY 的药动学采用二室模型而 HCY 的药动学采用一室模型。在疗程第 1 日给药开始后的 285 分钟内于各时间点采集血样并检测浓度，在这些数据的基础上，针对 CY 和 HCY 个体化的药动学变量，根据 NOMEN 软件中的口服 STHOC 选项进行贝叶斯评估，计算之后第 3、4 日的合适剂量以期接近目标暴露值。在各疗程的剂量调整时，收集之前疗程的所有数据进行贝叶斯评估，作为后一个疗程第 1、2 日剂量调整的依据（首疗程前两天剂量按照标准剂量给药）。

此化疗方案分别在疗程中及疗程之间两次调整给药剂量，与未进行剂量调整的标准剂量相比，HCY 暴露的 AUC 比未进行剂量调整时更接近目标 AUC，总体毒性反应与标准剂量时相当，但是静脉闭塞性疾病的发生率有所降低。因此，根据贝叶斯反馈调节给药剂量是可行的，同时可以明显降低药物在群体中的暴露差异，特别是在疗程中调整剂量时。

这种 MAPB 的调整方式假定群体中每个参数都是独立的并呈正态分布，甚至每个个体的 PK 参数、预测的置信区间分布也呈正态分布，同时需要采集多个血样。相比之下，另一些研究者使用 Markov Chain Monte Carlo（MCMC）方法通过无假设贝叶斯（AFBA）的调整方式，在使用模式上对后验 PK 参数分布不要求假设，只需要在疗程第 1 日采集两个血样（4 小时和 16 小时）就可以获得有效的个体化 PK 特性，并且调整剂量达到治疗目标的可能性平均高出 37%，使个体化给药达到更好的疗效和更低的毒性，并且降低治疗花费。

（六）烷化剂 TDM 相关新进展

遗传因素是药物疗效和毒性的重要决定因素。药物基因组学的发展，使药物作用个体差异的机制得到进一步的阐述。环磷酰胺在体内经 CYP-450 酶活化，同时各种活性代谢产物的解毒主要依赖乙醛脱氢酶和谷胱甘肽转移酶。由于编码上述酶的基因普遍存在基因多态性并影响酶活性，从而造成 CY 在个体间疗效及毒性的变异性。

1. CYP-450 基因多态性与 CY 效应 在 CYP-450 家族中，主要由 CYP2B6、CYP2C19、CYP3A4 及 CYP3A5 等介导 CY 生物转化。其中，CYP2B6 是将 CY 转化成 HCY 的主要代谢酶，其遗传变异可改变酶活性，从而影响 CY 的活化水平及毒性反应。一项白血病患者在行造血干细胞移植前接受环磷酰胺治疗的研究显示，CYP2B6*2（64C > T）和 CYP2B6*4（785A > G）突变可使酶活性加强，分别使得携带该等位基因突变的患者发生出血性膀胱炎及口腔黏膜炎的风险增加。而 CYP2B6*5（1459C > T）突变则导致酶活性降低，使疗效降低的风险显著增加。针对恶性血液病患者的研究显示，CYP2B6 516G > T 突变可使酶活性增强，可提高 HCY 的生成率。同样在一项日本的研究中也指出 CYP2B6 G516T 及 CYP2B6*6（Q172H and K262R）突变会增加 CY 的清除率。另一方面，体外肝细胞试验表明 CYP2C19 在环磷酰胺 4 位羟化作用中占 12%，其编码基因最主要的突变 CYP2C19*2 可使该酶功能缺失，导致 CY 活化水平下降，出现不良反应（卵巢毒性）的风险降低。环磷酰胺给药剂量不高于 1 000mg/m^2 时，携带有 CYP2C19*2 等位基因的患者的消除速率常数较低，而剂量超过 1g/m^2 时，该突变对 CPA 的代谢水平则无影响。出现该现象的原因可能是由于高剂量 CY

的自身诱导效应超过 CYP2C19*2 突变引起的功能缺陷。此外，CYP3A4 和 CYP3A5 在 CPA 的代谢过程中也发挥一定作用，已发现某些突变（CYP3A4*1B 和 CYP3A5*1）可改变酶功能，从而影响 CY 的药动学特征及药效学，但研究结论还存在着争议。

2. GST 基因多态性和 CY 效应　谷胱甘肽 S- 转移酶（GST）是一种 Ⅱ 相代谢酶，通过与谷胱甘肽结合从而对 CY 及其代谢产物进行解毒。在一项以 CY 为基础联合治疗弥漫性大 B 细胞淋巴瘤的研究中指出携带 GSTA1 rs3957357 CT/TT 患者其无病生存率显著高于野生 CC 型。在人群中常见的 GSTT1 和 GSTM1 的基因缺失可导致酶功能缺失，导致药物暴露量增加，使其疗效提高，疾病复发的风险降低。目前 GSTP1 A313G（Ile > Val）是临床上研究较为广泛的 SNP，但研究结论不一。大部分研究认为，GSTP1 基因中的 I105V 变异对乳腺癌患者生存有预测价值，具有 VV 基因型患者酶活性低，用环磷酰胺治疗后的生存率较高。

3. ALDH 多态性和 CY 效应　乙醛脱氢酶（ALDH）在 CY 代谢产物（醛磷酰胺和丙烯醛等）的氧化解毒过程中发挥重要作用，其遗传变异可能通过降低 ALDH 的酶活性，从而影响 CY 的毒性敏感性。其中，携带 ALDH1A1*2 突变杂合子的患者发生肝毒性的风险高于野生型患者；携带 ALDH3A1*2 突变杂合子的患者出现出血性膀胱炎的风险也显著提高。

关于基因多态性与 CY 疗效以及不良反应的关系，目前研究结果尚不统一。且由于 CY 在体内受多种代谢途径的影响，单纯考虑某种代谢酶的基因多态性也许并不能准确预测其治疗效应。进一步的 CY 药物基因组学研究，需要在全基因组关联研究及系统的功能研究的基础上，明确有临床意义的遗传变异，并通过系统的设计合理的前瞻性研究确证，使研究结果更好地向临床应用转化，推动肿瘤治疗中个体化用药的实现。

第四节　基于 TDM 或 PPK 的临床应用案例

甲氨蝶呤 TMD 可以为儿童急性淋巴细胞白血病化疗提供准确的血药浓度数据，利用群体药代动力学原理，可得出甲氨蝶呤药代动力学参数，进而计算出给药速率等。如用 NONMEM 软件，根据各个时段、不同个体的 MTX 浓度数据，结合群体的生理和病理资料，建立 HDMTX 的 PPK 模型。患者先按标准的方案输注 HDMTX，测定患者 HDMTX 开始滴注后第 1 小时和第 6 小时的 MTX 血浆浓度，根据建立的 HDMTX 的 PPK 模型，计算出药物系统清除率（Cl$_s$）和稳态血浆浓度（C_{ss}）预测值，HDMTX 达到 C_{ss} 的时间为 8 ~ 11 小时，HDMTX 在 ALL 为线性一级消除药物动力学模型，为了达到与疗效密切相关的目标 C_{ss}，根据以下公式可计算出调整后的 HDMTX 滴注速度，达到个体化治疗的目的。

$$C_{ss} = \frac{k_0}{Cl_s}（k_0 \text{ 为 MTX 滴注速度}）$$

Cl_s 是一定的，因此，$\dfrac{\text{剂量调整前 } k_0}{C_{ss} \text{ 预测值}} = \dfrac{\text{剂量调整后 } k_0}{C_{ss} \text{ 目标值}}$

此外，也可以通过消除相两个时间点甲氨蝶呤血药浓度，较简便地利用如下公式计算 MTX 消除相消除速度常数 β 和血药浓度曲线下面积参数。

MTX 在体动力学符合二房室模型，数学表达式：

$$C = R \cdot e^{-at} + S \cdot e^{-\beta t}$$

其中 R 和 S 为常数，α 为分布相常数，β 为消除相常数，t 为滴注停止后时间。根据残数法原理，因为 α 远远大于 β，在消除相末端当 t 充分大时，可简化为：

$$C = S \cdot e^{-\beta t}$$

取对数得：

$$\ln C = \ln S - \beta t$$

即 $\ln C$-t 作图为一直线，斜率为 β，因此消除相末端的两个血药浓度值代入即可计算出 MTX 消除速率常数 β：

$$\beta = \frac{\ln C_{48} - \ln C_{72}}{\Delta t}$$

其中 Δt 为两次取样时间间隔。48 小时以后时间与血药浓度关系表达式：

$$C = C_{48} \cdot e^{-\beta t}$$

积分得甲氨蝶呤消除相末端（48 小时后）药时曲线下面积为：

$$AUC_{48 \to \infty} = \int_{48}^{\infty} C_{48} \cdot e^{-\beta t} dt = \frac{C_{48}}{\beta}$$

因此，在实施四氢叶酸解救时，我们可以根据 MTX 安全阈值（0.1μmol/L）血药浓度和甲氨蝶呤药动学参数 β 设计出四氢叶酸的解救剂量及解救时间。四氢叶酸解救时间及剂量可以根据下列公式进行计算，可以有效减少患儿监测 MTX 取血次数，也可以避免盲目增加四氢叶酸的解救剂量，降低因过量使用四氢叶酸而造成白血病复发的风险。

四氢叶酸解救时间（h）：

$$t = 48 + \frac{\ln C_{48} - \ln 0.1}{\beta}$$

四氢叶酸解救剂量（mg/m^2）：

若 $C_{48} < 1\mu\text{mol/L}$，$D = 15 \times 2 + 15 \times \dfrac{\ln C_{48} - \ln 0.1}{6\beta}$；

若 $1 \leqslant C_{48} < 2\mu\text{mol/L}$，$D = 15 \times 2 + 30 \times \dfrac{\ln C_{48} - \ln 0.1}{6\beta}$；

若 $2 \leqslant C_{48}\mu\text{mol/L}$，$D = 15 \times 2 + 45 \times \dfrac{\ln C_{48} - \ln 0.1}{6\beta}$。

注：t 代表 MTX 血药浓度超过安全阈值时间，单位为小时；C_{48} 为第 48 小时 MTX 血药浓度；D 为四氢叶酸解救剂量，单位为 mg。

【病史简介】

患儿余某，男，10 岁，确诊为急性淋巴细胞白血病，免疫学分型为 B 系，危险度分型高危。

【治疗经过】

2013 年 3 月 10 日入院。

肝功能检查：GPT 18U/L，GOT 18U/L，TBIL 4.9µmol/L，DBIL 1.6µmol/L。

肾功能：BUN 5.53mmol/L，CRE 27.0µmol/L，Ccr 279.6ml/min；WBC 8.0×10^9/L，RBC 3.37×10^{12}/L，PLT 482×10^9/L，NEU 61%。

第 5 日行 MTX 大剂量 4g/m² 化疗，开始给药 36 小时后予亚叶酸钙 15mg/m²，q6h 解救，同时自给药开始 24 小时后监测 MTX 血药浓度。化疗初始 1~2 日患儿未见任何异常：精神食欲可，无发热，无吐泻，咽无充血，双侧扁桃体无肿大。

第 8 日（大剂量 MTX 化疗后第 72 小时）患儿大便黄稀 2 次，查肝功能 GPT 49U/L，肾功能 CRE 107.9µmol/L，CysC 1.46mg/L；血象 WBC 6.8×10^9/L，RBC 3.14×10^{12}/L，PLT 229×10^9/L。

第 9 日（大剂量 MTX 化疗后 96 小时）患儿黄稀便 1 次，口腔黏膜无破损，肛周无溃疡，精神食欲可，查血象 HGB 88g/L。

第 10 日患儿黄稀便 1 次，颈部皮肤瘙痒潮红，咽充血，血常规 WBC 2.93×10^9/L，RBC 3.01×10^{12}/L，HGB 84g/L，PLT 145×10^9/L。

第 12 日患儿颈部皮肤瘙痒，咽充血。

第 13 日患儿咽充血加重，肛周无溃疡。查肝功能 GPT 103U/L，GOT 75U/L；心肌酶谱 LDH-L 462U/L，LD1 105U/L，CK-MB 26U/L 示心肌受损可能。

第 14 日肾功能 CRE 76.5µmol/L，较前下降，提示肾功能好转。

第 15 日患儿咽充血好转，肛周无溃疡，大小便正常。查肝功能 GPT 144U/L，GOT 74U/L，肾功能 CRE 77.4µmol/L，CysC 1.23mg/L，示肝肾功能受损，心肌酶谱 LDH-L 347U/L，LD1 72U/L，CK 26U/L，CK-MB 9U/L

基本恢复正常。

第 16 日体口腔黏膜完好无破损，咽稍充血，肛周无溃疡，血常规 WBC 1.72×10^9/L，RBC 2.97×10^{12}/L，HGB 84g/L，HTC27.1%，PLT 155×10^9/L。

【TDM 及药学监护】

治疗期间患儿大剂量 MTX 化疗后 24 小时监测 MTX 血药浓度为 77.8μmol/L，大剂量 MTX 化疗后 48 小时监测 MTX 血药浓度为 12.6μmol/L，临床药师依据 MTX 血药浓度监测结果和药动学原理，提供个体化给药意见修改亚叶酸钙解救剂量或方案。

将患儿的基本信息（体质量 47.5kg，SLCO1B1 T521C 的基因类型）代入建立的 MTX 的 PPK 模型，利用 Bayesian 反馈法预测得出该患儿的个体药动 学 参 数 为 V=46.19L/m^2，V_2=7.22L/m^2，Cl=1.15L/（m^2·h），Cl$_2$=0.27L/（m^2·h）；理论血药浓度值：48 小时为 13.1μmol/L，72 小时为 2.69μmol/L，240 小时为 0.11μmol/L，与实测值比较预测误差在 27% 以内。设计出四氢叶酸理论解救时间为给药开始后 241.5 小时，解救剂量为 1 481.25mg/m^2。临床药师每天跟踪监护患儿用药情况，患儿大剂量 MTX 化疗后病情转归如上所述，实测患儿 MTX 血药浓度：96 小时为 1.16μmol/L，144 小时为 0.42μmol/L，240 小时为 0.15μmol/L。实际解救时间为给药开始后 234 小时，解救剂量为 1 425mg/m^2。

【治疗转归】

该例患儿虽然发生 MTX 消除异常，导致骨髓抑制、消化道黏膜损伤和肝功能损伤毒性反应发生，经过临床药师提前介入，监测 MTX 血药浓度，早期成功预测到可能发生的严重毒副反应，借助本实验室建立的个体化给药体系，及时干预并修订了四氢叶酸的解救方案，增强了患儿四氢叶酸解救强度，将该患儿的毒性损伤减至最低，保证了化疗过程的安全，患儿顺利完成该疗程。

参考文献

[1] 张华年，文玲莉，张少文，等. 固相萃取高效液相色谱法检测生物样品中甲氨蝶呤. 药物分析杂志，2000,20（6）：401-404.

[2] 张华年，何学连，李建新，等.SLCO1B1c.521 > C 基因多态性与大剂量甲氨蝶呤治疗儿童急性淋巴细胞白血病药代动力学及疗效评价. 中华儿科杂志,2014,52:770-776.

[3] 杨丽华，刘茹，曾其毅. 急性淋巴细胞白血病患儿亚甲基四氢叶酸还原酶基因多态性与大剂量 MTX 不良反应的相关性. 实用儿科临床杂志，2012，27(6):440-442.

儿科治疗药物监测与合理用药

[4] PACIA A，VEAL G，BARDIN C，et al. Review of therapeutic drug monitoring of anticancerdrugs part 1 – Cytotoxics. European Journal of Cancer, 2014,50:2010-2019.

[5] VAN DALEN EC, VAN AS JW, CAMARGO B. Methotrexate for high-grade osteosarcoma in children and young adults. Cochrane Database Syst Rev, 2011:5.

[6] ONGARO A, DE MATTEI M, DELLA PORTA MG, et al.Gene polymorphisms in folate metabolizing enzymes in adult acute lymphoblastic leukemia: effects on methotrexate-related toxicity and survival. Haematologica,2009,94:139.

[7] RAMSEY LB, BRUUN GH, YANG W, et al. Rare versus common variants in pharmacogenetics: SLCO1B1 variation and methotrexate disposition. Genome research, 2012,22:1-8.

[8] FUKUSHIMA H, FUKUSHIMA T, SAKAI A, et al. Polymorphisms of MTHFR Associated with Higher Relapse/Death Ratio and Delayed Weekly MTX Administration in Pediatric Lymphoid Malignancies. Leukemia research and treatment,2013.

[9] KUNG TN, DENNIS J, MA Y, et al. RFC-1 80G > A is a genetic determinant of methotrexate efficacy in Rheumatoid Arthritis: A HuGE review and meta-analysis of observational studies. Arthritis and rheumatism,2014,66(5):1111.

[10] RAMSEY LB, BRUUN GH, YANG W, et al. Rare versus common variants in pharmacogenetics: SLCO1B1 variation and methotrexate disposition. Genome Res,2012,22:1-8.

[11] RAMSEY LB, PANETTA JC, SMITH C, et al. Genome-wide study of methotrexate clearance replicates SLCO1B1. Blood, 2013,121:898-904.

[12] RADTKE S,ZOLK O,RENNER B, et al. Germline genetic variations in methotrexate candidate genes are associated with pharmacokinetics, toxicity, and outcome in childhood acute lymphoblastic leukemia. Blood,2013,121:5145.

[13] Erculj N, Kotnik BF, Debeljak M, et al. Influence of folate pathway polymorphisms on high-dose methotrexate-related toxicity and survival in childhood acute lymphoblastic leukemia. Leuk Lymphoma,2012,53(6):1096-1104.

[14] HUAN NZ, XUE LH, Cheng W, et al. Impact of SLCO1B1 521T > C variant on leucovorin rescue and risk of relapse in childhood acute lymphoblastic leukemia treated with high-dose methotrexate.Pedidtr Bolld Cancer, 2014,61:2203-2207.

[15] BEUMER JH,BOISDRON-CELLE M,CLARKE W, et al. Multicenter

evaluation of a novel nanoparticle immunoassay for 5-fluorouracil on the Olympus AU400 analyzer. Ther Drug Monit,2009，31(6):688-694.

[16] GAMELIN E, BOISDRON-CELLE M, TURCANT A, et al. Rapid and sensitive high-performance liquid chromatographic analysis of halogenopyrimidines in plasma. J Chromatogr B Biomed Sci Appl,1997,695(2):409-416.

[17] BUCHEL B, SISTONEN J, JOERGER M, et al. Comparative evaluation of the My5-FU immunoassay and LC-MS/MS in monitoring the 5-fluorouracil plasma levels in cancer patients. Clin Chem Lab Med,2013,51(8):1681-1688.

[18] MUELLER F, BUCHEL B, KOBERLE D, et al. Gender-specific elimination of continuous-infusional 5-fluorouracil in patients with gastrointestinal malignancies: results from a prospective population pharmacokinetic study. Cancer Chemother Pharmacol,2013,71(2):361-370.

[19] FLEMING GF, SCHUMM P, FRIBERG G, et al. Circadian variation in plasma 5-fluorouracil concentrations during a 24 hour constant-rate infusion. BMC Cancer, 2015:1569.

[20] CAPITAIN O, ASEVOAIA A, BOISDRON-CELLE M, et al. Individual fluorouracil dose adjustment in FOLFOX based on pharmacokinetic follow-up compared with conventional body-area-surface dosing: a phase II, proof-of-concept study. Clin Colorectal Cancer ,2012,11(4):263-267.

[21] KALDATE RR, HAREGEWOIN A, GRIER CE, et al. Modeling the 5-fluorouracil area under the curve versus dose relationship to develop a pharmacokinetic dosing algorithm for colorectal cancer patients receiving FOLFOX6. Oncologist, 2012,17(3):296-302.

[22] FRANK IS, MARK TO. Medical Management of Crohn Disease. Clin Colon Rectal Surg,2013, 26(2): 67-74.

[23] DERVIEUX T BOULIEU R. Simultaneous determination of 6-thioguanine and methyl 6-mercaptopurine nucleotides of azathioprine in red blood cells by HPLC. Clin Chem,1998, 44(3):551-555.

[24] HAYDER S, LAFOLIE P, BJÖRK O, et al. 6-mercaptopurine plasma levels in children with acute lymphoblastic leukemia: relation to relapse risk and myelotoxicity. Ther Drug Monit,1989, 11(6):617-622.

[25] LILLEYMAN JS, LENNARD L. Mercaptopurine metabolism and risk of relapse in childhood lymphoblastic leukaemia. Lancet,1994, 343(8907):1188-1190.

[26] DUBINSKY MC, LAMOTHE S, YANG HY, et al. Pharmacogenomics and

metabolite measurement for 6-mercaptopurine therapy in inflammatory bowel disease. Gastroenterology,2000,118(4):705-713.

[27] KIM MJ, CHOE YH. Monitoring and safety of azathioprine therapy in inflammatory bowel disease. Pediatr Gastroenterol Hepatol Nutr,2013,16(2): 65-70.

[28] BOSTROM B, ERDMANN G. Cellular pharmacology of 6-mercaptopurine in acute lymphoblastic leukemia. Am J Pediatr Hematol Oncol,1993,15(1):80-86.

[29] CHOUCHANA L, NARJOZ C, ROCHE D, et al. Interindividual variability in TPMT enzyme activity: 10 years of experience with thiopurine pharmacogenetics and therapeutic drug monitoring. Pharmacogenomics,2014,15(6):745-757.

[30] ANSARI A,HASSAN C,DULEY J, et al. Thiopurine methyltransferase activity and the use of azathioprine in inflammatory bowel disease. Aliment Pharmacol Ther,2002,16(10):1743-1750.

[31] VAN EGMOND R, CHIN P,ZHANG M,et al. High TPMT enzyme activity does not explain drug resistance due to preferential 6-methylmercaptopurine production in patients on thiopurine treatment. Aliment Pharmacol Ther,2012,35(10):1181-1189.

[32] JAYACHANDRAN D,RUNDELL AE,HANNEMANN RE, et al. Optimal chemotherapy for leukemia: a model-based strategy for individualized treatment. PLoS One,2014, 9(10): 109623.

[33] LOPEZ-FLORES A, JURADO R, GARCIA-LOPEZ P. A high-performance liquid chromatographic assay for determination of cisplatin in plasma, cancer cell, and tumor samples. Journal of Pharmacological & Toxicological Methods,2005,52(3): 366-372.

[34] CANAL P, CHATELUT E,GUICHARD S.Practical treatment guide for dose individualisation in cancer chemotherapy. Drugs,1998, 56(6): 1019-1038.

[35] CALVERT AH, NEWELL DR, GUMBRELL LA, et al. Carboplatin dosage: prospective evaluation of a simple formula based on renal function. Journal of Clinical Oncology Official Journal of the American Society of Clinical Oncology,1989,7(11): 1748-1756.

[36] NEWELL DR,PEARSON AD,BALMANNO K,et al. Carboplatin pharmacokinetics in children: the development of a pediatric dosing formula. The United Kingdom Children's Cancer Study Group. Journal of Clinical Oncology, 1993,11(12): 2314-2323.

[37] SORENSEN BT, STROMGREN A,JAKOBSEN P, et al. A limited sampling

method for estimation of the carboplatin area under the curve. Cancer Chemother Pharmacol,1993,31(4): 324.

[38] CHATELUT E, PIVOT X, OTTO J, et al. A limited sampling strategy for determining carboplatin AUC and monitoring drug dosage. European Journal of Cancer,2000,36(2): 264.

[39] SCHMITT A, GLADIEFF LA. A universal formula based on cystatin C to perform individual dosing of carboplatin in normal weight, underweight, and obese patients. Clinical Cancer Research An Official Journal of the American Association for Cancer Research, 2009, 15(10): 3633-3639.

[40] NAGAI N, OGATA H, WADA Y, et al. Population pharmacokinetics and pharmacodynamics of cisplatin in patients with cancer: analysis with the NONMEM program. Journal of Clinical Pharmacology,1998,38(11): 1025-1034.

[41] LINDAUER A, EICKHOFF CC, JAEHDE U. Population pharmacokinetics of high-dose carboplatin in children and adults. Therapeutic Drug Monitoring, 2010, 32(2): 159-168.

[42] ETIENNE C, BODDY AV, PENG B, et al. Population pharmacokinetics of carboplatin in children. Clinical Pharmacology & Therapeutics, 1996, 59(4): 436-443.

[43] CASTRO FAD, SCATENA GDS, CASS QB, et al. Analysis of cyclophosphamide and carboxyethylphosphoramide mustard enantiomers in human plasma and application to clinical pharmacokinetics. Journal of Chromatography B, 2014, 971: 14-19.

[44] JOERGER M, HUITEMA A, RICHEL DC, et al. Population pharmacokinetics and pharmacodynamics of doxorubicin and cyclophosphamide in breast cancer patients: a study by the EORTC-PAMM-NDDG. Clinical Pharmacokinetics, 2007, 46(12): 1051-1068(18).

[45] DE JONGE ME, HUITEMA AD, TUKKER AC, et al. Accuracy, feasibility, and clinical impact of prospective Bayesian pharmacokinetically guided dosing of cyclophosphamide, thiotepa, and carboplatin in high-dose chemotherapy. Clin Cancer Res, 2005, 11(1): 273-283.

[46] KIM IW, YUN HY, CHOI B, et al. Population pharmacokinetics analysis of cyclophosphamide with genetic effects in patients undergoing hematopoietic stem cell transplantation. European Journal of Clinical Pharmacology, 2013, 69(8): 1543-1551.

儿科治疗药物监测与合理用药

[47] VACIS T, LAIMA J, NORA K, et al. The role of clinical parameters and of CYP2C19 G681 and CYP4F2 G1347A polymorphisms on platelet reactivity during dual antiplatelet therapy. Blood Coagulation & Fibrinolysis An International Journal in Haemostasis & Thrombosis, 2014, 25(4): 369-374.

[48] FRANCISCUS VDM, MARCUS MAE, TOUW DLJ, et al. Optimal sampling strategy development methodology using maximum a posteriori Bayesian estimation. Therapeutic Drug Monitoring, 2011, 33(2): 133-146.

[49] LAÍNEZ JM, SEZA O, PEKNY JF, et al. Comparison of an assumption-free Bayesian approach with Optimal Sampling Schedule to a maximum a posteriori Approach for Personalizing Cyclophosphamide Dosing. Pharmacotherapy, 2014, 34(4): 330-335.

[50] UPPUGUNDURI CR, REZGUI MA, DIAZ PH, et al. The association of cytochrome P450 genetic polymorphisms with sulfolane formation and the efficacy of a busulfan-based conditioning regimen in pediatric patients undergoing hematopoietic stem cell transplantation. Pharmacogenomics Journal, 2014, 14(3): 263-271.

第十九章　儿童消化系统常用药物 TDM

儿童消化系统在不同的发育阶段有不同的解剖生理特点，处于生长发育过程中的儿童对于营养物质的需求量较成人大，因此儿童易患消化系统疾病。

小儿消化系统疾病谱与成人不同，包括先天性发育异常导致的各种消化道畸形、消化功能紊乱、消化系统感染及各种物理、化学和生物免疫因素引起的消化系统损伤等。

不同病因的消化系统疾病需采用不同的治疗方法，如消化道畸形主要采用手术治疗的方式；消化功能紊乱可通过合理安排饮食、调整饮食结构、改善喂养方式及调节肠道菌群等方法进行治疗；消化道感染以腹泻病最常见，急性腹泻病治疗原则为调整饮食、加强护理、维持水电解质平衡、合理使用抗感染药物，而迁延及慢性腹泻应注意肠道菌群失调及营养治疗。

在消化系统疾病的药物治疗中，与 TDM 相关的主要是质子泵抑制剂，本节主要就需使用质子泵抑制的常见疾病进行简要阐述。肝、胆、胰腺疾病虽属消化系统疾病，但由于涉及面广、治疗复杂，其相应的治疗药物 TDM 请参照相关章节。

一、儿童消化系统常见疾病

在儿童消化系统疾病中需使用质子泵抑制剂（proton pump inhibitors, PPI）的常见疾病包括消化性溃疡、幽门螺杆菌感染胃炎、胃食管反流病和急性胃黏膜损伤。

（一）消化性溃疡

胃溃疡和十二指肠溃疡统称为消化性溃疡。损伤黏膜的侵袭力和黏膜防御屏破坏是溃疡形成的基本原因。胃酸对黏膜的消化作用是溃疡形成的重要因素。原发性消化性溃疡发生与诸多因素有关，如幽门螺杆菌感染、应激、饮食习惯不当、服用非甾体类抗炎药等。十二指肠溃疡好发于球部，胃溃疡多发生在胃窦、胃体交界的小弯侧。各年龄阶段的临床表现有各自的特点，发病以学龄前及学龄儿童为主，主要表现为腹痛、呕血、黑便，常伴有贫血。并发症主要为出血、穿孔和幽门梗阻，重症可出现失血性休克。内镜检查可直接观察溃疡病变并进行分期，从而指导药物治疗。

（二）幽门螺杆菌胃炎

幽门螺杆菌（Helicobacter pylori，Hp）感染是引起儿童慢性胃炎的主要病因。临床常见以反复发作腹痛，部位多在脐周或中上腹，常伴有恶心、呕吐、腹胀，食欲缺乏，营养不良等，常有家族史。依赖于 ^{13}C 呼气试验、内镜下快速尿素酶试验、粪便 Hp 抗原检测等检查确诊。

（三）胃食管反流病

胃食管反流病（gastroesophageal reflux disease，GRED）根据内镜检查结果可分为非糜烂性胃食管反流病和反流性食管炎。临床主要表现为烧心、反酸、呕吐、胸骨后疼痛或慢性咳嗽、咽喉不适。主要检查包括内镜及 24 小时食管 pH- 阻抗监测。

（四）急性胃黏膜病变

急性胃黏膜病变常见于非甾体抗炎药使用及各种应激反应，如严重内外科疾病。发病急骤，轻者仅有食欲缺乏、腹痛、恶心、呕吐，严重者可出现呕血、黑便、脱水、电解质及酸碱平衡紊乱。

二、儿童消化系统常见疾病的药物治疗

药物是治疗儿童消化道疾病的主要手段之一，在使用药物时要考虑患儿的年龄、临床症状、不同药物的适应证、药物的选择及联合使用、药物的疗效及毒、副作用等。

（一）抑酸剂

抑酸药物的使用目前有三种方案：递增法（step up）、递减法（step down）和按需治疗（on demand）。根据临床表现和需达到的目标抑酸效果进行选择。

1. 质子泵抑制剂 目前临床使用的 PPI 从药理作用习惯性划分为三代，主要代表药物有第一代奥美拉唑、第二代兰索拉唑和第三代泮托拉唑、埃索美拉唑和雷贝拉唑。儿科常用奥美拉唑和泮托拉唑。

（1）奥美拉唑：儿童最常用 PPI，每次 0.5 ~ 0.8mg/kg。在胃壁细胞内小管高酸性环境中被浓缩转化为活性物质，通过抑制 H^+-K^+-ATP 酶，从而达到对胃酸形成最后步骤的抑制作用，对基础酸分泌和各种刺激引起的酸分泌均有强大的抑制作用。由于 PPI 在食物刺激胃壁细胞处于活动状态是可获得最

大抑酸效应，因此餐前 15~30 分钟服用能达到理想抑酸效果。不良反应主要是胃肠道症状和头痛。胃肠道表现为厌食、腹泻、腹痛、消化不良、恶心呕吐、便秘、腹胀等，发生率约 2%~3%。头痛、头晕较常见（大于 1%），偶见血清氨基酸转移酶增高、皮疹；长期治疗未见严重不良反应。

（2）泮托拉唑：使用方法同奥美拉唑，不良反应轻微，未见文献报道出现不良反应导致的死亡病例。不良反应中较为严重的有过敏性休克，局限剥脱性皮炎，药物性肝损害，双眼视力障碍致失明，突发寒战，高热，恶心呕吐，视物模糊相关症状。其严重不良反应的发生与患者体质有关。

2. H₂ 受体拮抗剂（H₂RA） 通过抑制组胺、五肽胃泌素引起的胃酸分泌而发挥药理作用，对于控制夜间酸突破方面优于 PPIs，但不能有效抑制因进食所引起的酸分泌，且长期使用可产生一定耐药性，因此作为单药使用达到轻-中度的抑酸效果。临床上各种 H₂RA 的疗效并无统计学差异，增加剂量并不能增加疗效。

（1）西咪替丁：儿童常用 H₂RA，每日剂量 10~15mg/kg，分 4 次于饭前 10~30 分钟口服，或 1~2 次 /d，静脉滴注；儿童使用需注意其性腺抑制的不良反应，男性婴幼儿慎用。

（2）雷尼替丁：用于 8 岁以上儿童，每日剂量 3~5mg/kg，每 12 小时一次，或每晚一次口服。静脉滴注剂量相似，2~3 次 /d，疗程均为 4~8 周。

（3）法莫替丁：儿童每日剂量 0.9mg/kg，睡前一次口服。静脉滴注剂量相似，1 次 /d，疗程 2~4 周。

（二）黏膜保护剂

1. L- 谷氨酰胺 主要成分为左旋谷酰胺和天蓝烃。谷胺酰胺对胃肠黏膜上皮成分的合成具有促进作用，可起到局部抗溃疡和刺激上皮形成的作用，故作为黏膜保护剂用于慢性胃炎。不良反应轻微，少数有消化道不适、面部潮红等表现。

2. 铝碳酸镁 在胃内形成层状网络晶格结构，沉积在上消化道黏膜表面形成保护层，可中和胃酸，吸附胆汁酸，抗胆汁反流，提高黏膜屏障功能。儿童剂量 0.5~1.0g/ 次，每日 3 次，于餐后 2 小时或两餐之间及睡前咀嚼后服用。不良反应少而轻微，仅有少数后胃肠道不适等表现，且长期服用不会引起血清中电解质紊乱，但高钙高镁患儿仍需慎用。

3. 蒙脱石散 具有八面体层纹状结构及电荷分布非均匀性，对消化道内的病毒、病菌及其产生的毒素有固定、抑制作用；其次是通过对消化道黏膜吸附和覆盖后与黏液糖蛋白结合，提高黏膜屏障对攻击因子的防御功能。儿童剂量 1 岁以下每日 3g、1~2 岁每日 3~6g、2 岁以上每日 6~9g，均分3 次服用。

4. 磷酸铝凝胶　在儿童中可使用的较安全的黏膜保护剂，在体内基本不吸收。黏附于胃黏膜形成保护膜，并缓冲胃酸，但中和胃酸能力较弱且缓慢，使用过多或长期使用可能引起便秘。

5. 枸橼酸铋钾　作为黏膜保护剂使用，每日 6～8mg/kg，分 3 次口服。在胃酸条件形成弥散性的保护层覆盖于溃疡面上，阻止胃酸、酶及食物对溃疡的侵袭，促进溃疡黏膜再生和溃疡愈合。本品还具有降低胃蛋白酶的活性、增加黏蛋白分泌、促进黏膜释放 PGE2 等作用，从而保护胃黏膜，另外本品对幽门螺杆菌 Hp 有杀灭作用，因可促进胃炎的愈合。

（三）胃肠动力药物

多潘立酮：常用的促进胃肠动力药物，儿童剂量每次 0.3mg/kg。其作用是通过直接作用于胃壁，增加胃肠道的蠕动和张力，促进胃排空，增加胃窦和十二指肠的运动，并协调幽门的收缩，增加食管的蠕动和食管下括约肌的张力。在排除机械系肠梗阻及胃肠出血时，用于功能性消化不良，能够有效缓解腹胀、嗳气、恶心、呕吐等表现，虽然主要作用于外周多巴胺受体，但在新生儿及颅内感染的儿童，血脑屏障薄弱时可能进入颅内，影响中枢多巴胺受体，从而出现锥体外系不良反应，因此在新生儿需慎用。

第二节　儿科消化系统常见疾病治疗药物 TDM 概况

目前对于儿科临床主要应用的消化系统药物包括抑酸药、胃黏膜保护剂、胃肠动力药、助消化药、吸附止泻收敛药、微生态制剂、保肝降酶药物等，其中具有 TDM 特征及可实施监测的药物主要为质子泵抑制剂 PPI。

目前国内外的研究表明 PPI 的体内血药浓度及其他药代动力学参数在不同人群中存在着显著性的差异，这表明 PPI 的抗酸疗效确实存在个体差异。由基因多态性所致的个体差异，不仅会引起质子泵抑制剂类药物治疗效果的差异，也会引起不同程度的毒副反应。TDM 方法较为成熟的有高效液相色谱法（HPLC）或液相色谱–质谱联用法（LC-MS）等。

第三节　儿科消化系统疾病常用药物的 TDM

奥美拉唑

（一）药理学概述

奥美拉唑，化学名为 5- 甲氧基 -2-{[（4- 甲氧基 -3，5- 二甲基 -2- 吡啶基）- 甲基]- 亚磺酰基 }-1*H*- 苯并咪唑，分子式为 $C_{17}H_{19}N_3O_3S$，为白色或类白色结晶性粉末，无臭，遇光易变色。易溶于二氯甲烷或氯仿，易溶于氢氧化钠的稀水溶液，在甲醇或乙醇中略溶，在丙酮中微溶，在水溶液中不稳定，对强酸也不稳定，应低温、避光保存。

1. **药动学**　奥美拉唑口服后 1～3 小时达到峰浓度，单剂口服生物利用度为 35%，若进行重复给药，7 小时后生物利用度可增至 60%。奥美拉唑在血浆中清除很快，清除 $t_{1/2}$ 不足 1 小时，主要在肝脏经由 P-450 酶代谢后排出，约有 80% 的代谢物经尿排出，约 18%（静脉注射）、19%（口服）由粪便排出。在人体，奥美拉唑的主要代谢物为磺基奥美拉唑和羟基奥美拉唑。前者无抑制胃酸分泌作用，后者抑制胃酸分泌作用不足奥美拉唑的 1%。当肝功能损害时，奥美拉唑的 $t_{1/2}$ 延长至 2.08～3.52 小时，而肾功能损害时，血浆奥美拉唑清除无明显变化，食物可推迟奥美拉唑的吸收。健康人口服 10mg，平均 t_{max} 为 0.21 小时，$t_{1/2}$ 为 0.4 小时，C_{max} 为 0.55μmol/L，AUC 为 0.31（μmol·h）/h。服用 40mg 的生物利用度约为 60%，血浆蛋白结合率约为 95%。

2. **药效学**　奥美拉唑是单烷氧基吡啶化合物，为质子泵抑制剂，是一种脂溶性弱碱性药物。它易浓集于酸性环境中，特异性地作用于胃黏膜壁细胞顶端膜构成的分泌性微管和胞质内的管状泡上，即胃壁细胞质子泵（H^+-K^+-ATP）所在部位，并转化为亚磺酰胺的活性形式，通过二硫键与质子泵的巯基发生不可逆行的结合，从而抑制 H^+-K^+-ATP 酶的活性，阻断胃酸分泌的最后步骤，使壁细胞内的 H^+ 不能转运到胃腔中，使胃液中的酸含量大为减少。奥美拉唑对基础胃酸和刺激引起的胃酸分泌都有很强的抑制作用，对组胺、五肽胃泌素及刺激迷走神经引起的胃酸分泌有明显的抑制作用，对 H_2AR 拮抗剂不能抑制的由二丁基腺苷酸引起的胃酸分泌也有强而持久的抑制作用。用药后胃酸分泌量明显下降，胃内 pH 迅速升高。对胃灼热和疼痛的缓解速度较快。对十二指肠溃疡的治愈率亦较高，且复发率较低。

奥美拉唑水溶液表现为弱碱性，浓集于酸性环境的壁细胞管泡，并很快转变为 H^+-K^+-ATP 酶的活性抑制物——次磺酰胺，后者很快与壁细胞细胞膜中的 H^+-K^+-ATP 酶巯醇作用，形成酶-抑制物复合体，使其失去活性。口服奥美拉唑 20mg，24 小时内仅 1/3 H^+-K^+-ATP 酶在壁细胞内再合成而恢复其分泌功能，故奥美拉唑抑制分泌作用持久。

志愿者口服奥美拉唑 40mg，服药后 1 小时胃酸抑制率为 56%，每日口服 30mg，连续服药 1 周，基础胃酸排出量抑制率为 99.0%，高峰酸排出量（PAO）抑制率为 98.4%。十二指肠溃疡患者，每日口服 20mg，连续服药 1 周，24 小时内胃内 H^+ 活性抑制率为 90%，具有很强的抑制胃酸作用。由于胃腔内酸度降低，刺激胃窦 G 细胞释放大量胃泌素，故服用奥美拉唑患者血清胃泌素均有升高。而血清胃泌素升高可增加胃黏膜血流量，服药 4 周后，可增加 23%（13%~30%），服药 6 周，平均可增加 44%（30%~67%）。这是奥美拉唑与 H_2 受体拮抗剂作用的最大不同点。

在应用奥美拉唑使 H^+-K^+-ATP 酶活性受到抑制后，增加了 K^+ 与 Cl^- 在胃黏膜细胞内外的传导，即增加了细胞内 K^+ 之外逸，使黏膜电位（PD）显著增加，从而使黏膜屏障功能受到保护。提示奥美拉唑在细胞稳定性上有积极作用，亦是奥美拉唑能迅速促进消化性溃疡愈合因素之一。

3. 药物相互作用

（1）与抗菌药物合用：胃酸和 Hp 感染是溃疡病的两大致病因子，由于 Hp 可深藏于腺体隐窝内，单用奥美拉唑或抗菌药物治疗效果都不理想，且 Hp 的根除率不高，常联用克拉霉素、阿莫西林、甲硝唑、替硝唑、呋喃唑酮等。联合治疗 Hp 感染能起到协同作用，增加疗效。

（2）与维生素合用：奥美拉唑抑制胃酸分泌后，胃内细菌较快生长，菌群发生明显变化，细菌总数增加，致使亚硝酸盐变成有致癌作用的亚硝胺，同时服用维生素 C 或维生素 E，可限制亚硝胺化合物形成。长期服用奥美拉唑可引起维生素 B_{12} 的缺乏，维生素 B_{12} 缺乏可以导致 S-腺苷蛋氨酸和蛋氨酸的合成障碍，也是神经系统病变的原因之一，这种影响与奥美拉唑剂量有关，剂量越大、影响越大。

（3）与铁剂、四环素、匹氨西林的合用：铁剂的吸收依赖于胃酸的存在，Fe^{3+} 在胃酸作用下转变为 Fe^{2+} 才被吸收。奥美拉唑抑酸作用影响铁剂的吸收。同时胃酸 pH 升高，使四环素类变成难溶性游离型四环素，不易吸收。匹氨西林等酯化物在酸性环境下吸收完全。故奥美拉唑与铁剂、四环素、匹氨西林不宜合用。

（4）与肝药酶代谢有关的药物合用：奥美拉唑在肝脏中通过 CYP2C19 酶代谢，因此联合应用时会增加其他通过此酶代谢的药物浓度，如地西泮、苯妥英、华法林、硝苯地平、伏立康唑等。对于正在接受苯妥英、华法林或其他维生素 K 拮抗剂治疗的患者，开始或停用奥美拉唑时应进行监测。每日 40mg 奥美拉唑可使伏立康唑的 C_{max} 和 AUC 分别增加 15% 和 41%，伏立康唑致奥美拉唑 AUC 增加 280%。因此在进行联合使用和长期治疗时，对于肝功能损伤严重的患者应考虑调整奥美拉唑剂量。此外，其他抑制 CYP2C19 或 CYP3A4 酶的药物如 HIV 蛋白酶抑制剂、伊曲康唑等亦可能导致奥美拉唑血浆浓度升高。

（5）与地高辛合用：奥美拉唑因改变胃液的酸碱环境，使地高辛分解为活性较低、药效维持更短的代谢物，降低其治疗作用。服用奥美拉唑及停药后短时间内应调整地高辛剂量。

（6）与蒙脱石、果胶铋、铝碳酸镁的合用：蒙脱石、果胶铋、铝碳酸镁等对奥美拉唑肠溶片和肠溶胶囊均有不同程度的吸附，建议口服奥美拉唑时应与这些药物尽量分开服用，以提高疗效。

（7）pH、重金属离子等理化因素：奥美拉唑为硫酰基苯并咪唑类结构，易受 pH、光线、重金属离子、温度等理化因素的影响。特别是在酸性条件下，奥美拉唑化学结构发生改变，出现聚合和变色现象；在碱性条件下比较稳定。因此要求奥美拉唑注射液溶解后应及时加入生理盐水（pH 4.5～7.0）或 5% 葡萄糖注射液（pH 3.2～5.5）中，静脉滴注时间应在 20～30 分钟。应避免与酸性药物混合滴注；配置好的溶液应在 2 小时内用完，在整个静脉滴注过程中应注意避光。

4. 主要不良反应

（1）胃肠道反应及维生素 B_{12} 缺乏：奥美拉唑常见的不良反应为胃肠道反应，表现为上腹饱胀、腹痛、腹泻、便秘、恶心呕吐等，发生这些不良反应的机制可能与奥美拉唑引起胃酸分泌减少有关。长期服用奥美拉唑也可引起维生素 B_{12} 吸收障碍，从而导致维生素 B_{12} 缺乏，这种缺乏会导致致死性血液和神经精神异常，这种影响与奥美拉唑剂量有关，剂量越大影响越大。其发生原因可能是大剂量奥美拉唑在抑制胃酸分泌的同时也抑制了内因子分泌，从而导致维生素 B_{12} 吸收障碍。

（2）肝脏损害：长期使用奥美拉唑可引起血清GPT、GOT暂时性升高，它们可增加致癌因子的生物活性和某些药物对肝脏的毒性作用。奥美拉唑还能抑制肝内 P-450 细胞氧化酶，从而影响某些药物的代谢。

（3）神经系统：奥美拉唑可引起神经系统的损害，表现为头痛、头昏、失眠、嗜睡、耳鸣、指端麻木等，另有报道使用奥美拉唑后可使既往存在的焦虑、抑郁加重，还可引起激动、幻觉等精神异常症状。

（4）胃泌素血症：服用奥美拉唑期间，血清胃泌素浓度升高，其机制可能为奥美拉唑高度抑制胃液分泌，胃泌素细胞分泌胃泌素的反馈抑制作用被消除，导致了高胃泌素血症。

（5）皮肤附件损害：奥美拉唑可抑制皮脂分泌，诱发剥脱性皮炎、皮肤干燥、皮脂缺乏、脱发、口腔溃疡等。皮疹、巨型荨麻疹、药物热等也时有发生。

（6）口腔溃疡：服用奥美拉唑可引起口腔溃疡，是因奥美拉唑在抑制胃酸分泌的同时，也影响了唾液的分泌，进而对口腔的冲洗、清洁杀菌作用减弱，而导致黏膜糜烂和溃疡形成。

（二）血药浓度与药理效应

奥美拉唑的抗酸作用与药时曲线下面积（AUC）显著相关。奥美拉唑的血药浓度存在明显的个体差异，在人群中存在着奥美拉唑羟化代谢多态性。

（三）TDM 方法学

奥美拉唑血药浓度目前多采用 HPLC 法进行检测，奥美拉唑在碱性下稳定，故提取时注意调节溶液的 pH 为弱碱性。同时采血后血浆标本应注意避光保存与处理。

1. HPLC 法（Ⅰ）　以乙醚为溶剂直接提取血浆样品，并以甲醇 – 水 – 冰醋酸 – 三乙胺（60∶40∶0.5∶0.5）为流动相，尼美舒利为内标，采用 HPLC 法检测血浆中奥美拉唑，定量检测 3ng/ml。

仪器：Shimadzu LC-6A 系列 HPLC 分析系统；Shimadzu C-R6A 数据处理机；Shimadzu SPD-10A 可变波长检测器。

色谱条件：色谱柱为 Hypersil ODS 220cm×4.6mm，5μm；流动相为甲醇 – 水 – 冰醋酸 – 三乙胺（60∶40∶0.5∶0.5），流速 1ml/min；检测波长 302nm，灵敏度 0.002AUFS。

血样处理：血浆 1.0ml 置离心管中，精密加入 25μg/ml 的尼美舒利甲醇溶液内标 15μl，涡旋 10 秒，加乙醚 6ml，涡旋 3 分钟，于 3 000r/min 离心 5 分钟，取有机相约 5ml，氮气恒流吹干，用 100μl 流动相溶解残渣，3 000r/min 离心 5 分钟，吸取上清液 20μl 进样分析。

方法特点：奥美拉唑的保留时间约为 5.4 分钟，内标尼美舒利的保留时间为 7.3 分钟，以奥美拉唑计算理论塔板数为 6 351。奥美拉唑在 5~1 800ng/ml 范围内线性良好，变异 RSD=2.9%，回归方程为 Y −0.004 094C+0.000 146 0，r=0.999 8。

2. HPLC（Ⅱ）　以普罗帕酮为内标，甲醇 – 醋酸 – 醋酸钠缓冲液（pH=4.3）- 二乙胺（55∶45∶0.5）为流动相，紫外检测波长为 302nm，最低定量检测限 10ng/ml。

仪器：Beckman 10 泵，340 进样阀，427 型积分仪（Beckman）；Waters 486 可变紫外检测器（Waters）。

色谱条件：分析柱为 YGW C$_{18}$ 柱（150mm×5mm），甲醇 – 醋酸 – 醋酸钠缓冲液（pH=4.3）- 二乙胺（55∶45∶0.5），流速 1.0ml/min，紫外检测波长 302nm，室温，纸速 2.5cm/min，AUFS=0.02。

血样处理：血浆 0.5ml，分别加内标 15μl，磷酸盐缓冲液（pH=7.0）50μl 漩涡混合，加二氯甲烷 5ml，在漩涡混合器上振荡提取，离心 5 分钟（3 000r/min）。水层取有机层置于尖底试管，40℃氮气恒流吹干，以 50μl 甲醇溶解残渣，取 20μl 进样。

方法特点：奥美拉唑与内标的保留时间分别为 7.00 分钟、11.00 分钟，奥美拉唑在 20~1 000ng/ml 范围内线性关系良好，r=0.999 1，标准曲线为

$c=10.77+732.75X$。

3. HPLC 法（Ⅲ） 以乙腈 –0.01mol/L K_2HPO_4（35∶65 v/v）为流动相，以三乙胺调 pH 至 7.5，保证了奥美拉唑的稳定性，同时少量三乙胺的加入对峰形有所改善。

仪器：HPLC（Waters）色谱仪器，N2000 色谱工作站。

色谱条件：色谱柱 Discovery C_{18} 柱（25cm×4.6mm，5μm）；柱温为 30℃；流动相为乙腈 –0.01mol/L K_2HPO_4（pH 7.5）（35∶65 v/v）；流速 1.0ml/min；检测波长 302nm。

血样处理：血样 200μl，加入 400μl 乙腈，涡旋混合 30 秒，12 000r/min 低温离心 15 分钟，取 500μl 上清液置于 50℃水浴挥干，加入 100μl 流动相溶解，涡旋混合 30 秒，12 000r/min 低温离心 10 分钟，取上清液 20μl 进样分析。

方法特点：奥美拉唑的保留时间为 6.0 分钟左右，峰形良好，血浆中内源性物质不干扰样品测定。以奥美拉唑峰面积 A 对浓度 C（μg/ml）作线性回归，得标准曲线方程为 $Y=107\ 458C-302.23$，（$r=0.999\ 9$，$n=5$），奥美拉唑的最低定量限 0.02μg/ml。

（四）TDM 结果报告与合理解释

奥美拉唑主要经 S- 美芬妥因 -4- 羟基化酶（CYP2C19）代谢。已知在不同个体和种族之间存在 CYP2C19 基因多态性，这是影响奥美拉唑代谢和临床效果的一个关键因素。目前研究表明，口服 40mg 奥美拉唑制剂给药 2 小时后，血药浓度依次为：CYP2C19 突变纯合子型 > CYP2C19 突变杂合子型 > CYP2C19 野生型。

奥美拉唑强代谢者迅速通过羟化代谢生成大量 5′- 羟基奥美拉唑代谢物，并迅速消除。在给药后 6 小时已检测不到 5′- 羟基奥美拉唑的含量，而其 S 原子氧化代谢则较弱，仅生成少量的奥美拉唑砜代谢物。反之，奥美拉唑弱代谢者体内羟化代谢能力甚弱，仅能生成少量 5′- 羟基奥美拉唑代谢物，而主要通过 S 原子氧化代谢途径生成大量的奥美拉唑砜代谢物。

两种代谢物的药时曲线亦均符合一室开放性模型，从它们的主要药代动力学参数亦反映不同受试者对奥美拉唑的氧化代谢能力存在着明显的个体差异。

（五）基于 TDM 下的临床合理用药

目前有关奥美拉唑血药浓度与其药理作用或不良反应间量化关系的研究不充分。临床更多关注的是奥美拉唑不同代谢基因型对其临床疗效尤其是药物相互作用的影响。

根据 CYP2C19 基因型的不同可将人群分为纯合子强代谢型（homozygous extensive metabolisers，EMs）、杂合子强代谢型（heterozygous extensive metabolisers，HEMs）和弱代谢型（poor metabolisers，PMs）。

1. 基因多态性与奥美拉唑药代谢　服药后血清中奥美拉唑的最大峰浓度在 PM 型中最高，HEM 型中次之，EM 型中最低；PM 组 AUC 均显著高于 HEM 和 EM 组。

2. 基因多态性与奥美拉唑药效　服药后第 1 日，24 小时胃内中位值、胃内 pH > 3 的总时间、胃内 pH > 4 的总时间在 PM 组最高，HEM 组其次，EM 组最低。在服药第 8 日，PM 组 24 小时胃内 pH 中位值、胃内 pH > 3 的总时间、胃内 pH > 4 的总时间均显著高于 HEM 组和 EM 组。由上述结果见，在服药第 1 日和第 8 日，奥美拉唑对 PM 组的抑酸效果显著优于 EM 组和 HEM 组，显著受到 CYP2C19 基因多态性的影响。

（六）奥美拉唑 TDM 的新进展

在 CYP2C19 基因型 EM 人群中，80% 药物都是由 CYP2C19 代谢的；而在 CYP2C19 基因型 PM 人群中，CYP3A 介导的 S 原子氧化才是药物的主要代谢途径。研究结果显示，长期大剂量使用 PPI 治疗增加肩髋部骨折的危险，并且剂量越大，骨折危险性越高，这与 PPI 减少钙的吸收有关。因此根据 CYP2C19 基因多态性，用最小有效剂量治疗有适应证的患者将有重要的临床实际意义，CYP2C19 基因多态性的研究为奥美拉唑的个体化治疗提供了一条途径。

3 种基因型与奥美拉唑的药动学参数（如 ρ_{max}、AUC、$t_{1/2}$ 和 Cl/F）存在显著相关性：ρ_{max}、AUC 和 $t_{1/2}$ 为 PM > HEM > EM，CL/F 为 EM > HEM > PM。分析原因是由于 CYP2C19*2 和 CYP2C19*3 基因变异。慢代谢者（PM）、杂合子快代谢者（HEM）与野生型纯合子快代谢患者（EM）相比，奥美拉唑代谢酶的能力减弱，导致清除率下降，半衰期延长，AUC 增大。

因此，HEM 尤其是 PM 基因型人群有更大的几率出现髋部骨折的危险，应监测其血药浓度，调整剂量，避免不良反应。国外学者通过对超快代谢基因型（ultrarapid metaboliser，UM）人群的 AUC 进行研究，结果表明，与 PM 基因型人群相比，UM 基因型的 AUC 为（0.57 ± 0.15）（μg·h）/ml，明显小于 EM 基因型〔（3.44 ± 0.01）（μg·h）/ml，P < 0.000 1〕。另外与 EM 基因型人群相比，UM 基因型的 ρ_{max} 为（1447 ± 189）μg/ml，明显小于 EM 基因型〔（2 109 ± 470）μg/ml，P < 0.000 01〕；$t_{1/2}$ 为（0.9 ± 0.15）小时，明显短于 EM 基因型〔（1.2 ± 0.35）小时，P = 0.01〕；同时 Cl/F 为（60.5 ± 8.25）ml/h，明显大于 EM 基因型〔（48.5 ± 13.25）ml/h，P=0.02〕。这些调查结果提示，基因型为 UM 的人群可能因达不到奥美拉唑治疗浓度而使治疗失败的概率提高。对于这类人群更应监测其血药浓度，进而调整剂量，确保治疗的有效性。

病例 1

患儿，男，7 岁 4 个月，25kg，因"反复腹痛半年"入院。

辅助检查：胃镜显示慢性浅表性胃炎中度，反流性食管炎，^{13}C 呼气试验阴性。

诊断：①慢性浅表性胃炎；②反流性食管炎。

病例 2

患儿，男，7 岁，25kg，因"反复腹痛、呕吐伴咳嗽 2 个月余"入院。

辅助检查：胸片、肺功能未见异常；胃镜显示慢性浅表性胃炎轻度；^{13}C 呼气试验阴性；24 小时食管 pH- 阻抗监测为 pH < 4 时间大于 6%。

诊断：①慢性浅表性胃炎；②胃食管反流病。

【病情分析】

病例 1：胃镜可见食管下段糜烂及浅溃疡，因此诊断为反流性食管炎。给予奥美拉唑肠溶片 20mg/ 次口服，每日 1 次，同时与黏膜保护剂、促胃肠动力药物治疗。连续服药 7 天后患儿症状缓解。

病例 2：胃镜下未观察到食管下段糜烂，但由于排除引起咳嗽的呼吸道疾病，且 24 小时食管 pH- 阻抗监测大于 6% 而诊断。给予奥美拉唑肠溶片 20mg/ 次口服，每日 1 次，同时给予黏膜保护剂、促胃肠动力药物治疗。连续服药 7 天后患儿仍有腹痛，调整奥美拉唑剂量为 20mg q12h 后腹痛缓解。

两位患儿均诊断为胃食管反流病。服用相同剂量奥美拉唑后，病例 1 患儿症状缓解，而病例 2 患儿仍有症状，说明在不同的个体，相同剂量的奥美拉唑所达到的抑酸效果仍有差别，其可能的原因是奥美拉唑在不同个体内代谢的差异。

质子泵抑制剂抑酸作用的程度与暴露于药物的质子泵数量有关，而质子泵的暴露量主要取决于药物的 AUC，因此奥美拉唑的 AUC 是抑酸效果的关键药动学参数。同时，奥美拉唑连续多次给药后有蓄积效应，这可能与多次服药后肝脏首过效应降低，胃内 pH 增高从而减少了奥美拉唑的酸降解有关。

奥美拉唑的使用需结合个体代谢特征进行个体化调整用药的剂量与频次，从而达到满意的抑酸效果，最终有效缓解症状。

【药学监测】

为探讨两位患儿在相同剂量下不同临床疗效可能的原因，并因此调整药物治疗方案。再次让两位患儿服用奥美拉唑肠溶片 1 周，分别对两位患儿服药后第 1 日和第 7 日的血药浓度进行检测，并计算药代动力学参数（表 19-1），从而作为调整药物剂量的依据。

表 19-1　两位患儿的药代动力学参数

		$t_{1/2}$/h	t_{max}/h	C_{max}/ （ng/ml）	Cl/ （L/h）	$AUC_{C0\text{-}t}$/ [ng/（ml·h）]	$AUC_{0\text{-}\infty}$/ [ng/（ml·h）]
病例 1	D1	2.12	2.33	1021.8	5.94	3582.63	3735.27
	D7	2.17	1.5	1287.7	4.68	4395.44	4563.94
病例 2	D1	0.65	2.25	357.29	41.3	535.61	537.77
	D7	1.04	2.1	582.93	20.70	1103.05	1105.54

检测发现，给药第 1 日，t_{max} 差异不大，其余药代参数差异明显；给药第 7 日，各参数均有明显差异。两患儿相比较，病例 1 患儿半衰期长，达峰浓度升高，血浆清除率低，AUC 增大，因此推测为慢代谢型可能。

由于病例 1 的 AUC 增大故该患儿抑酸效果更好，临床症状缓解明显。但需注意避免药物体内累积所可能产生的副作用，慢代谢型患儿首次服用剂量及维持量可适当减量。病例 2 患儿可能为快代谢或中间代谢类型，因此药物代谢快，AUC 低，其抑酸效果欠佳。但连续用药后的累积效应较慢代谢型的累积更加明显，因此增加药物剂量或者增加服药频率，可维持较好的AUC，从而达到满意的抑酸效果。

【方案调整】

病例 1：使用奥美拉唑 20mg/ 次口服，每日 1 次，能够达到症状缓解，说明该剂量有效。但考虑 GRED 治疗周期为 4 ~ 8 周，抑酸剂使用时间较长，为减少药物在体内蓄积可能产生的副作用，在症状缓解后的维持治疗中可减少奥美拉唑用量，调整为 10mg/ 次，每日 1 次。

病例 2：使用奥美拉唑 20mg/ 次，口服，每日 1 次，并不能有效缓解症状，说明该剂量不能达到满意的抑酸效果，结合临床症状缓解情况增大剂量或增加用药频次。因此，病例 2 患儿调整治疗方案为奥美拉唑 20mg/ 次，口服，早晚各 1 次，服用 7 日后，症状缓解。

【治疗转归】

病例 1：奥美拉唑 20mg/ 次，每日 1 次使用 2 周后，症状明显缓解，24 小时食管 pH- 阻抗监测提示 pH < 4 时间小于 4%，提示抑酸治疗有效。后降低奥美拉唑剂量为 10mg/ 次，每日 1 次，连续使用 4 周后复查胃镜，胃镜结果提示食管下端炎症改变明显缓解，故此方案治疗有效。

病例 2：奥美拉唑 20mg/ 次，早晚各 1 次，使用 2 周后症状缓解，提示抑酸治疗有效。维持该剂量，继续使用 4 周，症状无反复，复查胃镜未见异常，复查 24 小时食管 pH- 阻抗监测提示 pH < 4 时间小于 4%，故此方案治疗有效。

参考文献

[1] 《中国国家处方集》编委会. 中国国家处方集化学药品与生物制品卷（儿童版）. 北京：人民军医出版社，2013:136-173.

[2] 胡祥鹏，许建明，胡咏梅，等. CYP2C19基因多态性对奥美拉唑在中国人体内的药物动力学和药效学的影响. 中国药理学通报,2005,21(10):1210-1213.

[3] 钱伯琦. 奥美拉唑的药理作用和临床应用. 中国医院药学杂志,1993,13(6):35-36.

[4] 何伟，龙筠. 奥美拉唑不良反应综述. 药物流行病学杂志,2001,10(1):17-18.

[5] 吴学兰，陶婷婷，徐创贵，等. 奥美拉唑的合理应用及不良反应分析. 中国药事,2014,28(7):805-808.

[6] 楼雅卿，赵莉，张远. 中国健康志愿者的奥美拉唑及其代谢物的药代动力学研究. 中国临床药理学杂志,1994,10(1):14-21.

[7] 丁黎，杨劲，闫花丽. 人血浆中奥美拉唑高效液相色谱测定法及其药代动力学研究. 药物分析杂志,1999,19(5):300-303.

[8] 邓子煜，李雪宁，陈秋潮. HPLC测定奥美拉唑血药浓度. 中国药学杂志,1996,31(10):608-610.

[9] 刘云，潘祺琦. HPLC法测定奥美拉唑的血药浓度. 江苏医药,2010,36(7):837-839.

[10] 马晶晶，李金恒，曹晓梅，等. CYP2C19基因多态性对奥美拉唑药动学与相对生物利用度的影响. 中国药理学通报,2010,26(2):258-262.

[11] 王瓅珏，唐惠林，荆珊，等. CYP2C19基因多态性对奥美拉唑药动学影响的系统评价. 中国药学杂志,2013,48(5):374-379.

附录

附录 1　儿科常见 TDM 药物的主要 PK 参数

药物	口服 F/%	t_{max}/h	Pb/%	$t_{1/2}$/h	TDM 有效浓度范围 /（μg/ml）
抗癫痫药物					
卡马西平	75 ~ 85	4 ~ 8	76	12 ~ 17	4 ~ 12
地西泮	> 95	0.5 ~ 1.5	98.7	20 ~ 40	0.5 ~ 2.5
硝西泮	78	1 ~ 2	8 ~ 36	1 ~ 2	0.03 ~ 0.18
氯硝西泮	> 95	1 ~ 4	85	18 ~ 50	10 ~ 75
乙琥胺	> 90	1 ~ 4	0	40 ~ 60	40 ~ 100
苯巴比妥	80 ~ 100	0.5 ~ 4	55	53 ~ 140	15 ~ 40
苯妥英钠	70 ~ 90	1 ~ 12	90	1 ~ 3	10 ~ 20
丙戊酸钠	> 90	3 ~ 6	90	13 ~ 19	50 ~ 100
加巴喷丁	50 ~ 60	2 ~ 3	5 ~ 9	6	12 ~ 20
拉莫三嗪	> 90	1 ~ 3	55	25	3 ~ 15
奥卡西平	> 95	3 ~ 5	40	5	12 ~ 35
托吡酯	80	1 ~ 4	0	40 ~ 60	40 ~ 100
左乙拉西坦	95 ~ 100	0.5 ~ 4	55	53 ~ 140	10 ~ 60
抗精神病类					
锂盐（LiCO₃）	近 100	2 ~ 12	不结合	成人 24 儿童 18	0.8 ~ 1.5mmol/L
丙米嗪	29 ~ 77	2 ~ 8	60 ~ 96	6 ~ 20	0.2 ~ 0.25

药物	口服 F/%	t_{max}/h	Pb/%	$t_{1/2}$/h	TDM 有效浓度范围 /（μg/ml）
抗感染类药物					
阿米卡星	口服不吸收	肌内注射 0.75 ~ 1.5；静脉滴注 0.25 ~ 0.5	低	成人 2 ~ 2.5 儿童 1 ~ 1.5 新生儿 4 ~ 8	谷 1.0 ~ 4.0；峰 15.0 ~ 25.0
庆大霉素	口服不吸收	肌内注射 0.5 ~ 1.05；静脉滴注 0.25 ~ 0.5	低	成人 2 ~ 3 儿童 5 ~ 11.5	q8h：谷 1 ~ 2，峰 4 ~ 10 qd：谷 <1；峰 16 ~ 24
万古霉素	口服不吸收	肌内注射 0.5 ~ 1.05；静脉滴注 0.25 ~ 0.5	55	成人 4 ~ 11 儿童 2 ~ 3	谷 5 ~ 10（一般感染），15 ~ 20（血性及颅内感染）；峰 25 ~ 40
替考拉宁	口服难吸收 肌内注射 90 ~ 95	肌内注射 2.0	90	70 ~ 100	10 ~ 20
利奈唑胺	> 95	口服 1 ~ 2；静脉滴注 0.25 ~ 0.5	30	成人 4 ~ 5 儿童 2 ~ 3	谷 15 ~ 20（中重度），5 ~ 10（轻度）
抗结核药物					
异烟肼	90	1 ~ 2	0 ~ 10	快代 0.5 ~ 1.6；慢代 2.0 ~ 6.0	3.0 ~ 5.0
利福平	口服 90 ~ 95	口服 2 ~ 4；静脉滴注 0.25 ~ 0.5	60 ~ 90	1.5 ~ 5	待定
吡嗪酰胺		1 ~ 2	50	8 ~ 9	25 ~ 35
抗真菌药物					
伊曲康唑	50 ~ 55	2 ~ 5	99	34 ~ 42	谷浓度：预防 > 0.5；治疗 > 1.0
泊沙康唑	60 ~ 80	3 ~ 6	95 ~ 98	15 ~ 35	谷 0.7 ~ 1.25
伏立康唑	> 95	口服 1 ~ 2；静脉滴注 0.125 ~ 0.25	55 ~ 58	5 ~ 6	谷 1 ~ 6

药物	口服 F/%	t_{max}/h	Pb/%	$t_{1/2}$/h	TDM 有效浓度范围 / (μg/ml)
卡泊芬净	无口服制剂	0.125 ~ 0.25	> 97	β 相 9 ~ 11； γ 相 40 ~ 50	2 ~ 5
两性霉素 B 脂质复合体	口服不吸收	0.25 ~ 0.5	91 ~ 95	14 ~ 24	谷 0.5 ~ 1； 峰 2 ~ 4

心血管系统药物

药物	口服 F/%	t_{max}/h	Pb/%	$t_{1/2}$/h	TDM 有效浓度范围 / (μg/ml)
地高辛	片剂 60 ~ 80；醑剂 70 ~ 85；胶囊 > 90	口服 2 ~ 6；静脉滴注 1 ~ 4	20 ~ 25	32 ~ 48	0.5 ~ 2.0ng/ml
胺碘酮	22 ~ 65	口服 5 ~ 6；静脉滴注 0.08 ~ 0.125	> 95	18 ~ 32	1 ~ 2.5

免疫调节类药物

药物	口服 F/%	t_{max}/h	Pb/%	$t_{1/2}$/h	TDM 有效浓度范围 / (μg/ml)
环孢素 A	35 ~ 55	1.5 ~ 2	脂蛋白 90；红细胞 41 ~ 58；白细胞 10 ~ 20	成人 19；儿童 10 ~ 27	0.1 ~ 0.4，器官移植不同时期区别对待
霉酚酸酯	> 95	0.5 ~ 1.0	82	16 ~ 18	30 ~ 60（mg·h）/L（MPA-AUC），器官移植不同时期区别对待
他克莫司	吸收不稳定，15 ~ 20	1 ~ 2	红细胞 80；血浆蛋白 99	12 ~ 43	5 ~ 20ng/ml，不同器官移植及不同时期区别对待
西罗莫司	10 ~ 14	1 ~ 2	92	15 ~ 27	6 ~ 12ng/ml，不同器官移植及不同时期区别对待

附录

药物	口服 F/%	t_{max}/h	Pb/%	$t_{1/2}$/h	TDM 有效浓度范围 /（μg/ml）
抗肿瘤药物					
甲氨蝶呤	> 90	口服 1 ~ 5；肌内注射 0.5 ~ 1	50	$t_{1/2\alpha}$ 1 ~ 1.5；$t_{1/2\beta}$ 初 2 ~ 3；末 8 ~ 10	0<10.0μmol/L，48h<0.2μmol/L，72h<0.1μmol/L
氟尿嘧啶	口服吸收不全且不规则，推荐静脉给药		0.5h 可到达脑脊液	$t_{1/2\alpha}$ 10 ~ 20min，$t_{1/2\beta}$ 20	AUC$_{0~48h}$: 8 ~ 16（μg·h）/ml AUC: 20 ~ 25（μg·h）/ml
6-巯基嘌呤	> 90	0.25 ~ 0.5	20	1.5	6-MP 峰: 135 ~ 166ng/ml 6-硫鸟嘌呤核苷酸（6-TGNs）: 235 ~ 450pmol/ 8×10^8 RBCs
顺铂	不适宜口服、肌内注射给药	待定	待定	$t_{1/2\alpha}$: 25 ~ 49min；$t_{1/2\beta}$: 58 ~ 73；$t_{1/2\gamma}$: 24h	待定
卡铂	不适宜口服、肌内注射给药	待定	待定	$t_{1/2\gamma}$: 5d，$t_{1/2\alpha}$: 1.1 ~ 2，$t_{1/2\beta}$: 2.6 ~ 5.9	AUC 单用: 5 ~ 6mg/（ml·min） AUC 合用: 2 ~ 8mg/（ml·min）
消化系统药物					
奥美拉唑	35 ~ 60	1 ~ 3	90 ~ 95	0.5 ~ 1 肝损: 3	峰 0.45 ~1.2 AUC$_{0~\infty}$: 1.17 ~ 2.92μg/（ml·h）
兰索拉唑	80 ~ 85	2		1.3 ~ 1.7	峰 1.0 ~ 1.5；谷 0.25 ~ 0.5

附录 2 儿童治疗药物监测专家共识 *

治疗药物监测（therapeutic drug monitoring，TDM）是指在药代动力学（pharmacokinetics，PK）原理指导下，应用现代分析技术定量测定患者治疗用药后体液中的药物及其代谢产物的浓度，从而设计或调整给药方案，以实现个体化治疗，提高疗效，避免或减少药物毒副反应。TDM 是 20 世纪药物治疗学重大进展之一，是医师合理用药，提高医疗服务质量的有效途径。儿童是 TDM 的重点人群，我国儿童 TDM 开展 30 余年，至今没有相应的规范指导 TDM 的实施。为此，中华医学会儿科学会儿科临床药理学组组织全国儿科神经、呼吸、新生儿、消化、肾脏、免疫、肿瘤、血液、心血管、感染等专业的临床医师及临床药师组成"儿童治疗药物监测专家共识"制定团队，参考国内外 TDM 研究、专家共识和指南，制定"儿童治疗药物监测专家共识"，旨在为儿童 TDM 提供参考，促进儿童合理用药，保障儿科用药安全。

本专家共识分两部分，第一部分阐述 TDM 原则，第二部分阐述目前临床需行 TDM 的部分药物 TDM 实施规范。

【TDM 的原则】

TDM 的目的是通过监测体内药物浓度，制订和调整个体化用药方案，提高疗效，保障药物治疗安全。TDM 为临床医师提供了一个判断临床药物疗效的客观指标，但并不意味着每种药物或每个患儿均需实施 TDM，临床医师及临床药师应根据药物的特点、患儿临床状况及现有的检测技术手段掌握 TDM 指征。

一、实施 TDM 的药物应具备的条件

1. 具有可供参考的药物治疗浓度范围和中毒水平，PK 参数已明确。
2. 治疗作用、毒性反应与血药浓度相关。
3. 具有快速、灵敏、准确的药物浓度检测方法。

二、TDM 指征

药物满足实施 TDM 应具备的条件，存在诸多因素影响该药物的药效动力学（pharmacodynamics，PD）及 PK 的特征，通过 TDM 可达到临床安全和有效用药的目的，可考虑行 TDM。通常包括以下情况：

1. 治疗指数低，安全范围狭窄的药物。
2. 同一剂量可能出现较大血药浓度差异的药物。
3. 具有非线性 PK 特性的药物。

注：* 自中华儿科杂志，2015 年 9 月，53（9）：650-659，中华医学会儿科分会临床药理学组编写。

4. 肝、肾功能不全的患者使用主要经过肝脏代谢或主要以药物原型经肾脏排泄的药物。

5. 长期用药但依从性差的患者。

6. 长期使用易产生耐药性的药物。

7. 诱导肝酶的活性而致 PK 及 PD 显著改变的药物。

8. 怀疑药物中毒，但药物中毒与药物剂量不足的症状相似，临床无更客观的诊断及鉴别诊断指征。

9. 联合用药易产生相互作用而影响疗效。

10. PK、PD 个体差异大，尤其因遗传因素造成显著性差异的药物，如免疫抑制剂霉酚酸酯，编码 UGT1 A9、UGT287、MRP2 等基因的遗传多态性对霉酚酸酯 PK 有显著影响，推荐行 TDM。

三、TDM 流程

临床实施药物治疗时，临床医师和药师应根据患儿的临床状况，结合药物特点确定患儿是否需要进行 TDM。当患儿有 TDM 指征时，临床医师需填写 TDM 申请单，正确填写患儿一般信息（姓名、性别、年龄、体重等）、疾病诊断、肝肾功能状态、申请项目、采集标本类型、服药时间及剂量、对 TDM 药物有影响的合并用药等。确定采样时间、TDM 频率，送至有资质的 TDM 实验室检测血药浓度，临床药师出具 TDM 分析结果和报告，临床医师及临床药师根据 TDM 分析结果对用药进行调整。

四、TDM 方法

1. 样本

（1）推荐血液作为 TDM 首选标本，根据临床需要采用全血、血清或血浆作为检测标本。

（2）年长儿童可考虑采集唾液作为 TDM 样本，如卡马西平、苯巴比妥及苯妥英等。

以唾液作为 TDM 标本时，应同时满足以下条件：①已知唾液药物浓度与血浆药物浓度（总浓度或游离药物浓度）有比较恒定关系；②药物在唾液与血浆间能较快达到分布平衡；③所用药物应无抑制唾液分泌的 M 胆碱受体阻断作用。

标本收集宜在自然分泌状态下进行，采集后立即测定其 pH，以供解释结果时参考。若为口服用药，应在口服后充分漱口，不宜在服药后短期内取样。口腔有炎症时，不宜用唾液作为 TDM 标本。

2. 采样时间及 TDM 频率
推荐在血药浓度达到稳态后采样，根据临床

需要决定采样时间。

3. TDM 常用方法有放射免疫分析法（radioimmunoassay）、荧光偏振免疫分析法（fluorescence polarization immunoassay）、酶放大免疫法（enzyme-multiplied immunoassay technique）、化学发光免疫分析法（chemiluminescence immunoassay）、时间分辨荧光免疫分析法（time-resolved fluorescence immunoassay）、颗粒增强透射免疫比浊法（particle-enhanced turbidimetric inhibition immunoassay）、微粒酶免疫测定法（microparticle enzyme immunoassays）、高效液相色谱法（high performance liquid chromatography）、气相色谱法（gas chromatography）、液相色谱/质谱法（liquid chromatography-mass spectrometry）等，每一种方法有其自身的特点和不足，各检测中心应根据现有条件和项目要求进行选择。

五、TDM 分析和报告

TDM 分析和报告的内容应尽可能为临床提供更多有价值的信息，以便确定下一步治疗方案，如影响本次结果的可能原因，对异常结果的建议等。

【推荐行 TDM 的儿科药物】

"儿童治疗药物监测专家共识"制定团队根据 TMD 原则，参阅国内外相关文献，结合目前国内的临床需要，筛选出 7 类推荐行 TDM 的药物，包括抗菌药物、抗癫痫药物、抗肿瘤药物、心血管药物、平喘药、免疫抑制剂及抗精神病药物。筛选原则包括：具备 TDM 实施条件及指征的药物和 TDM 结果对临床决策具有显著帮助的药物。

各类药物 TDM 所需样本、采样 TDM 频率、血药浓度参考值及检测方法见附表 1。

附表 1 药物 TDM 参数

药物名称及检测样本	TDM 时间及频率	血药浓度参考范围	检测方法
万古霉素 检测样本：血清或血浆	推荐监测谷浓度，不推荐常规监测峰浓度。谷浓度：用药第 4 剂前 30 分钟采样；峰浓度：用药结束后 0.5 ~ 1 小时采样；如需持续用药，推荐每周行 TDM；血流动力学不稳定、大剂量用药、肾功能	谷浓度：5 ~ 10mg/L，严重感染患儿 10 ~ 20mg/L。谷浓度大于 20mg/L 时可能发生肾毒性	FPIA，PETINIA，EMIT，CLIA 等

药物名称及 检测样本	TDM 时间及频率	血药浓度参考范围	检测方法
	不稳定及肾毒性危险程度高的患 儿推荐进行更多次 TDM		
氨基糖苷类 检测样本： 血清或血浆	监测谷浓度，不推荐常规监测峰 浓度，在以下情况下可考虑峰浓 度的 TDM：非常规剂量用药、等 张性脱水及对药物反应欠佳。 谷浓度：第 3 剂用药前 30 分钟内 采样；峰浓度：肌内注射 60 ~ 90 分钟或静脉注射后 30 ~ 60 分 钟内采样。 透析患者：透析结束后 6 小时采 样；如需长时间用药，建议每周 行 TDM；在调整剂量、血流动力学 不稳定、肾功能不稳定及肾毒性 危险性大时，需进行更高频率 TDM	庆大霉素： 谷浓度：每 8 小时给药 1 ~ 2mg/L，每 24 小时 给药 1mg/L；峰浓度：每 8 小时给药 4 ~ 10mg/L， 每 24 小时给药 16 ~ 24mg/L 阿米卡星： 谷浓度：每 12 小时给 药 5 ~ 10mg/L，每 24 小时给药 <1mg/L；峰 浓度：每 12 小时给药 15 ~ 30mg/L，每 24 小 时给药 56 ~ 64mg/L	FPIA、 EMIT 及 HPLC 等
卡马西平 检测样本： 血清或血浆	推荐检测谷浓度，不推荐常规检 测峰浓度。 谷浓度：规则服药 4 周达稳态后， 清晨服药前采样。 剂量调整后再次检测稳态谷浓度	单药治疗时推荐卡马西 平谷浓度：4 ~ 12mg/L； 仅在患儿出现难以解释 的药物中毒反应时检测 卡马西平代谢产物卡马 西平 -10，11- 环氧化 物（CBZ-E）浓度， CBZ-E 为 0.2 ~ 6mg/L	FPIA、 EMIT 及 HPLC 等
丙戊酸 检测样本： 血清或血浆	推荐检测谷浓度，不推荐常规检 测峰浓度。 谷浓度：规则服药 3 ~ 5 日后，清 晨服药前采样；出现中毒反应时 随时检测血药浓度；根据临床状 况确定 TDM 频率	谷浓度：50 ~ 100mg/L	FPIA、 EMIT 及 HPLC 等

药物名称及 检测样本	TDM 时间及频率	血药浓度参考范围	检测方法
苯妥英 检测样本： 血清或血浆	推荐检测谷浓度，不推荐常规检测峰浓度；静脉负荷剂量后 1~4 小时采样，确定是否达到治疗范围。 最初维持剂量 3~4 日内检测清晨用药前谷浓度，确定药物浓度是否低于或超过治疗范围；达到稳定治疗方案后，住院患儿每 1~2 周、门诊患儿每 1~6 个月检查清晨谷浓度；当临床状态改变、调整药物治疗方案、怀疑药物中毒及患儿依从性差时，应采样进行 TDM	血浆白蛋白正常时，总苯妥英谷浓度 10~20mg/L，游离型苯妥英浓度 1~2mg/L（室温 25℃）	FPIA、EMIT 及 HPLC 等
苯巴比妥 检测样本： 血清或血浆	推荐检测谷浓度，不推荐常规检测峰浓度；规则服药不低于 15 日达稳态后，清晨服药前采样检测谷浓度；根据临床状况决定 TDM 频率；出现中毒反应时随时检测血药浓度	谷浓度：10~40mg/L	FPIA、EMIT、HPLC 及 RIA 等
拉莫三嗪 检测样本： 血清或血浆	推荐检测谷浓度，不推荐常规检测峰浓度；规则服药 3~6 日（合用丙戊酸酸则 5~15 日）后于清晨服药前采样；根据临床状况决定 TDM 频率	谷浓度：2.5~15mg/L	HPLC、LC/MS 等
奥卡西平 检测样本： 血清或血浆	奥卡西平进入人体后迅速转化为 10-单羟基衍生物（monohydroxy derivative，MHD），故推荐检测谷浓度，不推荐常规检测峰浓度； 谷浓度：规则服药 7~10 日后于清晨服药前采样；根据临床状况决定 TDM 频率	谷浓度：3~35mg/L	HPLC、LC/MS 等

药物名称及 检测样本	TDM 时间及频率	血药浓度参考范围	检测方法
甲氨蝶呤 检测样本： 血清或血浆	大剂量 MTX 治疗，MTX 开始输注后 24 小时、42 小时、48 小时、72 小时依次采集标本行 TDM	大剂量 MTX 治疗急性淋巴细胞性白血病时；用药 48h ≤ 1μmol/L，72h ≤ 0.1μmol/L。超过上述时间血药安全浓度标准称为排泄延迟，需增加甲酰四氢叶酸钙解救剂量和频次，直至 MTX 血药浓度 ≤ 0.1μmol/L 或 ≤ 0.25μmol/L	FPIA、 EMIT 等
地高辛 检测样本： 血清或血浆	推荐检测谷浓度，不推荐常规检测峰浓度。 谷浓度：肾功能正常患儿规则服药达稳态后（4 个半衰期），或药物剂量调整至少 6 天采样，采样应在用药 6 小时以上待地高辛分布达终末阶段后进行：怀疑地高辛中毒时应行 TDM，应至少在最后一次用药 6 小时后采样	谷浓度：0.5 ~ 2μg/L；由于地高辛治疗指数低，在治疗心力衰竭时推荐 TDM 谷浓度 0.5 ~ 0.8μg/L，不超过 1μg/L	FPIA、 EMIT 等
氨茶碱 检测样本： 血清或血浆	推荐监测谷浓度，不推荐常规监测峰浓度。 谷浓度：首次进行 TDM 通常在 1~2 个半衰期后进行，以确定是否达到有效用药范围，并重新计算 PK 参数，必要时调整药物剂量。 峰浓度：临床怀疑药物中毒时进行峰浓度监测。 达稳态后测定血药浓度，临床上进行剂量调整或改变剂型后达稳态时需重新检测血药浓度	儿童哮喘：5 ~ 15mg/L；新生儿呼吸暂停：6 ~ 12mg/L	FPIA、 EMIT 等

药物名称及 检测样本	TDM 时间及频率	血药浓度参考范围	检测方法
环孢霉素 检测样本： EDTA 玻璃 试管抗凝全 血（EDTA 7.2mg/5ml 血），不能 有血凝块	器官移植： 谷浓度：器官移植 2～3 天后开始监测，于清晨或服药 12 小时后采样。 用药后 2 小时浓度：服药后 2 小时左右采样。 TDM 频率： 移植后 1 周内多次检测用药后 2 小时浓度，在需区别低吸收及延迟吸收者时，需要监测更多点（如用药前浓度，用药后 4 小时浓度，用药后 6 小时浓度或简化曲线下面积）	①肾移植患者谷浓度：术后 1 个月内 250～450μg/L，术后 1～3 个月 250～400μg/L；术后 3～6 个月 180～350μg/L，术后 6～12 个月 150～300μg/L，术后大于 1 年 100～250μg/L；②肝移植患者用药后 2h 浓度：术后 0～6 个月 1 000μg/L，术后 7～12 个月 800μg/L，术后大于 1 年 600μg/L；肾移植患者用药后 2 小时浓度：术后 0～1 个月 1 700μg/L，术后 2 个月 1 500μg/L，术后 3～4 个月 1 200μg/L，术后 5～6 个月 1 000μg/L，术后大于 8 个月 800μg/L；③再生障碍性贫血：服药 2 周后监测血药浓度，谷浓度维持在 100～200μg/L，在维持谷浓度前提下尽量将峰浓度维持在 300～400μg/L；④肾病综合征谷浓度 80～120μg/L；⑤系统性红斑狼疮谷浓度：120～200μg/L	FPIA、EMIT 和 HPLC 以及 LC/MS 等

药物名称及 检测样本	TDM 时间及频率	血药浓度参考范围	检测方法
他克莫司 检测样本： EDTA 玻璃 试管抗凝全 血，不能有 血凝块	推荐监测谷浓度。 谷浓度：器官移植 2～3 日后开始监测，服药 12 小时后采样；TDM 频率：移植最初 2 周内每周监测 3 次，后每周监测 2 次持续 2 周，然后每周监测 1 次，持续 2 周，患儿剂量稳定，到达目标血药浓度范围后 1 个月监测 1 次。 出现以下情况时需立即监测血药浓度：免疫抑制方案有重要改变，如药物减量或转换；出现主要的临床不良事件，如：排斥反应、感染等；怀疑患儿依从性差	儿童肝移植谷浓度：移植后 1～12 个月 5～20μg/L；儿童肾移植谷浓度：移植后 1～2 个月 10～20μg/L，3～12 个月 5～10μg/L	ELISA、MEIA、HPLC-MS 等
霉酚酸酯 检测样本： 血浆	霉酚酸酯口服吸收迅速，并迅速代谢为活性成分霉酚酸，故霉酚酸酯 TDM 主要监测霉酚酸浓度；推荐霉酚酸 0～12 小时曲线下面积（$AUC_{0～12h}$）作为霉酚酸酯 TDM 指标；TDM 频率：移植后 1 周、1 个月和 3 个月；免疫抑制方案有重要改变，如药物减量或转换；出现主要的临床不良事件，如：排斥反应、感染、腹泻等；怀疑患儿依从性差	肾移植患者霉酚酸 $AUC_{0～12h}$ 为 30～60（mg·h）/L；当霉酚酸 $AUC_{0～12h}$ < 30（mg·h）/L 时，提示霉酚酸可能暴露不足，尤其在肾移植后早期，排斥反应的概率将加大，霉酚酸酯剂量可能需要增加；当霉酚酸 $AUC_{0～12h}$ > 60（mg·h）/L 时，提示霉酚酸可能暴露过度，药物相关的不良事件概率可能增加，霉酚酸酯剂量可能需要减少	

药物名称及 检测样本	TDM 时间及频率	血药浓度参考范围	检测方法
碳酸锂 检测样本： 血清或血浆	推荐监测谷浓度，不推荐常规监测峰浓度；谷浓度在达稳态血药浓度，规则用药 5 日以上，在前一晚上用药后至少 12 小时清晨空腹采血；患儿肾功能有改变时需监测谷浓度；若怀疑过量中毒则不受时间限制	急性期治疗时血药浓度可达 1.2mmol/L，长期维持使用推荐血药浓度 0.5 ~ 0.8mmol/L，血药浓度大于 1.5mmol/L 则不良反应增多	火焰发射光谱法、原子吸收光谱法

注：RIA：放射免疫分析法；FPIA：荧光偏振免疫分析法；EMIT：酶放大免疫法；CLIA：化学发光免疫分析法；TRFIA：时间分辨荧光免疫分析法；PETINIA：颗粒增强透射免疫比浊法；MEIA：微粒酶免疫测定法；HPLC：高效液相色谱法；GC：气相色谱法；LCMS：液相色谱 / 质谱法

六、抗菌药物

（一）万古霉素

万古霉素常用于治疗耐甲氧西林的葡萄球菌感染，万古霉素的 TDM 是指导剂量调整最精确和最实用的方法。

1. TDM 指征 治疗时间超过 3 天时，可进行 TDM；在以下情况应当考虑进行 TDM：新生儿、接受大剂量万古霉素治疗（血药谷浓度 15 ~ 20mg / L）、严重感染、肾功能不稳定（恶化或进展型）、血液透析、肥胖及特殊情况导致药物分布容积波动时、合用其他肾、耳毒性药物患儿。

2. PK/PD 特点

（1）口服胃肠道难吸收，主要通过静脉全身给药，给药后可广泛分布于全身大多数组织和体液内，在血清、胸膜、心包、腹膜、腹腔积液和滑膜液中可达有效抑菌浓度，在尿中浓度较高，但在胆汁中不能达有效抑菌浓度，脑膜炎时可渗透进入脑脊液。80% ~ 90% 药物主要由肾小球滤过经尿液以原形排泄。

（2）成年人中 24 小时曲线下面积（$AUC_{0 ~ 24h}$）/ 最小抑菌浓度（MIC）/ >400 是评价万古霉素疗效较好的 PK/PD 指标，目前没有足够证据显示该指标适用于儿童患者。

（3）谷浓度可作为监测肾毒性指标。

（4）如同时接受其他耳毒性药物（如氨基糖苷类药物）治疗，应常规监测耳毒性。

3. 用法及用量

（1）万古霉素说明书推荐儿童、婴儿每日 40mg／kg，分 2～4 次静脉滴注，每次静脉滴注时间在 60 分钟以上。新生儿每次给药量 10～15mg/kg，出生 1 周内的新生儿每 12 小时给药 1 次，出生 1 周至 1 个月新生儿每 8 小时给药 1 次，每次静脉滴注时间在 60 分钟以上。

（2）文献显示，由于万古霉素的 PK 同患儿肾脏功能密切相关，不同孕周、体重及矫正胎龄的新生儿之间 PK 具有较大差异，新生儿根据孕周、矫正胎龄、体重及肾功能情况给药能提高新生儿用药的安全性和有效性。

（3）研究显示，对于合并严重或侵袭性感染的儿童患者（不包括新生儿）接受传统的每日 40mg／kg 给药，不能达到治疗重症感染有效的谷浓度（10～20mg／L），因此美国感染病协会、日本化学治疗协会和日本 TDM 协会推荐儿童重症感染者（不包括新生儿）万古霉素剂量为 15mg／kg 每 6 小时静脉给药；日本指南推荐年龄 ≥ 12 岁的儿童可予 15mg／kg，每 6 小时静脉给药，根据 TDM 结果进行药物剂量调整。

（二）氨基糖苷类

氨基糖苷类药物由于有耳毒性和肾毒性的风险，临床不作为常规用药。但是该类药物在治疗某些耐药菌感染方面具有一定优势，临床上不能完全避免该类药物的使用。氨基糖苷类药物耳毒性及肾毒性与谷浓度相关，在使用该类药物时 TDM 对于低出生体重儿用药、剂量调整、联合用药时药物毒性反应的监测等具有重要作用。

1. TDM 指征

（1）治疗时间超过 48 小时可 TDM。

（2）在以下情况应当考虑进行 TDM：失水、听神经损害、重症肌无力、帕金森病、肾功能损害患儿，严重感染、血液透析、肥胖、新生儿、低体重儿及特殊　情况导致分布容积波动时。

2. PK／PD 特点

（1）口服几乎不吸收，肌内注射吸收迅速而完全，肾功减退者可显著延长，血浆蛋白结合率低，给药后可分布于各种组织和体液中，在肾皮质细胞中积聚，不易透过血.脑脊液屏障；原形经肾小球滤过随尿排出。

（2）杀菌效果与 C_{max}／MIC 有关，通常 C_{max} 为 MIC 的 8～10 倍时发挥最佳抗菌效果。

（3）谷浓度可以作为监测肾毒性指标。

（4）如同时接受其他耳毒性药物治疗，应常规监测耳毒性。

3. 用法及用量

（1）早产儿及足月新生儿根据孕周、矫正胎龄及肾功能情况给药。

（2）婴儿及儿童：肌内注射或稀释后静脉滴注。

庆大霉素：2.5mg/（kg·12h），或每1.7mg/（kg·8h），或4mg/（kg·24h）给药。

阿米卡星：首剂10mg/kg，然后7.5mg/（kg·12h）或15mg/（kg·24h）给药。

（3）每日1次给药策略能达到较高峰浓度，避免谷浓度过高。

七、抗癫痫药物

（一）TDM指征

在以下情况时对接受抗癫痫药物治疗的患儿推荐进行TDM①初次治疗或剂量调整后，临床医师决定为患儿达到某个预定目标浓度时；②一旦达到需要的临床治疗反应，建立"个体化浓度范围"；③怀疑患儿依从性差影响疗效；④怀疑药物中毒；⑤指导临床调整抗癫痫药物剂量，特别是具有剂量依赖PK特征的药物（如苯妥英）；⑥联合用药，药物之间具有相互作用影响药代动力学；⑦足量用药，临床仍有惊厥持续发作；⑧改变抗癫痫药物剂型，需监测稳态血药浓度变化时；⑨特殊临床状况：如癫痫持续状态、器官功能衰竭等。

具有较高血浆蛋白结合率的药物（如丙戊酸及苯妥英），以下情况需监测游离血药浓度：①患儿总血药浓度在治疗范围内，但出现与药物有关的毒性反应；②新生儿；③合并尿毒症；④血浆白蛋白浓度 <2.5g/dl；⑤患儿同时接受竞争性蛋白结合位点药物（如同时接受丙戊酸、苯妥英或水杨酸等）治疗。

（二）推荐TDM的抗癫痫药物

1. 卡马西平

（1）PK／PD特点：口服后胃肠道吸收较缓慢且变异性大，受剂型影响大，吸收后分布于全身各组织。98%在肝脏代谢，2%原型从肾脏排出。在肝细胞色素酶P-450（CYP3A4）作用下转化代谢，主要代谢物为卡马西平-10，11-环氧化物（carbamazepine-10，11-epoxide，CBZ-E），CBZ-E也具有较强抗癫痫作用，单服卡马西平时CBZ-E与母药的比值保持稳定，联用其他抗癫痫药物可能影响CBZ-E水平，导致临床疗效及药物不良反应的变化。脑脊液中卡马西平及CBZ-E浓度与血浆浓度比值分别为0.39及0.68。

卡马西平体内代谢具有自身诱导作用，随着服药时间的延长，半衰期逐渐缩短，伴有血浆清除率增加和血药浓度降低。卡马西平自身诱导作用发生在服药初期，可在服药数次后即出现，连续服药2~4周达到高峰，以后其代谢趋于稳定。

唾液中卡马西平及 CBZ-E 浓度同血药浓度相关性较高，唾液浓度与总血药浓度及游离血药浓度相关系数卡马西平分别为 0.84～0.9 及 0.91～0.99，CBZ-E 分别为 0.76～0.88 及 0.75～0.98；卡马西平平均唾液浓度／总血药浓度比值为 0.26～0.44，平均唾液浓度／游离血药浓度比值为 1.39～1.44，CBZ-E 平均唾液浓度／总血药浓度比值为 0.31～0.55。临床可采集唾液进行 TDM。

（2）用法及用量：在含人白细胞抗原等位基因 HLA-B*1502 的患者中使用卡马西平更容易发生致命的皮肤反应（Steven-Johnson 综合征和中毒性表皮坏死溶解综合征），建议在有条件的医院给药前行 HLA-B*1502 检测，阳性者避免使用。

儿童剂量为 10～20mg／（kg·d），为减少药物不良反应，通常需从 5mg／（kg·d）的小剂量逐渐增加至目标剂量。4 岁或 4 岁以下儿童，初始剂量在 20～60mg／d，然后隔日增加 20～60mg。4 岁以上儿童，初始剂量为 100mg／d，然后每周增加 100mg。

2. 丙戊酸

（1）PK／PD 特点：血浆蛋白结合率高，呈剂量依赖性，并具有饱和现象，同时服用血浆蛋白结合率高的其他药物（如氟西汀和阿司匹林），可增加丙戊酸游离浓度，引起中毒症状。分布容积与游离丙戊酸浓度有关，用药后可分布于全身组织器官，脑脊液中丙戊酸浓度约为血浆浓度 5.4%～11%，唾液药物浓度很低。体内主要通过 β 氧化（30%）、葡萄糖醛酸化（40%）等途径在肝脏代谢，代谢产物主要经肾脏排泄，少量从粪便排泄。丙戊酸个体间 PK 差异大，受年龄、用药剂量、治疗时间及同时接受其他药物治疗影响。使用相同用药剂量的患儿个体之间血药浓度水平差异大，推荐常规进行 TDM。

（2）用法及用量：儿童从 10～15mg／（kg·d）开始，每 3～5 日增加 5～10mg／（kg·d）；维持量 20～30mg／（kg·d），与酶诱导剂合用应适当增加量（原剂量的 30%～50%），缓释剂型可每日 1 次服用。

3. 苯妥英

（1）PK／PD 特点：具非线性药动学特征，吸收变异性大，成人与年长儿血浆蛋白结合率较高，新生儿及小婴儿较低，具有较广泛的药物相互作用。甲苯磺丁脲、阿司匹林和一些非甾体抗炎药可以将苯妥英由蛋白结合形式置换出来，成为游离苯妥英，从而可能导致游离苯妥英浓度升高。

脑组织中的浓度与血浆浓度比值约为 0.89～1.28，约 5% 的苯妥英原型从尿中排出，其余均在肝脏经 CYP2C9 和 CYP2C19 代谢转变为无活性的代谢产物，主要代谢产物是羟基苯妥英。代谢过程存在限速或饱和现象，在小剂量时苯妥英代谢呈一级动力学过程，而大剂量、血药浓度较高时则为零级动力学过程。苯妥英唾液浓度同血药浓度相关性较高，唾液浓度与总血药浓度及游离血药浓度相关系数分别为 0.85~0.99 及 0.96~0.99，平均唾液浓度/总血药浓度比值为 0.09~0.13，平均唾液浓度/游离血药浓度比值为 0.99~1.06。临床可采集唾液进行 TDM。

（2）用法用量：新生儿负荷剂量 15~20mg/kg，静脉或口服，维持量 4~7mg/（kg·d），分 2 次使用；儿童初始剂量 5mg/（kg·d），维持剂量 4~8mg/（kg·d），分 2~3 次使用。

4. 苯巴比妥

（1）PK/PD 特点：成年人和年长儿童口服后吸收快而完全，新生儿口服吸收延迟且不稳定，新生儿和小婴儿有较高的分布容积和较低的血浆蛋白结合率。长期用药在脑组织的浓度和血液中的浓度相似，脑脊液中的浓度与血浆浓度比值约为 0.7~1.0。约 25% 的苯巴比妥从肾脏原型排出，余经肝脏 CYP2C9、CYP2C19 和 CYP2EI 氧化，以及葡萄糖醛酸化代谢，由肾脏清除。

早期新生儿阶段（出生 1 周内）约 70%~80% 的苯巴比妥以原型从肾脏清除，晚期新生儿阶段（出生 1 周后）约 50% 的苯巴比妥以原型从肾脏清除，另外 50% 经肝脏代谢后排出。新生儿和小婴儿期半衰期随月龄变化明显。

苯巴比妥唾液浓度同血药浓度相关性高，唾液浓度与总血药浓度及游离血药浓度相关系数分别为 0.65~0.98 及 0.64~0.99，平均唾液浓度/总血药浓度比值为 0.2~0.52，平均唾液浓度/游离血药浓度比值为 0.63~0.68。临床可采集唾液进行 TDM。

（2）用法用量：新生儿负荷剂量 15~20mg/kg，维持量 3~5mg/（kg·d），静脉注射；儿童抗癫痫剂量 3~5mg/（kg·d），可于睡前 1 次或每日分 2 次口服。

5. 拉莫三嗪

（1）PK/PD 特点：口服吸收迅速且完全，稳态血药浓度与剂量呈线性关系，主要在肝脏通过与葡萄糖醛酸结合失活，代谢酶主要为尿苷二磷酸葡萄糖醛酸基转移酶（uridine diphosphate-glucuronosyltransferase，UGT）1A4（UGTlA4），代谢物无抗癫痫活性，经肾脏排泄。该药 PK 存在自身诱导现象，通常于 2 周内完成，可以导致血药浓度下降 17%。合用酶诱导剂时半衰期缩短，合用丙戊酸时半衰期明显延长，如同时合用酶诱导剂和丙戊酸，半衰期基本同单药治疗。儿童清除率大于成人。

（2）拉莫三嗪用法用量见附表 2。

年龄	合并丙戊酸	合并肝酶诱导剂	单药治疗
2~12岁	第 1~2 周: 0.15mg/(kg·d)，第 3~4 周: 0.3mg/(kg·d)，之后每 1~2 周每日增加 0.3mg/(kg·d)。维持剂量: 1~5mg/(kg·d)，分 1~2 次服用	第 1~2 周: 0.6mg/(kg·d)，第 3~4 周: 1.2mg/(kg·d)，之后每 1~2 周每日增加 1.2mg/(kg·d)。维持剂量: 5~15mg/(kg·d)，分 1~2 次服用	
12岁以上	第 1~2 周: 25mg，隔日服用。第 3~4 周: 25mg/d，之后每 1~2 周增加剂量，最大增加量为 25~50mg/d。维持剂量: 100~200mg/d，每日分 1~2 次服用。	第 1~2 周: 50mg。第 3~4 周: 100mg/d，之后每 1~2 周增加剂量，最大增加量为 100mg/d。维持剂量: 200~400mg/d，每日分 1~2 次服用。	第 1~2 周: 25mg。第 3~4 周: 50mg/d，之后每 1~2 周增加剂量，最大增加量为 50~100mg/d。维持剂量: 100~200mg/d，每日分 1~2 次服用。

6. 奥卡西平

（1）PK/PD 特点: 口服不受食物影响，吸收快而完全，进入人体内完全而迅速转化为 10-单羟基衍生物（monohydroxy derivative，MHD）而发挥疗效，继之与葡萄糖醛酸结合，以单羟基衍生物形式从尿中排出。MHD 为中性亲脂性物质，可快速通过包括血脑屏障在内的各种质膜从而发挥药效。2~6 岁儿童较年长儿童对 MHD 代谢快，需更高剂量维持 MHD 血药浓度。

（2）用法用量: 儿童 10mg/(kg·d) 始，每隔 1 周增加剂量，每日增加量不超过 10mg/kg，最大剂量 46mg/(kg·d)，分 2~3 次口服。

八、抗肿瘤药物

甲氨蝶呤（methotrexate，MTX）

1. TDM 指征　①大剂量 MTX（high dose MTX，HDMTX）（MTX>1g/m²）治疗儿童肿瘤性疾病时，MTX 作为抗叶酸类抗肿瘤药物，甲酰四氢叶酸钙解救可以减少 MTX 对正常细胞的毒性，甲酰四氢叶酸钙剂量和频次的依据是 MTX 血药浓度，建议常规 TDM。②在以下情况应当考虑进行 TDM: 长期口服、肌内注射和鞘内注射 MTX 期间，出现中到重度的毒性反应；治疗效果不理想，需调整 MTX 剂量；改变用药方式，如由口服改为肌内注射等。

2. PK/PD 特点

（1）口服易吸收，其吸收程度与剂量有关，且存有饱和现象。主要分布于肝、肾和骨骼。脑脊液、唾液及乳汁较少，可透过胎盘。鞘内注射消失缓慢，脑脊液中的浓度可维持 6 天左右。70%～90% 以原型从肾脏排出。48 小时内尿中排出量可达 90%。MTX 及其毒性代谢产物主要经肾脏排泄，当肾功能正常时，肾清除率 24～30 小时内可达 80%～95%。

（2）HDMTX 在急性淋巴细胞性白血病患儿呈二室一级消除药动学模型，中央室清除率为 4.2～10.8mg/（h·m²），排泄延迟的发生率为 12.1%，且与用药方式或剂量无关。

（3）HDMTX 在儿童急性淋巴细胞性白血病的疗效与稳态血药浓度和 AUC 密切相关，在儿童骨肉瘤与 C_{max} 密切相关。

（4）HDMTX 排泄相的血药浓度与药物毒性反应密切相关，MTX 在不同患者或同一患者不同时期应用时，药物排泄存在着很大的差异。

3. 用法及用量　急性淋巴细胞性白血病低度危险组患儿，采用 2g/m²，中度危险和高度危险组患儿采用 5g/m² 静脉输注，亚叶酸钙解救通常在 HDMTX 输注后 42 小时开始，静脉注射 3 次，每次 15mg/m²，每隔 6 小时一次，分别于 42 小时、48 小时、54 小时；或者 42 小时按每次 15mg/m² 解救，48 小时及以后按 MTX 血药浓度解救，直至 MTX 血药浓度 ≤ 0.1μmol/L（一些研究中心定为 0.25μmol/L）。

九、心血管药物

地高辛

1. TDM 指征

（1）长期用药者推荐常规 TDM。

（2）使用剂量或间隔调整后。

（3）一旦达到有效血药浓度，在以下情况下需进行监测血药浓度：肾功能损害、低钾血症、甲状腺功能减低症、同时服用或停用对地高辛血药浓度有影响的药物、临床怀疑地高辛中毒或浓度依赖性的药物不良反应（如心律失常、恶心、呕吐、视力障碍、头痛等）、足量使用地高辛后临床疗效不佳时。

2. PK/PD 特点　口服后 30 分钟由小肠上端吸收，吸收分布到各组织，部分经胆道吸收入血，形成肝–肠循环。主要以原型由尿排出，每日排出量占总体贮量的 1/3。在肝代谢和进入肠肝循环的比重较小，约占 7%，仅 3% 由粪便排出。

3. 用法及用量 负荷剂量：2个月～2岁0.04mg/kg，小于2个月或大于2岁儿童0.03mg/kg，分2～3次给药，维持量：1/5～1/3洋地黄化量，分两次给药或每日1次给药。

十、平喘药

氨茶碱

1. TDM 指征

（1）推荐常规进行 TDM。

（2）以下情况时建议立即行 TDM：①氨茶碱调整剂量或由静脉用药改为口服给药时；②临床未达到理想疗效时；③怀疑氨茶碱中毒时。

2. PK／PD 特点 口服吸收完全，吸收后分布到细胞内液与外液，总量的10%以原型由尿排出，90%经肝脏混合功能氧化酶代谢转化，其中40%经脱甲基生成3-甲基黄嘌呤，20%氧化生成甲基尿酸，40%氧化生成1，3-二甲基尿酸，影响肝脏混合功能氧化酶的因素均可间接影响氨茶碱的代谢消除。新生儿肝脏功能不成熟，氨茶碱约40%通过肝脏代谢，50%以原型从肾脏消除。

3. 用法及用量 新生儿呼吸暂停首次剂量4～6mg／kg，8～12小时后给予维持量，1～2mg／kg、每8小时或每12小时给药。治疗支气管哮喘每次2～4mg/kg，每日3次给药。

十一、免疫抑制剂

（一）环孢素 A

1. TDM 指征 移植用药患儿推荐常规行 TDM。

2. PK/PD 特点

（1）在移植后1～2周内药物吸收变异明显，特别是最初给药后4小时内，移植后1～3个月吸收变异逐步减少。

（2）吸收变异主要表现为低吸收和延迟吸收两种类型。低吸收者表现为用药后2小时血药浓度（C_2）低，同时 C_2 大于后续时间点的浓度，如用药后4小时（C_4）或用药后6小时（C_6）；而延迟吸收者 C_2 降低小于后续时间点浓度（如 C_4 或 C_6）。

肾移植患儿早期大约10%～20%存在延迟吸收或低吸收，肝移植者早期延迟吸收或低吸收比例更高。低吸收表明体内环孢素 A 剂量不足，器官排斥风险性大；延迟吸收者尽管 C_2 值低，但能达到有效的环孢素 A 总暴露量，在此情况下增加药物剂量将增加患儿药物中毒的风险。

（3）$AUC_{0～4h}$ 对于急性肾移植排斥反应和环孢素 A 的肾毒性作用具有良

好的预测作用。

（4）用药前谷浓度（C_0）和 AUC 之间的相关性差，不能反映环孢素 A 暴露量。C_2 同钙调神经磷酸酶的最大抑制作用及循环中 IL-2$^+$CD4$^+$ 外周 T 淋巴细胞的最大数量减少有关，C_2 与 AUC$_{0\sim4h}$ 的相关性优于 C_0，根据 C_2 来调整剂量较 C_0 更有临床意义。

3. 用法用量

（1）预防器官移植的排斥反应：器官移植前的首次量为 14～17mg／（kg·d），于术前 4～12 小时口服 1 次，按此剂量维持到术后 1～2 周，然后根据肌酐和血药浓度，每周减少 5%，直到维持量为 5～10mg／（kg·d）。

静脉给药用于不能口服的患者，首次静脉注射量为 5～6mg／（kg·d），应在移植前 4～12 小时，按此剂量可持续到手术后，直到可以口服为止。

（2）再生障碍性贫血：口服起始剂量为每日 5mg／kg，服药后 2 周监测，疗效达平台期后 12 个月方可减量，按原剂量的 10%～20% 递减，每 3 个月减量 1 次。

（3）肾病综合征：每日 3～7mg／kg 或 100～150mg／m^2，根据 TDM 调整剂量。

（4）系统性红斑狼疮：每日 4～6mg／kg，根据 TDM 调整剂量。

（二）他克莫司

1. TDM 指征　器官移植患儿推荐常规 TDM。

2. PK／PD 特点

（1）口服吸收率低。

（2）个体间 PK／PD 差异大，主要与编码 CYP3A 及 P- 糖蛋白的基因多态性密切相关。

（3）儿童肝脏体积相对较大，CYP3A4 活性相对较强，儿童药物清除率较成年人高 1.5～2 倍。

（4）移植最初数月内 C_0 与 AUC 相关性优于移植稳定期患儿。

3. 用法用量　实际剂量应依据患儿的需要而加以调整，建议剂量只推荐起始剂量，治疗中应根据临床情况并辅以 TDM 调整剂量。肝移植儿童首次免疫抑制量为 0.15～0.2mg／（kg·d），分 2 次服用，不能口服者应给予连续 24 小时的静脉输注，0.03～0.05mg/（kg·d）。维持量需达到连续免疫抑制作用以维持移植器官的生存。儿童肾移植患者推荐口服剂量是 0.20～0.30mg/（kg·d），分 2 次给药，不能口服者可 24 小时持续静脉滴注，0.075～0.100mg/（kg·d）。

（三）霉酚酸酯

1. TDM 指征　器官移植患儿推荐常规进行 TDM。

2. PK/PD 特点

（1）口服吸收迅速，并迅速代谢为活性成分霉酚酸。霉酚酸血浆白蛋白结合率高，主要通过 UGT 代谢成无药理活性的酚化葡萄糖醛酸、少量 7-O-葡萄糖苷及少量有活性的霉酚酸、酰基葡萄糖苷酸（acyl-mycophenolic acid-glucuronide，AcMPAG）。MPAG 可通过多药耐药相关蛋白 2（multidrug resistant protein 2，MRP2）分泌到胆汁中进入肠道，并经肠道微生物的作用可再次分解为霉酚酸重新吸收入血，形成第 2 个血浆霉酚酸高峰（服药后 6 ~ 12 小时）。

（2）器官移植患儿个体间及个体内 PK 差异大。编码 UGT1A9、UGT287、MRP2 及其他药物转运蛋白的基因的遗传多态性对霉酚酸 PK 有显著影响。

（3）霉酚酸酯与环孢素 A 之间具有相互作用，环孢素 A 能抑制霉酚酸的肠肝循环，减少霉酚酸暴露；同样霉酚酸酯也能降低环孢素 A 的 AUC。

（4）根据儿童霉酚酸酯 PK/PD 特点，儿童肾移植患者临床可采用三点法，即根据临床需要采集三个时间点检测霉酚酸血药浓度，采用公式估算 $AUC_{0 \sim 12h}$（附表 3）。

附表 3　儿童肾移植患者不同联合用药时霉酚酸 $AUC_{0 \sim 12h}$ 估算公式

采血时间点	酶酚酸 $AUC_{0 \sim 2h}$ 估算公式	合用其他免疫抑制剂
用药前，用药后 0.5 小时，用药后 2 小时	$18.6+4.3C_0+0.54C_{0.5}+2.15C_2$	环孢素 A
用药前，用药后 0.67 小时，用药后 2 小时	$12.9+5.99C_0+0.53C_{0.67}+2.4C_2$	环孢素 A
用药前，用药后 1.25 小时，用药后 6 小时	$5.2+7.1C_0+1.0C_{1.25}+5.4C_6$	环孢素 A
用药前，用药后 0.5 小时，用药后 2 小时	$10.0+3.95C_0+3.24C_{0.5}+1.01C_2$	他克莫司

3. 用法用量　肾移植：与环孢素 A 和皮质激素合用时，每次 600mg/m²，每日 2 次（最大至 1g，每日 2 次）；或者体表面积为 1.25 ~ 1.50m² 者 750mg、每日 2 次，体表面积大于 1.50m² 者 1g、每日 2 次。与他克莫司和皮质激素合用时，每次 300 ~ 450mg/m²，每日 2 次。肝移植：与皮质激素、环孢素 A 或他克莫司合用时，10 ~ 20mg/kg，每日 2 次。

十二、抗精神病药物

碳酸锂

1. TDM 指征 所有使用碳酸锂治疗患儿推荐常规行 TDM。

2. PK/PD 特点 口服吸收快而完全，吸收后广泛分布于全身各组织。在体内不降解，无代谢产物，也不与蛋白质结合。绝大部分经肾排出，80%可由肾小管重吸收。肾脏排出锂剂的速度因人而异，特别是与血浆内钠离子有关。血浆内钠离子浓度高，则锂盐浓度降低，排出速度快，反之则排出慢。

3. 用法用量 20~25mg/（kg·d），分 2~4 次口服。

英文索引

儿科治疗药物监测与合理用药

英文索引

儿科治疗药物监测与合理用药

英文索引

儿科治疗药物监测与合理用药

57检